법학전문대학원 판례교재

로스쿨 의료형법

Cases & Materials

법학전문대학원 판례교재

로스쿨 의료형법

Cases & Materials

김 재 윤 저

전남대학교출판부

머리말

법학전문대학원이 개원한지 4년이 되었다. 다양한 전공 분야의 인재들이 입학하여 충실한 법학교육을 통해 탄탄한 실력을 갖춘 변호사가 2012년부터 배출되어 향후 한국 법조시장에서 커다란 역할을 할 수 있을 것으로 기대를 모으고 있다. 특히 개별 법학전문대학원은 인가 신청시 여러 특성화교육을 할 것이라 약속하였고, 전남대학교 법학전문대학원도 공익인권법, 동아시아법, 보건의료법을 특성화분야로 선정하여 다양하고 깊이 있는 교육이 이루어지도록 노력하고 있다. 특히 보건의료법 특성화와 관련하여 전남대학교 법학연구소 산하에 '보건의료법센터'를 두고 매년 1회 이상의 학술대회를 개최하는 한편, 선택과목으로 '법의학'과 '의료형법'을 개설하여 보건의료 분야의 전문 법조인을 양성하기 위하여 힘쓰고 있다.

그런데 이러한 특성화교육이 충실하게 이루어지기 위해서는 기존의 법학이론과 학설을 중점으로 하는 일방향식 강의보다 판례와 Leading Case를 중심으로 실제 사례해결에 초점을 맞춘 양방향의 상호 토론식 강의가 요구되고 있다. 이러한 강의가 효율적으로 진행되기 위해서는 교수는 물론 수업참여자에게도 사전에 해당 주제와 관련된 최근 판례와 Leading Case에 대한 충분한 선이해가 전제되어야 한다. 예컨대 필자가 2011학년도 2학기, 2012학년도 2학기에 개설되어 강의한 의료형법 과목은 의료분쟁과 관련된 형법적 법률지식 뿐만 아니라 기본적인 의학지식도 요구됨에도 2시간씩 15주, 즉 30시간이라는 매우 제한된 강의 시간만이 허락되어 있다. 이러한 제한된 강의 시간 속에서 효과적으로 보건의료와 관련된 법률지식과 의학지식을 전달·이해하기 위해서는 강의의 길라잡이가 되어줄 좋은 수업교재가 필수적이라고 본다. 그럼에도 불구하고 현재까지 국내에서 의료형법이라는 로스쿨 특성화과목을 위해 집필된 수업교재가 없다는 점에 착안하여 그 동안의 강의안 자료를 수집·정리하여 본 교재를 출간하게 되었다.

본 판례교재는 다음과 같은 주안점을 두고 집필되었다.

우선 본 교재는 의료형법에서 주요하게 다루어지는 15개 강의주제를 선별하고, 강의주제와 관련된 중요 판례를 [도입 판례], [관련 판례], [참고 판례]로 분류하여 판례의 전문을 게재하였다. 특히 판례의 판결요지뿐만 아니라 주요 내용에 대해 굵은 글씨 내지 밑줄로 강조하고, 관련 (의학)용어, 관련 개념, 관련 기사 등을 첨부함으로써 판례의 이해를 돕고자 하였다.

다음으로 [도입 판례]와 [관련 판례]와 관련된 법적 쟁점(Legal Issues)을 구체적으로 제시함으로써 판례 내용을 이해함에 있어 요구되는 이론적 내용이 무엇인지를 알 수 있게 하였다. 이와 관련하여 수업참여자는 제시된 참고문헌(Materials for Extensive Reading), 특히 굵은 글씨로 강조된 참고문헌을 숙지한다면 관련 강의주제의 이론적 지식을 용이하게 이해할 수 있을 것으로 기대한다.

마지막으로 판례와 이론에 대한 이해를 바탕으로 실제로 변호사시험의 유형과 유사한 사례문제(Case)를 제시함으로써 실제 문제해결 능력을 높이고자 하였다. 수업참여자는 해당 사례문제에서 제시된 문헌을 참고하여 실제 답안을 작성해 본다면 변호사시험의 답안 작성에 많은 도움이 될 것으로 본다.

의료형법과 관련된 처음의 판례교재라 많은 부분에서 부족한 점이 있다고 본다. 앞으로 의료형법 강의를 계속 진행하면서 부족한 부분들을 개선해나가고 이를 판례교재에 시의 적절하게 반영할 것을 독자 여러분들께 약속한다.

본 판례교재가 출간되기까지 많은 도움을 주신 분들께 짧게나마 감사의 인사를 전하고자 한다. 우선 지난해 회갑을 맞이하신 건국대학교 법학전문대학원 손동권 교수님께 깊은 감사의 말씀을 드린다. 교수님께서도 일찍이 보라매병원 사건에 대한 평석을 토대로 하여 의료형법 분야에도 깊은 학문적 관심과 관련 연구를 진행해 오셨고, 필자도 이에 영향을 받아 의료형법 분야의 연구를 진행하게 되었다. 후학으로서 교수님의 학문적 열정과 치밀함을 닮도록 노력하고자 한다. 다음으로 지난 두 번의 의료형법 수업에 참여하여 활발한 발표와 토론을 해준 신인식, 윤우희, 노재헌, 조한진, 장은백, 차기현, 한아름 원우를 포함한 모든 수업참여자에게 고마움을 표한다. 예비법조인들과의 활발한 토론과 지식의 상호 교류가 본 교재 탄생의 산파라 해도 과언이 아닐 것이다. 또한, 본서의 출간을 위해 도움을 주신 전남대학교출판부의 송미숙 계장님을 비롯한 여러 직원 분들께 고마움을 표한다.

끝으로, 태권도복이 잘 어울리게 커 준 두 아들 태영, 태우와 세 남자를 위해 온 정성을 쏟고 있는 아내 미선에게 미안함과 감사의 마음을 전한다. 가정의 따뜻함이 없다면 연구의 결실이 맺어질 수 없음을 알기에….

2013년 1월 따스한 봄날을 기다리며

김재윤

차례

제1장
의료행위의 개념 및 무면허 대체의료행위

제2장
의료과실과 형사책임

제3장

의사의 설명의무와 환자의 동의

제4장

의료과실과 위험증대이론

제5장

의료법규범의 보호목적과 지도의무

제6장

의료분업과 신뢰의 원칙

제7장

간호사와 조산사의 형사책임

제8장

안락사 및 치료중단

제11장

수혈거부에 따른 형사책임

제12장

의사의 허위진단서 작성 및 행사금지의무/ 진료기록부 기재 및 보존의무

제13장

약사법상 의약품의 개념과 약사법위반에 대한 법률착오

제14장

의료기관 중복개설의 금지

제15장

허위 · 과장 의료광고 금지

제1장

의료행위의 개념 및 무면허 대체의료행위

Part I [도입 판례] - 속눈썹 및 모발이식시술 사건

대법원 2007. 6. 28. 선고 2005도8317 판결 【의료법위반】
[공2007.8.1.(279),1206]

【판시사항】

[1] 의료행위의 의미 및 미용성형술이 의료행위에 포함되는지 여부(한정 적극)

[2] 속눈썹 또는 모발의 이식시술행위가 의료행위에 해당한다고 한 사례

[3] 무면허 의료행위가 정당행위로서 위법성이 조각되기 위한 요건

[4] 의사가 모발이식시술을 하면서 이에 관하여 어느 정도 지식을 가지고 있는 간호조무사로 하여금 모발이식시술행위 중 일정 부분을 직접 하도록 맡겨둔 채 별반 관여하지 않은 것이 정당행위에 해당하지 않는다고 한 사례

[5] 검사 작성의 피의자신문조서의 성립의 진정과 임의성을 인정하였다가 이를 번복한 경우, 그 피의자신문조서의 증거능력

[6] 특정의료인의 진료방법 등에 관한 광고행위에 대한 원심의 유죄판결 선고 후 상고심 계속중 헌법재판소가 그 처벌법규에 대해 위헌결정을 한 경우, 당해 법조를 적용하여 기소한 피고 사건이 범죄로 되지 아니한 때에 해당한다고 한 사례

【판결요지】

[1] 의료행위라 함은 질병의 예방과 치료행위뿐만 아니라 의학적 전문지식이 있는 의료인이 행하지 아니하면 사람의 생명, 신체나 공중위생에 위해를 발행시킬 우려가 있는 행위를 포함하므로, 질병의 치료와 관계가 없는 미용성형술도 사람의 생명, 신체나 공중위생에 위해를 발행시킬 우려가 있는 행위에 해당하는 때에는 의료행위에 포함된다.

[2] 의사가 속눈썹이식시술을 하면서 간호조무사로 하여금 피시술자의 후두부에서 채취한 모낭을 속눈썹 시술용 바늘에 일정한 각도로 끼우고 바늘을 뽑아낸 뒤 이식된 모발이 위쪽을 향하도록 모발의 방향을 수정하도록 한 행위나, 모발이식시술을 하면서 간호조무사로 하여금 식모기(식모기)를 피시술자의 머리부위 진피층까지 찔러 넣는 방법으로 수여부에 모낭을 삽입하도록 한 행위가 진료보조행위의 범위를 벗어나 의료행위에 해당한다고 한 사례.

[3] 의료행위에 해당하는 어떠한 시술행위가 무면허로 행하여졌을 때, 그 시술행위의 위험성의 정도, 일반인들의 시각, 시술자의 시술의 동기, 목적, 방법, 횟수, 시술에 대한 지식수준, 시술경력, 피시술자의 나이, 체질, 건강상태, 시술행위로 인한 부작용 내지 위험 발생 가능성 등을 종합적으로 고려하여 법질서 전체의 정신이나 그 배후에 놓여 있는 사회윤리 내지 사회통념에 비추어 용인될 수 있는 행위에 해당한다고 인정되는 경우에만 사회상규에 위배되지 아니하는 행위로서 위법성이 조각된다.

[4] 의사가 모발이식시술을 하면서 이에 관하여 어느 정도 지식을 가지고 있는 간호조무사로 하여금 모발이식시술행위 중 일정 부분을 직접 하도록 맡겨둔 채 별반 관여하지 않은 것이 정당행위에 해당하지 않는다고 한 사례.

[5] 피고인이나 그 변호인이 검사 작성의 피고인에 대한 피의자신문조서의 성립의 진정과 임의성을 인정하였다가 그 뒤 이를 부인하는 진술을 하거나 서면을 제출한 경우 그 조서의 증거능력이 언제나 없다고 할 수는 없고, 법원이 그 조서의 기재 내용, 형식 등과 피고인의 법정에서의 범행에 관련한 진술 등 제반 사정에 비추어 성립의 진정과 임의성을 인정한 최초의 진술이 신빙성이 있다고 보아, 그 성립의 진정을 인정하고 그 임의성에 관하여 심증을 얻은 때에는 그 피의자신문조서는 증거능력이 인정된다.

[6] 특정의료인의 진료방법 등에 관한 광고행위에 대한 원심의 유죄판결 선고 후 상고심 계속중 헌법재판소가 그 처벌법규에 대해 위헌결정을 한 경우, 당해 법조를 적용하여 기소한 피고 사건이 범죄로 되지 아니한 때에 해당한다고 한 사례.

【참조조문】

[1] 의료법 제27조 제1항 / [2] 의료법 제27조 제1항, 제87조 제1항 / [3] 형법 제20조, 의료법 제27조 제1항 / [4] 형법 제20조, 의료법 제27조 제1항 / [5] 형사소송법 제312조 / [6] 헌법재판소법 제47조 제2항, 형사소송법 제391조, 구 의료법(2002. 3. 30. 법률 제6686호로 개정되기 전의 것) 제46조 제3항(현행 제56조 제2항 참조), 제69조(현행 제89조 참조)

【참조판례】

[1] 대법원 1974. 11. 26. 선고 74도1114 전원합의체 판결(공1975, 8222), 대법원 1992.

5. 22. 선고 91도3219 판결(공1992, 2057), 대법원 2000. 2. 22. 선고 99도4541 판결(공2000상, 880), 대법원 2003. 9. 5. 선고 2003도2903 판결(공2003하, 2042), 대법원 2005. 6. 10. 선고 2005도2740 판결 / [3] 대법원 2002. 12. 26. 선고 2002도5077 판결(공2003상, 555), 대법원 2004. 10. 28. 선고 2004도3405 판결(공2004하, 1989), 대법원 2006. 3. 23. 선고 2006도1297 판결 / [5] 대법원 1997. 12. 12. 선고 97도2368 판결(공1998상, 357), 대법원 2005. 8. 19. 선고 2005도3045 판결(공2005하, 1536) / [6] 대법원 2003. 6. 27. 선고 2002도7403 판결, 대법원 1992. 5. 8. 선고 91도2825 판결(공1992, 1918)

【전 문】

【피 고 인】 피고인 1외 6인

【상 고 인】 피고인들

【변 호 인】 변호사 노인수외 7인

【원심판결】 서울중앙지법 2005. 10. 13. 선고 2005노1994 판결

【주 문】

원심판결 중 피고인 1에 대한 부분을 파기하고, 이 부분 사건을 서울중앙지방법원 합의부에 환송한다. 나머지 피고인들의 상고를 모두 기각한다.

【이 유】

상고이유를 판단한다.

1. 피고인들에 대한 무면허의료행위 부분에 대하여

가. **의료행위라 함은 질병의 예방과 치료행위뿐만 아니라 의학적 전문지식이 있는 의료인이 행하지 아니하면 사람의 생명, 신체나 공중위생에 위해를 발행시킬 우려가 있는 행위를 포함하므로(대법원 1992. 5. 22. 선고 91도3219 판결, 2000. 2. 22. 선고 99도4541 판결, 2003. 9. 5. 선고 2003도2903 판결 등 참조), 질병의 치료와 관계가 없는 미용성형술도 사람의 생명, 신체나 공중위생에 위해를 발행시킬 우려가 있는 행위에 해당하는 때에는 의료행위에 포함된다(대법원 1974. 11. 26. 선고 74도1114 전원합의체 판결, 2005. 6. 10. 선고 2005도2740 판결 등 참조).**

위와 같은 법리 및 기록에 비추어 보건대, 원심은 제1심이 적법하게 채택한 증거를 종합하여 판시와 같은 사실을 인정한 다음, 의사인 피고인 1이 속눈썹이식시술을 하면서 피시술자의 후두부에서 채취한 모낭을 간호조무사인 제1심 공동피고인 1로 하여금 속눈썹시술용 바늘(안과용 각침)에 일정한 각도로 끼우고 바늘을 뽑아낸 뒤 이식된 모발이 위쪽을 향하도록 모발의 방향을 수정하도록 한 행위나, 나머지 피고인들이 모

발이식시술을 하면서 위 제1심 공동피고인 1로 하여금 식모기(식모기)를 피시술자의 머리부위 진피층까지 찔러 넣는 방법으로 수여부에 모낭을 삽입하도록 한 행위가 진료보조행위의 범위를 벗어나 의료행위에 해당한다고 보아, 피고인들이 의료행위 중 일부인 위와 같은 행위를 위 제1심 공동피고인 1로 하여금 하게 한 이상 무면허의료행위의 공범이 된다고 판단하여, 피고인들에 대한 이 사건 무면허의료행위의 공소사실을 유죄로 인정한 제1심판결을 유지하였는바, 원심의 위와 같은 증거취사 및 사실인정과 판단은 옳고, 상고이유로 주장하는 바와 같은 채증법칙 위반 및 무면허의료행위에 관한 법리오해나 이로 인한 심리미진 등의 위법이 없다.

나. **의료행위에 해당하는 어떠한 시술행위가 무면허로 행하여졌을 때, 그 시술행위의 위험성의 정도, 일반인들의 시각, 시술자의 시술의 동기, 목적, 방법, 횟수, 시술에 대한 지식수준, 시술경력, 피시술자의 나이, 체질, 건강상태, 시술행위로 인한 부작용 내지 위험발생 가능성 등을 종합적으로 고려하여 법질서 전체의 정신이나 그 배후에 놓여 있는 사회윤리 내지 사회통념에 비추어 용인될 수 있는 행위에 해당한다고 인정되는 경우에만 사회상규에 위배되지 아니하는 행위로서 위법성이 조각된다**(대법원 2002. 12. 26. 선고 2002도5077 판결, 2004. 10. 28. 선고 2004도3405 판결, 2006. 3. 23. 선고 2006도1297 판결 등 참조).

위와 같은 법리 및 기록에 비추어 보건대, 간호조무사에 불과한 위 제1심 공동피고인 1이 모발이식시술에 관하여 어느 정도 지식을 가지고 있다고 하여도 의료 전반에 관한 체계적인 지식과 의사 자격을 가지고 있지는 못한 사실, 피고인 5는 모발이식시술을 하면서 식모기를 환자의 머리부위 진피층까지 찔러 넣는 방법으로 수여부에 모발을 삽입하는 행위 자체 중 일정 부분에 대해서는 위 제1심 공동피고인 1에게만 맡겨 둔 채 별반 관여를 하지 아니한 사실 등을 인정한 다음, 이러한 위 피고인의 행위는 의료법을 포함한 법질서 전체의 정신이나 사회통념에 비추어 용인될 수 있는 행위에 해당한다고 볼 수 없어 위법성이 조각되지 아니한다고 하여, 위 피고인의 정당행위 주장을 배척한, 원심의 조치는 옳고 정당행위에 관한 법리오해의 위법이 없다.

다. **피고인이나 그 변호인이 검사 작성의 피고인에 대한 피의자신문조서의 성립의 진정과 임의성을 인정하였다가 그 뒤 이를 부인하는 진술을 하거나 서면을 제출한 경우 그 조서의 증거능력이 언제나 없다고 할 수는 없고, 법원이 그 조서의 기재 내용, 형식 등과 피고인의 법정에서의 범행에 관련한 진술 등 제반 사정에 비추어 성립의 진정과 임의성을 인정한 최초의 진술이 신빙성이 있다고 보아, 그 성립의 진정을 인정하고 그 임의성에 관하여 심증을 얻은 때에는 그 피의자신문조서는 증거능력이 인정된다**(대법원 1997. 12. 12. 선고 97도2368 판결, 2005. 8. 19. 선고 2005도3045 판결 등 참조).

기록에 의하면, 피고인 2 및 그 변호인은 제1심 제2회 공판기일에서 그 피의자신문조서에 대하여 진정성립 및 임의성을 인정하였고, 제1심 제7회 공판기일에서 위 피의자신문조서에 대한 증거조사가 완료될 때까지 그 증거능력에 관하여 이의를 제기하지 아니한 사실을 알 수 있고, 그 외 기록에 나타나는 위 피고인의 연령, 학력, 경력 및 주로 부인하는 취지로 되어 있는 위 피의자신문조서의 기재내용 등을 고려하면, 제1심법정에서 위 피의자신문조서의 성립의 진정과 임의성을 인정한 위 피고인과 그 변호인의 진술은 신빙성이 있고, 해당 진술의 임의성도 인정되므로 그 증거능력이 인정된다.

더욱이, 기록에 의하면, 제1심판결이 채용한 증거들 중 위 피의자신문조서를 제외한 나머지 증거들만으로도 이 사건 공소사실을 유죄로 인정하기에 충분하다고 판단되므로, 원심이 위 피의자신문조서의 일부 진술기재를 유죄의 증거들 중의 하나로 들고 있는 제1심의 판단을 유지한 것이 판결 결과에 영향을 미쳤다고 볼 수도 없다.

라. 벌금형이 선고된 이 사건에서 원심의 형이 너무 무거워서 부당하다는 사유는 적법한 상고이유가 되지 못한다.

2. 피고인 1에 대한 특정의료인의 진료방법 등 광고 부분에 대하여

원심이 인정한 이 부분 **범죄사실의 요지는, 위 피고인이 2001. 11. 1.경부터 2004. 10. 20.까지 (이름 생략)의원 홈페이지(www. (생략).co.kr)에 주름살치료방법, 시술 전 · 후의 사진, 모발이식시술의 구체적 방법, 시술후기 등을 게재함으로써 특정의료인의 진료방법 등에 대해 광고를 하였다는 것인바, 이에 대하여 원심이 적용한 의료법 가운데 '2002. 3. 30. 법률 제6686호로 개정되기 전의 것(이하 '개정 전 의료법' 이라 한다) 제46조 제3항 중 특정의료기관이나 특정의료인의 기능 · 진료방법에 관한 광고금지 및 제69조 중 위 광고금지 위반 부분' 은 원심판결 선고 후 헌법재판소 2005. 10. 27. 선고 2003헌가3 위헌결정에 의하여 소급하여 그 효력을 상실하였다.**

그런데 **개정 전 의료법은 2003. 3. 30.까지 시행되었으므로(2002. 3. 30. 법률 제6686호로 개정된 의료법 부칙 제1조 참조), 이 부분 범죄사실 중 2001. 11. 1.경부터 2003. 3. 30.까지의 광고에 관한 부분은 그에 대하여 원심이 적용한 법률조항에 대한 위헌결정으로 인하여 형벌에 관한 법률조항이 소급하여 그 효력을 상실한 경우로서 당해 법조를 적용하여 기소한 피고 사건이 범죄로 되지 아니한 때에 해당**하고 (대법원 2003. 6. 27. 선고 2002도7403 판결 참조), 따라서 원심판결 중 포괄일죄인 이 부분 범죄사실에 관한 부분은 나머지 상고이유에 대하여 나아가 살펴볼 필요 없이 그대로 유지될 수 없게 되었다. 한편 헌법재판소의 위 위헌결정의 취지에 비추어 볼 때, 위 범죄사실 중 2003. 3. 31.부터 2004. 10. 20.까지의 광고 부분에 대한 적용법조인 2002. 3. 30. 법률 제6686호로 개정된 의료법 제69조 및 제46조 제3항의 각 해당부분도 역시 위헌의 소지가 있다.

결국, 위 피고인에 대한 원심판결 중 특정의료인의 진료방법 등 광고 부분은 파기되어야 할 것인바, 이 부분 범죄사실과 원심에서 유죄로 인정한 무면허의료행위 부분은 형법 제37조 전단의 경합범으로서 하나의 형이 선고되어야 하므로, 위 피고인에 대한 원심판결은 전부 파기될 수밖에 없다.

3. 결 론

그러므로 원심판결 중 피고인 1에 대한 부분을 파기하고, 이 부분 사건을 다시 심리·판단하게 하기 위하여 원심법원에 환송하며, 나머지 피고인들의 상고를 모두 기각하기로 관여 대법관의 의견이 일치되어 주문과 같이 판결한다.

대법관 이홍훈(재판장) 김영란(주심) 김황식 안대희

[관련 용어]

모낭이식시술과 속눈썹이식시술[1)]

모낭이식시술의 종류, 방법, 기구 등 개요

■ 대머리 이식술의 경우

- 모발이식절차 : ① 시술 전의 출혈경향, 당뇨병, 고혈압, 간질환, 심장질환 유무 등의 검사, 국소마취, ② 후두부에서 두피채취, ③ 도려낸 두피(폭 1.5cm 이내, 길이 15 cm 이내)에서 모낭군 분리, ④ 모낭군 이식의 절차가 진행되는바, 이때 모낭분리사가 식모기로 직접 이식하는 것은 불법 의료행위에 해당한다. 미국에는 모발외과 전문의 제도가 있으나, 우리나라에서는 의사면허가 있으면 누구든지 모발이식수술을 할 수 있다.
- 시술인원 : 시술의사 1명, 모낭분리사 4-5명, 분리한 모낭을 식모기에 끼워주는 사람 1명
- 시술시간 : ① 후두부에서 두피채취 및 봉합 : 30분 내지 1시간, ② 모낭군 분리 및 식모(거의 동시에 진행되나 숙련도에 따라 다름) : 3-8시간

■ 속눈썹 이식술의 경우

- 아래의 점을 제외하면, 대머리 이식술과 거의 동일하다.
- 모발이식방법 : ① 식모기를 사용하는 방법(안구보호판으로 안구를 보호한 후 눈꺼풀을 국소 마취한 다음 왼쪽 집게손가락으로 눈꺼풀을 살짝 누르면서 식모기로 이식), ② 봉합용 바늘을 사용하는 방법(봉합용 바늘로 눈꺼풀을 통과시킨 후 바늘의 눈에 모발을 끼우고 바늘을 당기면 바늘구멍에 모근이 자리를 잡게 됨) 등이 있으나, 이식행위는 반드시 의사가 해야 한다(눈을 다칠 위험이 있기 때문).
- 시술인원 : 시술의사 1명, 모낭분리사 1명(40개 정도만을 이식하기 때문)
- 시술시간 : ① 후두부에서 두피채취 및 봉합 : 20분, ② 모낭군 분리 및 식모 : 1시간

[제2심] 서울중앙지방법원 2005. 10. 13. 선고 2005노1994 판결 【의료법위반】

【전 문】

【피 고 인】 피고인 1외 6인

【항 소 인】 피고인들

【검 사】 박용기

【변 호 인】 변호사 노인수외 4인

【원심판결】 서울중앙지방법원 2005. 6. 24. 선고 2004고단6787, 2004고정3590, 3779, 3871(병합) 판결

【주 문】

원심판결 중 피고인 2, 3에 대한 부분을 파기한다.

피고인 2를 벌금 500만원에, 피고인 3을 벌금 700만원에 각 처한다.

위 피고인들이 위 각 벌금을 납입하지 아니하는 경우 각 5만원을 1일로 환산한 기간 위 피고인들을 노역장에 유치한다.

피고인 1, 4, 5, 6, 7의 항소를 각 기각한다.

【이 유】

1. 항소이유의 요지

가. 사실오인

(1) 피고인 1

위 피고인에 대한 공소사실 중 무면허의료행위의 점은 원심공동피고인 1이 모발을 뽑아주고 이를 잡아당겨서 이식된 모발이 치켜 올려 보일 수 있도록 하는 등의 방법으로 위 피고인의 속눈썹모발이식시술을 보조하였을 뿐이고, 모발의 방향을 수정하는 방법으로 속눈썹모발이식시술을 주도한 사실이 결코 없음에도, 원심은 사실을 오인하여 이 부분 공소사실을 유죄로 인정한 잘못을 저질렀다.

(2) 피고인 2

원심공동피고인 1은 위 피고인이 모발이식시술을 행함에 있어 전혀 관여한 사실이 없음에도, 원심은 사실을 오인하여 위 피고인에 대한 공소사실을 유죄로 인정한 잘못을 저질렀다.

---

1) 박길성, "의사인 피고인이 간호조무사로 하여금 모발이식수술을 행하게 한 경우, 간호조무사의 시술이 진료보조행위로서 의료법 위반죄를 구성하지 아니하는지 여부(소극)", 대법원판례해설 제70호(2007 상반기)(2007.12), 581-586면.

(3) 피고인 3

원심공동피고인 1은 위 피고인이 공소외인에 대한 모발이식시술을 행함에 있어 그 수술이 거의 끝나갈 무렵 잠시 쉬러 나간 사이에 공소외인의 부탁에 따라 위 피고인의 승낙도 받지 아니하고 임의로 식모기를 이용한 수여부 모발삽입행위를 일부 하였을 뿐임에도, 원심은 사실을 오인하여 위 피고인에 대한 공소사실을 유죄로 인정한 잘못을 저질렀다.

(4) 피고인 6, 7

원심공동피고인 1은 위 피고인들이 환자들에 대한 모발이식시술을 행함에 있어 위 피고인들을 보조하여 위 피고인들이 채취한 두피에서 모근을 한 올씩 분리하여 식모기에 넣어주는 행위만을 하였을 뿐임에도, 원심은 사실을 오인하여 위 피고인들에 대한 공소사실을 모두 유죄로 인정한 잘못을 저질렀다.

나. 법리오해

(1) 무면허의료행위에 관한 법리오해(피고인들)

피고인 1이 속눈썹모발이식시술을 행함에 있어 간호조무사인 원심공동피고인 1이 환자의 뒷머리 부분에서 떼어낸 모발을 속눈썹시술용 바늘(안과용 각침)에 일정한 각도로 끼운 다음 바늘을 뽑아낸 뒤 이식된 모발이 위쪽을 향하도록 모발의 방향을 수정하거나, 피고인 2, 3, 4, 5, 6, 7이 모발이식시술을 행함에 있어 위 원심공동피고인 1이 식모기를 환자의 머리부위 진피층까지 찔러 넣는 방법으로는 수여부에 모발을 삽입한 것은 간호조무사의 진료보조행위에 해당하여 무면허의료행위로 볼 수 없음에도, 원심은 무면허의료행위에 관한 법리를 오해하여 피고인 1에 대한 공소사실 중 무면허의료행위의 점 및 피고인 2, 3, 4, 5, 6, 7에 대한 공소사실을 모두 유죄로 인정한 잘못을 저질렀다.

(2) 정당행위에 관한 법리오해(피고인 5)

① 모발이식 중 이식행위의 위험성이 크지 아니한 점, ② 위 피고인이 간호조무사인 원심공동피고인 1의 도움을 받기로 한 것은 모발이식술의 경우 의사 혼자서 모든 과정을 진행하기에는 시간적으로 육체적으로 과중한 업무이므로 숙달된 간호조무사의 도움을 받아 더욱 완벽한 시술을 위한 동기와 목적에 의한 것인 점, ③ 위 피고인의 지휘 감독하에서 위 피고인이 힘들어질 때 일부의 이식행위만을 시킨 점, 시술한 위 원심공동피고인 1이 간호조무사이기는 하나 실제 모발이식에 대한 많은 전문지식이 있고 식모에 관하여는 의사들보다도 경험이 풍부하고 기술이 뛰어난 점, ④ 시술행위로 인한 부작용 내지 위험 발생의 가능성이 낮고 시술을 받은 환자들에게 어떠한 부작용도 발생하지 않은 점 등을 종합적으로 고려하면, 위 피고인의 행위는 사회상규에 위배되지 않는 정당행위로서 위법성이 조각됨에도, 원심은 정당행위에 관한 법리를 오해하여 위 피고인에 대한 공소사실을 유죄로 인정한 잘못을

저질렀다.

다. 양형부당(피고인들)

피고인들에 대한 여러 가지 정상을 참작할 때 원심의 형량(피고인 1 벌금 2,000만원; 피고인 2 벌금 500만원; 피고인 3 벌금 700만원; 피고인 4 벌금 1,200만원; 피고인 5, 6 각 벌금 1,000만원; 피고인 7 벌금 500만원)은 지나치게 무거워서 부당하다.

2. 항소이유에 대한 판단

가. 사실오인 주장에 관한 판단

(1) 피고인 1

살피건대, 원심이 적법하게 조사하여 채택한 증거들에 의하면, 위 피고인이 환자를 수술대에 눕혀놓고 속눈썹시술용 바늘(안과용 각침)을 환자의 눈꺼풀 진피층에 찌르면, 원심공동피고인 1은 환자의 뒷머리부분에서 떼어낸 모발을 위 바늘에 일정한 각도로 끼운 다음 바늘을 뽑아낸 뒤 이식된 모발이 위쪽을 향하도록 모발의 방향을 수정하는 방법으로 속눈썹모발이식시술을 시행한 사실을 넉넉히 인정할 수 있으므로, 위 피고인의 이 부분 항소논지는 이유 없다.

(2) 피고인 2, 3, 6, 7

살피건대, 원심이 적법하게 조사하여 채택한 증거들에 의하면, 위 피고인들이 모발이식시술을 행함에 있어, 원심공동피고인 1이 위 피고인들의 승낙 내지는 묵인하에 그 정도에 다소 차이가 있을지라도 식모기를 환자의 머리부위 진피층까지 찔러 넣는 방법으로는 수여부에 모발을 삽입하는 행위를 한 사실을 충분히 인정할 수 있으므로, 위 피고인들의 이 부분 항소논지는 이유 없다.

나. 법리오해 주장에 관한 판단

(1) 피고인들

(가) 간호조무사의 진료보조행위의 범위

의료법 제58조 제2항(**현행 의료법 제80조 제2항, 이하 같음**)은 “간호조무사는 제25조(**현행 의료법 제27조**)의 규정에 불구하고 간호보조업무에 종사할 수 있다.”라고 규정하고 있고, 보건복지부령인 간호조무사및의료유사업자에관한규칙 제2조 제1항은 “간호조무사는 다음 각 호의 업무를 행한다. 1. 간호업무의 보조에 관한 업무 2. 진료의 보조에 관한 업무”라고 규정하고 있다.

그런데, 여기서 **'진료의 보조'라 함은 어디까지나 의사가 주체로 되어 진료행위를 하는 데 있어서 그 지시에 따라 옆에서 보조함을 말하는 것으로서, 진찰 또는 시술의 준비나 정리, 진찰 또는 시술중의**

순수한 조력행위, 근육주사를 놓는 것 등이 이에 해당하는바(이 경우에도 간호조무사와 간호사가 할 수 있는 행위의 정도에 차이가 있음은 물론이다), 의사의 현장입회 여부를 불문하고 의사는 구두지시와 설명만을 하고 실제의 진료행위는 간호조무사가 한다면 이는 진료의 보조가 아니라 진료행위 자체에 해당하므로, 그러한 간호조무사의 행위는 자격의 범위를 넘는 의료행위로서 의료법 제25조 위반이 된다.

(나) 의료법 제25조 제1항 소정의 의료행위 해당 여부

의료행위는 반드시 질병의 예방과 치료에 관한 행위에만 한정되지 않고, 그와 직접적인 관련이 없는 것이라도 의학상의 기능과 지식을 가진 의료인이 하지 아니하면 보건위생상 위해를 가져올 수 있는 일절의 행위가 포함된다고 할 것이므로(대법원 1992. 5. 22. 선고 91도3219 판결; 2000. 2. 25. 선고 99도4542 판결 등 참조), 질병의 치료와 관계가 없는 미용성형수술 등도 의료행위에 포함된다.

따라서, 피고인 1이 속눈썹모발이식시술을 행함에 있어 간호조무사인 원심공동피고인 1이 환자의 뒷머리 부분에서 떼어낸 모발을 속눈썹시술용 바늘(안과용 각침)에 일정한 각도로 끼운 다음 바늘을 뽑아낸 뒤 이식된 모발이 위쪽을 향하도록 모발의 방향을 수정하는 행위나, 피고인 2, 3, 4, 5, 6, 7이 모발이식시술을 행함에 있어 위 원심공동피고인 1이 식모기를 환자의 머리부위 진피층까지 찔러 넣는 방법으로는 수여부에 모발을 삽입하는 행위는 당연히 의료행위성이 인정된다.

(다) 소결론

앞에서 살펴본 바와 같이 간호조무사인 원심공동피고인 1은 의사인 피고인들의 지도 여부에 불구하고 진료보조행위의 범위를 벗어나는 의료행위인 환자의 뒷머리부분에서 떼어낸 모발을 속눈썹시술용 바늘(안과용 각침)에 일정한 각도로 끼운 다음 바늘을 뽑아낸 뒤 이식된 모발이 위쪽을 향하도록 모발의 방향을 수정하는 행위(속눈썹모발이식시술의 경우)나 식모기를 환자의 머리부위 진피층까지 찔러 넣는 방법으로 수여부에 모발을 삽입하는 행위(모발이식시술의 경우)를 할 수 없는 것이다.

그렇다면, 피고인들이 의료행위 중 일부인 위와 같은 행위를 간호조무사인 위 원심공동피고인 1에게 시킨 이상 무면허의료행위의 공범이 되고, 비록 의료행위 중 일부만을 간호조무사에게 맡긴 것이기는 하나, 위와 같은 행위 자체를 의료행위로 보는 한 속눈썹모발이식시술이나 모발이식시술 중 그 이외의 과정에는 의사인 피고인들이 직접 개입하였다고 하더라도 그 해당 부분의 위법성은 유지된다고 할 것이므로, 피고인들의 이 부분 항소논지도 이유 없다.

(2) 피고인 5

살피건대, 형법 제20조 소정의 '사회상규에 위배되지 아니하는 행위'라 함은 법질서 전체의 정신이나 그 배후에 놓여 있는 사회윤리 내지 사회통념에 비추어 용인될 수

있는 행위를 말하고, 어떠한 행위가 사회상규에 위배되지 아니하는 정당한 행위로서 위법성이 조각되는 것인지는 구체적인 사정 아래서 합목적적, 합리적으로 고찰하여 개별적으로 판단되어야 할 것인바, 이와 같은 정당행위를 인정하려면 첫째 그 행위의 동기나 목적의 정당성, 둘째 행위의 수단이나 방법의 상당성, 셋째 보호이익과 침해이익과의 법익균형성, 넷째 긴급성, 다섯째 그 행위 외에 다른 수단이나 방법이 없다는 보충성 등의 요건을 갖추어야 한다(대법원 2000. 4. 25. 선고 98도2389 판결 참조). 위와 같은 법리에 비추어 기록을 살펴보면, 간호조무사에 불과한 원심공동피고인 1이 모발이식시술에 관하여 어느 정도 지식을 가지고 있다고 하여도 의료 전반에 관한 체계적인 지식을 가지고 있지는 못한 사실, 위 피고인은 모발이식시술을 행함에 있어 식모기를 환자의 머리부위 진피층까지 찔러 넣는 방법으로는 수여부에 모발을 삽입하는 행위 자체 중 일정 부분에 대해서는 **위 원심공동피고인 1에게만 맡겨둔 채 별반 관여를 하지 아니한 사실 등을 알 수 있는바, 이러한 위 피고인의 행위는 의료법을 포함한 법질서 전체의 정신이나 사회통념에 비추어 용인될 수 있는 행위에 해당한다고 볼 수는 없다** 할 것이어서 위법성이 조각되지 아니한다 할 것이므로, 위 피고인의 이 부분 항소논지 또한 이유 없다.

다. 양형부당 주장에 관한 판단(피고인 1, 4, 5, 6, 7)

살피건대, 피고인 4, 6은 동종 범죄전력이 전혀 없는 점, 위 피고인들의 이 사건 범행으로 인하여 부작용이나 후유증이 발생한 환자는 없는 것으로 보이는 점 등 정상에 참작할 만한 사정이 있기는 하나, 한편 원심은 위와 같은 사정을 고려하여 그 죄질과 범정이 결코 가볍지 아니한 이 사건 범행에 관하여 이미 벌금형을 선고하였는바, 위와 같은 사정을 비롯하여 위 피고인들이 이 사건 범행을 부인하는 등 반성하는 빛이 별로 보이지 아니하는 점, 의사 아닌 사람에게 이 사건 범행과 같은 시술행위를 방치한다면 그로 인하여 생길 수 있는 사람의 생명, 신체나 일반 보건위생상의 위험을 방지하고자 하는 의료법의 입법목적을 위 피고인들에게 다시 한 번 주지시킬 필요가 있는 점, 기타 기록에 나타난 형법 제51조에 정해진 양형의 조건이 되는 모든 사정을 자세히 살펴보면, 원심이 위 피고인들에 대하여 선고한 형이 너무 무겁다고 보이지는 아니하므로, 위 피고인들의 이 부분 항소논지 역시 이유 없다.

라. 직권판단

피고인 2, 3의 양형부당 주장에 관하여 판단하기에 앞서 직권으로 살피건대, 검사는 당심에 이르러 위 피고인들에 대한 공소사실을 아래 범죄사실 기재와 같이 변경하는 내용의 공소장 변경신청을 하였고, 이 법원이 이를 허가함으로써 그 심판대상이 달라졌으므로 당초의 공소제기를 전제로 하는 원심판결 중 위 피고인들에 대한 부분은 이 점에서 더 이상 유지될 수 없게 되었다.

3. 결론

이에 형사소송법 제364조 제4항에 의하여 피고인 1, 4, 5, 6, 7의 항소를 각 기각하고, 같은 조 제2항, 제6항에 의하여 원심판결 중 피고인 2, 3에 대한 부분을 각 파기하며, 변론을 거쳐 다시 다음과 같이 판결한다.

【범죄사실 및 증거의 요지】

이 법원이 인정하는 범죄사실 및 증거의 요지는 원심 판시 별지 범죄일람표(3) 순번 2 기재 수술부위란에서 "속눈썹"을 삭제하고, 별지 범죄일람표(4) 순번 1, 2 기재 각 범죄사실을 삭제하며, 증거의 요지란 2행 "1. 증인 원심공동피고인 1의 법정진술"을 "1. 증인 원심공동피고인 1의 원심 및 당심 법정진술"로 정정하는 외에는 모두 원심판결 해당란의 기재와 같으므로, 형사소송법 제369조에 의하여 이를 모두 그대로 인용한다.

【법령의 적용】

1. 범죄사실에 대한 해당법조 및 형의 선택
   - 각 의료법 제66조 제3호, 제25조 제1항, 형법 제30조 (각 벌금형 선택)
1. 노역장 유치
   - 각 형법 제70조, 제69조 제2항

【양형이유(피고인 2, 3의 양형부당 주장에 관한 판단)】

살피건대, 피고인 2는 초범이고, 피고인 3은 동종 범죄전력이 없는 점, 위 피고인들의 이 사건 범행으로 인하여 부작용이나 후유증이 발생한 환자는 없는 것으로 보이는 점 등 정상에 참작할 만한 사정이 있기는 하나, 한편 원심은 위와 같은 사정을 고려하여 그 죄질과 범정이 결코 가볍지 아니한 이 사건 범행에 관하여 이미 벌금형을 선고하였는바, 위와 같은 사정을 비롯하여 위 피고인들이 이 사건 범행을 부인하는 등 반성하는 빛이 별로 보이지 아니하는 점, 의사 아닌 사람에게 이 사건 범행과 같은 시술행위를 방치한다면 그로 인하여 생길 수 있는 사람의 생명, 신체나 일반 보건위생상의 위험을 방지하고자 하는 의료법의 입법목적을 위 피고인들에게 다시 한 번 주지시킬 필요가 있는 점, 기타 기록에 나타난 형법 제51조에 정해진 양형의 조건이 되는 모든 사정을 자세히 살펴보면, 원심이 위 피고인들에 대하여 선고한 형이 너무 무겁다고 보이지는 아니하므로, 원심의 형량을 그대로 유지하기로 한다.

판사 신영철(재판장) 심경 이상훈

[제1심] 서울중앙지방법원 2005. 6. 24. 선고
2004고단6787,2004고정3590,3779,3871(병합) 판결 【의료법위반】

【전 문】

【피 고 인】 피고인 1외 9인

【검　　사】 이재웅

【변 호 인】 변호사 박종관외 7인

【주 문】

피고인 1을 징역 1년에, 피고인 2를 벌금 2,000만 원에, 피고인 3을 벌금 1,500만 원에, 피고인 4를 벌금 500만 원에, 피고인 6을 벌금 700만 원에, 피고인 7을 벌금 1,200만 원에, 피고인 8, 9를 각 벌금 1,000만 원에, 피고인 10을 벌금 300만 원에 각 처한다. 피고인 2, 3, 4, 6, 7, 8, 9, 10이 위 각 벌금을 납입하지 아니하는 경우 금 50,000원을 1일로 환산한 기간 동안 위 피고인들을 각 노역장에 유치한다.

이 판결선고 전의 구금일수 135일을 피고인 1에 대한 위 형에 산입한다.

다만, 이 판결 확정일로부터 2년간 피고인 1에 대한 위 형의 집행을 유예한다.

피고인 5에 대한 형의 선고를 유예한다.

압수된 증 제1 내지 12호를 피고인 1로부터 모두 몰수한다.

소송비용 중 대한의사협회(참조 학술위원회)에 대한 사실조회는 피고인 2의, 경북대병원 모발이식센타에 대한 사실조회는 피고인 8의, 대한의사협회(참조 대한성형외과학회) 및 대한성형외과학회에 대한 각 사실조회는 피고인 9, 10의 각 부담으로 한다.

【이 유】

【범죄사실】

피고인 1은 간호전문학원을 수료하고 병 · 의원에서 간호조무사로 근무하면서 의료지식을 습득한 자로서 각종 의원에 출장을 다니며 모발이식시술을 전문으로 하는 사람, 피고인 2는 (명칭 생략)의원을 경영하는 의사, 피고인 3은 (상호 생략)클리닉을 경영하는 의사, 피고인 4는 (이름 생략)성형외과의원을 경영하는 의사, 피고인 5는 (병원명 생략)병원 피부과의사로 근무하고, 피고인 6은 (명칭 생략)의원을 경영하는 의사, 피고인 7은 (명칭 생략)의원을 경영하는 의사, 피고인 8은 (명칭 생략)의원을 경영하는 의사, 피고인 9는 (상호 생략)성형외과의원을 경영하는 의사, 피고인 10은 (명칭 생략)피부과의원을 경영하는 의사인바,

1. 피고인 1, 2는 공모하여,

속눈썹모발이식시술은 미용성형의 일종으로 의학적 전문지식을 기초로 외과적 시술을 시행하는 행위로서 의사면허가 있는 자만이 시술할 수 있으므로 의사면허 없는 위 피고인 1은 위 시술에 직접적으로 관여할 수 없음에도 불구하고,

2004. 10. 6. 서울 강남구 (상세지번 생략) (명칭 생략)의원 수술실에서 환자 공소외 1을 수술대에 눕혀놓고 피고인 2는 속눈썹시술용 바늘(안과용 각침)을 위 환자의 눈꺼풀 진피층에 찌르고, 위 피고인 1은 위 환자의 뒷머리부분에서 떼어낸 모발을 위 바늘에 일정한 각도로 끼운 다음 바늘을 뽑아낸 뒤 이식된 모발이 위쪽을 향하도록 모발의 방향을 수정하는 방법으로 모발이식시술을 한 것을 비롯하여 별지 범죄일람표(1) 기재와 같이 2004. 1. 20.부터 그 시경까지 총 41회에 걸쳐 같은 방법으로 의료행위를 하고,

2. 피고인 2는,

누구든지 특정의료기관이나 특정의료인의 기능 · 진료방법 · 조산방법이나 약효 등에 관하여 대중광고 · 암시적 기재 · 사진 · 유인물 · 방송 · 도안 등에 의하여 광고를 하지 못함에도 불구하고,

2001. 11. 1.경부터 2004. 10. 20.까지 위 (명칭 생략)의원에서 강남 (명칭 생략)의원 홈페이지(www. 생략.co.kr)를 개설한 후 주름살치료방법, 시술 전 · 후의 사진, 모발이식시술의 구체적 방법, 시술후기 등을 게재함으로써 특정의료인의 진료방법 등에 대해 광고를 하고,

3. 피고인 1, 3은 공모하여,

2004. 2. 27. 서울 강남구 (상세지번 생략) (상호 생략)클리닉 수술실에서 환자 공소외 2를 수술용 침대에 눕혀놓고 위 환자의 뒷머리부분에서 떼어낸 모발을 식모기에 끼운 다음 위 피고인 1이 식모기를 위 환자의 머리부위 진피층까지 찔러넣는 방법으로 모발이식시술을 하는 등 별지 범죄일람표(2) 기재와 같이 그 시경부터 2004. 10. 2.까지 같은 방법을 총 20회에 걸쳐 의료행위를 하고,

4. 피고인 1, 4는 공모하여,

2004. 1. 4. 부산 진구 (상세지번 생략) (이름 생략)성형외과의원 수술실에서 환자 공소외 3을 수술용 침대에 눕혀놓고 위 환자의 뒷머리부분에서 떼어낸 모발을 식모기에 끼운 다음 위 피고인 1이 식모기를 위 환자의 머리부위 진피층까지 찔러 넣는 방법으로 모발이식시술을 하는 등 별지 범죄일람표(3) 기재와 같이 그 시경부터 2004. 9. 24.까지 같은 방법으로 총 2회에 걸쳐 의료행위를 하고,

5. 피고인 1, 5는 공모하여,

2004. 7. 28. 서울 동작구 (상세지번 생략) (병원명 생략)병원 수술실에서 환자 공소외 4를 수술용 침대에 눕혀놓고 위 환자의 뒷머리부분에서 떼어낸 모발을 식모기에 끼운 다음 위 피고인 1이 식모기를 위 환자의 음부부위 진피층까지 찔러 넣는 방법으로 모발이식시술을 하여 의료행위를 하고,

6. 피고인 1, 6은 공모하여,

2004. 1. 29. 서울 강남구 (상세지번 생략) (명칭 생략)의원 수술실에서 환자 공소외 5를 수술용 침대에 눕혀놓고 위 환자의 뒷머리부분에서 떼어낸 모발을 식모기에 끼운 다음 피고인이 식모기를 위 환자의 머리부위 진피층까지 찔러 넣는 방법으로 모발이식시술을 하는 등 별지 범죄일람표(4) 기재와 같이 그 시경부터 2004. 5. 29.까지 같은 방법으로 총 3회에 걸쳐 의료행위를 하고,

7. 피고인 1, 7은 공모하여,

2004. 3. 5. 서울 서초구 (상세지번 생략) (명칭 생략)의원 수술실에서 환자 공소외 6을 수술용 침대에 눕혀놓고 위 환자의 뒷머리부분에서 떼어낸 모발을 식모기에 끼운 다음 위 피고인 1이 식모기를 위 환자의 머리부위 진피층까지 찔러 넣는 방법으로 모발이식시술을 하는 등 별지 범죄일람표(5) 기재와 같이 그 시경부터 2004. 8. 6.까지 같은 방법으로 총 9회에 걸쳐 의료행위를 하고,

8. 피고인 1, 8은 공모하여,

2004. 2. 13. 서울 강남구 (상세지번 생략) (명칭 생략)의원 수술실에서 환자 공소외 7을 수술용 침대에 눕혀놓고 위 환자의 뒷머리부분에서 떼어낸 모발을 식모기에 끼운 다음 위 피고인 1이 식모기를 위 환자의 머리부위 진피층까지 찔러 넣는 방법으로 모발이식시술을 하는 등 별지 범죄일람표(6) 기재와 같이 2004. 1. 13.부터 2004. 7. 13.까지 같은 방법으로 총 3회에 걸쳐 의료행위를 하고,

9. 피고인 1, 9는 공모하여,

2004. 1. 2. 서울 강남구 (상세지번 생략) (상호 생략)성형외과의원 수술실에서 환자 공소외 8을 수술용 침대에 눕혀놓고 위 환자의 뒷머리부분에서 떼어낸 모발을 식모기에 끼운 다음 위 피고인 1이 식모기를 위 환자의 눈썹부위 진피층까지 찔러 넣는 방법으로 모발이식시술을 하는 등 별지 범죄일람표(7) 기재와 같이 그 시경부터 2004. 10. 2.까지 같은 방법으로 총 6회에 걸쳐 의료행위를 하고,

10. 피고인 1, 10은 공모하여,

2004. 1. 16. 서울 송파구 (상세지번 생략) (명칭 생략)피부과의원 수술실에서 환자 공소외 9를 수술용 침대에 눕혀놓고 위 환자의 뒷머리부분에서 떼어낸 모발을 식모기에 끼운 다음 위 피고인 1이 식모기를 위 환자의 음부부위 진피층까지 찔러 넣는 방법으로 모발이식수술을 하여 의료행위를 하고,

11. 피고인 1은,

가. 목동 (명칭 생략)의원을 경영하는 의사인 공소외 10과 공모하여,

2004. 1. 7. 서울 강서구 (상세지번 생략) 목동 (명칭 생략)의원 수술실에서 환자 공소외 11을 수술용 침대에 눕혀놓고 피고인이 속눈썹시술용 바늘을 위 환자의 눈꺼풀 진피층에 찌르고 위 환자의 뒷머리부분에서 떼어낸 모발을 위 바늘에 끼운 다음 바늘을 뽑아내고 이식된 모발이 위쪽을 향하도록 모발의 방향을 수정하는 방법으로 모발이식시술을 하는 등 별지 범죄일람표(9) 기재와 같이 그 시경부터 2004. 10. 5.까지 같은 방법으로 총 7회에 걸쳐 의료행위를 하고,

나. (명칭 생략)의원을 경영하는 의사인 공소외 12와 공모하여,

2004. 1. 16. 서울 광진구 (상세지번 생략) (명칭 생략)의원 수술실에서 환자 공소외 13을 수술용 침대에 눕혀놓고 위 환자의 뒷머리부분에서 떼어낸 모발을 식모기에 끼운 다음 피고인이 식모기를 위 환자의 머리부위 진피층까지 찔러 넣는 방법으로 모발이식시술을 하는 등 별지 범죄일람표(10) 기재와 같이 그 시경부터 2004. 10. 6.까지 같은 방법으로 총 6회에 걸쳐 의료행위를 하고,

다. 잠실 (명칭 생략)의원을 경영하는 의사인 공소외 14와 공모하여,

2004. 1. 6. 서울 송파구 (상세지번 생략) 잠실 (명칭 생략)의원 수술실에서 환자 공소외 15를 수술용 침대에 눕혀놓고 위 환자의 뒷머리부분에서 떼어낸 모발을 식모기에 끼운 다음 피고인이 식모기를 위 환자의 머리부위 진피층까지 찔러 넣는 방법으로 모발이식시술을 하는 등 별지 범죄일람표(11) 기재와 같이 그 시경부터 2004. 9. 26.까지 같은 방법으로 총 7회에 걸쳐 의료행위를 하고,

라. (명칭 생략)피부과의원을 경영하는 의사인 공소외 16과 공모하여

2004. 2. 25. 서울 성북구 (상세지번 생략) (명칭 생략)피부과 수술실에서 환자 공소외 17을 수술용 침대에 눕혀놓고 위 환자의 뒷머리부분에서 떼어낸 모발을 식모기에 끼운 다음 피고인이 식모기를 위 환자의 머리부위 진피층까지 찔러 넣는 방법으로 모발이식시술을 하는 등 별지 범죄일람표(12) 기재와 같이 그 시경부터 2004. 6. 30.까

지 같은 방법으로 총 3회에 걸쳐 의료행위를 하고,

마. (명칭 생략)의원을 경영하는 의사인 공소외 18과 공모하여

2004. 7. 21. 서울 강남구 (상세지번 생략) (명칭 생략)의원 수술실에서 환자 공소외 19를 수술용 침대에 눕혀놓고 위 환자의 뒷머리부분에서 떼어낸 모발을 식모기에 끼운 다음 피고인이 식모기를 위 환자의 머리부위 진피층까지 찔러 넣는 방법으로 모발이식시술을 하는 등 별지 범죄일람표(13) 기재와 같이 그 시경부터 2004. 8. 12.까지 같은 방법으로 총 2회에 걸쳐 의료행위를 하였다.

【증거의 요지】

1. 피고인들의 각 일부 법정 진술
1. 증인 피고인 1의 법정 진술
1. 피고인들에 대한 각 검찰 피의자신문조서(피고인 4는 일부 진술기재)
1. 공소외 20, 21, 22에 대한 각 검찰 진술조서
1. 공소외 21, 22의 각 진술서
1. 검찰 압수조서
1. 수사보고(무면허시술업자 피고인 1 검거경위), 수사보고(통장사본 첨부보고), 수사보고(무면허자 피고인 1 간호조무사취득 여부 확인보고), 수사보고(무면허자 공소외 23이 의료용 가방 안에 소지하고 있던 식모기 등 의료기구 사진), 수사보고(무면허자 피고인 1이 눈썹모근이식수술을 하고 있는 장면 촬영사진첨부), 수사보고(피의자 수첩사본 첨부보고), 수사보고(환자진료차트기록첨부보고)

【피고인들의 주장에 대한 판단】

피고인 4는 피고인 1이 의료기기를 팔면서 원장실에서 시범을 보였을 뿐 환자를 대상으로 수술을 하지는 않았다는 취지의 주장을 하나, 피고인 1의 이 법정에서의 진술 등에 의하면 위 피고인의 주장은 받아들이기 어렵다.

피고인 2 등은 의사인 피고인들이 기초검사, 마취, 수술 후의 처치 등 대부분의 수술을 직접 시술을 하였고, 간호조무사인 피고인 1로부터는 식모단계에서 일부 도움을 받았을 뿐이므로 무면허 의료행위에 해당하지 않는다는 취지의 주장을 하나, 위 증거들에 의하면, 피고인 1이 간호조무사이기는 하나 실제 모발이식에 대한 많은 전문지식이 있고 식모에 관하여는 의사인 피고인들보다도 경험이 풍부하고 기술이 뛰어난 점, 일부 피고인들은 임상경험이 없어 피고인 1이 기술을 가르쳐 주기까지 한 점, 피고인 1이 환자의 머리나 눈꺼풀 등 식모 부위의 진피층까지 식모기를 찔러 넣는 행위와,

피고인 2의 병원에서와 같이 피고인 2가 진피층까지 찔러 넣은 바늘에 피고인 1이 모발을 끼운 다음 바늘을 뽑아낸 행위는 단순한 의료보조행위로 볼 수 없고 사람의 생명이나 신체에 위해를 발생시킬 우려가 있는 전문적인 의료행위인 점 등에 비추어 무면허 의료행위가 아니라는 위 피고인들의 주장은 모두 이유 없다.

【법령의 적용】

1. 범죄사실에 대한 해당법조

각 의료법 제66조 제3호, 제25조 제1항, 형법 제30조(피고인 1에 대하여는 징역형을, 나머지 피고인들에 대하여는 각 벌금형 선택)

피고인 2: 의료법 제69조, 제46조 제3항

1. 경합범 가중(피고인 2)

형법 제37조 전단, 제38조 제1항 제2호, 제3호, 제50조

1. 노역장 유치(피고인 1을 제외한 나머지 피고인들)

각 형법 제70조, 제69조 제2항

1. 미결구금일수 산입(피고인 1)

형법 제57조

1. 집행유예(피고인 1)

형법 제62조 제1항(반성하는 정상 참작)

1. 선고유예(피고인 5)

형법 제59조 제1항(교육목적의 일환으로 시술이 이루어 졌고, 해외 의료지원활동을 하는 등 개전의 정상이 현저하므로, 유예하는 형: 벌금 300만 원, 노역장 유치 1일 5만 원)

1. 몰수(피고인 1)

형법 제48조 제1항 제1호

1. 소송비용 부담(피고인 2, 8, 9, 10)

각 형사소송법 제186조 제1항, 제191조 제1항

판사 이종언

Part Ⅱ [관련 판례] - 수지침 사건

대법원 2000. 4. 25. 선고 98도2389 판결 【의료법위반】
[집48(1)형,310;공2000.6.15.(108),1345]

【판시사항】

[1] 형법 제20조 소정의 '사회상규에 위배되지 아니하는 행위'의 의미 및 정당행위의 성립 요건

[2] 수지침 시술행위가 의료법에서 금지하고 있는 무면허 의료행위에 해당하는지 여부(적극) 및 수지침 시술행위가 형법 제20조 소정의 정당행위에 해당하기 위한 요건

【판결요지】

[1] 형법 제20조 소정의 '사회상규에 위배되지 아니하는 행위'라 함은 법질서 전체의 정신이나 그 배후에 놓여 있는 사회윤리 내지 사회통념에 비추어 용인될 수 있는 행위를 말하고, 어떠한 행위가 사회상규에 위배되지 아니하는 정당한 행위로서 위법성이 조각되는 것인지는 구체적인 사정 아래서 합목적적, 합리적으로 고찰하여 개별적으로 판단되어야 할 것인바, 이와 같은 정당행위를 인정하려면 첫째 그 행위의 동기나 목적의 정당성, 둘째 행위의 수단이나 방법의 상당성, 셋째 보호이익과 침해이익과의 법익권형성, 넷째 긴급성, 다섯째 그 행위 외에 다른 수단이나 방법이 없다는 보충성 등의 요건을 갖추어야 한다.

[2] 일반적으로 면허 또는 자격 없이 침술행위를 하는 것은 의료법 제25조의 무면허 의료행위(한방의료행위)에 해당되어 같은 법 제66조에 의하여 처벌되어야 하고, 수지침 시술행위도 위와 같은 침술행위의 일종으로서 의료법에서 금지하고 있는 의료행위에 해당하며, 이러한 수지침 시술행위가 광범위하고 보편화된 민간요법이고, 그 시술로 인한 위험성이 적다는 사정만으로 그것이 바로 사회상규에 위배되지 아니하는 행위에 해당한다고 보기는 어렵다고 할 것이나, 수지침은 시술부위나 시술방법 등에 있어서 예로부터 동양의학으로 전래되어 내려오는 체침의 경우와 현저한 차이가 있고, 일반인들의 인식도 이에 대한 관용의 입장에 기울어져 있으므로, 이러한 사정과 함께 시술자의 시술의 동기, 목적, 방법, 횟수, 시술에 대한 지식수준, 시술경력, 피시술자의 나이, 체질, 건강상태, 시술행위로 인한 부작용 내지 위험발생 가능성 등을 종합적으로 고려하여 구체적인 경우에 있어서 개별적으로 보아 법질서 전체의 정신이나 그 배후에 놓여 있는 사회윤리 내지 사회통념에 비추어 용인될 수 있는 행위에 해당한다고 인정되는 경우에는 형법 제20조 소정의 사회상규에 위배되지 아니하는 행위로서 위법성이 조각된다고 할 것이다.

【참조조문】

[1] 형법 제20조 / [2] 형법 제20조, 의료법 제25조

【참조판례】

[1] 대법원 1986. 10. 28. 선고 86도1764 판결(공1986, 3159), 대법원 1994. 4. 15. 선고 93도2899 판결(공1994하, 1555), 대법원 1997. 11. 14. 선고 97도2118 판결(공1997하, 3914), 대법원 1999. 1. 26. 선고 98도3029 판결(공1999상, 405), 대법원 2000. 3. 10. 선고 99도4273 판결(공2000상, 997) /[2] 대법원 1986. 10. 28. 선고 86도1842 판결(공1986, 3165), 대법원 1993. 1. 15. 선고 92도2548 판결(공1993상, 777), 대법원 1996. 7. 30. 선고 94도1297 판결(공1996하, 2744), 대법원 1999. 3. 26. 선고 98도2481 판결(공1999상, 818)

【전 문】

【피 고 인】 피고인

【상 고 인】 검사

【변 호 인】 변호사 김헌무 외 2인

【원심판결】 춘천지법 1998. 7. 9. 선고 97노368 판결

【주 문】

상고를 기각한다.

【이 유】

상고이유를 본다.

1. 원심판결 이유에 의하면, 원심은, 피고인이 공소외 용인순의 맥을 짚어 보고 그 병명을 진단한 후 수지침을 시술하였다는 이 사건 공소사실을 인정하여 피고인의 이와 같은 행위가 의료법에서 금지하고 있는 무면허 의료행위에 해당한다고 판단하면서도, ① 피고인의 위와 같은 수지침 시술행위는 손등과 손바닥에만 하는 것으로서 피부에 침투하는 정도가 아주 경미하여 부작용이 생길 위험이 극히 적은 사실(아직까지 부작용이 보고된 예는 보이지 아니한다), ② 수지침시술은 1971년경 공소외 유태우에 의하여 연구, 발표된 이래 국민건강요법으로 이용되어 왔고, 수지침을 연구하는 사람들의 모임인 고려수지요법학회는 전국 160개 지부를 통하여 전국에 걸쳐 수지침을 통한 의료봉사활동을 하고 있으며, 수지침시술은 누구나 쉽게 배워 스스로를 진단하여 자신의 손에 시술할 수 있고, 또한 실제로 많은 사람들이 민간요법으로 이용하고 있는 사실, ③ 피고인은 수지침의 전문가로서 위 학회의 춘천시지회를 운영하면서 일반인들에게 수지침요법을 보급하고, 수지침을 통한 무료의료봉사활동을 하여 온 사실, 위 용인순은 스스로 수지침(침의 총길이 1.9~2.3㎝, 침만의 길이 약 0.7~1㎜) 한 봉지를 사 가지고 피고인을 찾아와서 수지침 시술을 부탁하므로, 피고인은 아무런 대가를 받지 아니하고 이 사건 시술행위를 한 사실 등을 인정한 다음, 수지침시술로 인한 부작용의 발생 가능성이 극히 적은 점, 수지침 시술이 우리 사회에 민간요법으로서 광범위하게 행하여지고 있는 점, 피고인이 위와 같은 행위에

이르게 된 경위 등 제반 사정에 비추어 보면, 피고인의 위 행위는 사회통념상 허용될 만한 정도의 상당성이 있는 것으로서 형법 제20조 소정의 정당행위에 해당하여 범죄로 되지 아니한다고 판단하여 이 사건 공소사실을 유죄로 인정한 제1심판결을 파기하고 피고인에 대하여 무죄를 선고하였다.

2. 형법 제20조 소정의 '사회상규에 위배되지 아니하는 행위'라 함은 법질서 전체의 정신이나 그 배후에 놓여 있는 사회윤리 내지 사회통념에 비추어 용인될 수 있는 행위를 말하고(대법원 1997. 11. 14. 선고 97도2118 판결 참조), 어떠한 행위가 사회상규에 위배되지 아니하는 정당한 행위로서 위법성이 조각되는 것인지는 구체적인 사정 아래서 합목적적, 합리적으로 고찰하여 개별적으로 판단되어야 할 것인바, 이와 같은 정당행위를 인정하려면 첫째 그 행위의 동기나 목적의 정당성, 둘째 행위의 수단이나 방법의 상당성, 셋째 보호이익과 침해이익과의 법익권형성, 넷째 긴급성, 다섯째 그 행위 외에 다른 수단이나 방법이 없다는 보충성 등의 요건을 갖추어야 한다(대법원 1986. 10. 28. 선고 86도1764 판결, 1994. 4. 15. 선고 93도2899 판결, 1999. 1. 26. 선고 98도3029 판결 등 참조).

그리고 일반적으로 면허 또는 자격 없이 침술행위를 하는 것은 의료법 제25조의 무면허 의료행위(한방의료행위)에 해당되어 같은 법 제66조에 의하여 처벌되어야 하고(대법원 1986. 10. 28. 선고 86도1842 판결, 1993. 1. 15. 선고 92도2548 판결 등 참조), 수지침 시술행위도 위와 같은 침술행위의 일종으로서 의료법에서 금지하고 있는 의료행위에 해당하며(대법원 1996. 7. 30. 선고 94도1297 판결 참조), 이러한 수지침 시술행위가 광범위하고 보편화된 민간요법이고, 그 시술로 인한 위험성이 적다는 사정만으로 그것이 바로 사회상규에 위배되지 아니하는 행위에 해당한다고 보기는 어렵다고 할 것이나, 수지침은 위와 같이 시술부위나 시술방법 등에 있어서 예로부터 동양의학으로 전래되어 내려오는 체침의 경우와 현저한 차이가 있고, 일반인들의 인식도 이에 대한 관용의 입장에 기울어져 있으므로, 이러한 사정과 함께 시술자의 시술의 동기, 목적, 방법, 횟수, 시술에 대한 지식수준, 시술경력, 피시술자의 나이, 체질, 건강상태, 시술행위로 인한 부작용 내지 위험발생 가능성 등을 종합적으로 고려하여 구체적인 경우에 있어서 개별적으로 보아 법질서 전체의 정신이나 그 배후에 놓여 있는 사회윤리 내지 사회통념에 비추어 용인될 수 있는 행위에 해당한다고 인정되는 경우에는 형법 제20조 소정의 사회상규에 위배되지 아니하는 행위로서 위법성이 조각된다고 할 것이다.

원심판결 이유를 기록에 비추어 살펴보면, 원심이 위 인정한 사실관계 아래서 피고인의 수지침 시술행위가 형법 제20조 소정의 사회상규에 위배되지 아니하는 정당행위에 해당한다고 판단한 것은 그 설시에 있어 다소 부적절한 점이 없는 것은 아니나 전체적으로는 위에서 본 법리에 따른 것으로서 정당한 것으로 수긍이 되고, 거기에 상고이유에서 주장하는 바와 같은 정당행위에 관한 법리를 오해한 위법이 있다고 할 수 없으며, 검사의 상고이유의 주장은 피해자에게 부작용이 발생하고 피해자의 의사에 반하여 시술이 이루어졌고 시술의 대가를 받은 것을 전제로 하고 있으나, 기록상 그와 같이 인정하기에 족한 증거가 없고, 또 이 사건의 경우에는 위에서 본 정당행위의 요건 중 긴급성이나 보충성 등의 요건도 수지침의 시술방법, 시술에 따른 부작용의 위험성 정도 등에 비추어 그 엄격한 적용이 요청되는 경우는 아니라 할 것이다.

3. 그러므로 상고를 기각하기로 하여 관여 법관의 일치된 의견으로 주문과 같이 판결한다.

대법관　이임수(재판장) 이돈희 송진훈 윤재식(주심)

[제2심] 춘천지법 1998. 7. 9. 선고 97노368 판결 : 상고 【의료법위반 】
[하집1998-1, 571]

【판시사항】

[1] 의료법 제25조 소정의 '의료행위'의 의미

[2] 의사 아닌 자의 수지침 시술행위가 정당행위에 해당한다고 본 사례

【판결요지】

[1] 의료법 제25조의 규정에 의하면 의사가 아니면 의료행위를 하지 못하게 되어 있고, 의료행위라고 함은 질병의 예방이나 치료행위를 말하는 것으로서 의학의 전문적 지식을 기초로 하는 경험과 기능으로서 진찰, 검안, 처방, 투약 또는 외과수술 등의 행위를 말하는 것이고, 여기에서 진찰이라 함은 환자의 용태를 관찰하여 병상 및 병명을 규명 판단하는 작용으로 그 진단방법으로는 문진, 시진, 청진, 타진, 촉진, 기타 각종의 과학적 방법을 써서 검사하는 등 여러 가지가 있고, 위와 같은 작용에 의하여 밝혀진 질병에 적합한 약품을 처방, 조제, 공여하거나 시술하는 것이 소위 치료행위에 속한다.

[2] 의사 아닌 자의 수지침 시술행위가 정당행위에 해당한다고 본 사례.

【참조조문】

[1] 의료법 제25조 /[2] 형법 제20조, 의료법 제25조

【참조판례】

[1]

대법원 1989. 9. 29. 선고 88도2190 판결(공1989, 1625),

대법원 1992. 3. 10. 선고 91도3340 판결(공1992, 1341),

대법원 1992. 5. 22. 선고 91도3219 판결(공1992, 2057),

대법원 1994. 5. 10. 선고 93도2544 판결(공1994상, 1745)

【전 문】

【피고인, 항소인】 피고인

【변 호 인】 박형일외 1인

【원심판결】 춘천지방법원 1997.6.11.선고 96고단1042판결

【주 문】

1. 원심판결을 파기한다.
2. 피고인은 무죄.

【이 유】

이 사건 항소이유의 요지는, 피고인이 공소외 용인순에게 수지침을 시술한 행위는 의료행위에 해당하지 아니하고, 또한 피고인이 수지침시술을 업으로 하지 아니하였고, 수지침시술은 민간요법으로서 널리 활용되고 있는 점등에 비추어 피고인의 원심판시의 행위는 사회상규에 반하지 아니하여 죄가 되지 아니함에도 불구하고, 원심은 피고인에게 유죄를 선고하였으니 원심판결에는 사실을 오인하거나 법리를 오해하여 판결에 영향을 미친 위법이 있다는 것이다.

그러므로 살피건대, 의료법 제25조 의 규정에 의하면 의사가 아니면 의료행위를 하지 못하게 되어 있고, 의료행위라고 함은 질병의 예방이나 치료행위를 말하는 것으로서 의학의 전문적 지식을 기초로 하는 경험과 기능으로서 진찰, 검안, 처방, 투약 또는 외과수술 등의 행위를 말하는 것이고, 여기에서 진찰이라 함은 환자의 용태를 관찰하여 병상 및 병명을 규명 판단하는 작용으로 그 진단방법으로는 문진, 시진, 청진, 타진, 촉진, 기타 각종의 과학적 방법을 써서 검사하는 등 여러 가지가 있고, 위와 같은 작용에 의하여 밝혀진 질병에 적합한 약품을 처방, 조제, 공여하거나 시술하는 것이 소위 치료행위에 속한다고 할 것인바, 피고인의 경찰에서의 진술과 피고인 및 용인순의 각 진술서의 각 기재를 종합하면, 피고인은 당국으로부터 면허를 받음이 없이 피고인 경영의 의료기상사에 찾아와서 가슴과 다리, 어깨의 통증을 호소하는 공소외 용인순의 팔, 목, 배 등을 진맥하여 변비, 소화불량, 소변의 불규칙, 손, 발의 차가운 증상 등이 있으니, 뜸요법과 반지요법으로 장부의 기능을 조절해야 모든 병이 낫겠다고 한 후, 동녀의 양손바닥과 양손 등에 각 30-35개의 수지침(침의 총길이 1.9-2.3㎝, 침만의 길이 약 07.-1㎜)을 시술한 사실을 인정할 수 있는바, 위 인정사실에 의하면, 피고인이 맥을 짚어본 행위는 일종의 촉진이라고 할 것이고, 그 질환을 변비등이라고 단정한 것은 관찰한 결과로 내려진 판단이라 할 것이며, 피고인이 위 공소외에게 수지침을 시술한 것은 소위 치료행위의 범주에 속하는 것이라 할 것이므로, 피고인의 위와 같은 행위는 의료법 제25조 에 규정된 무면허 의료행위라 할 것이어서 의료행위가 아니라는 피고인의 위 주장은 이유 없다.

그러나, 나아가 피고인의 위와 같은 무면허 의료행위가 사회상규에 위반되지 아니하는 정당한 행위에 해당하는 지에 관하여 살피건대, 당심 증인 유태우의 법정에서의 진술, 피고인의 경찰에서의 진술, 기록에 편철된 고려수지침요법학회 발행 수지침현황의 각 기재를 종합하면, 수지침시술은 손등과 손바닥에만 시술하는 것이고, 또한 피부에 침투하는 정도도 아주 경미하여 부작용이 생길 위험이 극히 적은 사실(아직까지 부작용이 보고된 예는 보이지 아니한다), 수지침시술은 1971년경 공소외 유태우에 의하여 연구, 발표된 이래 국민건강요법으로 이용되어 왔고, 수지침을 연구하는 자들의 모임인 고려수지침요법학회는 전국 160개 지부를 통하여 전국에 걸쳐 수지침을 통한 의료봉사활동을 하고 있으며, 수지침시술은 누구나 쉽게 배워 스스로를 진단하여 자신의 손에 시술할 수 있고, 또한 실제 많은 사람들이 민간요법으로 이용하고 있는 사실, 피고인은 수지침의 전문가로서 위 학회의 춘천시지회를 운영하면서, 일반인들에게 수지침요법을 보급하고, 수지침을 통한 무료의료봉사활동을 하여 온 사실 등을 인정할 수 있는바, 위 인정과 같이 **수지침시술로 인한 부작용발생 가능성이 극히 적은 점, 수지침시술이 우리 사회에 민간요법으로서 광범위하게 행해지고 있는 점, 피고인이 위와 같은 행위에 이르게 된 경위 등 제반 사정에 비추어 보면, 피고인이 수치침시술을 업으로 하거나 수지침시술에 대한 지식이 없음에도 그 시술을 하는 등의 특별한 사정이 없는 이 사건에 있어서, 피고인의 위 행위는 사회통념상 허용될 만한 정도의 상당성이 있는 것으로서 위법성이 결여된 행위라고 보아야 할 것이어서 피고인의 위 행위는 형법 제20조 의 정당행위에 해당하여 범죄로 되지 아니한다 할 것**임에도 불구하고, 이를 유죄로 인정한 원심판결에는 사실을 오인하거나 법리를 오해하여 판결에 영향을 미친 위법이 있다 할 것이므로 이를 지적하는 피고인의 위 주장은 이유 있다.

따라서 피고인의 항소는 이유 있으므로 형사소송법 제364조 제6항 에 의하여 원심판결을 파기하고 변론을 거쳐 다시 다음과 같이 판결한다.

이 사건 공소사실의 요지는 원심판시의 범죄사실 그것과 같은바, 피고인의 행위는 위 파기이유에서 설시한 바와 같이 형법 제20조 의 정당행위에 해당하여 범죄로 되지 아니한다 할 것이므로 형사소송법 제325조 전단 에 의하여 피고인에게 무죄를 선고한다.

이상의 이유로 주문과 같이 판결한다.

1998.7.9.

판사 손윤하(재판장) 사형환 최병철

Part Ⅲ 쟁점연구

Legal Issues

Q1 의료행위란 무엇을 의미하는가, [도입 판례]의 속눈썹이식시술과 모발이식시술행위를 포함하여 미용성형수술도 의료행위에 포함되는가?

Q2 [관련 판례]에서 문제되는 무면허 대체의료행위란 무엇을 의미하고, 대체의료행위는 어떠한 문제점이 있는가?

Q3 (대체)의료행위의 법적 성질에 대하여 업무로 인한 행위로서의 위법성조각설, 피해자의 승낙에 의한 위법성조각설, 구성요건해당배제설의 견해가 대립하는바, 각 견해의 내용을 설명하고 자신의 견해를 밝히시오.

Q4 의료법 제27조는 무면허의료행위를 금지하고 이를 위반할 경우 의료법 제87조 제1항 제2호에 따라 형사처벌을 하고 있다. 이러한 무면허의료행위를 처벌하는 규정에 대해 합헌론과 위헌론이 대립하는 바, 각 견해의 논거를 제시하고 자신의 견해를 밝히시오.

Q5 [도입 판례]에서 문제되는 간호조무사의 진료보조행위는 어느 범위까지 허용될 수 있는가?

Q6 [도입 판례]와 [관련 판례]는 무면허 (대체)의료행위에 대해 위법성조각사유로서 형법 제20조의 '사회상규에 위배되지 않는 행위'를 검토하고 있다. 이러한 논증 방식이 타당한지, 그리고 이 경우에도 일반인의 건전한 도덕감, 법질서 전체의 정신 등 추상적 기준 이외에 사회상규위배 여부의 구체적 판단기준은 없는 것인지 여부를 검토하시오.

Case

피고인 甲은 피부과를 개설하여 운영하는 의사인바, 甲이 내원한 환자들을 진료한 다음 의사면허가 없는 피부관리사들이 이들을 상대로 크리스탈 필링 시술을 하고 그 댓가로 치료비를 받기로 역할분담을 정하는 방법으로 공모하여 영리의 목적으로, 내원한 환자들을 진료한 다음 피부관리사에게 인계하고, 피부관리사가 환자들에게 클린싱을 한 다음 산화알루미늄 성분의 연마제가 든 크리스탈 필링기를 이용하여 얼굴의 각질을 제거하여 주는 피부 박피술을 하여 주고 그 치료비 명목으로 금원을 교부받아 의료행위를 업으로 하였다.

(1) 甲을 보건범죄 단속에 관한 특별조치법 제5조 위반죄로 처벌할 수 있는가? (대판 2003.9.5, 2003도2903 참조)

☞ **[평석] 김용석, "크리스탈 필링기를 이용한 피부박피술이 의료행위에 해당하는지 여부(적극)", 대법원 판례해설 제48호(2003 하반기)(2004.07) 567-577면.**

Materials for Extensive Reading

김용석, "크리스탈 필링기를 이용한 피부박피술이 의료행위에 해당하는지 여부(적극)", 대법원판례해설 제48호(2003 하반기)(2004.07) 567-577면.

김재윤, "무면허 대체의료행위의 형사법적 책임 -대법원 2005.4.29, 2004도7412 판결-" , 비교형사법연구 제8권 제1호, 2006, 355-379면.

박길성, "의사인 피고인이 간호조무사로 하여금 모발이식수술을 행하게 한 경우, 간호조무사의 시술이 진료보조행위로서 의료법 위반죄를 구성하지 아니하는지 여부(소극)", 대법원판례해설 제70호(2007 상반기)(2007.12), 571-586면.

송명호, "의행위의 개념", 재판실무 제2집, 창원지방법원, 2005.9, 357-380면.

이상돈/김나경, 의료법강의(제1판), 법문사, 2009, 44-67면.

황만성, "무면허 의료행위에 있어서의 의료행위의 개념", 형사판례연구 제14권, 2006, 513-537면.

제2장

의료과실과 형사책임

Part I [도입 판례] - 사랑니 발치 후 패혈증 사망 사건 (형사판례)

대법원 1996. 11. 8. 선고 95도2710 판결 【업무상과실치사】
[공1996.12.15.(24),3632]

【판시사항】

[1] 피해자가 사망에 이르게 된 경위사실을 인정하고 그에 기하여 피고인의 과실점을 인정한 경우, 범죄사실을 명시하지 않은 위법이 있는지 여부(소극)

[2] 의료사고에 있어서 의료종사원의 과실을 인정하기 위한 요건 및 그 판단 기준

[3] 대학병원 과장이라는 이유만으로 외래담당의사 및 담당 수련의들의 처치와 치료결과를 주시하고 적절한 수술방법을 지시·감독하거나 또는 직접 수술할 주의의무가 있는지 여부(소극)

[4] 농배양을 하지 아니한 과실과 피해자의 사망 사이의 인과관계의 판단 방법

[5] 피해자의 증상이 패혈증으로 발전할 우려가 있는 경우, 피고인에게 과실을 인정하기 위한 요건

[6] 19세 여자 환자의 임신 여부를 검사하지 아니한 것을 과실이라고 인정하기 위한 요건

【판결요지】

[1] 피해자가 사망에 이르게 된 경위사실을 인정하고 그에 기하여 피고인의 과실점을 설시한 경우 그 전체를 범죄사실로 보아야 할 것이고, 형식적으로 범죄사실이란 제목 아래 사실을 인정하지 않았다고 하여 형사소송법 제323조 제1항에 반하여 범죄사실을 명시하지 않은 위법이 있다고 할 수 없다.

[2] 의료사고에 있어서 의료종사원의 과실을 인정하기 위하여서는 의료종사원이 결과 발생을 예견할 수 있음에도 불구하고 그 결과 발생을 예견하지 못하였고 그 결과 발생을 회피할 수 있었음에도 불구하고 그 결과 발생을 회피하지 못한 과실이 검토되어야 하고, 그 과실의 유무를 판단함에는 같은 업무와 직무에 종사하는 일반적 보통인의 주의정도를 표준으로 하여야 하며, 이에는 사고 당시의 일반적인 의학의 수준과 의료환경 및 조건, 의료행위의 특수성 등이 고려되어야 한다.

[3] 일반적으로 대학병원의 진료체계상 과장은 병원행정상의 직급으로서 다른 교수나 전문의가 진료하고 있는 환자의 진료까지 책임지는 것은 아니고, 소속 교수 등이 진료시간을 요일별 또는 오전, 오후 등 시간별로 구분하여 각자 외래 및 입원 환자를 관리하고 진료에 대한 책임을 맡게 된다. 그러한 사정을 감안하면, 피고인에게 피해자를 담당한 의사가 아니어서 그 치료에 관한 것이 아님에도 불구하고 구강악안면외과 과장이라는 이유만으로 외래담당의사 및 담당 수련의들의 처치와 치료결과를 주시하고 적절한 수술방법을 지시하거나 담당의사 대신 직접 수술을 하고, 농배양을 지시 · 감독할 주의의무가 있다고 단정할 수 없다.

[4] 피고인이 농배양을 하지 않은 과실이 피해자의 사망에 기여한 인과관계 있는 과실이 된다고 하려면, 농배양을 하였더라면 피고인이 투약해 온 항생제와 다른 어떤 항생제를 사용하게 되었을 것이라거나 어떤 다른 조치를 취할 수 있었을 것이고, 따라서 피해자가 사망하지 않았을 것이라는 점을 심리 · 판단하여야 한다.

[5] 피고인이 패혈증에 관한 최신 정의를 알지 못하여 이미 진행 중인 패혈증을 아직 진행하지 않고 있는 것으로 잘못 판단하고 적절한 치료방침을 정하지 못한 것이라 하더라도, 그 판단이 현재 우리 나라의 일반적 기준으로서의 의학수준과 함께 피고인의 경력 · 전문분야 등 개인적인 조건이나 진료지 · 진료환경 등을 고려할 때, 통상의 의사의 정상적인 지식에 기한 것이 아니고 따라서 그것이 과실이라고 단정하기는 어렵고, 단순한 대진의뢰 등 소극적 협진마저도 그 시기가 적절치 않았는지 여부와 이에 그치지 않고 내과로 전과하는 등 적극적 협진을 하였다면 그 치료방법이 어떻게 달라져서 피해자의 생명을 구할 수 있었는지 여부가 심리되어야 한다.

[6] 피해자의 과거 병력에 대한 문진에서 나아가 피해자의 임신 여부 등에 대하여도 검진하지 않은 것이 피고인의 과실이라고 하려면, 봉와직염에 감염된 여자환자라면 19세로서 미혼이라고 하여도 그 임신 여부 검사를 하는 것이 보편적임에도 불구하고 피고인이 그 검사를 하지 않았다거나 그와 같은 여자환자가 증세가 호전되지 않는 경우 임신에 의한 면역기능 저하를 당연히 의심하여 대처하여야 함에도 불구하고 피고인이 그러한 통상적인 예견과 판단도 하지 못한 것이라는 점이 밝혀져야 한다.

【참조조문】

[1] 형사소송법 제323조 제1항 / [2] 구 형법(1995. 12. 29. 법률 제5057호로 개정되기 전의 것) 제268조 / [3] 구 형법(1995. 12. 29. 법률 제5057호로 개정되기 전의 것) 제268조 / [4] 구 형법(1995. 12. 29. 법률 제5057호로 개정되기 전의 것) 제268조 / [5] 구 형법(1995. 12. 29. 법률 제5057호로 개정되기 전의 것) 제268조 / [6] 구 형법(1995. 12.

29. 법률 제5057호로 개정되기 전의 것) 제268조

【참조판례】

[2][5] 대법원 1987. 1. 20. 선고 86다카1469 판결(공1987, 364) /[2] 대법원 1984. 6. 12. 선고 82도3199 판결(공1984, 1320) /[4][5] 대법원 1990. 12. 11. 선고 90도694 판결(공1991, 513)

【전 문】

【피 고 인】 피고인

【상 고 인】 피고인

【변 호 인】 변호사 박도영

【원심판결】 광주지법 1995. 10. 12. 선고 95노386 판결

【주 문】

원심판결을 파기한다. 사건을 광주지방법원 본원합의부에 환송한다.

【이 유】

상고이유를 판단한다.

1. 원심판결 이유에 의하면, 원심은 그 판결에서 채용하고 있는 증거들을 종합하여, 다음과 같은 사실을 인정하고 있다.

피고인은 대학교 의과대학 부속병원 구강악안면외과 과장으로 근무하고 있고, 피해자 이희정은 1992. 6. 27. 목포시 소재 서울치과에서 하악좌측치아(일명 사랑니) 1개를 뺀 후 환부에 부종이 있고 열이 심하여 서울치과와 같은 시 소재 성콜롬반병원에서 치료를 받다가 이빨을 뺀 곳 주위는 물론 좌측 턱부위까지 부종 및 발열이 악화되어 같은 해 7. 1. 14:00경 위 부속병원 구강악안면외과에 입원하였는데, 사망 당시 만 18세 9개월로서 2.5㎝가량의 태아를 임신한 상태였다.

입원 당시 피해자는 체온이 섭씨 39.2도의 고열과 오한이 있었고, 부종으로 입이 약 15㎜밖에 열리지 않았으며 음식물을 씹기 곤란하였고 화농으로 구취가 심한 상태였는데, 전문의(수련의의 오기로 보인다) 3년차 김수관, 전문의(수련의의 오기로 보인다) 1년차 이효빈이 외래담당의사인 김영균 교수와 상의하여 피해자의 치료를 담당하게 되어 피해자에게 포도당과 항생제를 투여하였다. 같은 해 7. 2. 위 의료진은 피해자의 병명을 봉와직염의 일종인 루드비히 안기나(Ludwig's Angina)로 진단하고 환부의 긴장을 풀어주고 배농을 용이하게 하기 위하여 김수관의 집도로 피해자의 턱밑을 절

개하고 배농을 시도하였으나 농이 나오지 아니하였고, 같은 해 7. 3. 두 번째 구강 외 절개수술을 시행한 결과 피 섞인 약간의 고름을 배출하였으나 피해자는 음식물 섭취를 하지 못하고 전신적 상태가 더욱 악화되었다.

같은 해 7. 4. 피해자의 구강의 절개 부분에서 농이 나오지 아니하여 피고인의 집도로 구강 내 절개수술을 시행함으로써 다량의 농을 배출하였으나 그 때에도 농배양은 하지 아니한 채 항생제를 세파졸린에서 클레오신으로 바꾸었다. 같은 해 7. 5. 피해자는 오한과 고열이 지속되고 구강 내 절개 부분에서 농이 계속 배출되었으나 전신적 상태가 계속 악화되고 같은 해 7. 6. 같은 상태가 지속되면서 혈소판이 위험수위로 떨어짐에 따라 내과의사 정규성에게 구두로 증상을 설명하여 진료의뢰한 결과 항생제를 바꾸도록 조언받았다. 같은 해 7. 7. 피해자는 기침을 하고 호흡에 곤란을 느끼며 체온이 섭씨 39.6도에 이르고 구강 내 절개 부위에서는 계속 농이 배출되었으며 전신적 상태가 좋지 않아 의료진은 항생제를 클레오신에서 세파만돌로 바꾸고 큐란과 아미카신을 투약하였으며, 비로소 농배양을 하기 시작하였다. 같은 해 7. 8. 피해자의 혈소판 수치는 정상으로 회복되었으나 피해자는 가슴이 답답하고 코가 막히지 않았음에도 호흡에 곤란을 느끼고 호흡수가 분당 40회 정도였으며 감기증상을 호소하였고 피고인은 피해자의 구강 내 좌측 잇몸과 볼 사이를 절개한 후 피 섞인 농을 배출하였으나 피해자가 체온 섭씨 40도의 고열과 호흡곤란 증상을 보이자 피고인은 피해자의 항균력 및 항생제 효능에 의심을 가지고 피해자에게 과거 병력에 관하여 물었고 이에 대하여 피해자는 국민학교 때 맹장수술 받은 외에는 특별히 병을 앓은 사실이 없다고 답하였다. 같은 해 7. 9. 피해자에게 가슴이 답답하고 호흡이 곤란한 증상이 지속되었으며 체온은 섭씨 38.5도 정도였고 보호자들은 피해자의 감기증상을 계속 호소하였으며 흉부외과에 의뢰하여 흉부 X선 촬영을 한 결과 폐삼출의 가능성이 있음이 진단되었고 내과에 진료를 상담한 결과에 따라 진료하면서 혈액배양검사를 실시하는 한편 피해자에게 과거 병력을 다시 물었으나 위와 같은 답변만 들었다. 같은 해 7. 10. 피해자는 기침이 여전하고 가래배출이 안 되었으며 호흡곤란이 지속되었고 진신적 상태가 여전히 쇠약하며 수면곤란 증상을 보여 의료진은 피해자에게 안정제(바리움 10mg)를 투여하였다. 같은 해 7. 11. 여전히 호흡곤란이 지속되고 체온이 섭씨 39도 정도로 지속되었으며 농배양검사 결과가 알파용혈성연쇄상구균인 것으로 나타났다. 같은 해 7. 12. 오전 피해자는 호흡장애 증상을 보이면서 호흡수가 분당 70회 정도로 빨라지고 체온이 섭씨 41도까지 올라갔으며 내과에 진료를 의뢰한 결과 내과수련의 1년차 정규성이 와서 피해자 흉부의 X선 촬영을 하였고 이 때 피해자는 폐부종과 성인성호흡장애증후군을 나타내고 있었으므로 피고인은 정규성의 권유에 따라 피해자를 내과병동으로 전과조치하였다. 그 후 피해자는 호흡곤란의 증상이 더욱 심해지다가 맥박이 약해지고 저산소혈증으로 인한 청색증 등이 나타나며 혼수상태에 이르고 심장마사지와 산소호흡기를 통한 응급조치를 시행하였음에도 같은 해 7. 14. 01:20경 화농성폐렴, 신장 및 기관의 염증세포침윤, 경부조직의 농양 및 염증 등으로 인한 성인성호흡장애증후군과 패혈증 등으로 사망하였다.

위 인정사실을 바탕으로 하여 원심은 피고인에게 다음과 같은 업무상 과실이 있다고 판단하고 있다.

첫째, 피해자가 1992. 7. 1. 위 부속병원 구강악안면외과에 입원할 당시 피해자는 루드비히 안기나로 의심할 수 있는 증상들을 나타내고 있었고 루드비히 안기나는 대개 이를 뽑은 후의 세균감염에 의하여 유발되어 급성으로 진행하며 패혈증으로 진행하는 경우 사망에 이를 가능성이 높은 질병(치사율 5%)이므로 피고인이 과장으로서 비록 진료체계상 담당의사가 아니더라도 외래담당의사 및 담당전문의(수련의의 오기로 보인다)들의 처치 및 치료 결과를 예의 주시하고 같은 해 7. 2. 위 김수관, 이효빈이 배농에 성공하지 못하였으므로 같은 해 7. 3. 재수술시는 외래담당의사나 담당 수련의에게 적절한 수술방법을 지시하거나 피고인이 직접 수술을 하여 배농을 한 후 농배양을 실시하도록 할 주의의무가 있음에도 김수관, 이효빈에게 재차의 수술을 하도록 방임한 과실이 있다.

둘째, 농배양을 통하여 원인균을 밝혀내고 그 원인균에 대한 항생제감수성검사를 통하여 적절한 항생제를 선택하기까지 4일 내지 7일이 소요되는데 루드비히 안기나는 급성 염증으로서 조기에 그 원인균을 규명하고 대처하지 않으면 치사율이 매우 높은 패혈증으로 발전할 가능성이 크므로 위 김수관, 이효빈이 같은 해 7. 3. 재차 구강 외 절개수술을 시행하여 소량이나마 농을 배출시켰다면 즉시 농배양을 실시할 것을 지시, 감독하였어야 할 업무상 주의의무가 있음에도 불구하고 피고인은 이를 게을리한 채 즉시 농배양을 하도록 조치하지 아니한 과실이 있다.

셋째, 피고인이 같은 해 7. 4. 직접 집도하여 다량의 농을 배출하였으면 즉시 농배양을 시켜 가급적 빨리 원인균을 규명하고 항생제 감수성검사를 통하여 적절한 항생제를 선택하여 치료함으로써 패혈증으로 발전하지 않도록 할 업무상 주의의무가 있음에도 만연히 봉와직염의 원인균에 일반적으로 효과가 있다고 알려진 세파졸린과 클레오신 항생제만을 교체 투약하다가 피해자의 증상이 호전되지 않고 더욱 악화되는 것을 보고 같은 해 7. 7. 농배양을 하기에 이른 과실이 있다(투약한 항생제가 밝혀진 원인균에 적절한 것으로 판명되었다 하여도 진료상의 적절성이 인정될 수는 없으므로 위 과실이 피해자의 사망과 인과관계가 없다는 주장은 받아들일 수 없다.).

넷째, 피해자는 입원 당시부터 섭씨 39도를 오르내리는 고열의 체온이 지속되었고, 같은 해 7. 3.부터 음식물을 제대로 섭취하지 못하고 전신적 상태가 좋지 아니하였으며, 특히 같은 해 7. 6.에는 혈소판의 수가 위험수위까지 떨어지고, 같은 해 7. 7.부터는 기침을 하고 호흡곤란을 호소하였으며 혈소판 감소 외의 증상은 갈수록 심해졌고 특히 패혈증으로 발전할 가능성이 높은 루드비히 안기나 증상이 전혀 호전되지 아니한 상태이므로 피고인으로서는 피해자의 증상이 패혈증으로 발전하는지 여부에 대하여 각별한 주의를 가지고 관찰, 진료함은 물론 피해자가 기침을 하고 호흡곤란을 호소한 같은 해 7. 7.부터는 권위 있는 내과의사나 흉부외과 의사에게 루드비히 안기나의 특수성 및 패혈증으로의 진화 위험성을 설명한 후 곧바로 피해자를 직접 검진하게 하고, 흉부 X선 촬영 및 타액검사 등을 시행하여 줄 것을 요청하여 패혈증으로 진화하는지 여부에 대하여 기민하게 그리고 적극적으로 대처하여야 할 업무상 주의의무가 있음에도 불구하고 같은 해 7. 6.부터 내과의사들에게 전화로 증상을 설명하여 상담하는 방식으로 소극적으로 협진하여 오다가 같은 해 7. 9.에 이르러 피해자의 증상이 더욱 악화된 후에야 비로소 내과와 흉부외과에 의뢰하여 흉부 X선 촬영 및 혈액검사 등 적극적 협진을 하기 시작한 과실이 있다.

다섯째, 피해자에 대하여는 서울치과에서부터 항생제를 투여하였고 위 병원 구강악안면외과에 입원할 당시 이미 루드비히 안기나 증상을 보였으며 지속적인 항생제 투여에도 불구하고 그 증상이 호전되지 아니한 채 오히려 패혈증으로 의심할 수 있는 증상들이 추가적으로 나타나고 있었고, 임신 여부는 환자의 면역 및 항균능력에 중대한 영향을 줄 수 있지만 피해자와 같이 미혼이면서 임신 초기인 임부로서는 자신의 임신 여부를 알지 못할 수 있으므로 피고인으로서는 피해자의 과거 병력에 대한 문진에 그칠 것이 아니라 임신반응검사와 같은 방법을 통하여 피해자의 임신 여부 등에 대하여도 검진할 업무상 주의의무가 있음에도, 피고인은 이에 대한 검진을 하지 아니한 과실이 있다(그 점이 공소장에 기재되지 않아 범죄사실의 내용으로는 인정하지 않는다고 부기하고 있다.).

위와 같이 **피해자는 피고인의 위와 같은 복합적인 과실들이 경합하여 사망한 것으로 판단하여 피고인을 유죄로 인정한 제1심판결을 유지하고 있다.**

2. 상고이유 제1점에 대하여

원심판결 이유를 보면, **원심은 피해자가 사망에 이르게 된 경위사실을 인정하고, 그에 기하여 피고인의 과실점을 설시하고 있으므로 그 전체를 범죄사실로 보아야 할 것이고, 형식적으로 범죄사실이란 제목 아래 사실을 인정하지 않았다고 하여 형사소송법 제323조 제1항에 반하여 범죄사실을 명시하지**

않은 위법이 있다고 할 수 있는 것은 아니다. 이 점을 지적하는 상고이유는 받아들일 수 없다.

3. 상고이유 제2점에 대하여

의료사고에 있어서 의료종사원의 과실을 인정하기 위하여서는 의료종사원이 결과 발생을 예견할 수 있음에도 불구하고 그 결과 발생을 예견하지 못하였고 그 결과 발생을 회피할 수 있었음에도 불구하고 그 결과 발생을 회피하지 못한 과실이 검토되어야 하고(대법원 1984. 6. 12. 선고 82도3199 판결, 1987. 1. 20. 선고 86다카1469 판결 참조), 그 과실의 유무를 판단함에는 같은 업무와 직무에 종사하는 일반적 보통인의 주의정도를 표준으로 하여야 하며, 이에는 사고 당시의 일반적인 의학의 수준과 의료환경 및 조건, 의료행위의 특수성 등이 고려되어야 하는 것이다(대법원 1987. 1. 20. 선고 86다카1469 판결 참조).

그러므로 나아가서 원심이 인정한 피고인의 업무상 과실의 점에 관하여 차례로 살피기로 한다.

우선 원심이 피고인이 피해자의 치료에 관여하기 전임에도 불구하고 피고인의 과실로 인정한 첫째, 둘째 과실의 점에 관하여 보건대, 피고인은 위 부속병원 구강악안면외과 과장이지만 진료체계상 피해자를 담당한 의사가 아니었다는 것인데, 기록에 의하면, 일반적으로 대학병원의 진료체계상 과장은 병원행정상의 직급으로서 다른 교수나 전문의가 진료하고 있는 환자의 진료까지 책임지는 것은 아니고, 소속 교수 등이 진료시간을 요일별 또는 오전, 오후 등 시간별로 구분하여 각자 외래 및 입원 환자를 관리하고 진료에 대한 책임을 맡게 된다는 것이다(공판기록 644, 645면). 그러한 사정을 감안하면, 피고인에게 피해자를 담당한 의사가 아니어서 그 치료에 관한 것이 아님에도 불구하고 구강악안면외과 과장이라는 이유만으로 외래담당의사 및 담당 수련의들의 처치와 치료 결과를 주시하고 적절한 수술방법을 지시하거나 담당의사 대신 직접 수술을 하고, 농배양을 지시 · 감독할 주의의무가 있다고 단정할 수 없는 것이다.

다음 원심이 인정하고 있는 피고인이 피해자의 치료에 관여한 이후의 셋째 과실의 점에 관하여 보면, 피해자의 병명인 루드비히 안기나와 같이 이미 원인균이 알려진 경우라 할지라도 배농이 되었을 경우 원칙적으로 농에 대한 배양검사를 실시하여 적절한 약물을 선택하여야 한다는 것이므로(공판기록 646면), 피고인이 농배양을 하지 않은 것이 과실이라고 할 수는 있겠으나, 그것이 피해자의 사망에 기여한 인과관계 있는 과실이 된다고 하려면 원심으로서는 농배양을 하였더라면 피고인이 투약해 온 항생제와 다른 어떤 항생제를 사용하게 되었을 것이라거나 어떤 다른 조치를 취할 수 있었을 것이고, 따라서 피해자가 사망하지 않았을 것이라는 점을 심리 · 판단하였어야 한다(대법원 1990. 12. 11. 선고 90도694 판결 참조).

그러나 기록상 그러한 점을 밝힐 수 있는 자료는 없고, 오히려 후에 밝혀진 바에 의하면, 피고인이 투약해 온 항생제는 원인균에 적절한 것으로 판명되었다는 것이므로(공판기록 366면, 645면 등) 피고인의 과실이 피해자의 사망과 인과관계가 있다고 보기는 어렵고, 이와 같이 인과관계가 없는 이상 진료상의 적절성 여부를 불문하고 원심이 판시한 바와 같이 다른 과실과 합하여 피해자 사망의 한 원인이 된 것이라고 할 수 없을 것이다.

피고인의 넷째 과실의 점에 관하여 보면, 원심은 같은 해 7. 7.부터 피고인에게 환자의 패혈증에 대비하여 내과의사와 흉부외과의사에게 흉부 X선 촬영 및 타액검사 등을 시행하여 줄 것을 요청하는 등 적극적으로 협진하였어야 할 것임에도 소극적 협진만 하다가 7. 9.부터 비로소 적극적 협진을 시작한 것이 과실이라고 판단하고 있는바, 피고인 스스로 피해자가 패혈증으로 발전할 우려가 있는 것으로 보고 있었다는 것이므로(공판조서 510면), 피고인이 예견한 패혈증으로의 발전을 회피할 수 있었는데도 회피하지 못한 것인지 여부가 문제가 된다고 할 것인데, 피고인은 같은 해 7. 6.부터 2, 3일 간격으로 혈액검사를 하도록 하고 3회에 걸쳐 혈액배양 실험을 하였으나 이상이 없었다는 것이어서 패혈증으로 이미 발전한 것으로는 생각지 않았던 것으로 보이고(공판조서 510면), 이에 따라 내과의사들에게 증상을 설명하여 상담하는 방식으로 협진하였다는 것이다.

감정인 최강원의 보충감정서의 기재에 의하면, 혈액배양에서 균이 검출되지 않았어도 패혈증의 증상과 임상경과를 나타내고 있으면 패혈증이라고 보아야 하고 피해자가 7. 9.에는 이미 패혈증을 가지고 있었다고 하면서, 1992년 미국 흉곽내과-중환자치료학회의 패혈증 정의를 인용하고 있으나(공판기록 671, 672면), 기록에 편철된 의학사전의 사본 등의 기재(공판기록 683면 이하)에 의하면, 일반적인 패혈증의 정의는 "혈액 중에 병원성 미생물 또는 그 독소가 존재하며 지속되는 전신성 질환"을 의미하는 것이어서 그러한 정의에 따르면, 혈액검사 결과 이상이 없었다는 점을 토대로 피해자의 증상이 패혈증으로 발전하지 않았다고 본 피고인의 판단을 나무랄 수 있는 것인지 의심이 가고, **피고인이 패혈증에 관한 최신 정의를 알지 못하여 이미 진행 중인 패혈증을 아직 진행하지 않고 있는 것으로 잘못 판단하고 적절한 치료방침을 정하지 못한 것이라 하더라도 그 판단이 현재 우리 나라의 일반적 기준으로서의 의학수준과 함께 기록에 나타난 피고인의 경력 · 전문분야 등 개인적인 조건이나 진료지 · 진료환경 등을 고려할 때, 통상의 의사의 정상적인 지식에 기한 것이 아니고, 따라서 그것이 과실이라고 단정하기는 어렵다**고 할 것이고(대법원 1987. 1. 20. 선고 86다카1469 판결 참조), 더욱이 감정인 김종열의 감정서 기재에 의하면(공판기록 367면), 루드비히 안기나에 대한 치료는 구강악안면외과를 제외한 타과에서는 치료가 거의 불가능한 질환이기 때문에 환자의 상태가 전신적으로 악화되기 전까지는 일반적으로 구강악안면외과에서 단독으로 치료하는 것이 대학병원의 일반적인 관례라는 것이므로, 피고인이 원심이 인정한 바와 같은 단순한 대진의뢰 등 소극적 협진마저도 그 시기가 적절치 않았는지 여부와 이에 그치지 않고 내과로 전과하는 등 적극적 협진을 하였다면 그 치료방법이 어떻게 달라져서 피해자의 생명을 구할 수 있었는지 여부가 심리되어야 할 것이다(대법원 1990. 12. 11. 선고 90도694 판결 참조).

나아가 피고인의 다섯째 과실의 점에 관하여 보면, **원심이 피해자의 과거 병력에 대한 문진에서 나아가 피해자의 임신 여부 등에 대하여도 검진하지 않은 것이 피고인의 과실이라고 하려면 봉와직염에 감염된 여자환자라면 19세로서 미혼이라고 하여도 그 임신 여부 검사를 하는 것이 보편적임에도 불구하고 피고인이 그 검사를 하지 않았다거나 위와 같은 여자환자가 증세가 호전되지 않는 경우 임신에 의한 면역기능 저하를 당연히 의심하여 대처하여야 함에도 불구하고 피고인이 그러한 통상적인 예견과 판단도 하지 못한 것이라는 점이 밝혀져야 할 것이다.**

그렇다면 결국 **피고인에게 업무상 과실을 인정한 원심의 판단에는 그 사실인정에 있어서 채증법칙을 위배하였거나 심리를 다하지 아니하여 판결 결과에 영향을 미친 위법을 저질렀다**고 할 것이다. 상고이유는 이 점을 지적하는 범위 내에서 이유 있다.

4. 그러므로 원심판결을 파기하고, 사건을 다시 심리·판단하도록 하기 위하여 원심법원에 환송하기로 관여 법관의 의견이 일치되어 주문과 같이 판결한다.

대법관 박준서(재판장) 박만호 김형선 이용훈(주심)

[관련 용어]

루드비히 안기나(Ludwig Angina)[2)]

루드비히 안기나(Ludwig Angina)는 구강저 봉와직염이다. 구강저 봉소직염(봉소직염)이라고도 한다. 봉와직염이란 심부피하조직이나 근육의 급성, 광범성, 확산성, 화농성의 염증이고, 그 원인균은 연쇄상구균과 같은 그람 양성균과 포도상구균·슈도모나스 등의 그람 음성 간균 및 박테로이드와 펩토스트렙토코커스 등의 혐기성균 등으로 다양하며 이 중 연쇄상구균과 포도상구균이 가장 흔한 원인균으로 밝혀져 있다. 연쇄상구균은 구강조직에 화농성 봉와직염을 자주 일으키며 포도상구균과 같은 구강세균에 의하여 야기된 국소감염과는 대조적으로 연쇄상구균은 빨리 확산되는 경향이 있다.

루드비히 안기나는 치사율이 높고(치사율 5%인 질환은 매우 위험한 질환이다) 매우 빠른 진행양상을 보이기 때문에 조기에 진단, 발견하여 즉시 강력한 항생제를 투여하는 외에 절개수술을 실시하여 환부의 농을 제거함과 동시에 농에 대한 세균배양검사를 조기에 실시하여 세균의 종류에 따른 적합한 항생제를 투여함으로써 패혈증 등으로 발전되는 것을 사전에 차단하는 것이 긴요하며, 경우에 따라서는 기도유지를 위한 기관지절개술이 필요하고, 그 치료과정에서 환자의 일반적인 전신상태가 뚜렷하게 쇠약하여지고 신 기능이 정지되는 등의 증상을 보이면, 이는 내과적 질환인 패혈증의 초기단계로 발전된 것으로서, 그 즉시 내과전문의 등과의 기민하고 적극적인 협조에 의한 진단과 적절한 항균제의 투여, 수액 및 전해질요법 등의 치료가 필수적으로 요구된다.

---

2) 이충상, "봉와직염 환자에 대한 대학병원측의 진료과실 및 그 과실과 사망과의 인과관계(민사, 형사판결의 차이)", 대법원판례해설 제31호(98년 하반기)(1999.05), 134-135면.

1 참고 판례

사랑니 발치 후 패혈증 사망 사건 (민사판례)

대법원 1998. 9. 4. 선고 96다11440 판결 【손해배상(의)】
[공1998.10.1.(67),2380]

【판시사항】

[1] 구강저 봉와직염 환자에 대한 치과의사의 진료상의 과실을 인정하고 위 치과의사 소속 대학병원의 사용자책임을 인정한 사례

[2] 과실상계사유에 관한 사실인정 및 비율확정이 사실심의 전권사항인지 여부(적극)

【판결요지】

[1] 구강저 봉와직염 환자에 대한 치과의사의 진료상의 과실을 인정하고 위 치과의사 소속 대학병원의 사용자책임을 인정한 사례.

[2] 불법행위로 인한 손해배상 청구사건에서 과실상계 사유에 관한 사실인정이나 그 비율을 정하는 것은 그것이 형평의 원칙에 비추어 현저히 불합리하다고 인정되지 않는 한 사실심의 전권사항에 속한다 {의사의 문진에 대하여 임신중이라는 사실을 고지하지 아니한 환자에게 답변상의 과실이 있다고 보고, 또한 임신중이라는 환자의 신체적 소인(신체적 소인)이 질병의 발생에 기여하였다고 보아서 이를 과실상계의 법리를 유추 · 적용함으로써 피고의 손해배상책임을 80%로 제한한 원심의 판단을 정당하다고 한 사례}.

【참조조문】

[1] 민법 제750조, 제756조 / [2] 민법 제396조, 제763조

【참조판례】

[1][2] 대법원 1998. 7. 24. 선고 98다12270 판결(공1998하, 2216) /[2] 대법원 1992. 9. 25. 선고 92다20477 판결(공1992, 2995), 대법원 1996. 1. 23. 선고 95다24340 판결(공1996상, 659), 대법원 1997. 11. 28. 선고 97다38299 판결(공1998상, 93), 대법원 1998. 2. 27. 선고 97다24382 판결(공1998상, 867)

【전 문】

【원고, 피상고인】 이종배 외 3인 (원고들 소송대리인 법무법인 삼풍합동법률사무소 담당변호사 송창영)

【피고, 상고인】 피고 학교법인 (소송대리인 변호사 박도영)

【원심판결】 광주고법 1996. 1. 19. 선고 95나2356 판결

【주 문】

상고를 기각한다. 상고비용은 피고의 부담으로 한다.

【이 유】

피고 소송대리인의 상고이유(상고이유서 제출기간 경과 후에 제출된 상고이유보충서 기재의 상고이유는 상고이유를 보충하는 한도 내에서)를 본다.

1. 원심은 거시 증거를 종합하여 다음과 같은 사실을 인정하였다.

가. 소외 1은 만 18세 9개월의 여자로서 2.5cm 가량의 태아를 임신한 상태이었으며 별다른 질환을 앓고 있지는 않았는데 1992. 6. 27. 11:30경 목포시 소재 치과에서 소외 2의 시술로 하악좌측제2대구치(사랑니)를 발치하였다.

나. 그 직후부터 위 발치 부위에 부종증세를 보이고 개구장애와 그로 인한 음식물의 섭취곤란이 생기고 부종증세가 턱 부위와 목 부분까지 확대되면서 통증심화와 고열증세를 계속 보여 다음날인 같은 달 28.(일요일) 04:00경 같은 시 소재 적십자병원에서 응급진료를, 같은 달 29. 위 서울치과에서 진료를 각 받고, 같은 달 30. 2회에 걸쳐 같은 시 소재 성콜롬반병원에서 해열제와 항생제 등을 투여받고 퇴원하였다.

다. 그런데도 상태가 호전되지 아니하자 같은 해 7. 1. 09:00경 위 성콜롬반병원의 의사가 상태가 좋지 않나며 피고 산하 부속병원(이하 피고 병원이라고만 한다)으로 가보라고 하여 같은 날 13:30경 피고 병원 구강악안면외과 수련의 1년차인 소외 이효빈으로부터 외래진찰을 받게 되었다.

라. 소외 3으로부터 각종의 임상검사와 치과방사선 사진검사를 받고 그를 주치의로 하여 입원치료를 받게 되었는데, 당시 소외 1은 그 양측하악골우각부와 턱하부, 구강저부에 심한 종창과 압통이 있었고 그 종창이 목 부위까지 번져 있어 심한 악취가 있었으며 구강이 15mm밖에 벌어지지 않는 개구장애로 음식물의 섭취가 어려운 상태이었고, 오한이 있는 외에 체온이 39.2℃까지 올라가는 등, 치아발치 후 세균감염에 의한 것으로서 사망률이 5%에 이르는 루드비히 안기나(Ludwig's angina, 구강저 봉와직염)의 증상을 나타내고 있었는데, 위 질환은 구강외과적 질환으로서 위와 같이 치사율이 높고 매우 빠른 진행양상을 보이기 때문에 조기에 진단, 발견하여 즉시 강력한 항생제를 투여하는 외에 절개수술을 실시하여 환부의 농을 제거함과 동시에 농에 대한 세균배양검사를 조기에 실시하여 세균의 종류에 따른 적합한 항생제를 투여함으로

써 패혈증 등으로 발전되는 것을 사전에 차단하는 것이 긴요하며, 경우에 따라서는 기도유지를 위한 기관지절개술이 필요하고, 그 치료과정에서 환자의 일반적인 전신상태가 뚜렷하게 쇠약하여지고 신 기능이 정지되는 등의 증상을 보이면, 이는 내과적 질환인 패혈증의 초기단계로 발전하는 것으로서, 그 즉시 내과전문의 등과의 기민하고 적극적인 협조에 의한 진단과 적절한 항균제의 투여, 수액 및 전해질요법 등의 치료가 필수적으로 요구된다.

마. 같은 달 2. 소외 3으로부터 소외 1의 상태 등을 보고 받은 위 구강외과 과장인 소외 여환호는 자신의 교육, 지도를 받는 수련의 3년차인 소외 5와 소외 3으로 하여금 소외 1의 환부에 대한 절개 및 배농을 실시하도록 지시하여 그들이 같은 날 16:00경 구강외(턱아래 중간 부분)절개의 방법으로 배농을 시도하였으나 기술부족으로 농이 있는 부분을 정확히 절개하지 못하여 농을 배출시키지 못하였고, 같은 달 3. 아침 회진 시간에 소외 4가 덜 절개된 부분이 있음을 발견하고 다시 절개수술을 하도록 지시하여 위 수련의들이 같은 날 14:00경 역시 같은 구강외(우측악하부)절개의 방법으로 배농을 시도하였으나 피고름을 조금 배출시킴에 그치고 농을 제대로 배출시키지 못하였으며, 같은 달 4.에는 소외 4 자신이 직접 구강내(우측하악골우각부)절개의 방법으로 다량의 농을 배출시켰다.

바. 그러나 피고 병원은 위 농에 대한 배양검사를 하지 아니한 채 위 입원 당일부터 같은 달 3.까지는 호기성균에 대응한 세파졸린 등을 투여하다가 위 3차 수술이 있은 후부터 같은 달 6.까지 혐기성균에 대응한 클레오신으로 바꾸어 투여하였다.

사. 같은 달 6. 새벽부터 다시 고열이 되고 혈소판의 수치가 현격히 감소하는 등 상태가 악화하자, 내과에 구두로 문의하여 수련의 1년차와 3년차인 소외 정규성, 최성도로부터 항생제의 사용에 의한 혈소판의 감소가능성이라는 조언을 듣고는 항생제를 다음 날부터 바꾸어 투여하기로 하였고, 그 뒤 상태가 더욱 악화되자 같은 달 7.에 이르러서야 농의 세균배양검사를 시작하고 항생제를 다시 세파만돌 등으로 바꾸어 투여하였다.

아. 그런데도 소외 1은 여전히 고열과 오한 등이 반복되자 같은 달 8.에는 류마치스열을 의심하여 혈액검사를 시행하였으나 별다른 이상을 발견하지 못한 채, 소외 4가 구강내(좌측하악골우각부)절개의 방법으로 수술을 실시하여 배농과 호흡곤란해소, 압박감소를 도모하였다.

자. 같은 달 9. 내과 및 흉부외과 의사들로 하여금 진찰케 하는 외에 계속되는 고열의 원인을 밝히기 위하여 혈액내균배양검사를 3회 실시하고 심전도검사를 실시하는 한편 인공적으로 산소를 투여하였고, 같은 달 10. 계속적인 고온과 호흡곤란으로 인공적으로 산소를 투여하고 영양분의 흡수량과 배출량검사와 혈액검사 등을 시행하였고,

그 날 흉부외과 수련의인 소외 신윤근이 X-선 사진판독결과 폐부종에 의한 폐삼출가능성이라는 진단을 하였는데, 소외 4가 직접 청진 및 X-선 사진검사를 하였으나 패혈증으로의 발전가능성을 진단해내지는 못하였다.

차. 같은 달 11. 위 농배양검사결과가 나왔는데 소외 1이 감염된 세균은 알파헤몰리틱스트렙토코커스(α-hemolyticstreptococcus, 알파용해성 연쇄상구균) 균류로 밝혀졌고, 같은 달 12. 10:00경 피고 병원 내과의 유병진, 주기상 등이 패혈증에 수반된 성인성호흡장애증후군이라는 진단을 하며 내과병동으로의 전동을 요구하여 그 날 오후 소외 1을 내과로 전동시켰는데, 그 당시 소외 1에게는 이미 위 질환의 확산에 따른 화농성 폐렴, 신장 및 기관의 염증세포침윤, 경부조직의 농양 및 염증 등이 발생되어 있었다.

카. 위 내과 전동 후 소외 1은 호흡곤란의 증상이 더욱 심해지다가 맥박이 약해지고 저산소혈증으로 인한 청색증 등이 나타나며 혼수상태에 이르렀고, 심장마사지와 산소호흡기를 통한 응급처치에도 불구하고 같은 달 14. 01:20경 선행사인 루드비히 안기나, 상기도감염증, 중간사인 패혈증, 폐부종, 직접사인 성인성호흡장애증후군과 패혈증쇼크 등으로 사망하였다.

기록에 의하여 증거관계를 살펴보면 원심의 위와 같은 사실인정은 수긍이 가고, 거기에 소론과 같이 심리를 미진하거나 채증법칙에 위배하여 사실을 오인하여 판결에 영향을 미친 위법이 있다고 할 수 없다. 이에 관한 상고이유의 주장은 이유가 없다.

2. 위와 같은 사실관계하에서라면, **피고 병원은 그 진료체제 전체를 통하여 대학병원으로서의 의료수준에 맞는 진료를 실시하여야 할 것임에도 불구하고 위 환자의 화농부위를 적기에 정확히 절개 · 배농시켜 병소 내 세균의 급격한 증식 · 전이를 억제하는 조치를 지체하였다고 할 것이고, 또 치사율이 5%에 이르는 루드비히 안기나 환자로서 위와 같이 입원 당시 이미 병세가 중했던 소외 1에 대하여는 조기에 농배양검사를 실시하여 밝혀진 세균에 적합한 항생제를 충분히 투여함으로써 위 질환이 패혈증 등으로 발전되는 것을 미리 차단하여야 하고, 위 질환이 내과적 질환인 패혈증 등으로 발전하는 것을 의심할 만하였으므로 종합병원인 피고 병원의 치과와 내과가 기민하고 적극적으로 협조하여 진료를 하여야 할 주의의무가 있다고 할 터이며, 이 사건의 경우 소외 1이 피고 병원에 입원한 직후 조기에 농배양검사를 하였더라면 패혈증 발생 이전에 적합한 항생제를 투여할 시간이 있었음에도 불구하고, 피고 병원은 농배양검사를 실시하지 아니한 채 만연히 세파계열 제1세대 광범위항생제인 세파졸린을 쓰다가 환자의 병세가 이미 악화된 후에야 농배양검사를 하고 뒤늦게서야 세파계열 제3세대 항생제를 투여한 것으로 보이며, 또 피고 병원 내부에서 치과와 내과의 유기적 협조 아래 위 패혈증에 대하여 적절히 대처하지도 못하였다고 여겨지고, 그러하다면 소외 1의 사망은 피고 병원의 위 피용자들의 진료과정에서의 위와 같은 과실과 상당인과관계가 있다**고 할 것이다.

원심이 그 이유는 다소 다르나 피고 병원의 진료과정상의 과실 및 그 과실과 소외 1의 사망 사이의 인과관계를 인정하여 피고에게 사용자로서의 책임이 있는 것으로 판단한 결론은 정당하므로, 원심판결에 소론과 같이 의사의 과실 및 인과관계에 관한 법리를 오해한 위법이 있다고 할 수 없고, 이 점을 다투는 상고이유의 주장은 결국 이유 없는 것에 귀착된다.

3. 그리고, **불법행위로 인한 손해배상 청구사건에서 과실상계 사유에 관한 사실인정이나 그 비율을 정하는 것은 그것이 형평의 원칙에 비추어 현저히 불합리하다고 인정되지 않는 한 사실심의 전권사항에 속한다** 할 것인바(당원 1992. 9. 25. 선고 92다20477 판결, 1996. 1. 23. 선고 95다24340 판결 등 참조), 원심이 거시 증거에 의하여, 위 루드비히 안기나는 대개 신체저항력이 약한 사람이 걸리는 질환으로서 소외 1이 피고 병원에 내원할 당시 임신초기로서 저항력이 약화된 상태에서 위 질환에 걸리게 되었고, 위와 같은 임신사실은 사람의 저항력의 판단에 중요한 요소가 된다 할 것이며, 위 망인은 사망 당시 만 18세 9개월로서 2.5cm 가량의 태아를 임신한 상태이었는데 이미 1992. 1. 29. 전문대학까지 졸업한 상태에서 소외 6과 사실혼관계에 있었던 만큼 위 망인은 본인이 임신중일 가능성이 있다는 사실을 알고 있었을 것인데도 소외 4 등이 1992. 7. 8.과 9. 2회에 걸쳐 위 망인의 항균력 및 항생제 효능에 의심을 가지고 위 망인에게 과거 병력(병력)에 관하여 문진(문진)하였으나, 위 망인은 이에 대하여 국민학교 때 맹장수술을 받은 사실 외에는 특별히 병을 앓은 사실이 없다고만 답변한 사실을 인정한 다음, 임신중이라는 위 망인의 신체적 소인(신체적 소인)이 위 루드비히 안기나의 발생에 기여하였다고 할 것이므로 그와 같은 사정은 손해의 공평한 분담이라는 손해배상법의 이념에 입각하여 피해자측의 사유로서 고려되어져야 하므로 과실상계의 법리를 유추하여 그 손해배상의 범위를 감액함이 상당하다 할 것이라면서 위 망인의 위 답변상의 과실과 신체적 소인이 이 사건 사고에 기여한 정도는 전 손해의 20% 정도로 봄이 상당하다고 판단하고 있는바, 기록에 의하여 살펴보면 원심의 위와 같은 사실인정 및 판단은 정당한 것으로 수긍이 가고, 거기에 소론과 같이 과실비율에 관한 형평성을 위배하는 등의 위법이 있다 할 수 없다. 이에 관한 상고이유의 주장도 이유가 없다.

4. 그러므로 상고를 기각하고 상고비용은 패소자의 부담으로 하여 관여 법관의 일치된 의견으로 주문과 같이 판결한다.

대법관 신성택(재판장) 천경송(주심) 지창권 송진훈

Part Ⅱ [관련 판례] - 급성 림프구성 백혈병 환자 사망 사건

대법원 2008. 8. 11. 선고 2008도3090 판결 【업무상과실치사】

【판시사항】

[1] 의료과오사건에서 의사의 과실을 인정하기 위한 요건 및 그 판단 기준

[2] 진료방법의 선택에서 의사가 가지는 재량의 범위 및 그에 관한 과실 유무의 판단 기준

[3] 소아외과 의사가 5세의 급성 림프구성 백혈병 환자의 항암치료를 위하여 쇄골하 정맥에 중심정맥도관을 삽입하는 수술을 하는 과정에서 환자의 우측 쇄골하 부위를 주사바늘로 10여 차례 찔러 환자가 우측 쇄골하 혈관 및 흉막 관통상에 기인한 외상성 혈흉으로 인한 순환혈액량 감소성 쇼크로 사망한 사안에서, 담당 소아외과 의사에게 형법 제268조의 업무상 과실이 없다고 본 사례

【참조조문】

[1] 형법 제268조 / [2] 형법 제268조 / [3] 형법 제268조

【참조판례】

[1] 대법원 2006. 10. 26. 선고 2004도486 판결(공2006하, 2028), 대법원 2006. 12. 7. 선고 2006도1790 판결, 대법원 2007. 9. 20. 선고 2006도294 판결 / [2] 대법원 2007. 5. 31. 선고 2005다5867 판결(공2007하, 949), 대법원 2007. 7. 26. 선고 2005다64774 판결, 대법원 2008. 3. 27. 선고 2007다16519 판결

【전 문】

【피 고 인】 피고인

【상 고 인】 피고인

【원심판결】 대구지법 2008. 4. 3. 선고 2007노2848 판결

【주 문】

원심판결을 파기하고, 사건을 대구지방법원 본원 합의부에 환송한다.

【이 유】

상고이유를 본다.

1. 공소사실의 요지

피고인은 경북대학교 병원 소아외과 전문의인바, 2005. 12. 12. 08:55경부터 10:20경까지 위 병원 중앙수술실에서, 위 병원 소아과로부터 신장, 간, 비장 등으로의 전이가 의심되는 급성 림프구성 백혈병 진단을 받은 피해자 공소외 1(여, 5세)을 상대로 계속적인 항암치료를 위하여 전신마취를 하고 "카테터(catheter)" 및 이에 연결된 "케모포트(chemoport)"를 피해자의 우측 쇄골하 중심정맥 및 우측 흉부에 삽입하는 수술(이하 '이 사건 수술'이라 한다)을 함에 있어서, 피해자는 백혈병 환자로서 혈소판 수치가 지극히 낮아 수술을 위하여서는 수혈을 통하여 인위적으로 혈소판 수치를 끌어 올려야 하는 등 지혈이 어려운 상태였으므로 주사바늘을 사용하여 피해자의 우측 쇄골하 중심정맥의 위치를 찾음에 있어서 수술을 위하여 필요한 최소한의 손상의 범위를 넘어 혈관이나 흉막을 손상시키지 않도록 더욱 더 주의하여야 할 뿐만 아니라, 찾고자 하는 피해자의 우측 쇄골하 중심정맥이 계속 발견되지 아니할 경우 그만두어야 할 업무상 주의의무가 있음에도 불구하고, 주사바늘로 피해자의 우측 쇄골하 중심정맥을 찾는 과정에서 이를 정확히 찾지 못한 채 피해자의 우측 쇄골하 부위를 10여 차례에 걸쳐 지나치게 빈번하게 찌른 업무상 과실로, 주사바늘로 피해자의 우측 쇄골하 혈관과 흉막을 관통하여 혈흉을 발생시켜, 같은 날 10:45경 위 병원 흉부외과 전공의 공소외 2가 피해자를 상대로 흉강 삽관술 등 지혈조치를 시행하였음에도 불구하고, 피해자로 하여금 같은 날 14:20경 위 병원 중앙수술실에서 심폐소생술을 받던 중 우측 쇄골하 혈관 및 흉막 관통상에 기인한 외상성 혈흉으로 인한 순환혈액량 감소성 쇼크로 사망에 이르게 하였다.

2. 원심의 판단

원심은 그 채용 증거들을 종합하여 판시와 같은 사실을 인정한 다음, ① 피해자는 소아로서 이 사건 수술 직전까지만 해도 백혈병으로 인하여 고열, 혈소판 수치 감소, 간수치의 이상증대, 폐혈증 증상, 자발적인 출혈 징후 등 몸 상태가 매우 좋지 않았고, 수술 당시에도 비록 검사수치상으로는 이 사건 수술이 가능하였을지는 몰라도 그와 같은 검사수치는 해열제와 혈소판 등의 지속적인 투여로써 인위적으로 만들어진 것이었으며, 그러함에도 불구하고 혈소판 수치가 정상인보다는 많이 낮은 상태인데다가, 백혈병으로 인하여 간, 비장 등의 장기가 비대해져 중심정맥의 위치가 이동되었을 가능성마저 있었으므로, 피고인으로서는 피해자의 위와 같은 상태를 감안하여 보다 주의깊게 이 사건 수술에 임하였어야 함에도 불구하고, 위 인정 사실에 나타난 수술 과정과 시간 등에 비추어 볼 때, 그러한 주의의무를 게을리 한 채 수술의 필요성에 너무 치중한 나머지 다소 무리하게 수술을 시행하다가 혈관 및 흉막에 손상을 가한 것으로 보이는 점, ② 위와 같은 환자의 상태와 특히, 혈액량감소증(hypovolemic shock)의 경우 출혈량과 함께 혈액이 얼마나 빨리 소실되는지가 매우 중요하고, 이는 환자의 빈혈 정도, 혈관의 해부학적 위치 등에 따라 개인차가 매우 심하므로, 피고인이 이 사건 수술 후 피해자에게서 혈흉을 발견하였다면, 급속하고도 지속적인 출혈을 예상하고 그 즉시 그에 대한 대비를 하여야 함에도 불구하고, 경과를 지켜보다가 수술 완료 후 20분 이상 경과한 시점에야 흉부외과에 연락하여 흉관삽입술을 시행케 하였고, 그 결과 이미 피해자의 체내 전체 혈액량의 대략 11 내지 13%에 달하는 150 내지 200cc의 혈액이 유출되었는데, 이는 수술 종료 직후부터 흉부외과에 연락할 때까지 이미 피해자의 흉강 내부에 상당량의 출혈이 빠른 속도로 진행되고 있었기 때문으로 보이는 점, ③ 이 사건 수술이 매우 어려운 것이나 피해자에게 반드시 필요한 것이었고, 당시 피해자의 간수치가 매우 높아 전신마취로 인한 간기능저하 및 경우에 따라서는 간괴사가 발생할 가능성이 있어, 수술을 중단한 후에 다시 전신마취를 하여 수술을 시도하는 것이 매우 어려운 상태였다고 하더라도, 이 사건 수술은 피해자의 병을 치료하고 생명을 유지하기 위한 수술이므로, 그로 인하여 수술 전보다 더 악화된 결과가 예견된다면 다른 대책을 강구하여야 함에도 불구하고, 만연히 잘 될 것이라는 생각하에 무리하게 이 사건 수술을 시행한 점 등을 종합하면, **피고인에게 공소사실 기재와 같은 잘못이 인정된다고 판단하여, 이를 유죄로 인정한 제1심판결을 그대로 유지**하였다.

3. 이 법원의 판단

그러나 위와 같은 원심의 판단은 수긍할 수 없다.

(가) **의료과오사건에 있어서 의사의 과실을 인정하려면 결과 발생을 예견할 수 있고 또 회피할 수 있었음에도 이를 하지 못한 점을 인정할 수 있어야 하고, 위 과실의 유무를 판단함에는 같은 업무와 직무에 종사하는 일반적 보통인의 주의 정도를 표준으로 하여야 하며, 이때 사고 당시의 일반적인 의학의 수준과 의료환경 및 조건, 의료행위의 특수성 등을 고려하여야 한다**(대법원 2006. 10. 26. 선고 2004도486 판결 등 참조). 또한, **의사는 진료를 행함에 있어 환자의 상황과 당시의 의료수준 그리고 자기의 지식경험에 따라 적절하다고 판단되는 진료방법을 선택할 상당한 범위의 재량을 가진다고 할 것이고, 그것이 합리적인 범위를 벗어난 것이 아닌 한 진료의 결과를 놓고 그중 어느 하나만이 정당하고 이와 다른 조치를 취한 것은 과실이 있다고 말할 수는 없다**(대법원 2007. 5. 31. 선고 2005다5867 판결 등 참조).

(나) 원심판결 및 원심이 인용한 제1심이 적법하게 조사한 증거 등에 의하면, ① 피해자에 대한 지속적인 항암치료를 위해서는 피하혈관의 확보가 필요하였고, 이를 위하여

이 사건 수술이 반드시 필요하였던 사실, ② 당시 피해자의 전신상태가 매우 좋지 아니하였고, 간수치가 높아 전신마취로 인한 간기능저하 및 경우에 따라서는 간괴사가 발생할 가능성이 있어, 수술을 중단한 후에 다시 전신마취를 하여 수술을 시도하는 것이 매우 어려운 상태였음을 알 수 있고, ③ 한편 이 사건 수술 외에 달리 피하혈관을 확보할 수 있는 방법이 있다고 볼 자료를 기록상 찾아볼 수 없고, 쇄골하 정맥에 중심정맥도관을 삽입하기 위하여 쇄골하 부위에 과연 몇 번 주사바늘을 찔러야 하는지에 대하여 의학적인 기준이 확립되어 있지 아니하며, ④ 이 사건 수술을 중단하게 될 경우 항암치료의 지속이 어려워 결국, 피해자에게 백혈병 악화로 인한 중대한 위험이 예상된다면, 피고인이 이 사건 수술을 중단하지 아니하고 중심정맥을 찾기 위하여 10회 정도 쇄골하 부위를 주사바늘로 찔렀고 이 과정에서 수술시간이 다소 지연되었다고 하여, 피고인의 그와 같은 진료방법의 선택이 합리적인 재량의 범위를 벗어난 것이라고 단정할 수는 없다고 할 것이다.

(다) 한편, 원심이 확정한 사실관계에 의하면, 쇄골하 정맥 · 동맥 및 흉막은 해부학적으로 매우 근접해 있고, 시술자가 육안으로 혈관을 확인하지 못한 채 오직 감각에 의존하여 주사바늘로 중심정맥을 찾는 이 사건 수술의 특성상 가장 중요한 합병증으로 동맥의 손상이나 기흉, 혈흉을 들 수 있다는 것이므로, 피해자에게 발생한 혈흉이 일반적으로 인정되는 합병증의 범위를 벗어났다고 볼 수 있는 사정이 없는 이상, 혈흉이 발생되었다는 사실만으로 이 사건 수술과정에 과실이 있다고 추정할 수도 없다.

(라) 또한, 원심이 확정한 사실관계에 의하면, 피고인은 이 사건 수술을 마친 직후 피해자의 흉부 X선(촬영시간 10:14)을 통하여 카테터가 정상 위치에 삽입되어 있는 것을 확인하였으나, 한편 혈흉으로 의심되는 음영을 확인하고 10:40경 흉부외과에 연락을 취하였고, 흉부외과 전공의 공소외 2가 수술실에 도착하여 피해자의 혈흉을 확인한 다음 곧바로 혈흉을 제거하기 위하여 10:45경 흉관삽관술을 시행하였다는 것인데, 종합병원의 특성상 X선 촬영 후 그 필름을 현상하여 판독하는 데에도 어느 정도 시간이 필요할 것으로 보이는바, 이에 대한 자료를 기록상 찾아볼 수 없는 이 사건에서, 과연 피고인이 혈흉을 발견하고서도 그에 대한 처치를 20분 이상 지연하였다고 단정할 수 있는지도 의문이다.

(마) 그렇다면 피고인이 이 사건 수술을 중단하지 않았다거나 주사바늘로 쇄골하 부위를 10회 정도 찔렀다는 점을 들어 피고인에게 과실이 있다고 할 수 없고, 이 사건 수술 시행 중 혈관 및 흉막에 손상을 가하여 혈흉을 발생시켰다는 사실만으로 의료행위 과정에 과실이 있다고 할 수도 없으며, 혈흉의 치료를 위한 조치를 게을리하였다고 볼 만한 사정도 보이지 아니함에도 불구하고, 원심이 피고인을 유죄로 인정한 조치에는 의사의 주의의무 또는 합병증이 문제될 수 있는 의료사고에 있어서의 과실 인정에 관한 법리를 오해하였거나, 그 의료상 과실에 관한 심리를 다하지 아니함으로써 판결 결과에 영향을 미친 위법이 있고, 이를 지적하는 상고이유의 주장은 이유 있다.

4. 결 론

그러므로 나머지 상고이유에 대한 판단을 생략한 채 원심판결을 파기하고, 사건을 다시 심리·판단하게 하기 위하여 원심법원에 환송하기로 하여 관여 대법관의 일치된 의견으로 주문과 같이 판결한다.

대법관 양승태(재판장) 박시환 박일환(주심) 김능환

[관련 용어]

혈흉(hemothorax, Hämothorax)[3)]

흉막강내에 혈액이 저류한 상태이고 외상에 의해서 일어나는 것이 가장 많은데, 그밖에 대동맥류의 파열이나 인공기흉, 폐절제술 등에 잇따라 발생할 수 있다. 또 원인이 확실하지 않은 특발성 기흉도 있다. 증상은 출혈의 속도, 양에 따라서 다른데, 급속 다량이면 흉통, 호흡곤란, 쇼크를 일으켜 개흉, 지혈을 하지 않으면 안 된다.

---

3) http://terms.naver.com/entry.nhn?docId=484014&mobile&categoryId=2948.

Part Ⅲ 쟁점연구

Legal Issues

Q1 [도입 판례]와 [관련 판례]에서 형법 제268조의 업무상과실치사죄의 성립여부가 문제되고 있다. 업무상과실치사상죄의 성립요건은 무엇인가?

Q2 의료행위에서 의사의 주의의무의 내용은 무엇이고, 의료과실에서 과실인정의 판단기준은 무엇인가?

Q3 [도입 판례]에서 의료종사자의 과실을 인정하기 위한 요건과 그 판단기준을 설명하시오.

Q4 [도입 판례]에서 농배양을 하지 아니한 과실과 피해자의 사망과의 인과관계의 판단방법은 무엇인가?

Q5 [도입 판례]에서 환자의 임신여부를 검사하지 아니한 것을 과실이라고 인정하기 위한 요건은 무엇인가?

Q6 [도입 판례]와 [참고 판례 1]은 같은 사안임에도 불구하고 형사책임과 민사책임의 결론을 달리하고 있다. 형사책임과 민사책임의 관계를 설명하시오.

Q7 [관련 판례]에서 대법원은 수술을 마친 직후 혈흉으로 의심되는 음영을 확인하고 흉부외과에 연락을 취하였고, 흉부외과 전공의가 흉관삽관술을 시행하였다는 점을 들어 의사의 과실 책임을 부정하고 있다. 이러한 대법원의 결론은 타당한가, 타당하지 않다면 그 논거는 무엇인가?

Q8 의료과실에 대한 형사처벌의 한계는 무엇인가?

Case

피고인 甲은 경북대학교 병원 소아외과 전문의인 바, 2005.12.12. 08:55경부터 10:20경까지 위 병원 소아과로부터 급성 림프구성 백혈병 진단을 받은 피해자 공소외 1(여, 5세)을 상대로 계속적인 항암치료를 위하여 전신마취를 하고 '카테터(catheter)' 및 이에 연결된 '케모포트(chemoport)'를 피해자의 우측 쇄골하 중심정맥 및 우측 흉부에 삽입하는 수술(이하 '이 사건 수술'이라 한다)을 함에 있어서, 피해자는 백혈병 환자로서 혈소판 수치가 지극히 낮아 수술시 지혈이 어려운 상태에서 주사바늘로 피해자의 우측 쇄골하 중심정맥을 찾는 과정에서 피해자의 우측 쇄골하 부위를 10여 차례에 걸쳐 지나치게 찔러 혈흉을 발생시켜, 같은 날 10:45경 위 병원 흉부외과 전공의 공소외 2가 피해자를 상대로 흉강 삽관술 등 지혈조치를 시행하였음에도 불구하고, 피해자로 하여금 같은 날 14:20경 위 병원 중앙수술실에서 심폐소생술을 받던 중 우측 쇄골하 혈관 및 흉막 관통상에 기인한 외상성 혈흉으로 인한 순환혈액량 감소성 쇼크로 사망에 이르게 하였다.

(1) 甲의 죄책은? (대판 2008.8.11, 2008도3090 참조)

☞ **[평석] 이수경, "의사의 형사상 과실인정을 위한 요건 및 판단기준", 법률신문 2009년 9월 17일자.**

Materials for Extensive Reading

박상기, "의료과실과 과실인정조건", 형사판례연구 제7권(99.07), 38-59면.

이수경, "의사의 형사상 과실인정을 위한 요건 및 판단기준", 법률신문 2009년 9월 17일자.

이재석, "의료행위에 있어 과실범의 성립요건", 의료법학 제3권 제2호(2002.12), 339-377면.

이충상, "봉와직염 환자에 대한 대학병원측의 진료과실 및 그 과실과 사망과의 인과관계(민사, 형사판결의 차이)", 대법원판례해설 제31호(98년 하반기)(99.05), 129-147면.

전지연, "의료사건에서 과실치사상의 성립에 필요한 과실 · 인과관계와 그 증명", 연세 의료 · 과학기술과 법 제2권 제1호(2011.2),77-111면.

정웅석, "의료사고에서 의사의 주의의무위반관련성", 의료법학 제5권 제1호(2004.07), 208-255면.

제3장

의사의 설명의무와 환자의 동의

Part I [도입 판례] - 자궁적출 사건

대법원 1993. 7. 27. 선고 92도2345 판결 【업무상과실치상】
[공1993.10.1.(953),2469]

【판시사항】

가. 수술승낙이 의사의 부정확 또는 불충분한 설명에 의한 것인 경우의 효력
나. 난소의 제거로 임신불능인 상태에 있어서의 자궁적출행위가 업무상 과실치상죄 소정의 상해에 해당하는지 여부

【판결요지】

가. 산부인과 전문의 수련과정 2년차인 의사가 자신의 시진, 촉진결과 등을 과신한 나머지 초음파검사 등 피해자의 병증이 자궁외 임신인지, 자궁근종인지를 판별하기 위한 정밀한 진단방법을 실시하지 아니한 채 피해자의 병명을 자궁근종으로 오진하고 이에 근거하여 의학에 대한 전문지식이 없는 피해자에게 자궁적출술의 불가피성만을 강조하였을 뿐 위와 같은 진단상의 과오가 없었으면 당연히 설명받았을 자궁외 임신에 관한 내용을 설명받지 못한 피해자로부터 수술승낙을 받았다면 위 승낙은 부정확 또는 불충분한 설명을 근거로 이루어진 것으로서 수술의 위법성을 조각할 유효한 승낙이라고 볼 수 없다.

나. 난소의 제거로 이미 임신불능 상태에 있는 피해자의 자궁을 적출했다 하더라도 그 경우 자궁을 제거한 것이 신체의 완전성을 해한 것이 아니라거나 생활기능에 아무런 장애를 주는 것이 아니라거나 건강상태를 불량하게 변경한 것이 아니라고 할 수 없고 이는 업무상 과실치상죄에 있어서의 상해에 해당한다.

【참조조문】

가. 형법 제24조 / 나. 같은 법 제268조

【참조판례】

나. 1974.4.23. 선고 74도714 판결(공1974,7845)

【전 문】

【피 고 인】 피고인

【상 고 인】 피고인

【원심판결】 광주지방법원 1992.8.21. 선고 91노1112 판결

【주 문】

상고를 기각한다.

【이 유】

피고인의 상고이유를 본다.

기록에 의하여 원심이 유지한 제1심 판결이 채용한 증거들을 살펴보면 피고인이 조선대학교 의과대학 산부인과 전문의 수련과정 2년차의 의사로서 광주적십자병원에 파견근무중 환자인 피해자(여 38세)의 복부에서 만져지는 혹을 제거하기 위한 개복수술을 하려고 하였으면 진료경험이나 산부인과적 전문지식이 비교적 부족한 상태이므로 산부인과 전문의 지도를 받는다든지 자문을 구하고, 위 환자의 진료에 필요한 보든 검사를 면밀히 실시하여 병명을 확인하고 수술에 착수하여야 하고 개복 후에도 개복 전의 진단병명은 정확하며 혹시 다른 질환은 아닌지를 세밀히 검토하여 필요한 범위 내에서 수술을 시행하여야 할 업무상 주의의무가 있음에도 불구하고 ① 당초 위 환자를 진찰한 결과 복부에 혹이 만져지고 하혈을 하고 있어 자궁외 임신일 가능성도 생각하였으나 피해자가 10년 간 임신경험이 없고 경유병원에서의 진단소견이 자궁근종 또는 자궁체부암으로 되어 있자 자궁외 임신인지를 판별하기 위한 수술전 검사법인 특수호르몬검사, 초음파검사, 복강경검사, 소변임신반응검사 등을 전혀 실시하지 않고 ② 자궁근종을 확인하는 의미에서의 촉진 및 시진을 통하여 자궁외 임신환자인 피해자의 병명을 자궁근종으로 오진하였고 ③ 수술단계에서도 냉동절편에 의한 조직검사 등을 거치지 아니한 상태에서 자궁근종으로 속단하고 일반외과 전문의인 공소외 이남재과 함께 병명조차 정확히 확인하지 못한 채 자궁적출술을 시행하여 현대의학상 자궁적출술을 반드시 필요로 하는 환자가 아닌 위 피해자의 자궁을 적출함으로써 동인을 상해에 이르게 한 사실을 인정하기에 넉넉하므로 원심이 피고인을 업무상 과실치상죄

를 적용하여 처벌한 제1심 판결을 유지한 조치에 수긍이 가고 거기에 소론과 같은 채증법칙위반, 심리미진 또는 법리오해의 위법이 없다.

소론은 위 자궁적출술의 시행에 앞서 위 피해자로부터 그에 대한 승낙을 받았으므로 위법성이 조각된다는 취지이나, 기록에 의하면 피고인은 자신의 시진, 촉진결과 등을 과신한 나머지 초음파검사 등 피해자의 병증이 자궁외 임신인지, 자궁근종인지를 판별하기 위한 정밀한 진단방법을 실시하지 아니한 채 위 피해자의 병명을 자궁근종으로 오진하고 이에 근거하여 의학에 대한 전문지식이 없는 위 피해자에게 자궁적출술의 불가피성만을 강조하였을 뿐 위와 같은 진단상의 과오가 없었다면 당연히 설명받았을 자궁외 임신에 관한 내용을 설명받지 못한 피해자로부터 수술승낙을 받은 사실을 인정할 수 있으므로 위 승낙은 피고인의 부정확 또는 불충분한 설명을 근거로 이루어진 것으로서 이 사건 수술의 위법성을 조각할 유효한 승낙이라고 볼 수 없다 할 것이다.

또 소론은 위 피해자가 난소의 제거로 이미 임신불능 상태에 있어 자궁을 적출했다 하더라도 이는 업무상 과실치상죄 소정의 상해에 해당하지 않는다는 것이나, 그와 같은 사유만으로 자궁을 제거한 것이 신체의 완전성을 해한 것이 아니라거나 생활기능에 아무런 장애를 주는 것이 아니라거나 건강상태를 불량하게 변경한 것이 아니라고 할 수 없고 이는 업무상 과실치상죄에 있어서의 상해에 해당한다 할 것이다.

그리고 이와 같은 이 사건 의료사고가 일어난 연유, 경위, 피해의 결과 등을 놓고 볼 때 피고인의 이 사건 범행을 상회상규상 허용되는 정당행위라고 볼 수는 없다. 논지는 모두 이유없다.

그러므로 상고를 기각하기로 하여 관여 법관의 일치된 의견으로 주문과 같이 판결한다.

대법관 김주한(재판장) 윤관 김용준 천경송(주심)

[관련 용어]

자궁적출술(hysterectomy)[4]

자궁적출술은 자궁절제술이라고도 한다. 자궁의 전체나 일부를 외과적인 방법으로 제거하는 수술을 말한다.

자궁적출술에는 전자궁적출술(全子宮摘出術)과 부분적 자궁적출술이 있다. 자궁목은 질 쪽으로 뻗어나온 자궁의 가장 바깥쪽 부분이다. 악성종양이 있을 때, 근종 또는 섬유종양 등의 양성종양이 그 크기가 너무 크거나 빨리 성장할 때, 과다한 출혈과 불편감이나 쇠약감을 초래할 때 자궁적출술을 실시한다. 제왕절개술(복벽 및 자궁벽을 절개해 태아를 분만하는 것) 후에 출혈이 계속되거나 심한 감염과 자궁경부암 등의 합병증이 있을 경우에도 자궁적출술을 시술한다.

4) http://preview.britannica.co.kr/bol/topic.asp?article_id=b18j2056a.

1 참고 판례

대법원 2005. 4. 29. 선고 2004다64067 판결 【손해배상(의)】
[공2005.6.1.(227),819]

【판시사항】

[1] 의사가 의료행위를 함에 있어서 취하여야 할 주의의무의 정도 및 그 판단 기준인 의료수준의 의미

[2] 중대한 부작용을 초래할 우려가 있는 약품을 투여함에 있어서 그러한 부작용의 발생 가능성 등을 의사가 환자에게 고지하는 것이 진료상의 설명의무에 포함되는지 여부(적극) 및 이때 요구되는 설명의 내용과 정도

[3] 결핵약인 '에탐부톨'이 시력약화 등 중대한 부작용을 초래할 우려가 있는 이상 이를 투약함에 있어서 그 투약업무를 담당한 보건진료원 등은 위와 같은 부작용의 발생가능성 및 구체적 증상과 대처방안을 환자에게 설명하여 줄 의료상의 주의의무가 있고, 그 설명은 구체적으로 이루어져야 한다고 한 사례

【판결요지】

[1] 의사가 진찰 · 치료 등의 의료행위를 함에 있어서는 사람의 생명 · 신체 · 건강을 관리하는 업무의 성질에 비추어 환자의 구체적인 증상이나 상황에 따라 위험을 방지하기 위하여 요구되는 최선의 조치를 취하여야 할 주의의무가 있고, 환자에 대한 수술은 물론, 치료를 위한 약품의 투여도 신체에 대한 침습을 포함하는 것인 이상 마찬가지 주의의무가 요구된다 할 것이며, 이와 같은 의료상의 주의의무는 의료행위를 할 당시 의료기관 등 임상의학 분야에서 실천되고 있는 의료행위의 수준을 기준으로 삼되, 그 의료수준은 통상의 의사에게 의료행위 당시 일반적으로 알려져 있고 또 시인되고 있는 이른바 의학상식을 뜻하므로 진료환경 및 조건, 의료행위의 특수성 등을 고려하여 규범적인 수준으로 파악되어야 한다.

[2] **시각이상 등 그 복용 과정에 전형적으로 나타나는 중대한 부작용을 초래할 우려가 있는 약품을 투여함에 있어서 그러한 부작용의 발생 가능성 및 그 경우 증상의 악화를 막거나 원상으로 회복시키는 데에 필요한 조치사항에 관하여 환자에게 고지하는 것은 약품의 투여에 따른 치료상의 위험을 예방하고 치료의 성공을 보장하기 위하여 환자에게 안전을 위한 주의로서의 행동지침의 준수를 고지하는 진료상의 설명의무로서 진료행위의 본질적 구성부분에 해당한다 할 것이고, 이때 요구되는 설명의 내용 및 정도는, 비록 그 부작용의 발생가능성이 높지 않다 하더라도 일단 발생하면 그로 인한 중대한 결과를 미연에 방지**

하기 위하여 필요한 조치가 무엇인지를 환자 스스로 판단, 대처할 수 있도록 환자의 교육정도, 연령, 심신상태 등의 사정에 맞추어 구체적인 정보의 제공과 함께 이를 설명, 지도할 의무가 있다.

[3] 결핵약인 '에탐부톨'이 시력약화 등 중대한 부작용을 초래할 우려가 있는 이상 이를 투약함에 있어서 그 투약업무를 담당한 보건진료원 등은 위와 같은 부작용의 발생가능성 및 구체적 증상과 대처방안을 환자에게 설명하여 줄 의료상의 주의의무가 있고, 그 설명은 추상적인 주의사항의 고지나 약품설명서에 부작용에 관한 일반적 주의사항이 기재되어 있다는 것만으로는 불충분하고 환자가 부작용의 증세를 자각하는 즉시 복용을 중단하고 보건소에 나와 상담하는 조치를 취할 수 있도록 구체적으로 이루어져야 한다고 한 사례.

【참조조문】

[1] 민법 제750조 / [2] 민법 제750조 / [3] 민법 제750조

【참조판례】

[1] 대법원 1998. 7. 24. 선고 98다12270 판결(공1998하, 2216), 대법원 1999. 3. 26. 선고 98다45379, 45386 판결(공1999상, 772), 대법원 2000. 1. 21. 선고 98다50586 판결(공2000상, 470), 대법원 2002. 4. 26. 선고 2000다16237 판결(공2002상, 1229), 대법원 2003. 1. 24. 선고 2002다3822 판결(공2003상, 705), 대법원 2004. 10. 28. 선고 2002다45185 판결(공2004하, 1929)

【전 문】

【원고, 상고인】 원고 1 외 3인 (소송대리인 변호사 이상욱)

【피고, 피상고인】 대한민국 외 1인 (소송대리인 법무법인 대전제일법률사무소 담당변호사 김용효 외 5인)

【원심판결】 대전고법 2004. 10. 14. 선고 2003나4387 판결

【주 문】

원심판결을 파기하고, 사건을 대전고등법원으로 환송한다.

【이 유】

상고이유를 본다.

1. 원심의 판단

제1심판결을 일부 인용한 원심은 그 채택 증거를 종합하여, ① 원고 1(이하 '원고'라고만 한다)은 1999. 2. 24. 부여군 보건소에서 폐결핵 판정 및 결핵약 복용 처방을 받고 위 보건소 결핵실 담당 진료원인 오길자 등으로부터 결핵환자에게 일반적으로 처방되

는 아이나, 에탐부톨(EMB), 피라진아미드, 리팜피신의 4가지 약품을 한 달 단위로 교부받아 복용하기 시작한 사실, ② 원고가 복용한 에탐부톨은 결핵환자에게 일반적으로 처방되는 약품으로서 그 복용시에 드물게 시력감퇴가 발생할 수 있다는 것은 결핵관련 의료종사자들에게 널리 알려진 사실이고, 일반적인 약품정보 등에도 설명되고 있으며, 보건복지부 발행의 1998년도 '결핵관리사업편람'에서는 에탐부톨의 부작용인 급격한 시력감퇴가 나타나는 경우 그 복용을 곧 중단하도록 지도하게 되어 있으며, 보통의 경우 그 복용을 중단하면 시력이 서서히 회복되는 것으로 알려져 있는데, 원고는 1999. 2. 24.부터 1999. 6. 28.까지 위 보건소의 처방에 따라 처음 2개월은 23.5㎎/kg, 그 후로는 15.7㎎/kg을 복용한 사실, ③ 원고는 1999. 6. 26. 부여읍 소재 박민영 안과에 들러 약 3, 4일 전부터 시야가 흐리다는 이유로 상담하였다가 시신경염(의증)의 진단을 받았는데, 위 소외 1은 1999. 6. 28. 원고로부터 이를 전해 듣자 즉시 에탐부톨의 투여를 중지하고 나머지 약제만으로 결핵약을 조제하도록 조치한 사실, ④ 원고는 에탐부톨의 복용 중지에도 불구하고 시력이 회복되지 않았을 뿐만 아니라 1999. 7. 27. 대전 소재 이안과에서 '결핵약 복용에 의한 약물유발성 시신경 병증'의 진단을, 1999. 11. 25. 서울 양천구 목동 소재 이화여자대학교 부속병원에서 '양안시신경 위축'의 진단을, 2000. 5. 10. 서울특별시립 보라매병원에서 '에탐부톨을 투여중인 상태에서 발생한 시신경병증으로 독성 시신경병증이 가장 의심되는 질환'의 진단과 함께 '우안 0.05, 좌안 0.05, 시각장애 3급 1호'의 판정을 각 받은 사실, ⑤ 원고는 1999. 9.경 위 보건소에서 폐결핵 완치판정을 받았으나, 원고의 시력은 위 보건소에서의 1999. 2. 24.자 최초 진료 당시에는 양안 각 1.0으로 측정되던 것이 2001. 9. 5. 보라매병원에서 측정한 결과는 우안 0.02, 좌안 0.01로 나빠지게 된 사실, ⑥ 원고는 1999. 2. 24.자 위 보건소 진료 당시 위 소외 1로부터 결핵약의 복용방법, 주의사항(금주, 금연, 과도한 노동중지 등)과 함께 '이상증세가 있을 경우 보건소에 나와 상담, 검진을 받도록' 고지받았음에도 1999. 3. 18.경 간기능 재검사를 위해 위 보건소를 방문한 것 이외에는 1999. 4. 24. 및 5. 24.의 각 정기 검진예정일에도 보건소를 방문하지 않고 처를 시켜서 약만 수령해 가는가 하면 복용 도중에도 술을 자주 마시고 밤늦게까지 전등 불빛 아래에서 버섯재배작업을 하였던 것으로 알려진 사실 등을 인정한 다음, <u>위 인정 사실에 의하면 위 보건소 결핵담당 진료원인 소외 1 및 충청남도 내의 보건소 등록 결핵환자들에 대한 진단 및 치료 등의 의료를 담당하는 공중보건의인 소외 2 등으로서는 결핵환자에 대한 보건소 의료진으로서의 주의의무를 다하였다</u>고 봄이 상당하고, 한편 의사 등 의료종사자에게 요구되는 의료행위에 수반되는 부작용 등의 설명의무는 그것이 당해 의료행위로 인하여 예상되는 위험이 아니거나 당시의 의료수준에 비추어 예견할 수 없는 위험인 경우에까지 요구되는 것은 아니라 할 것인데, 위 소외 1 등은 결핵환자에 대한 보건소 의료진으로서 당시의 의료수준과 여건하에서 요구되는 설명의무를 다하였다고 봄이 상당하다는 등의 이유를 들어 원고들의 청구를 모두 기각하였다.

2. 대법원의 판단

가. 먼저, 원심이 원고가 1999. 2. 24. 첫 진료 당시 소외 1로부터 결핵약을 받으면서 그 부작용으로 "소변이 붉게 나오고 몸에 붉은 반점이 생길 수 있다."는 설명만 들었고, 그 후 복용 도중에도 눈이 침침해지는 이상증상이 있어 여러 차례 소외 1에게 이를 호소하면서 담당의사와의 면담을 요청하였음에도 일시적인 현상에 불과하니 계속 복용하라는 대답만 들었을 뿐이라는 원고의 주장사실을 배척하고, 그 판시와 같이 소외 1이 당시 원고에게 결핵약의 복용방법, 주의사항과 함께 '이상증세가 있을 경우 보건소에 나와 상담, 검진을 받도록' 고지하였음을 인정한 조치는 기록상 수긍이 가고(한편, 이러한 원심의 인정은 위 결핵약 투여 당시 시력저하 등의 경우를 보건소와 상담하여야 할 이상증세의 하나로 예시하여 고지하였다는 피고들의 주장 역시 배척한 것으로 보아야 할 것이고, 이는 기록상으로도 뒷받침된다.), 위와 같은 원심의 사실인정에 상고이유에서 주장하는 것처럼 심리미진, 채증법칙 위배로 인한 사실오인 등의 위법이 있다고 할 수 없다.

나. 그러나 **원심이 나아가 위 결핵약 투여과정에 있어서 의료상 요구되는 주의의무 위반이 존재하지 아니한다고까지 본 조치는 수긍하기 어렵다.**

의사가 진찰·치료 등의 의료행위를 함에 있어서는 사람의 생명·신체·건강을 관리하는 업무의 성질에 비추어 환자의 구체적인 증상이나 상황에 따라 위험을 방지하기 위하여 요구되는 최선의 조치를 취하여야 할 주의의무가 있고, 환자에 대한 수술은 물론, 치료를 위한 약품의 투여도 신체에 대한 침습을 포함하는 것인 이상 마찬가지 주의의무가 요구된다 할 것이며, 이와 같은 의료상의 주의의무는 의료행위를 할 당시 의료기관 등 임상의학 분야에서 실천되고 있는 의료행위의 수준을 기준으로 삼되, 그 의료수준은 통상의 의사에게 의료행위 당시 일반적으로 알려져 있고 또 시인되고 있는 이른바 의학상식을 뜻하므로 진료환경 및 조건, 의료행위의 특수성 등을 고려하여 규범적인 수준으로 파악되어야 할 것인바(대법원 1998. 7. 24. 선고 98다12270 판결 등 참조), 시각이상 등 그 복용 과정에 전형적으로 나타나는 중대한 부작용을 초래할 우려가 있는 약품을 투여함에 있어서 그러한 부작용의 발생 가능성 및 그 경우 증상의 악화를 막거나 원상으로 회복시키는 데에 필요한 조치사항에 관하여 환자에게 고지하는 것은 약품의 투여에 따른 치료상의 위험을 예방하고 치료의 성공을 보장하기 위하여 환자에게 안전을 위한 주의로서의 행동지침의 준수를 고지하는 진료상의 설명의무로서 진료행위의 본질적 구성부분에 해당한다 할 것이고, 이때 요구되는 설명의 내용 및 정도는, 비록 그 부작용의 발생가능성이 높지 않다 하더라도 일단 발생하면 그로 인한 중대한 결과를 미연에 방지하기 위하여 필요한 조치가 무엇인지를 환자 스스로 판단, 대처할 수 있도록 환자의 교육정도, 연령, 심신상태 등의 사정에 맞추어 구체적인 정보의 제공과 함께 이를 설명, 지도할 의무가 있다고 보아야 할 것이다.

그런데 기록에 의하면 앞서 본 원심의 인정 사실 이외에도, ① 의료취약지역인 농어촌 보건소 관내에서 결핵환자에 대한 투약 및 관리업무는 농어촌등보건의료를위한특별조치법 및 그 시행령에 기하여 의사가 아님에도 경미한 보건의료를 담당하도록 임명된 보건진료원이 보건복지부나 국립보건원 제정의 결핵관리지침 혹은 결핵관리사업편람 등 소정의 지침에 따라 환자에 대한 요양지도 및 관리와 관련 약품 투여 등의 의료업무를 담당하고 있는 사실, ② 위 결핵관리지침 등에는 결핵환자에게 투약하는 4가지 약품의 각종 부작용을 열거하면서 이를 그 대처방안에 따라 '투약의 즉시 중단', '투약중단 후 증상 완화시에 재투약', '계속 투약'으로 분류하고 있는데, 그 중 가장 사안이 중한 즉시 투약중단에 속하는 부작용 중 이 사건 에탐부톨과 관련된 것은 '급격한 시력감퇴'가 유일한 사실, ③ 에탐부톨에 관한 약품설명서(을 제4호증) 및 관련 내과학 문헌(갑 제37호증)과 논문(갑 제26호증) 등에 따르면, 에탐부톨은 시신경염이 가장 심각한 부작용으로서 그 외의 부작용은 드물고, 위 시각독성의 증상은 치료시작 몇 달 후에 생기는 것이 보통이지만 급속히 시작하는 경우도 있는데, 발생률은 투약량과 기간에 비례하며, 원고의 경우와 유사한 25mg/kg을 투약한 환자의 5%에서 발생하고, 그 증상으로는 시력저하, 중심암점, 시야협착, 색신이상 등이 있으므로 시력의 저하나 변화 등이 느껴지면 언제든지 검사해야 하며, 시력손실과 연관된 시신경염은 투약을 중단하면 대개 서서히 회복되는 것으로 알려져 있지만 그렇지 않은 경우도 있고, 시각기능검사에서 이상을 발견하기 전에 증상이 먼저 나타나는 관계로 환자 본인이 가장 먼저 알 수 있으므로 환자에게 시력에 이상이 생기거나 색깔 인지에 장애가 발생할 경우 반드시 보고하도록 미리 교육시키게 되어 있는 사실, ④ 원고가 이 사건 최초 진료 당시 위 보건소에서 시력측정을 받은 것도 에탐부톨의 부작용과 관련된 보건소의 내부지침에 따른 것으로서 위 보건소에서도 이 점에 관하여 분명히 인식하고 있었음을 반증하는 사실, ⑤ 원고는 1999. 2. 24. 에탐부톨이 포함된 결핵약을 처음 복용할 당시 양안 모두 1.0이던 시력이 그 후 시력이상을 느껴 1999. 6. 26. 박민영 안과에 들렀을 때는 우안 0.5, 좌안 0.6으로 약 1/2 수준으로 현저히 약화된 사실 등이 인정된다.

위 인정 사실 및 앞서 본 사실관계를 종합하면, 이 사건 에탐부톨의 복용 이후 원고에게 발생한 시력약화 및 시신경염과 같은 증상은 에탐부톨 복용에 따른 전형적이고 대표적인 부작용으로 의료계에 널리 알려진 사실일 뿐만 아니라 보건소의 보건의료업무에 관한 지침상으로도 결핵환자에 대한 투약 및 관리에 있어 유의하여야 할 항목의 하나로 명문화되어 있고, 그 부작용의 내용 및 발생 빈도에 비추어 이를 무시할 수 있을 만큼 경미하다거나 희소하다고 보기도 어려운 이상 원고에 대한 위 투약업무를 담당한 보건진료원인 위 소외 1 등으로서는 그 투약에 즈음하여 위와 같은 부작용의 발생 가능성 및 구체적 증상과 대처방안을 설명하여 줄 의료상의 주의의무가 존재한다고 보아야 할 것이고, 나아가 **이러한 설명을 함에 있어서는 원고가 위 부작용의 증세를 자각하는 즉시 복용을 중단하고 보건소에 나와 상담하는 조치를 취할 수 있도록 구체적으로 이루어져야지 그와 달리 원심의 인정 사실처럼 막연히 "이상증세가 있으면 보건소에 나와 상담, 검진하라."라고 이야기하거나 혹은 피고들의 항변처럼 위 약품에 첨부된 제약회사의 약품설명서에 그 부작용에 관한 일반적 주의사항이 기재되어 있다는 것만으로는 필요한 설명을 다하였다고 할 수 없고**, 이는 원고가 그 시력이 1/2 정도로 약화된 시점에서 보건소가 아닌 일반 병원의 안과에 진료차 들렀다고 하는 사실이 바로 위와 같은 주의사항의 설명이 제대로 이루어지지 않았음을 반증한다고 보아야 할 것이다.

그럼에도 불구하고, 원심이 위와 같은 추상적인 주의사항의 고지 및 위 결핵약 복용 과정에서 나타난 원고의 불성실한 태도와 보건소 진료업무의 특수성만을 강조하여 위 소외 1 등이 보건소 의료진으로서 주어진 주의의무를 다하였다고 속단한 채 더 나아가 위와 같은 주의의무 위반의 점과 원고에게 나타난 시력장애의 점 사이의 구체적인 인과관계 유무 규명 등을 위하여 필요한 심리를 하지 아니한 채 이 사건 청구를 배척한 조치는 부작용의 우려 있는 약품의 투약과정에 있어서 요구되는 의료상의 주의의무에 관한 법리를 오해한 위법이 있다 할 것이고, 상고이유 중 이 점을 지적하는 취지의 주장은 이유 있다 할 것이다.

3. 결 론

그러므로 원고들의 나머지 상고이유에 대한 판단을 생략하고, 원심판결을 파기하여 사건을 다시 심리 · 판단하게 하기 위하여 원심법원에 환송하기로 하여 관여 대법관의 일치된 의견으로 주문과 같이 판결한다.

대법관 박재윤(재판장) 이용우(주심) 이규홍 양승태

[평석]

김기영, "의약품의 사용설명서와 부작용에 대한 의사의 설명의무", 법조 통권635호(2009. 8), 242-280면.

Part Ⅱ [관련 판례] - 봉침 사건

대법원 2011. 4. 14. 선고 2010도10104 판결 【업무상과실치상 · 의료법위반】
[공2011상,960]

【판시사항】

[1] 의료사고에서 의사의 과실을 인정하기 위한 요건과 판단 기준 및 '한의사의 경우'에도 동일한 법리가 적용되는지 여부(적극)

[2] 한의사인 피고인이 피해자에게 문진하여 과거 봉침(봉침)을 맞고도 별다른 이상반응이 없었다는 답변을 듣고 알레르기 반응검사를 생략한 채 환부에 봉침시술을 하였는데, 피해자가 위 시술 직후 쇼크반응을 나타내는 등 상해를 입은 사안에서, 피고인이 알레르기 반응검사를 하지 않은 과실과 피해자의 상해 사이에 상당인과관계를 인정하기 어렵다는 이유로, 같은 취지의 원심판단을 수긍한 사례

[3] 의사가 설명의무를 위반한 채 의료행위를 하여 피해자에게 상해가 발생한 경우 업무상 과실로 인한 형사책임을 지기 위한 요건 및 '한의사의 경우'에도 동일한 법리가 적용되는지 여부(적극)

[4] 한의사인 피고인이 피해자에게 문진하여 과거 봉침을 맞고도 별다른 이상반응이 없었다는 답변을 듣고 부작용에 대한 충분한 사전 설명 없이 환부에 봉침시술을 하였는데, 피해자가 위 시술 직후 쇼크반응을 나타내는 등 상해를 입은 사안에서, 피고인의 설명의무 위반과 피해자의 상해 사이에 상당인과관계를 인정하기 어렵다는 이유로, 같은 취지의 원심판단을 수긍한 사례

【판결요지】

[1] **의료사고에서 의사의 과실을 인정하기 위해서는 의사가 결과발생을 예견할 수 있었음에도 이를 예견하지 못하였고 결과발생을 회피할 수 있었음에도 이를 회피하지 못한 과실이 검토되어야 하고, 과실의 유무를 판단할 때에는 같은 업무와 직무에 종사하는 보통인의 주의정도를 표준으로 하여야 하며, 여기에는 사고 당시의 일반적인 의학의 수준과 의료환경 및 조건, 의료행위의 특수성 등이 고려되어야 하고, 이러한 법리는 한의사의 경우에도 마찬가지이다.**

[2] 한의사인 피고인이 피해자에게 문진하여 과거 봉침을 맞고도 별다른 이상반응이 없었다는 답변을 듣고 알레르기 반응검사(skin test)를 생략한 채 환부인 목 부위에 봉침시술을 하였는데, 피해자가 위 시술 직후 아나필락시 쇼크반응을 나타내는 등 상해를 입은 사안에서, 피고인에게 과거 알레르기 반응검사 및 약 12일 전 봉침시술에서도

이상반응이 없었던 피해자를 상대로 다시 알레르기 반응검사를 실시할 의무가 있다고 보기는 어렵고, 설령 그러한 의무가 있다고 하더라도 제반 사정에 비추어 알레르기 반응검사를 하지 않은 과실과 피해자의 상해 사이에 상당인과관계를 인정하기 어렵다는 이유로, 같은 취지의 원심판단을 수긍한 사례.

[3] **의사가 설명의무를 위반한 채 의료행위를 하여 피해자에게 상해가 발생하였다고 하더라도, 업무상 과실로 인한 형사책임을 지기 위해서는 피해자의 상해와 의사의 설명의무 위반 내지 승낙취득 과정의 잘못 사이에 상당인과관계가 존재하여야 하고, 이는 한의사의 경우에도 마찬가지**이다.

[4] **한의사인 피고인이 피해자에게 문진하여 과거 봉침을 맞고도 별다른 이상반응이 없었다는 답변을 듣고 부작용에 대한 충분한 사전 설명 없이 환부인 목 부위에 봉침시술을 하였는데, 피해자가 위 시술 직후 쇼크반응을 나타내는 등 상해를 입은 사안에서, 제반 사정에 비추어 피고인이 봉침시술에 앞서 설명의무를 다하였더라도 피해자가 반드시 봉침시술을 거부하였을 것이라고 볼 수 없어, 피고인의 설명의무 위반과 피해자의 상해 사이에 상당인과관계를 인정하기 어렵다는 이유로, 같은 취지의 원심판단을 수긍**한 사례.

【참조조문】

[1] 형법 제268조 / [2] 형법 제17조, 제268조 / [3] 형법 제17조, 제268조 / [4] 형법 제17조, 제268조

【참조판례】

[1] 대법원 1999. 12. 10. 선고 99도3711 판결(공2000상, 260), 대법원 2003. 1. 10. 선고 2001도3292 판결(공2003상, 656), 대법원 2008. 8. 11. 선고 2008도3090 판결

【전 문】

【피 고 인】 피고인 1 외 1인

【상 고 인】 피고인 2 및 검사

【변 호 인】 법무법인 민주 담당변호사 윤재식 외 2인

【원심판결】 서울동부지법 2010. 7. 8. 선고 2010노246 판결

【주 문】

상고를 모두 기각한다.

【이 유】

상고이유를 판단한다.

1. 검사의 상고이유에 대한 판단

가. 알레르기 검사에 관하여

의료사고에 있어서 의사의 과실을 인정하기 위해서는 의사가 결과발생을 예견할 수 있었음에도 불구하고 그 결과발생을 예견하지 못하였고 그 결과발생을 회피할 수 있었음에도 불구하고 그 결과발생을 회피하지 못한 과실이 검토되어야 하고, 그 과실의 유무를 판단함에는 같은 업무와 직무에 종사하는 보통인의 주의정도를 표준으로 하여야 하며, 이에는 사고 당시의 일반적인 의학의 수준과 의료환경 및 조건, 의료행위의 특수성 등이 고려되어야 하고(대법원 1999. 12. 10. 선고 99도3711 판결 등 참조), 이러한 법리는 한의사의 경우에도 마찬가지라고 할 것이다.

원심판결 이유 및 원심이 적법하게 채택하여 조사한 증거들에 의하면, ① **봉침(蜂針)시술 전에 실시하는 알레르기 반응검사(skin test)는 봉독액 0.05cc 정도를 팔뚝에 피내주사한 다음 10분 내지 15분 후에 피부반응 등을 살피는 방식으로 하고, 최초의 알레르기 반응검사에서 이상반응이 없음이 확인된 경우에는 통상 시술 시마다 알레르기 반응검사를 하지는 않는 사실,** ② 피해자는 2007. 4. 13. ○○한방병원에서 봉독액 알레르기 반응검사를 받았으나 이상반응이 없어 봉침시술을 받은 후, 2007. 4. 16. 이후 2007. 5. 8.까지 ○○한방병원에서 약 8회에 걸쳐 시술 전 알레르기 반응검사를 받지 않은 채 봉침시술을 받았고, 2008. 12. 1.에는 '경추염좌'로 경추 부위에 10% 농도의 봉침시술을 받기도 하였는데, 그때마다 시술 후 별다른 이상반응이 없었던 사실, ③ 피고인 1은 2008. 12. 13. 목디스크 치료를 위해 내원한 피해자에게 문진을 하여 피해자로부터 과거에 봉침을 맞았으나 별다른 이상반응이 없었다는 답변을 듣고 환부인 피해자의 목 부위에 1 : 8,000의 농도인 봉독액 0.1cc를 1분 간격으로 모두 4회에 걸쳐 시술하였는데 그 투여량은 알레르기 반응검사를 할 때 통상적으로 사용하는 투여량과 같은 정도인 사실, ④ 그런데 피해자는 봉침시술을 받고 5~10분 후 온몸이 붓고 가려우며 호흡을 제대로 할 수 없는 등 아나필락시 쇼크반응을 나타내서 응급처치를 받았고, 이후 피해자는 아주대학교병원에서 향후 3년간 벌독에 대한 면역치료가 필요하다는 진단을 받은 사실, ⑤ **아나필락시 쇼크는 봉침시술에 따라 나타날 수 있는 과민반응 중 전신·즉시형 과민반응으로서 10만 명당 2~3명의 빈도로 발생하는데, 봉독액 용량과 반응관계가 성립하지 않는 경우도 많고 알레르기 반응검사에서 이상반응이 없더라도 이후 봉침시술과정에서 쇼크가 발생할 수도 있는 등 사전에 예측하는 것이 상당히 어려운 사실** 등을 알 수 있다.

사정이 이와 같다면, ① 과거 알레르기 반응검사에서 이상반응이 없었고 피고인 1이 시술하기 약 12일 전의 봉침시술에서도 이상반응이 없었던 피해자를 상대로 다시 알레르기 반응검사를 실시할 의무가 있다고 보기는 어렵고, ② 설령 그러한 의무가 있다고 하더라도 피고인이 4회에 걸쳐 투여한 봉독액의 양이 알레르기 반응검사에서 일반적으로 사용되는 양과 비슷한 점에 비추어 보면 위 피고인이 봉침시술 과정에서 알레르기 반응검사를 제대로 시행하지 않은 채 봉독액을 과다하게 투여한 경우라고 볼 수도 없다. ③ 또한 아나필락시 쇼크는 항원인 봉독액 투여량과 관계없이 발생하는 경우가 대부분이고 투여량에 의존하여 발생하는 경우에도 쇼크증상은 누적투여량이 일정 한계(임계치)를 초과하는 순간 발현하게 될 것인데, 알레르기 반응검사 자체에 의하여 한계를 초과하게 되거나 알레르기 반응검사까지의 누적량이 한계를 초과하지 않더라도 그 이후 봉침시술로 인하여 한계를 초과하여 쇼크가 발생할 수 있는 점을 고려하면 알레르기 반응검사를 하지 않은 점과 피해자의 아나필락시 쇼크 내지 3년간의 면역치료를 요하는 상태 사이에 상당인과관계를 인정하기도 어렵다.

같은 취지에서 원심이, 피고인 1의 업무상 과실로 인하여 피해자에게 아나필락시 쇼크가 발생하고 벌독에 대한 면역치료를 받아야 되는 상해가 발생하였다고 볼 수 없다고 판단한 것은 정당하고, 거기에 상고이유 주장과 같이 한의사의 봉침시술상 업무상 과실 등에 관한 법리를 오해한 잘못은 없다.

나. 설명의무에 관하여

<u>**의사가 설명의무를 위반한 채 의료행위를 하였고 피해자에게 상해가 발생하였다고 하더라도, 의사가 업무상 과실로 인한 형사책임을 지기 위해서는 피해자의 상해와 의사의 설명의무 위반 내지 승낙취득 과정에서의 잘못 사이에 상당인과관계가 존재하여야 하고, 이는 한의사의 경우에도 마찬가지이다.**</u>

원심판결 이유에 의하면, 피해자는 이전에도 여러 차례 봉침시술을 받아왔었고 봉침시술로 인하여 아나필락시 쇼크 및 면역치료가 필요한 상태에 이르는 발생빈도가 낮은 점 등에 비추어 피고인 1이 봉침시술에 앞서 피해자에게 설명의무를 다하였다 하더라도 피해자가 반드시 봉침시술을 거부하였을 것이라고 볼 수 없으므로, 피고인 1의 설명의무 위반과 피해자의 상해 사이에 상당인과관계를 인정하기는 어렵다.

같은 취지의 원심의 판단은 정당하고, 거기에 상고이유 주장과 같이 한의사의 설명의무 위반에 관한 판단누락, 법리오해 등의 위법은 없다.

2. 피고인 2의 상고이유에 대한 판단

기록에 의하면 피고인 2는 제1심판결에 대하여 양형부당만을 항소이유로 내세워 항소하였으므로, 피고인의 항소를 기각한 원심판결에 사실오인이나 심리미진 등의 위법이 있다는 것을 상고이유로 삼을 수 없고(대법원 1990. 10. 10. 선고 90도1688 판결 등 참조), 10년 미만의 징역형이 선고된 이 사건에서 원심판결에 양형부당의 위법이 있다는 주장 또한 적법한 상고이유가 되지 못한다.

3. 결론

그러므로 검사 및 피고인 2의 상고를 모두 기각하기로 하여 관여 대법관의 일치된 의견으로 주문과 같이 판결한다.

대법관 이상훈(재판장) 김지형 전수안(주심) 양창수

[관련 용어]

과민성 충격/아나필락시 쇼크반응(anaphylactic shock)[5]

특정 항원에 접촉된 후 수분~수시간 내에 발생하는 쇼크증상. 주요 원인은 음식물(고등어, 복숭아 등), 약제(페니실린 등의 항생제와 마취제), 곤충, 꽃가루 등 매우 다양하다. 이 충격증상은 알레르기 반응에 의한 순환장애의 하나로, 특히 마취 상태에서 발증하면 매우 위험하다.

---

5) http://terms.naver.com/entry.nhn?docId=430461.

Part Ⅲ 쟁점연구

Legal Issues

Q1 [도입 판례]와 [관련 판례]에서는 의사의 설명의무가 문제되고 있다. 의사의 설명의무에 대하여 설명의무의 의의, 유형, 범위와 면제, 이행으로 구분하여 설명하시오.

Q2 민사법적 설명의무와 형사법적 설명의무의 차이점은 무엇인가?

Q3 의사의 치료행위를 형법적으로 접근할 방법으로 의사의 치료행위의 적합성을 중심으로 판단하는 입장과 환자의 자기결정권에 초점을 맞추는 입장이 있다. 두 입장의 내용을 설명하고 자신의 견해를 밝히시오.

Q4 [도입 판례]는 의사의 치료행위에 대한 정당화사유를 형법 제20조의 업무로 인한 행위 내지 사회상규에 위배되지 아니하는 행위로 파악하는 기존의 판례의 태도와 달리 형법 제24조의 피해자의 승낙으로 파악하고 있다. 이러한 [도입 판례]의 이론구성은 어떠한 장 · 단점이 있는가?

Q5 설명의무를 위반한 전단적 치료행위에 대해 어떠한 형사책임을 묻을 수 있는가?

Q6 [도입 판례]와 같이 과실범인 업무상과실치상죄에 있어서 피해자의 승낙의 대상은 '행위'인가, 아니면 '행위뿐만 아니라 결과'도 포함되는가?

Q7 [참고 판례 1]은 의약품의 부작용에 대한 의사의 설명의무를 인정하고 있다는 점에서 의약품의 부작용에 관한 책임영역이 원래는 제조물책임영역이지만 일반불법행위법상의 의사의 책임으로 파악할 수 있다는 최초의 판결이라고 볼 수 있다. 이러한 대법원의 입장은 타당한 것인가?

Case

의사 甲은 환자인 A女(32세)의 복무에서 혹이 만져지자 이것이 자궁외 임신인지를 판별하기 위하여 초음파검사 등 정밀검사법을 전혀 실시하지 않고 단지 촉진 및 시진을 통하여 자궁외 임신환자인 A의 병명을 자궁근종으로 오진하였고, 이에 A에게 자궁적출술의 불가피함만을 이야기한 끝에 결국 A로부터 수술동의서를 받았다. 그러나 甲이 개복수술을 하다 보니 A는 자궁근종이 아니라 자궁외 임신임을 알게 되었으나, 이미 때가 늦어 甲은 자궁을 끝내 적출할 수밖에 없었다.

(1) 甲의 죄책은? (대판 1993.7.27, 92도2345 참조)

☞ **[문제 해설] 이재상, 이재상 박사의 형법 케이스의 바이블(제2판), 헤르메스, 2007, 64-67면.**

Materials for Extensive Reading

김기영, "의약품의 사용설명서와 부작용에 대한 의사의 설명의무", 법조 통권 제635호(2009. 8), 242-280면.

김영환, "의료행위의 형법해석학적 문제점", 형사판례연구 제2권(96.08), 46-65면.

김천수, "투약에 관한 약사의 법적 지위: 약사의 설명의무와 복약지도의무 그리고 그 위반으로 인한 민사책임을 중심으로", 의료법학 제4권 제2호(2003.12), 225-248면.

신동일, "형법상 의료행위와 '설명의무'", 형사정책연구 제14권 제1호(2003 · 봄호), 221-242면.

이석배, "의료후견주의와 환자의 자기결정권 : 의사의 설명의무를 중심으로", 고려법학 제49호(2007.11), 935-964면.

천대엽, "의료행위에 있어서 투약에 따른 설명의무의 정도", 대법원판례해설(통권 제54호)(2006.01), 307-327면

최호진, "치료행위에 있어서 환자동의의 형법적 의의", 비교형사법연구 제10권 제2호(2008.12), 71-92면.

제4장

의료과실과 위험증대이론

Part I [도입 판례] - 할로테인 마취제 사건

대법원 1990. 12. 11. 선고 90도694 판결 【업무상과실치사】
[집38(4)형,474;공1991.2.1.(889),513]

【판시사항】

가. 수술주관의사 또는 마취담당의사가 할로테인을 사용한 전신마취에 의하여 난소종양절제수술을 함에 앞서 혈청의 생화학적 반응에 의한 간기능검사로 환자의 간 상태를 정확히 파악하지 아니한 채 개복수술을 시행하여 환자가 급성전격성간염으로 인하여 사망한 경우 위 의사들의 업무상과실 유무(적극)

나. 위 "가"항의 경우에 혈청의 생화학적 반응에 의한 간기능검사를 하지 않거나 이를 확인하지 아니한 의사들의 과실과 수술 후 환자의 사망 사이의 인과관계를 증거 없이 인정하였다고 하여 원심판결을 파기한 사례

【판결요지】

가. 전신마취에 의한 개복수술은 간부전을 일으키고 간성혼수에 빠지게 하기도 하는데 특히 급만성간염이나 간경변 등 간기능에 이상이 있는 경우에는 90% 이상이 간기능이 중악화하고 심한 경우에는 사망에 이르게 하는 것으로 알려져 있어 개복수술 전에 간의 이상 유무를 검사하는 것은 필수적이고, 피해자의 수술시에 사용된 마취제 할로테인은 드물게는 간에 해독을 끼치고 특히 이미 간장애가 있는 경우에는 간장애를 격화시킬 위험이 있으므로 이러한 환자에 대하여는 그 사용을 주의 또는 회피하여야 한다고 의료계에 주지되어 있으며 이 사건 사고당시 의료계에서는 개복수술 환자의 경우 긴급한 상황이 아닌 때에는 혈청의 생화학적 반응에 의한 간기능검사를 하는 것이 보편적이었다면, 응급환자가 아닌 난소종양환자의 경우에 있어서 수술주관의사 또는 마취담당의사인 피고인들로서는 난소종양절제수술에 앞서 혈청

의 생화학적 반응에 의한 검사 등으로 종합적인 간기능검사를 철저히 하여 피해자가 간손상 상태에 있는지의 여부를 확인한 후에 마취 및 수술을 시행하였어야 할 터인데 피고인들은 시진, 문진 등의 검사결과와 정확성이 떨어지는 소변에 의한 간검사 결과만을 믿고 피해자의 간상태를 정확히 파악하지 아니한 채 할로테인으로 전신마취를 실시한 다음 이 사건 개복수술을 감행한 결과 수술 후 22일만에 환자가 급성전격성간염으로 인하여 사망한 경우에는 피고인들에게 업무상과실이 있다 할 것이다.

나. 위 "가"항의 경우에는 혈청에 의한 간기능검사를 시행하지 않거나 이를 확인하지 않은 피고인들의 과실과 피해자의 사망 간에 인과관계가 있다고 하려면 피고인들이 수술 전에 피해자에 대한 간기능검사를 하였더라면 피해자가 사망하지 않았을 것임이 입증되어야 할 것인데도(수술 전에 피해자에 대하여 혈청에 의한 간기능검사를 하였더라면 피해자의 간기능에 이상이 있었다는 검사결과가 나왔으리라는 점이 증명되어야 할 것이다) 원심은 피해자가 수술당시에 이미 간손상이 있었다는 사실을 증거 없이 인정함으로써 채증법칙위반 및 인과관계에 관한 법리오해의 위법을 저지른 것이다.

【참조조문】

민법 제750조

【참조판례】

대법원 1990.6.26. 선고 89다카7730 판결

【전 문】

【피 고 인】 피고인 1 외 1인

【상 고 인】 피고인들

【변 호 인】 변호사 한정진

【원심판결】 서울형사지방법원 1990.2.22. 선고 82노3700 판결

【주 문】

원심판결을 파기하고 사건을 서울형사지방법원 합의부에 환송한다.

【이 유】

피고인들의 변호인의 상고이유를 본다.

원심판결 이유에 의하면 원심은 피해자 가 원판시 난소종양절제수술을 받기 위하여 1980.11.5. 연세대학교 의과대학부속 세브란스병원에 입원한 후 같은 해 11.28. 극도의 간괴사에 의한 간성혼수로 사망에 이르기까지의 증상, 그 변화 및 치료의사의 진료경위사실과 피해자의 사망에 관계되는 전신마취에 의한 개복수술과 간이상 유무의 검사, 마취제 할로테인(hanlothane)의 사용과 간손상과의 관계, 뇨검사에 의한 간기능검사와 혈청에 의한 간기능검사와의 차이 등 그 판시와 같은 사실을 인정한 다음, 그 판시

사실들을 종합하여 보면 피해자는 수술 후 약 1주일 정도 경과하여 급성전격성간염의 증상이 진단된 간부전으로 사망하였고 그 원인이 될 만한 다른 질병의 감염이나 마취제 할로테인 이외의 간에 독성을 미칠 만한 약품이 검증되지 아니하였으며 피해자의 증상이 할로테인간염의 증상과 유사하고 피해자가 위 마취제 할로테인에 과민반응을 일으킬 만한 특이체질이라고 인정할 아무런 자료도 없을 뿐더러 원심판시와 같이 피해자에 대하여 실시한 비(B)형간염의 항원 및 항체 검사결과가 그 검사시기에 모두 발견되지 아니하였다 하여 이것만으로는 피해자가 수술당시에 비(B)형간염에 의한 간장애가 없었다고 볼 자료도 되지 아니하는 이 사건에 있어서 위 간부전의 원인은 피해자가 수술당시에 이미 간장애가 있었고 이것이 할로테인에 의한 마취와 개복수술에 의하여 극악화한 것으로 인정된다 할 것이므로 피해자의 수술에 관하여 수술주관의사인 피고인 1로서는 개복수술이 간 장애를 초래할 위험이 있는 할로테인을 사용한다는 점을 알고 있었으므로 개복수술에 앞서 환자인 피해자의 간의 이상 유무를 혈청의 생화학적 반응에 의한 검사 등으로 종합적인 간기능검사를 철저히 하였어야 할 업무상의 주의의무가 있는데도 그 주의의무를 다하지 아니한 채 정확성이 떨어지는 소변에 의한 검사만을 실시하고 그 검사결과만을 믿고 수술을 한 과실이, 마취담당의사인 피고인 2로서는 마취, 특히 할로테인이 간에 심각한 영향을 미치므로 마취 전에 간기능검사가 정확히 행하여졌는지를 확인하고 마취에 임하여야 할 업무상의 주의의무가 있음에도 이를 게을리 한 채 소변에 의한 간 검사 결과만을 믿고 할로테인에 의하여 마취를 감행한 과실이 있고 위와 같은 과실로 인하여 피고인들은 피해자가 간장애상태에 있음을 알지 못함으로써 할로테인으로 마취를 하여 개복수술을 하였고 피해자의 치료에 관한 주관의사인 피고인 1로서는 수술 후에도 피해자에게 같은 해 11.12. 고열이 발생할 때까지 종합적인 간기능검사를 전혀 시행하지 아니한 일련의 과실로 피해자가 급성전격성간염에 빠져들어 사망에 이르게 되었다고 판단하고 그 판시소위를 업무상과실치사죄로 의율하여 피고인들을 처벌하고 있다.

원심판결과 원심이 들고 있는 제1심판결의 채택증거에 의하면 원심확정사실 중 피해자 는 1980.11.5. 그로부터 3년전 출산시에 의사로부터 우측 난소종양에 대한 진찰과 치료를 받으라고 권고를 받은 일이 있는데 1개월전부터 하복부 불편감과 배부요통을 다시 느껴 연세대학교 의과대학 부속 세브란스병원에 산부인과 외래를 거쳐 입원하여 판시와 같은 수술적합성여부의 확인을 위한 검사 후 전신마취를 거쳐 난소 종양제거수술을 받게된 사실, 전신마취에 의한 개복수술은 수술침습이라 하여 수술중 혈압강하 등으로 인한 간혈류장애, 저산소증 등을 초래하여 간부전을 일으키고 간성혼수에 빠지게 하기도 하는데 간기능에 이상이 없는 환자의 경우에는 대부분이 일과성으로 1개월 이내에 정상으로 회복되나 급만성간염이나 간경변 등 간기능에 이상이 있는 경우에는 90% 이상이 간기능이 증악화하고 심한 경우에는 사망에 이르게 하는 것으로 알려져 있고 따라서 개복수술 전에 간의 이상 유무를 검사하는 것은 필수적인 사실, 피해자의 수술시에 사용된 마취제 할로테인은 드물게는 간에 해독을 끼치고 특히 이미 간장애가 있는 경우에는 간장애를 격화시킬 위험이 있으므로 이러한 환자에 대하여는 그 사용을 주의 또는 회피하여야 한다고 의료계에 주지되어 있는 사실, 이 사건 사고당시 의료계에서는 개복수술 환자의 경우 긴급한 상황이 아닌 때에는 혈청의 생화학적 반응에 의한 간기능검사를 하는 것이 보편적이었던 사실, 그 당시 위 병원에서는 전신마취제로는 할로테인을 사용하는 경우가 대부분이었던 사실 등을 인정할 수 있다.

위와 같은 사실관계에 비추어 보면, 응급환자가 아닌 피해자의 경우에 있어서 수술주관의사 또는 마취담당의사인 피고인들로서는 수술에 앞서 혈청의 생화학적 반응에 의한 검사 등으로 종합적인 간기능검사를 철저히 하여 피해자가 간손상 상태에 있는지의 여부를 확인한 후에 마취 및 수술을 시행하였어야 할 터인데 피고인들은 시진, 문진 등의 검사결과와 정확성이 떨어지는 소변에 의한 간검사 결과만을 믿고 피해자의 간상태를 정확히 파악하지 아니한 채 할로테인으로 전신마취를 실시한 다음 이 사건 개복수술을 감행한 것이므로 피고인들에게는 위와 같은 과실이 있다 할 것이다.

원심은 피고인 1이 피해자 수술 후 1980.11.12. 고열이 발생할 때까지 종합적인 간기능검사를 시행하지 않은 것을 위 피고인의 과실로 보고 있다.

그러나 감정서(의무기록 및 진료일지)의 기재에 의하면 위 피고인은 수술 후 6일째 피해자의 발열현상에 대하여 절개부위감염, 살모넬라증 등을 의심하여 내과 전문의의 자문을 얻어 치료를 하였으나 고열상태가 지속되어 2일 후 불명열에 대해 체계적으로 접근할 수 있는 내과로 전과(전과)조치를 취한 사실을 알 수 있으므로 위와 같은 상황에서 피해자의 간기능검사를 시행하지 아니한 것이 위 피고인의 과실이라고 말할 수는 없다 할 것이다.

이 사건에서 혈청에 의한 간기능검사를 시행하지 않거나 이를 확인하지 않은 피고인들의 과실과 피해자의 사망 간에 인과관계가 있다고 하려면 피고인들이 수술 전에 피해자에 대한 간기능검사를 하였더라면 피해자가 사망하지 않았을 것임이 입증되어야 할 것이다. 즉 수술 전에 피해자에 대하여 혈청에 의한 간기능검사를 하였더라면 피해자의 간기능에 이상이 있었다는 검사결과가 나왔으리라는 점이 증명되어야 할 것이다(검사결과 간에 이상이 있었더라면 의사인 피고인들로서는 피해자를 마취함에 있어 마취 후 간장애를 격화시킬 수도 있는 할로테인의 사용을 피하였을 것이다). 그러나 원심이 거시한 증거들만으로는 피해자가 수술당시에 이미 간손상이 있었다는 사실을 인정할 수 없고 그밖에 일건기록에 의하여도 위와 같은 사실을 인정할 아무런 자료를 발견할 수 없다.

원심은 수술 후 8일째와 9일째 시행한 피해자에 대한 혈액화학검사결과에서 간손상이 있었으므로 수술 전에도 간손상이 있은 것으로 추정한 것으로 보이나 경험칙에 위반되는 것이어서 옳지 못한 것이고, 제1심 증인 최흥재의 증언도 피해자가 산부인과에서 내과로 전과되기 전에 이미 간이 나빴다는 취지일 뿐 수술 전부터 간에 이상이 있었다는 취지는 아니라 할 것이다.

또 원심은 피해자에 대하여 실시한 비(B)형 간염의 항원 및 항체 검사결과가 그 검사시기에 모두 발견되지 아니하였다 하여 이것만으로는 피해자가 수술당시에 비(B)형 간염에 의한 간장애가 없었다고 볼 자료도 되지 못한다고 판시하고 있지만 기록에 의하면 수술후 12일째 시행한 피해자에 대한 비(B)형 간염바이러스 검사결과가 음성이었음을 알 수 있으니 피해자의 간기능 이상의 원인이 우리나라에서 가장 흔한 간염의 원인인 비(B)형 간염바이러스에 의하여 초래되었을 가능성은 배제할 수 있다 할 것이다.

원심이 그 판시 증거만으로 피고인들에 대한 판시 소위가 업무상 과실치사죄에 해당한다고 판단한 것은 채증법칙을 위반하여 사실을 오인하고 나아가 인과관계에 관한 법리를 오해한 잘못을 저지른 것이라 할 것이므로 이점에 관한 논지는 이유있다.

그러므로 원심판결을 파기하고 사건을 원심법원에 환송하기로 하여 관여 법관의 일치된 의견으로 주문과 같이 판결한다.

대법관 윤관(재판장) 배만운 안우만

[관련 용어]

할로테인(halothane) 마취제[6)]

할로테인은 2-브로모-2-클로로-1,1,1-트리플루오로에탄(플루오테인)이라고도 한다. 1950년대에 의약품으로 도입되어 전신마취제로 사용된 불연성・휘발성 액체 약물이다. 전신마취제인 할로테인은 에테르나 클로로포름에 비해서 가격이 비싸고 호흡과 순환을 억제하는 경향이 있음에도 불구하고 의료계에 가장 자주 쓰이는 마취제가 되었다.

그런데 전신마취는 보통 수술할 때 통증을 제거할 목적으로 의식을 소실시킨다. 이와 달리 국소마취는 신경 전달을 차단하여 신체의 어느 한 부분의 감각이 상실되는 것을 뜻한다.

여러 종류의 약물들이 외과 수술을 할 때 통증을 감소시키기 위해 수세기 동안 사용되어왔다. 호머는 카나비스 또는 아편(阿片)이라고 여겨지는 네펜테(nepenthe)에 관해 썼으며, 아랍의 내과의사들은 아편과 사리풀을 사용했다. 더욱이 최근에는 전쟁중 부상자의 선상응급처치로서 팔・다리의 절단수술을 하기

6) http://100.daum.net/encyclopedia/view.do?docid=b07m0919a.

전에 영국 해군들에게 독한 럼 주를 투여하기도 했다. 1799년 영국의 화학자이자 발명가인 H. 데이비는 아산화질소(笑氣)를 흡입하게 하여 아산화질소의 마취성질을 발견했으나 수술에 사용했는지의 여부는 알 수 없다.

1840년대 초 마리화나와 유사한 활성을 가진 물질들이 영국 및 미국에 유행했는데, 공기주머니에 담겨진 아산화질소를 최면 효과를 내기 위해 흡입했다. 그 후 작은 병에 들어 있어 더 손쉽게 휴대하여 흡입할 수 있는 에테르가 동등한 효력이 있음이 곧 발견되었다. 미국에서는 여러 젊은 치과의사와 의사들이 독자적으로 이를 뺄 때와 소규모 수술을 할 때 환자의 통증을 완화하기 위해 아산화질소나 에테르를 사용했다. 1845년에 미국의 치과의사 H. 웰스가 이를 뺄 때 아산화질소를 사용해 마취하는 것을 대중 앞에서 증명해보이려 했으나 불행히도 입증하는 데는 실패했다.

누가 처음으로 진정한 마취수술을 시도했는가는 역사가들 사이에서 논쟁이 되고 있지만 전신마취법을 실용적인 것으로 의학계에 확신시킨 사람은 미국의 치과의사 W. 모턴이었다. 그는 1846년 10월 보스턴의 매사추세츠 종합병원에서 목에 종양(腫瘍)이 난 환자에게 에테르를 투여하여 이 종양을 제거했다. 1842년 이후 미국의 외과의사 C. 롱은 그의 개인병원에서 에테르를 사용해왔으나, 1849년까지 에테르를 사용하여 얻은 소견을 공개하지 않았다. 모턴이 제안한 지 몇 주 후에 R. 리스턴은 런던의 유니버시티 칼리지 병원에서 실시한 다리절단 수술에 에테르를 사용했다. 영국에서는 1853년 빅토리아 여왕이 그녀의 8번째 아이인 레오폴드 왕자를 출산할 때 여왕의 주치의 J. 스노우가 여왕에게 클로로포름을 투여함으로써 마취제로 공식적인 인가를 받았다. 초기 마취제는 부작용(회복할 때 종종 구토[嘔吐]를 유발함)이 있었으며, 의식 소실 및 근이완 작용(근이완 작용은 외과의사가 수술하는 데 방해받지 않도록 해줌)을 나타냈는데 필요한 양은 뇌의 호흡중추(呼吸中樞)를 마비시키는 데 필요한 양과의 차이가 적기 때문에 다소 위험했다. 더욱이 초기 마취제는 에테르나 클로로포름(1847년에 마취제로 소개됨)을 묻힌 스폰지가 담긴 유리 또는 금속 용기로 이루어진 간단한 장치를 써서 투여되었으므로 용량을 조절할 수 없었다.

오늘날 사용되고 있는 트리클로로에틸렌 및 할로테인 같은 흡인 마취제는 더 넓은 안전역을 가지고 있으며, 산소와 아산화질소가 혼합된 마취기를 통해 투여한다. 마취기사는 기관(氣管) 아래에 위치한 관을 사용하여 환자가 의식을 소실한 후에 가스 혼합물의 흐름 및 조성을 정확하게 조절할 수 있으며, 필요하다면 기계적 수단을 이용하여 호흡을 유지시킬 수도 있다. 기관과 크기가 적당히 알맞은 기관 내에 관을 투입하여 가스 혼합물을 폐에 투여하는 것은 점액·타액 및 구토물 등의 우발적 흡입을 막아준다. 인공호흡을 유지하면서 근신경차단제(筋神經遮斷劑)인 큐라레 같은 약물로 근육을 마비시키는 것이 가능하며, 가슴 및 복부 수술같이 전근이완(全筋弛緩)을 필요로 하는 수술을 가벼운 마취로 실시할 수 있다.

대부분의 간단한 수술은 바르비투르산 티오펜탈나트륨(펜토탈) 같은 약물을 1회 정맥주사 또는 간헐적(間歇的)으로 점적정주(點滴靜注)하여 시술할 수 있다. 이 방법은 통증을 수반하지 않으므로 흡입 마취제의 투여가 시작되기 전에 사용하여 환자를 대개 수면에 빠져들게 한다. 의식 소실은 정맥주사 후 10~15초 이내에 일어난다. 국소마취제는 신경을 따라 자극전달을 차단한다. S. 프로이트의 제안에 따라 1884년 빈의 외과의사 C. 콜러는 눈수술에 코카인을 이용했는데, 약물 용액을 수술할 부위에 직접 도포했다. 곧 피하에 주사되어 소규모의 국부수술을 용이하게 했고, 후에 수술부위에 작용하는 신경간(神經幹)에 주사하여 대수술에 성공적으로 사용했다. 지금은 합성 코카인 대체약물을 같은 방법으로 널리 사용한다. 하체(下體)의 대수술은 척추와 그의 외막 사이의 액체로 채워진 공간에 적당량 국소마취제를 주사(척추마취)한 후 시술할 수 있다. 무통 분만(無痛分娩)은 경막외(硬膜外)를 차단하여 시술하는데 이것은 척추의 끝부분을 덮고 있는 단단한 막 주변의 공간에 미세한 관으로 마취제를 주사하여 골반으로 가는 출현신경(emerging nerve)을 적시는 것을 뜻한다.

최근에는 침술(鍼術) 마취에 많은 흥미를 기울여 피부의 특정 부위에 침을 놓은 후에 완전 무통의 대수술을 시행한다. 종종 침을 통해 전류를 흐르게도 한다. 침술의 효능에 관한 연구 결과 침에 의한 자극으로 신경화학물질인 엔도르핀(말초 신경을 자극하여 통증을 없애주는 작용이 있는 물질)의 방출이 촉진된다는 사실이 제안되었다.

Part Ⅱ [관련 판례] - 신생아 양수 과다흡입 사망 사건

대법원 1996. 12. 23. 선고 95도2012 판결 【업무상과실치사】
[공1997.2.15.(28),564]

【판시사항】

산부인과 의사의 과실로 인하여 신생아가 사망하였다고 보아 업무상과실치사죄를 인정한 원심판결을 채증법칙 위배 등을 이유로 파기한 사례

【판결요지】

신생아의 출산과정에서 의사인 피고인의 과실로 신생아가 양수를 과다 흡입함으로 인하여 기흉이 발생되어 사망하였다거나, 피고인이 출산 이후 호흡곤란을 일으킨 신생아에 대한 적절한 진료를 행하지 아니한 과실 때문에 신생아가 사망하였다고 단정하기에는 증거가 부족함에도 불구하고, 피고인에 대하여 업무상과실치사죄를 적용한 원심판결을 채증법칙 위배 등을 이유로 파기한 사례.

【참조조문】

구 형법(1995. 12. 29. 법률 제5057호로 개정되기 전의 것) 제268조

【전 문】

【피 고 인】 피고인

【상 고 인】 피고인

【원심판결】 서울지법 1995. 7. 4. 선고 92노5633 판결

【주 문】

원심판결을 파기하고 사건을 서울지방법원 합의부에 환송한다.

【이 유】

피고인의 상고이유에 대하여 살펴본다.

1. 원심판결 이유에 의하면, 원심은 그 채용한 증거를 종합하여 ① 피고인은 산부인과의원 의원을 경영하는 산부인과 의사로서 1991. 7. 24. 11:00경 출산 진통을 느끼고 내원한 공소외 1 로부터 같은 날 18:00경부터 분만을 유도하여 같은 날 19:30경 성명불상의 여아(이하 이 사건 신생아라 한다)를 출산케 한 사실, ② 일반적으로 신생아가 분만 후 24시간이 경과하여도 별다른 이상이 없다면 위험이 없다고 볼 수 있고, 신생아

의 건강상태가 양호한 경우에는 약 12시간이 경과할 때까지 이상이 없으면 위험이 없다고 볼 수 있는데 피고인은 위 신생아가 출산한 후 육안으로 보아 이상이 없어 보이자 같은 날 20:00경 위 병원의 간호조무사인 공소외 2 에게 위 병원을 맡긴 채 간호사인 공소외 3 과와 함께 약속된 회식장소로 외출하여 버린 사실, ③ 위 공소외 2 는 같은 날 21:00경 산모인 위 공소외 1 로부터 신생아가 입에 거품을 물고 숨을 헐떡인다는 호소를 듣고 보호자실에 가서 거품을 닦아 내면서 별 문제가 아니라고 안심시킨 후 같은 날 22:00경에는 피고인의 연락을 받고 회식장소로 가 버려 위 공소외 1 혼자 위 신생아를 돌보게 된 사실, ④ 위 공소외 2 는 위와 같이 외출을 하였다가 같은 날 23:30경 회식을 마치고 위 병원으로 돌아왔는데 약 10분 후 위 신생아에게 호흡곤란 및 청색증 등의 증상이 보여 위 회식 후 곧바로 집으로 퇴근한 피고인에게 전화로 위 신생아에게 이상이 있음을 알리자 피고인은 위 공소외 2 에게 위 신생아를 안고 방지거종합병원으로 후송할 것을 지시한 사실, ⑤ 이에 위 공소외 2 는 위 신생아를 아무런 응급조치 없이 택시를 타고 방지거종합병원으로 후송하였으나 위 방지거종합병원측이 응급실이 찼음을 이유로 입원을 거부하자 다시 위 신생아를 안고 같은 달 25. 01:50경 순천향종합병원에 후송하여 위 신생아를 입원시킨 사실, ⑥ 그 후 위 신생아는 위 순천향종합병원에서 산소공급 및 양수제거 등의 응급조치를 받고 계속 진료를 받았으나 같은 달 27. 01:20경 기흉 및 유리질막증, 뇌출혈 등으로 사망에 이른 사실, ⑦ 이 사건 **신생아의 사인인 기흉(폐포가 터져 호흡이 곤란하게 되는 병)이 발생하는 원인은 여러 가지가 있으나 그 중의 하나가 태아가 출산시에 양수를 과다하게 흡입하는 경우 발생할 수 있고, 유리질막증(폐포의 신축을 도와주는 지방성분이 부족하게 되는 병)은 선천적으로 발생하기도 하나 때로는 기흉으로 인한 저산소증을 원인으로 하여 병발할 수 있으며, 뇌출혈의 발생원인도 여러 가지가 있으나 그 중 하나가 저산소증인데 이는 기흉이나 유리질막증 등에 의하여 호흡이 곤란하게 됨으로써 올 수 있는 사실**, ⑧ 그리고 신생아가 출산시에 양수를 과다 흡입하게 되는 경우 출산 직후에 바로 호흡곤란, 흉부함몰 등의 증상이 보여지나 3, 4시간 후에 위와 같은 증상이 나타날 수도 있는데, 이 사건 신생아는 출산 직후 육안으로는 별다른 이상 증상이 보이지 않다가 출산 후 약 4시간 후부터 호흡곤란 및 청색증의 증상이 나타나기 시작한 사실, ⑨ 이와 같은 증상이 나타난 때에는 즉각 산소공급 등의 응급조치를 취하여야 하고 그러한 응급조치가 지연되는 경우에는 사망에 이를 수 있는 위험한 상태가 초래되는데 그로부터 약 1시간 50분이 경과되어 위 신생아가 순천향종합병원의 응급실에 후송한 때에는 위 신생아의 호흡곤란의 정도는 상당한 중증을 보이고 있어서 위 순천향종합병원의 담당의사 공소외 이혜용은 위 신생아를 중환자실에 입원시킨 후 인큐베이터에 넣고 산소공급 등 응급조치를 취하였음에도 위 신생아는 별다른 호전을 보이지 않다가 사망에 이르게 된 사실, ⑩ 위 신생아가 사망할 때까지 위 이혜용은 계속하여 위 신생아의 입, 코 등 기관 내에 삽관술을 통하여 양수를 제거하였던 사실을 인정한 다음, 위 인정사실에 의하면 피고인은 분만을 유도한 의사로서 위 신생아의 출산 후 상당 기간(약 12시간 내지 24시간) 동안 위 신생아의 이상 유무를 살펴보고 이상 증상이 나타나는 경우 그에 따른 적절한 조치를 취하여야 함에도 위 신생아가 출산 후 육안으로 보아 별다른 이상이 없어 보이자 별 위험이 없겠다고 속단한 나머지 곧바로 약속된 회식장소로 외출하여 버리고, 또한 위 신생아의 이상 유무를 살펴야 할 간호조무사마저 회식장소로 불러내어 산모 혼자서 위 신생아를 돌보게 하였으며, 위 간호조무사가 회식을 마치고 병원에 돌아와서 위 신생아가 호흡곤란 및 청색증의 증상을 보이므로 피고인에게 전화로 연락하자 피고인은 위 신생아의 정확한 상태를 파악하여 그에 따른 산소공급 등의 적절한 응급조치를 취하거나, 또는 위 간호조무사에게 적절한 조치를 취할 것을 지시하여야 함에도 아무런 지시 및 응급조치도 취하지 아니한 채 만연히 주변의 종합병원으로 후송시키게 하여 적절한 진료시기를 놓치게 한 과실이 있고, 이로 인하여 앞서 본 바와 같이 위 신생아가 출산 과정에 있어 상당한 정도의 양수를 흡입하였고, 그로 인하여 기흉이 발생하였으며, 나아가 사망률이 아주 높은 유리질막증이 병발하였고, 위 기흉과 유리질막증 등으로 인하여 호흡곤란이 계속됨으로써 저산소증으로 인한 뇌출혈까지 발생하게 되어 결국 회복되지 못하고 사망에 이르렀음을 알 수 있으므로 제1심이 피고인의 판시 행위를 유죄로 인정한 것은 정당하다고 판단하였다.

2. 그러나 **피고인의 진료상의 과실로 신생아가 사망하였다는 원심의 위 판시는 다음과 같은 점에서 수긍하기 어렵다.**

가. 먼저 피고인의 시술로 신생아를 출산시키는 과정에 의료상의 과실이 있는지를 살펴보건대, 원심은 피고인의 시술로 산모가 신생아를 분만하는 과정에서 상당한 정도의 양수를 흡입하였고 그로 인하여 기흉이 발생되고 유리질막증이 병발되어 호흡곤란이 초래되고 그러한 상태가 계속되어 저산소증으로 인한 뇌출혈이 일어나 사망에 이르게 되었다고 판단하고 있으나, 기록에 의하여 관계 증거를 살펴보면 위와 같은 원심 판단이 옳은 것인지 의문시된다.

피고인은 경찰수사 이래 원심 법정까지 신생아가 출생 도중에 양수를 과다 흡입한 것 때문에 기흉이 발생되고 유리질막증이 병발되어 신생아가 사망하게 된 것은 아니라고 공소사실을 부인하고 있고, 위 신생아가 순천향종합병원 응급실에 입원할 당시 치료를 담당한 소아과 의사인 1심 증인 이혜용은 1심 법정에서 증언시 및 검찰조사시 위 신생아를 진료할 때 신생아의 입, 코나 기관 내에 꽂은 관 등을 통하여 나오는 양수를 닦아 내었던 것으로 보아 상당한 양의 양수를 흡입하였던 것으로 생각하며 태아가 출산시 난산으로 저산소증이 생겨 항문이 이완되어 태변이 산모의 양수 내로 배설되어 더러워진 양수 속에서 태아가 태내 또는 분만 중 헐떡 호흡을 하여 더러워진 양수를 흡입하였고 이러한 양수의 흡입이 기흉의 원인일 것으로 판단한다고 공소사실에 부합되는 내용의 진술을 하고 있으나, **신생아의 사망진단서(수사기록 16면)에는 중간선행사인 또는 선행사인으로 기흉(의증)과 유리질막증(의증)이라고 기재되어 있을 뿐이고 이러한 기흉과 유리질막증의 발생원인에 대하여는 아무런 기재가 없고**, 순천향종합병원 소아과 교수인 1심 증인 이동환은 유리질막증은 신생아의 경우 폐가 미쳐 성숙되지 못하여 폐포의 신축을 도와주는 지방성분이 부족한 것을 말하는데 이는 선천적으로 발생하는 것이며 이 사건 신생아의 경우 순천향종합병원에서 찍은 X레이 사진에 유리질막증을 의심할 수 있는 소견이 있었고, 기흉은 폐포가 터져서 이로 인하여 호흡이 곤란하게 되는 병인데 그 원인은 ① 폐에 낭종이 있는 선천적 기형의 경우, ② 신생아가 첫울음을 울 때 폐포의 내부와 외부의 압력 차이로 인하여 약한 폐포가 터지는 경우(1-2%), ③ 신생아의 기관지나 폐에 남은 양수가 임파관이나 혈관으로 자연흡수되지 아니하고 장시간 기관지나 폐에 남아 있는 경우(10%), ④ 선천적으로 유리질막증이 있는 경우(5-10%), ⑤ 신생아가 태변을 흡입하여 출산 즉시 기계적 환기요법에 의하여 산소를 공급한 경우(40%) 등이 있고, 이 사건 신생아의 기흉의 증상이 과연 어떤 원인에 의하여 발생한 것인지 알 수 없다고 증언하고, 이어 신생아가 출산할 당시 양수에 태변이 섞여 있다면 피부나 탯줄, 손톱 등에 태변의 색깔인 녹색으로 착색이 되는 것이 보통인데 사망한 신생아를 진찰하였지만 위와 같은 착색현상을 발견하지 못하였다고 증언하고 있고, 산모인 1심 증인 공소외 1 은 1991. 7. 24. 14:00경 분만을 위하여 입원하여 그 날 18:00 분만실에 옮겨지고 1시간 30분만에 출산하였는데 신생아는 출산 후 기운차게 울었다고 증언하고 있고, 산부인과 의사인 1심 증인 최차해는 1심 법정 또는 검찰조사시 태아가 양수를 과다흡입하게 되는 경우는 태아가 선천적으로 이상이 있거나 분만시간이 장기간이 되는 경우에 태변이 배설되고 그로 인하여 양수가 과다 흡입될 가능성이 있는데 이 사건의 경우는 분만시간이 4시간 정도였다면 태변 등의 배설로 양수가 용해되어 오염된 양수를 흡입하였다고 보기 미흡하며, 신생아가 분만과정에서 양수를 과다 흡입하고 그로 인하여 호흡곤란이 초래될 정도라면 분만 직후 잘 울 수 없는 것이라고 증언하고 있고, 순천향종합병원에서 이 사건 신생아 치료시 촬영한 X레이 필름에 대한 대한의학협회의 감정의뢰에 대한 회신 결과에 의하면 기흉의 발생원인이 선천적 이상 때문일 가능성이나 양수 또는 태변흡입증이 기흉의 원인일 가능성이 모두 있고 X레이 필름상에는 기흉의 소견은 있으나 양수흡입증후군이나 유리질막증의 소견은 뚜렷치 아니하다고

되어 있는바, 위와 같은 관계 증거를 종합 검토하여 보면 이 사건 신생아에게 기흉이 있었고 그것이 사망의 한 원인이 되었다는 것은 분명하나 **사망한 신생아에 대한 부검이 없어 의학적으로 기흉의 원인이 정확히 밝혀지지 아니한 이 사건에서 이 사건 신생아에게 발생한 기흉이 분만과정에서의 양수의 과다 흡입으로 인하여 발생되었다고는 단정할 수 없고**, 또 일건 기록상 경산부인 이 사건 산모가 신생아를 분만함에 있어 분만시간 지체 등으로 신생아로 하여금 양수를 다량 흡입하게 할 정도의 난산과정을 거쳐 아이를 분만하였다는 증거도 없으며, 유리질막증은 원래 의사에게 책임을 돌릴 수 없는 선천성 질환이고 보면, 피고인의 시술로 산모가 이 사건 신생아를 분만하는 과정에 의사인 피고인에게 진료상의 과실이 있었다고 단정하기는 어렵다고 할 것이다.

나. 다음으로 출산 이후 신생아에 대한 진료에 과실이 있고 이로 인하여 신생아가 사망하게 된 것인지에 대하여 살펴본다.

기록에 의하여 관계 증거를 살펴보면, 분만을 담당한 산부인과 의사로서는 신생아가 태어나면 소아과 의사에게 의뢰하여 그를 돌보게 하거나 그럴 여건이 아닐 경우 신생아의 출산 후 상당기간(약 12시간 내지 24시간) 동안 수시로 신생아의 이상 유무를 살펴보고 이상 증상이 나타나는 경우 그에 따른 적절한 조치를 취하여야 함에도 불구하고, 이 사건 피고인이 분만을 유도한 의사로서 위 신생아가 출산 후 육안으로 보아 별다른 이상이 없어 보이자 별 위험이 없겠다고 속단한 나머지 곧바로 약속된 회식장소로 외출하여 버리고, 또한 위 신생아의 이상 유무를 살펴야 할 간호조무사인 공소외 2 마저 회식장소로 나오게 하여 산모 혼자서 위 신생아를 돌보게 한 것은 산부인과 의사로서 적절한 대처를 다한 것으로 볼 수 없다고 할 것이다.

그러나 ① 위 공소외 1 가 1심에서 증언시 출산 후 그 날 22:00경까지 공소외 2 와 입원실에 함께 있다가 공소외 2 가 회식이 있어서 나갔다 온다고 하자 여기는 괜찮으니 회식장소에 가서 놀다 오라고 말하였다고 진술한 것이나 위 1심 증인 공소외 2 의 그 무렵의 신생아 상태에 별다른 이상을 발견하지 못하였다는 증언 등에 의하면 위 공소외 2 가 그 날 22:00경 회식장소로 외출할 때까지는 위 신생아에게 특별한 이상이 발견되지 아니하였던 것으로 여겨지므로 위 공소외 2 가 같은 날 21:00경 산모인 공소외 1 로부터 신생아가 입에 거품을 물고 숨을 헐떡인다는 호소를 받고도 별문제가 아니라고 하면서 이를 방치한 채 회식장소로 외출하였다는 취지의 원심판단은 수긍하기 어렵다.

그리고 원심은, 같은 날 23:30경 위 공소외 2 가 회식을 마치고 병원에 돌아온 약 10분 후에 신생아에게 호흡곤란 및 청색증 등의 증상이 나타나 피고인에게 전화로 신생아에게 이상이 있음을 알렸을 때 피고인이 공소외 2 에게 산소공급 등 적절한 응급조치를 취하도록 하지 아니하고 만연히 위 신생아를 인근 방지거종합병원으로 후송할 것을 지시하여 이에 따라 위 공소외 2 가 아무런 응급조치 없이 신생아를 안은 채 택시를 타고 방지거종합병원으로 후송하였으나 위 방지거종합병원측에서 응급실이 찼음을 이유로 입원을 거부하여 같은 달 25. 01:50경에야 순천향종합병원에 신생아를 입원시킴으로써 적절한 진료시기를 놓치게 한 잘못이 있다고 판시하고 있으나, ② 피고인 경영의 산부인과 병원에 신생아의 위와 같은 호흡곤란이나 청색증에 대비한 시설이나 기자재가 있는지, 피고인 경영 병원에서 응급조치를 취한 것이 적절한지 아니면 1심 증인 공소외 2 의 증언으로 알 수 있는 바와 같이 피고인 병원에서 택시로 10분 정도면 갈 수 있는 곳에 있고 소아과 전문의의 진료를 받을 수 있는 방지거종합병원으로 후송하는 것이 적절한 것인지에 대한 자세한 검토 없이, 피고인이 공소외 2 에게 지시하여 인근 종합병원에 후송한 것이 잘못이라고 단정한 것은 선뜻 수긍하기 어려우며, 더구나 신생아가 방지거병원에 입원하지 못한 이유가 원심이 인정한 바와 같이 위 병원측의 입원거절 때문이라면 신생아에 대한 진료가 늦어진 책임을 전적으로 피고인측에게만 돌릴 수는 없는 노릇이라고 할 것이다. 또한 기록에 의하여 순천향종합병원에 신생아가 입원한 당일에 작성된 진료기록(공판기록 151-152면, 216-218면)을 살펴보면, 흉부소견: "흉벽은 대층적으로 팽창되며 늑골 하부의 함몰이 보임, 호흡음은 깨끗하나 라울은 들리지 않음, 심박동은 규칙적이며 심잡음은 들리지 않음" 신경학적 검사소견 : "모든 반사, 활동성, 울음, 흡철반사가 양호하다."고 기재되어 있는 것을 알 수 있고 그 후 신생아가 위 순천향종합병원에 입원하여 48시간 가량 치료받다가 사망한 점 등으로 미루어 보면, 가사 신생아에 대한 호흡곤란 및 청색증이 발견된 후 순천향종합병원에 신생아를 입원시키기까지 사이에 피고인의 잘못으로 적절한 진료를 하지 못하였다고 하더라도 그것이 신생아의 상태를 치명적으로 악화시킨 것으로 보기는 어려울 뿐 아니라 위에서 본 바와 같이 사망한 신생아에 대한 호흡곤란을 일으킨 기흉 등의 발생원인이 의학적으로 규명되어 있지 아니한 점을 감안하면 피고인의 출산 후 대처 잘못으로 이 사건 신생아가 사망하였다고 단정하기는 어렵다고 할 것이다.

3. 사실 및 증거관계가 이와 같다면 이 사건 신생아의 출산과정에서 의사인 피고인의 과실로 신생아가 양수를 과다 흡입함으로 인하여 기흉이 발생되어 사망하였다거나 피고인이 출산 이후 호흡곤란을 일으킨 신생아에 대한 적절한 진료를 행하지 아니한 과실 때문에 위 신생아가 사망하였다고 단정하기에는 증거가 부족하다고 보아야 할 것임에도 불구하고 원심이 그 판시와 같은 이유를 들어 피고인을 업무상과실치사죄를 적용하여 처벌한 것은 채증법칙을 위반하거나 필요한 심리를 다하지 아니하여 사실을 그릇 인정하였거나 인과관계에 관한 법리를 오해하여 판결에 영향을 미친 것이라고 할 것이므로 이 점을 지적하는 논지는 이유 있다.

4. 그러므로 원심판결을 파기하고 이 사건을 원심법원에 환송하기로 하여 관여 법관의 일치된 의견으로 주문과 같이 판결한다.

대법관 지창권(재판장) 천경송(주심) 안용득 신성택

[관련 용어]

유리질막병(hyaline membrane disease)[7)]

허파 성숙도의 미숙으로 허파꽈리를 팽창시키는 물질(표면활성제)이 부족하여 호흡곤란이 초래되는 병으로서 미숙아에 호발하는데, 출생시 임신기간보다도 허파 성숙 정도가 더 관여된다. 단일 병으로서는 사망률이 가장 높으며(약 30%), 신생아의 대표적인 병이다. 임상적으로는 미숙아, 생후 6~8시간 내 호흡곤란증세 출현과 생후 24~48시간의 증상 악화, 생후 2~3일간 인공적으로 산소를 공급하지 않으면 호흡을 계속시킬 수가 없으며 점점더 산소의 공급 의존도가 높아지며, 동맥혈액속의 산소농도가 내려가고 이산화탄소의 농도가 높으며, 흉부 방사선 소견을 참작하여 진단한다. 환아는 숙련된 간호 인력과 첨단 의료 장비가 설치된 신생아 집중 치료실에서 치료하여야 한다. 예후는 증세의 경중에 따라 다르고 사망률은 30~50% 된다. 어떤 아기에 있어서는 치료 후에 눈이나 기관지허파 계통에 장애를 일으키는 산소중독증이 보고되고 있다.

7) http://www.kmle.co.kr.

입원시킨 환자이고, 입원 당시 피고인 스스로도 간호사에게 공소외 2가 진통을 호소하면 즉시 3차 병원으로 후송을 해야 한다고 주의를 준 점, ② 진료경력상 공소외 2의 태아가 역위에서 정상위로 돌아온 적이 있다는 사실을 피고인은 잘 알고 있었으므로 태아의 위치가 다시 역위상태가 될 가능성에 대비하여야 하는 점, ③ 조산의 위험이 있는 산모의 경우 언제든지 분만이 시작되는 응급상황이 올 수 있는 점, ④ 전문적인 의학지식이 없는 산모로서는 조기진통과 복통을 스스로 구별하기 어려울 뿐 아니라 의사로서도 산모의 조기진통 여부를 판단하기 어려운 경우가 많아 주의가 요구되는 점, ⑤ 조산 및 그에 따른 위험성, 특히 역위 조산의 경우에는 태아의 생명에 대한 고도의 위험성이 존재하는 점 등에 비추어 보면, 피고인으로서는 조산의 위험이 있는 공소외 2가 복부통증을 호소하는 경우 최대한의 주의를 기울여 초음파검사, 태동검사, 촉진검사, 내진 등의 적절한 방법으로 태아가 역위인지 여부, 자궁경부의 개대 또는 자궁수축 등 조산의 징후가 있는지를 충분히 관찰하여 조산의 징후가 있을 경우 조산 시 미숙아를 치료할 시설이 완비된 3차 의료기관으로 신속히 후송하여 안전하게 출산할 수 있도록 하여야 할 주의의무가 있음에도 불구하고, 피고인은 태아가 역위상태인지 여부를 확인한 바 없고, 공소외 2가 아랫배 통증을 호소하였음에도 불구하고 진통인지 여부를 확인하기 위한 아무런 검사도 시행하지 않았으며, 공소외 2에게 통증이 규칙적으로 오는지 여부를 물어 확인하거나 공소외 2 또는 간호사로 하여금 아랫배 통증이 규칙적인지 여부를 관찰하라는 주의사항조차 전달한 바 없을 뿐만 아니라, 그 이후 공소외 2가 다시 통증을 호소한 20:30경까지 산모의 진통여부를 확인하기 위한 아무런 조치를 취하지 아니하여 공소외 2의 자궁경부가 약 7cm나 열리고 양막이 돌출되어 출산이 임박한 상황에까지 이르러서야 비로소 조산아 치료시설이 있는 병원으로 산모를 전원하게 됨으로써 공소외 2로 하여금 제왕절개술을 받을 수 있는 시기를 놓치게 한 과실이 있다고 인정되고, 조산아가 역위로 분만되는 경우에는 질식분만보다 제왕절개술이 태아의 생명이나 신체에 더 안전한 것으로 알려져 있는 점, 분만 개시 직전 자궁 비수축검사상 태아의 심음이 정상적인 반응을 보인 점, 이 사건 공소외 2의 태아가 역위로 분만되면서 어깨가 산모의 자궁을 쉽게 빠져나오지 못하는 등 난산으로 인하여 분만 후 자발 호흡이 없는 상태로 청색증을 보여 심폐소생술을 시행하였으나 결국 회복되지 못하고 사망한 점, 위와 같은 상황에 이르기 전에 피고인이 공소외 2의 진통 및 자궁수축 증상을 확인하였다면 제왕절개술로 태아를 출산할 수 있었던 점 등을 종합하여 보면, 피고인의 위와 같은 과실로 인하여 이 사건 조산아가 분만이 완료된 후 호흡부전 등으로 사망에 이른 것이라고 넉넉히 인정할 수 있다고 판단하여, 이를 유죄로 인정한 제1심판결을 그대로 유지하였다.

3. 이 법원의 판단

그러나 위와 같은 원심의 판단은 다음과 같은 이유로 수긍하기 어렵다.

의료사고에 있어서 의사의 과실을 인정하기 위해서는 의사가 결과발생을 예견할 수 있었음에도 불구하고, 그 결과발생을 예견하지 못하였고 그 결과발생을 회피할 수 있었음에도 불구하고, 그 결과발생을 회피하지 못한 과실이 검토되어야 하고, 그 과실의 유무를 판단함에는 같은 업무와 직종에 종사하는 일반적 보통인의 주의정도를 표준으로 하여야 하며, 이에는 사고 당시의 일반적인 의학의 수준과 의료환경 및 조건, 의료행위의 특수성 등이 고려되어야 한다(대법원 1999. 12. 10. 선고 99도3711 판결 등 참조).

원심이 확정한 사실관계 및 기록에 의하면, ① 공소외 2는 2003. 1. 30. (병원명 생략) 병원 의사 공소외 1로부터 임신 8주의 진단을 받고 외래진료를 받아왔으며, 7. 7. 태아의 위치가 역위(둔위)라는 진단을 받았으나 7. 16. 초음파검사 결과 정상위(두위)로 돌아왔음이 확인된 사실, ② 당시 의사 공소외 1은 공소외 2에게 임신 36주 이전에 진통이 오면 조기분만의 징후가 있는 것이므로 그 경우에는 입원을 해야 하고, 입원 후에도 진통조절이 안되면 조기분만을 대비하여 조산아 치료시설이 완비된 3차 의료기관(대학병원급 의료기관)으로 후송하겠다는 설명을 한 사실, ③ 공소외 2는 2003. 7. 17. 주기적인 자궁수축이 있어 20:30경 위 병원 응급실에 내원하였고, 당직의사인 피고인이 태동검사 및 내진검사를 실시하여 5분 간격의 주기적인 자궁수축 및 손가락 하나 정도(약 2cm)로 자궁경부가 개대된 상태임을 확인하고, 공소외 2로 하여금 위 병원에 입원하게 한 다음 침상안정 및 수액요법을 처방하였으며, 담당의사인 공소외 1이 그때부터 7. 24.까지 공소외 2에 대하여 매일 2회(08:00경, 17:00경) 태동검사를 실시하였으나 더 이상의 자궁수축 현상이 발견되지 않은 사실, ④ 공소외 2는 7. 19.과 7. 20.경에도 복통을 호소하여 당직의사가 문진 후 별다른 검사 없이 관찰하였는데 증상이 호전된 바가 있었으며, 7. 24. 17:00경 실시한 태동검사에서는 조산의 징후가 발견되지 않았는데, 공소외 2는 같은 날 19:00경 간호사에게 설사하듯 배가 아프다고 호소하였고, 당직의사인 피고인이 간호사로부터 위와 같은 보고를 받고 공소외 2에게 가보니, 공소외 2가 저녁 먹은 것이 체한 것처럼 아프다고 하면서 아랫배 통증을 호소하므로 진통인지를 확인하기 위해 내진을 권유하였으나 공소외 2가 '담당의사 선생님이 내진을 자주 하면 자궁이 열려서 해로울 수 있다고 하더라'라고 하여, 피고인은 좀 더 경과를 관찰하기로 하였으며, 간호사 공소외 3은 같은 날 20:00경 공소외 2에 대한 활력징후(혈압, 맥박, 체온 등)를 검사하였는데, 그때는 공소외 2가 배가 아프다는 말을 전혀 하지 않은 사실, 피고인은 같은 날 20:30경 공소외 2가 10분 정도의 규칙적인 진통을 호소한다는 연락을 받았고, 즉시 내진한 결과 공소외 2의 자궁경부가 7cm 정도 개대되었고 양막이 돌출되어 있으므로 조산이 임박한 것으로 보여, 조산 시 미숙아를 치료할 만한 시설(인큐베이터, 미숙아용 인공호흡기)을 갖춘 경북대학교 병원으로 공소외 2를 전원한 사실, ⑤ 경산부의 경우 출산진통은 산모에 따라 차이는 있으나 일반적으로 약 6시간 지속되고 조산의 경우에도 별다른 차이가 없는 사실, ⑥ 임신 36주까지는 태아의 폐 발달이 미숙하여 합병증의 발현빈도가 높으므로 그 이전에 조산의 징후가 보일 경우 분만을 최대한 지연시킬 필요가 있는데, 내진을 할 경우 양막 파열 등으로 분만을 촉진시킬 위험이 있는 사실, ⑦ 역위의 확진은 초음파 검사가 가장 좋은 것으로 알려져 있는데, 초음파검사는 임신 28주까지는 4주마다, 임신 32~36주까지는 2주마다, 그 이후에는 1주에 1회 하는 것이 일반적이고(환자의 상태나 의사의 판단에 따라 그 회수를 조절할 수 있다), 공소외 2는 사건 발생일 8일 전인 2003. 7. 16.(임신 32주)에 초음파검사를 시행하였고 당시 태아가 정상위로 돌아왔음이 확인된 사실을 알 수 있고, **세브란스병원의 진료차트 감정결과**는, 2003. 7. 24. 19:00경 공소외 2가 계속적이고 주기적인 복부통증을 호소한 것이 아니었고, 같은 날 20:00경 활력징후검사 시에 다시 통증을 호소하지 않은 상황으로 보아 19:00경의 복부진통은 출산진통이 시작된 것으로 보기보다는 불규칙적인 자궁수축 현상인 Braxton Hicks(임신중기 이후에 정상적으로 나타나는 자궁의 불규칙적인 수축현상으로 그 특징은 불규칙하고 리듬감이 없으며 통증이 있기도 하고 없기도 하며 출산을 위한 과정을 겪지 않는데 조기진통과 구분하는 데 어려움이 있음) 수축으로 보아야 하고, 같은 날 20:30경 공소외 2가 10분 간격으로 복부통증을 호소하고 자궁수축으로 자궁경부가 30분 안에 1~2cm에서 7~8cm까지 개대가 이루어진 것은 뚜렷한 규칙적인 출산의 진통과정이 이루어지지 않은 상태로서 출산의 진통은 시작되지 않은 것으로 보아야 타당하다는 의견을 제시하고 있는바, 이러한 사실들을 모두 종합하여 보면, **비록 공소외 2가 조산 위험이 있는 산모이기는 하였으나, 2004. 7. 24. 19:00경 공소외 2에게 분만진통이 있었다고 단정하기 어려워 그와 같은 상황에서 내진이나 초음파검사 없이 경과를 관찰하기로 한 피고인의 행위를 진료행위에 있어서 합리적인 재량의 범위를 벗어난 것이라고 보기 어려울 뿐만 아니라, 가사 분만진통이 있었다고 하더라도 태아가 역위일 경우에는 출산진통이 정상위보다 단축되어 분만이 급속도로 진행된다고 볼 만한 자료가 없는 이상 그로부터 약 2시간 20분 가량이 경과한 때에 난산으로 인하여 신생아의 생명과 신체에 위해가 발생할 것이라는 점을 예견하기는 어렵다 할 것이며, 달리 그 무렵 공소외 2에 대하여 내진이나 초음파검사, 태동검사, 촉진검사 등을 시행하여 3차 병원으로 이송할 준비를 미리 하여야 할 정도로 급박한 상태에 있었다고 볼 만한 사정이 엿보이지 아니하므로, 피고인이 공소외 2를 문진한 후 출산진통이 아니라고 판단하여 별다른 검사를 하지 않은 상태로 경과를 관찰하기로 하였다고 하더라도 이 사실만으로 피고인이 일반적으로 산부인과 의사에게 요구되는 주의의무를 위반한 것이라고 보기는**

어렵다고 할 것이다.

그럼에도 불구하고, 원심은 그 판시와 같은 이유만으로 이 사건 업무상과실치사의 공소사실을 유죄로 인정하였으니, 원심판결에는 채증법칙을 위배하여 사실을 오인하거나 업무상과실치사죄에 관한 법리를 오해한 위법이 있다고 할 것이고, 이러한 위법은 판결 결과에 영향을 미쳤음이 분명하다.

한편, 피고인은 원심판결 중 의료법위반의 점에 대한 유죄 부분에 관하여는 상고이유를 주장하고 있지 않다.

따라서 원심판결 중 업무상과실치사 부분은 파기되어야 할 것인바, 원심은 나머지 공소사실까지 모두 유죄로 인정한 다음 형법 제37조 전단의 경합범으로 보아 피고인에게 하나의 형을 선고하였으므로, 원심판결은 전부 파기될 수밖에 없다.

4. 결 론

그러므로 원심판결을 파기하고, 사건을 다시 심리·판단하게 하기 위하여 원심법원에 환송하기로 하여 관여 법관의 일치된 의견으로 주문과 같이 판결한다.

대법관 김지형(재판장) 고현철(주심) 양승태 전수안

Part Ⅲ 쟁점연구

Legal Issues

Q1 [도입 판례]와 [관련 판례]는 과실범에 있어 인과관계와 객관적 귀속이론이 가지는 중요성을 잘 보여 주고 있다. 의료과실로 의사에게 형법상 업무상 과실치사상죄의 형사책임을 지우기 위해 요구되는 인과관계와 객관적 귀속이론에 대해 설명하시오.

Q2 [도입 판례]에서는 객관적 귀속이론과 관련하여 적법한 대체행위의 이론이 문제되고 있다. 적법한 대체행위의 이론이란 무엇이고, 이 이론의 문제점은 무엇인가?

Q3 [도입 판례]의 사안과 같이 적법한 대체행위를 투입하였을 경우에 그 결과를 분명히 예측할 수 없는 상황에 대해 무죄추정설, 위험증대이론, 절충설의 견해가 대립되고 있다. 이들 견해를 설명하고 자신의 입장을 제시하시오.

Q4 [도입 판례]의 사례에서 대법원이 취한 태도를 환자측 입장과 의사측의 입장에서 각각 논평해 보시오.

Q5 [관련 판례]에서 의사의 과실과 피해자의 사망간에 인과관계를 부정하고 있는데, 그 타당성을 검토하시오.

Case

종합병원의 수술주관 의사 甲은 환자 A에 대해 할로테인(Halothane)이라는 마취제를 사용하여 난소종양절제수술을 하였다. A는 수술 후 1주일이 경과하여 급성전격성간염증상이 진단된 간부전증으로 사망하였다. 그런데 마취제 할로테인을 간기능에 이상이 있는 환자에게 사용하는 경우에는 90% 이상이 간기능의 악화로 심한 경우에는 사망에 이르게 된다는 사실이 널리 알려져 있다. 따라서 의사는 수술 이전에 할로테인이 환자에게 부작용 없이 적응할 수 있을 건인가의 간기능검사를 하는 것이 보편적이다. 그러나 甲은 A의 수술자체가 위급하지 않음에도 불구하고 이러한 검사 대신에 정확성이 떨어지는 소변검사만 실시한 채, 그 결과만 믿고 수술하였다. 그런데 간기능검사를 하였더라면 A의 죽음이 회피될 수 있었는지는 불분명한 것으로 감정결과가 나타났다.

(1) 甲의 죄책은? (대판 1990.12.11, 90도649 참조)

☞ **[문제 해설] 손동권, 형법연습(Ⅱ), 율곡미디어, 2010, 171-173면; 이상돈, 의료형법, 법문사, 1998, 377-384면; 이재상, 이재상 박사의 형법 케이스의 바이블(제2판), 헤르메스, 2007, 90-93면.**

Materials for Extensive Reading

김용직, "의사의 주의의무위반과 업무상과실치사죄의 성부 -산부인과 의사에게 업무상과실의 죄책을 물은 원심을 파기한 대법원 1996.12.23. 선고 95도2012 판결 해설-", 대전지방법원 실무연구자료 제2권, 2008, 113-121면.

신양균, "과실범에 있어서 의무위반과 결과의 관련", 형사판례연구 제1권(93.07), 62-82면.

이상돈, "의사의 과실과 객관적 귀속", 고려대 판례연구 제8집(96.09), 123-147면.

이재석, "의료과오와 위험증대이론", 대구대학교 사회과학연구 제11집 제1호(2003.06), 107-136면.

정성태, "의료사고에 있어서 형사책임이 인정되기 위한 산부인과의사의 주의의무 위반에 관한 입증정도", 대법원판례해설 제66호(2006 하반기)(2007.07), 309-319면.

제5장

의료법규범의 보호목적과 지도의무

Part Ⅰ [도입 판례] - 연탄가스 중독 사건

대법원 1991. 2. 12. 선고 90도2547 판결 【업무상과실치상】
[집39(1)형,682;공1991.4.1.(893),1012]

【판시사항】

연탄가스 중독환자가 퇴원시 자신의 병명을 물었으나 환자를 그 병명으로 진단, 치료한 의사가 아무런 요양방법을 지도하여 주지 아니하여 병명을 알지못한 환자가 퇴원 즉시 처음 사고 난 방에서 다시 자다가 재차 연탄가스에 중독된 경우 의사의 업무상 과실 유무(적극) 및 그 과실과 재차의 연탄가스 중독과의 인과관계 유무(적극)

【판결요지】

자기집 안방에서 취침하다가 일산화탄소(연탄가스) 중독으로 병원 응급실에 후송되어 온 환자를 진단하여 일산화탄소 중독으로 판명하고 치료한 담당의사에게 회복된 환자가 이튿날 퇴원할 당시 자신의 병명을 문의하였는데도 의사가 아무런 요양방법을 지도하여 주지 아니하여, 환자가 일산화탄소에 중독되였던 사실을 모르고 퇴원 즉시 사고 난 자기 집 안방에서 다시 취침하다 전신피부파열 등 일산화탄소 중독을 입은 것이라면, 위 의사에게는 그 원인 사실을 모르고 병명을 문의하는 환자에게 그 병명을 알려주고 이에 대한 주의사항인 피해장소인 방의 수선이나 환자에 대한 요양의 방법 기타 건강관리에 필요한 사항을 지도하여 줄 요양방법의 지도의무가 있는 것이므로 이를 태만한 것으로서 의사로서의 업무상과실이 있고, 이 과실과 재차의 일산화탄소 중독과의 사이에 인과관계가 있다고 보아야 한다.

【참조조문】

가.나. 형법 제268조 의료법 제22조("현행 제24조" 이하 같음 가. 형법 제17조

【전 문】

【피 고 인】 피고인

【상 고 인】 피고인

【변 호 인】 변호사 여동영 외 2인

【원심판결】 육군고등군사법원 1990.8.30. 선고 90노126 판결

【주 문】

상고를 기각한다.

【이 유】

변호인들의 상고이유를 함께 본다.

1. 기록을 살펴보면 원심의 사실인정을 수긍할 수 있고, 거기에 심리미진이나 채증법칙을 어긴 위법이 있다고 할 수 없다.

2. 그리고 원심이 인정한 바와 같이 피고인이 대구동산기독병원 인턴과정 수련의로 근무중 피해자 신상종, 신초강이 자기집 안방에서 취침하다가 일산화탄소(연탄가스) 중독으로 1987.1.27. 10:00 경 위 병원 응급실에 후송되어 온 것을 담당의사로서 진단하여 일산화탄소 중독으로 판명하고 치료한 후 회복케 하였고, 이튿날 11:50경 위 병원에서 퇴원할 당시 위 피해자들이 피고인에게 자신의 병명을 문의하였는데도 피고인이 위 피해자들에게 아무런 요양방법을 지도하여 주지 아니하여, 위 피해자들이 일산화탄소에 중독되었던 사실을 모르고 위 병원에서 퇴원 즉시 사고난 자기집 안방에서 다시 취침하다 전신피부파열 등 일산화탄소 중독을 입은 것이라면 피고인에게 의사로서의 업무상과실이 있다고 보아야 할 것이고, 이 과실과 재차의 일산화탄소 중독과의 사이에는 인과관계가 있다고 보아야 할 것이다.

기록을 살펴보면 피고인은 당초 위 피해자들이 약물중독 아니면 일산화탄소에 중독된 것으로 의심하고 위 세척을 하였으나 약물중독 사실이 발견되지 아니하여 일산화탄소중독으로 진단(추정)한 것으로 보이는 바, 그렇다면 **피고인은 의사로서 이 사건에 있어서와 같이 환자가 연탄가스 중독으로 판명된 경우, 환자가 그 원인사실을 모르고 병명을 문의하는 경우에는 그 병명을 알려주고 이에 대한 주의사항인 피해장소인 방의 수선이나 환자에 대한 요양의 방법 기타 건강관리에 필요한 사항을 지도하여 줄 요양방법의 지도의무가 있는 것이며(의료법 제22조 참조), 이를 태만하였다면 의사로서의 업무상과실이 있는 경우라 할 것이다.**

따라서 원심판결에 업무상과실이나 인과관계에 관한 법리를 오해한 위법이 있다고 할 수도 없다.

3. 따라서 반대의 입장에서 주장하는 논지는 모두 이유가 없다.

그러므로 상고를 기각하기로 하여 관여 법관의 일치된 의견으로 주문과 같이 판결한다.

대법관 이회창(재판장) 이재성 배만운

[관련 독일 사건]

어금니발치 사건[8)]

[도입 판례]에서 다루어지는 보호목적이론은 바로 다음과 같은 독일 의료사례에서 개발된 이론이다(BGHSt 21, 59). 치과의사 甲은 1963년 12월 5일 아침 17세의 소녀 乙을 클로르에틸로 완전마취한 상태에서 그녀의 어금니 두 개를 뽑았다. 乙은 심한 지방과다증과 만성적인 심근염을 앓고 이었다. 발치한 후 약 3분 30초에서 4분 가량이 지나 乙의 얼굴은 창백해지고, 맥박과 호흡 및 동공반사가 완만해졌다. 몇 차례에 걸친 구조조치에도 불구하고 乙은 18시 20분에 사망하였다. 乙은 甲에게 자신의 심장에 뭔가 이상이 있다고 말했음에도 불구하고 甲은 내과 전문의에게 진찰을 의뢰하지 않았다. 그러나 내과 전문의의 진찰을 받았어도 乙의 심장질환은 발견되기 어려웠을 것이라고 한다. 또한 乙은 약한 심장으로 인해 甲이 요구된 주의의무를 다한 경우에도 그러한 발치를 견디기 어려웠을 가능성도 인정된다고 한다. 아헨(Achen)지방법원은 甲에게 업무상과실치사의 책임을 인정하였다. 특히 甲의 의무위반행위와 乙의 사망 사이의 인과관계를 인정하는 데에는 甲의 의무위반행위에 의해 乙의 사망이 '앞당겨졌다'는 점만으로 충분하다고 보았다. 즉 甲이 내과적 진찰을 선행시켰다면 乙의 사망은 피할 수는 없었다고 할지라도 적어도 乙은 그러한 진찰에 걸리는 시간만큼은 더 늦게 사망했을 것이고, 바로 그 점을 이유로 인과관계를 인정할 수 있다는 것이다. 이에 대해 독일연방법원은 甲의 의무위반이 아헨지방법원이 의미하는 바와 같은 의미에서 乙의 사망에 대해 원인이 되었는지는 "행위자가 … 의무에 적합하게 행동할 수 있었을 -가설적인- 시점이 아니라 실제로 의무위반행위를 한 시점"을 기준으로 판단해야 한다고 보았다. 그러므로 甲의 의무위반행위와 乙의 사망 사이의 인과관계를 인정하려면 甲의 치료행위가 이루어진 시점에서 이미 내과 전문의의 진찰도 이루어졌다면 乙의 사망이 실제보다는 늦게 발생했었을 경우에만 인정된다는 것이다.

이 사안을 두고 록신(Roxin)은 규범의 보호목적이론으로 인과관계를 부인한 바 있다. 즉 치과의사 甲이 내과 전문의를 초빙할 의무는 생명에 대한 침해를 지연시키고, 인간의 생명을 아주 짧은 기간만이라도 연장시키려는 목적을 갖고 있는 것이 아니라 발치행위와 관련된 심장사를 회피하려는 데 있을 뿐이다. 이 사안에서 내과 전문의를 초빙했어도 乙의 심장질환이 발견되지 않았던 것이라면 그러한 목적은 도달할 수 없었던 것이라 할 수 있다. 입법자가 그런 의무부과를 통하여 미연에 방지하려고 한 위험, 즉 심장전문의의 진찰이 이루어지지 않음으로 인한 사망초래의 위험은 이 사안처럼 그러한 진찰이 아무 소용도 없었던 것으로 확정된 경우에는 결코 실현되었다고 볼 수 없다. 그러므로 乙의 사망은 치과의사 甲에게 귀속시킬 수가 없다는 것이다.

---

8) 이상돈, 의료형법, 법문사, 1998, 154-155면.

Part Ⅱ [관련 판례] - 금연 사건

대법원 1999. 3. 26. 선고 98다45379,45386 판결 【손해배상(기) · 치료비】
[공1999.5.1.(81),772]

【판시사항】

[1] 의료종사자에게 입원환자나 수술환자들의 금연에 대한 지시 또는 지도의무가 있는지 여부(적극) 및 그 주의의무의 정도

[2] 손바닥 파열상에 대한 수술 후 입원치료를 받던 환자가 화장실에서 흡연을 한 후 나오다가 쓰러져 사망한 경우, 의료종사자들에게 금연에 관한 일반적인 요양지도 외에 환자의 기왕증과 관련된 흡연의 위험성을 경고하고 화장실에서의 흡연 여부까지 상시 확인·감독할 주의의무는 없다고 본 사례

[3] 의사의 의료행위에 있어서 주의의무의 기준이 되는 의료수준의 의미 및 그 평가방법

[4] 손바닥 파열상을 입은 환자를 수술함에 있어 전신마취를 한 경우, 그 행위 자체가 의료상의 과실에 해당한다고는 볼 수 없다고 한 사례

【판결요지】

[1] 일반적으로 의료행위에는 통상 진단과 치료 외에 환자에 대한 요양지도도 포함되고, 이러한 요양지도는 환자의 질병, 연령, 성별, 성격, 교양의 정도 등에 응하여 진료의 각 단계에서 적절한 시기에 환자의 상황에 따라 구체적으로 이루어져야 할 것인바, 통상 입원환자들은 환자 자신을 위해서나 다른 환자들의 보호를 위해서도 금연이 요구되고, 특히 수술환자에 있어서는 그 필요가 더욱 크다고 할 수 있으므로, 입원환자나 수술환자들의 금연에 대한 지시 혹은 지도는 의료종사자들의 요양지도의 한 구체적 내용을 이룬다고 할 것이나, 의료종사자들에게 이처럼 금연에 대한 지시 혹은 지도의무가 인정된다고 하더라도 흡연 자체가 환자에게 금기시되는 것은 굳이 의학적 지식이라고 할 것까지 없이 상식적인 사항에 해당하므로, 환자의 질병과 나이 또는 상황 등에 비추어 달리 특별한 사정이 있다고 인정되지 않는 한, 이러한 금연에 대한 지시 혹은 지도는 금연의 필요성에 대한 의학적 설명 내지 강조와 구두에 의한 금연의 수시 확인 정도로도 충분하고 나아가 환자의 동태 등을 살펴 금연 여부를 상시 확인 · 감독할 의무까지 있는 것은 아니다.

[2] 손바닥 파열상에 대한 수술 후 입원치료를 받던 환자가 화장실에서 흡연을 한 후 나오다가 쓰러져 사망한 경우, 그 환자가 경추의 기왕증 및 병력이 있는 상태에서 평소 많은 양의 흡연을 해 왔다 하더라도 입원치료를 받게 된 것은 손바닥 파열상에 대한 봉합수술 후 요양을 위한 것으로서 환자의 기왕증이나

병력과는 질병의 성격이나 정도 등에서 별다른 상관관계가 인정되지 않는 것이고 사고 당시 환자는 분별력에 별다른 장애가 없는 성인 남자였으므로, 의료종사자들에게 금연에 관한 일반적인 요양지도 외에 환자의 기왕증과 관련된 흡연의 위험성을 경고하고 화장실에서의 흡연 여부까지 상시 확인 · 감독할 주의의무는 없다고 본 사례.

[3] 의사가 치료 등의 의료행위를 함에 있어서는 사람의 생명 · 신체 · 건강을 관리하는 업무의 성질에 비추어 구체적인 증상이나 상황에 따라 위험을 방지하기 위하여 요구되는 최선의 조치를 행하여야 할 주의의무가 있다고 할 것이나, 이와 같은 주의의무는 의료행위를 할 당시 의료기관 등 임상의학분야에서 실천되고 있는 의료행위의 수준을 기준으로 판단하여야 하고, 의사가 행한 의료행위가 그 당시의 의료수준에 비추어 최선을 다한 것으로 인정되는 경우에는 의사에게 환자를 진료함에 있어서 요구되는 주의의무를 위반한 과실이 있다고 할 수 없으며, 특히 의사의 질병 진단의 결과에 과실이 없다고 인정되는 이상 그 요법으로서 어떠한 조치를 취하여야 할 것인가는 의사 스스로 환자의 상황 기타 이에 터잡은 자기의 전문적 지식 · 경험에 따라 결정하여야 할 것이고, 생각할 수 있는 몇 가지의 조치가 의사로서 취할 조치로서 합리적인 것인 한 그 어떤 것을 선택할 것이냐는 당해 의사의 재량의 범위 내에 속하고 반드시 그 중 어느 하나만이 정당하고 이와 다른 조치를 취한 것은 모두 과실이 있는 것이라고 할 수 없다.

[4] 손바닥 파열상을 입은 환자를 수술함에 있어 전신마취를 한 경우, 그 행위 자체가 의료상의 과실에 해당한다고는 볼 수 없다고 한 사례.

【참조조문】

[1] 민법 제750조 / [2] 민법 제750조 / [3] 민법 제750조 / [4] 민법 제750조

【참조판례】

[3] 대법원 1994. 4. 26. 선고 93다59304 판결(공1994상, 1468), 대법원 1997. 2. 11. 선고 96다5933 판결(공1997상, 730), 대법원 1998. 2. 27. 선고 97다38442 판결(공1998상, 872), 대법원 1998. 7. 24. 선고 98다12270 판결(공1998하, 2216)

【전 문】

【원고,반소피고,피상고인겸상고인】 김문자 외 3인 {원고(반소피고)들 소송대리인 변호사 임규옥}

【피고,반소원고,상고인겸피상고인】 학교법인 선목학원 (소송대리인 영남법무법인 담당 변호사 서석구)

【원심판결】 대구고법 1998. 8. 19. 선고 97나2390, 2406 판결

【주 문】

원심판결 중 피고 패소 부분을 파기하고, 이 부분 사건을 대구고등법원에 환송한다. 원고들의 상고를 모두 기각한다. 상고기각 부분에 대한 상고비용은 원고들의 부담으로 한다.

【이 유】

상고이유를 판단한다.

1. 피고의 상고이유에 대하여

가. 원심판결 이유에 의하면, 원심은 피고 병원 의사들이 1992. 12. 25. 망 안종수(이하 '망인'이라고 한다)의 손바닥 파열상에 대한 이 사건 수술을 시행하기 전에 필요한 검사를 모두 마쳐 망인이 아무런 이상소견을 보이지 아니하였고, 망인이 이 사건 수술을 받은 날로부터 4일째 되는 같은 달 29. 피고 병원 화장실에서 담배를 피우고 소변을 본 다음 출입문 쪽으로 걸어나오다가 갑자기 바닥에 쓰러져 사지마비 등에 빠지는 이 사건 사고를 당하였으며, 이 사건 사고는 소변을 볼 때의 배뇨성 현기증과 수술 전, 후 수일간 금연하였다가 다시 담배를 피울 때의 혈류 내 산소부족성 현기증 등이 경합된 허혈 현상에 기인하였다고 추인되고, 망인에게는 경추의 기왕증으로 입원치료를 받은 병력이 있으며, 망인이 평소 비교적 많은 양의 흡연을 하여 왔음이 인정되므로, **피고 병원은 그 의사나 간호사 등을 통하여 수시로 망인에게 망인과 같은 기왕증이 있을 경우 전신마취 상태에서 수술을 받은 후 흡연을 하면 치명적인 결과가 초래될 수 있다는 것을 경고하고 반드시 금연하도록 주의를 주는 한편 입원기간 동안 망인의 동태에 특별한 관심을 갖고 망인이 담배를 피우지 않도록 감독하여야 할 것임에도, 피고 병원은 몇 군데에 금연표지만 설치하고, 의사나 간호사를 통하여 상투적이고 의례적으로 금연에 관한 주의를 주었을 뿐이므로,** 이 사건 사고는 피고 병원이 위와 같은 경고나 주의, 감독조치 등을 게을리 한 과실이 그 한 원인이 되었다고 판단한 끝에 망인의 사망으로 인한 손해의 배상을 구하는 원고들의 이 사건 본소 청구를 그 판시와 같은 비율에 의한 과실상계를 한 범위 내에서 인용하고, 아울러 원고들에 대하여 망인에 대한 치료비의 지급을 구하는 피고의 이 사건 반소 청구를 그 판시와 같은 피고측 과실비율의 범위 내에서 기각하고 있다.

나. 일반적으로 의료행위에는 통상 진단과 치료 외에 환자에 대한 요양지도도 포함되고, 이러한 요양지도는 환자의 질병, 연령, 성별, 성격, 교양의 정도 등에 응하여 진료의 각 단계에서 적절한 시기에 환자의 상황에 따라 구체적으로 이루어져야 할 것이다. 그런데 통상 입원환자들은 환자 자신을 위해서나 다른 환자들의 보호를 위해서도 금연이 요구되고, 특히 수술환자에 있어서는 그 필요가 더욱 크다고 할 수 있으므

로, 입원환자나 수술환자들의 금연에 대한 지시 혹은 지도는 의료종사자들의 요양지도의 한 구체적 내용을 이룬다고 할 것이다. 그러나 **의료종사자들에게 이처럼 금연에 대한 지시 혹은 지도의무가 인정된다고 하더라도 흡연 자체가 환자에게 금기시되는 것은 굳이 의학적 지식이라고 할 것까지 없이 상식적인 사항에 해당하므로, 환자의 질병과 나이 또는 상황 등에 비추어 달리 특별한 사정이 있다고 인정되지 않는 한, 이러한 금연에 대한 지시 혹은 지도는 금연의 필요성에 대한 의학적 설명 내지 강조와 구두에 의한 금연의 수시 확인 정도로도 충분하고, 나아가 환자의 동태 등을 살펴 금연 여부를 상시 확인 · 감독할 의무까지 있는 것은 아니라고 할 것이다.**

그런데 원심이 판시한 바에 의하면, 망인이 경추에 기왕증이 있고 그로 인하여 입원 치료를 받은 병력이 있는 상태에서 평소 많은 양의 흡연을 하여 왔으므로, 피고 병원의 의료종사자들은 망인에 대하여 망인의 기왕증과 관련된 흡연의 위험성을 경고하고 망인의 동태를 살피면서 망인이 흡연을 하지 않도록 감독하여야 할 주의의무가 있음에도 망인이 화장실로 가 담배를 피우는 것을 방치함으로써 이 사건 사고가 발행하게 되었다는 것이나, 원심이 인정한 바에 의하더라도 ① 망인이 피고 병원에서 입원 치료를 받게 된 것은 손바닥 파열상에 대한 봉합수술 후의 요양을 위한 것으로서 망인의 기왕증이나 병력과는 질병의 성격이나 정도 등에서 별다른 상관관계가 인정되지 않는 것이라고 할 수 있고, 또한 기록에 의하면 이 사건 사고 당시 ② 망인은 분별력에 별다른 장애가 없는 50세 가량의 성인 남자였음을 알 수 있으므로, **이러한 망인에게 위와 같은 기왕증과 병력이 있다고 하더라도 금연과 관련한 피고 병원 의료종사자들의 지시 혹은 지도의무가 일반적인 요양지도의 범위를 넘어 병실을 벗어난 화장실에서의 흡연 여부까지 상시 확인 · 감독할 의무에까지 미친다고 할 수 없고,** 망인이 평소 많은 양의 흡연을 하여 왔다고 하여 이와 달리 볼 수가 없다고 할 것이다. 그리고 기록에 의하면, 피고 병원 의료종사자들은 망인에 대한 일반적인 요양지도로서의 금연에 관한 지시 내지 지도조치는 이를 이행하였다고 볼 수가 있으므로, 결국 피고 병원 의료종사자들에게 이 사건 사고의 발생과 관련하여 요양지도의 한 내용으로서의 금연에 관한 지시 및 지도의무를 게을리 한 과실이 있다고 하기 어렵다.

따라서 원심이 망인의 기왕증 및 병력과 망인의 흡연습관만을 들어 피고 병원 의료종사자들에게 일반적인 요양지도의 범위를 넘어 화장실에서의 흡연 여부에 대하여까지 상시 확인 · 감독할 주의의무가 있다고 판단한 조치는 결국 의료종사자의 주의의무에 관한 법리를 오해하여 판결 결과에 영향을 미친 위법을 저지른 것이라고 할 것이다. 상고이유 중 이 점을 지적하는 부분은 이유 있다.

2. 원고들의 상고이유에 대하여

가. 과실책임에 관한 법리오해, 판단유탈의 점에 대하여

의사가 치료 등의 의료행위를 함에 있어서는 사람의 생명 · 신체 · 건강을 관리하는

업무의 성질에 비추어 구체적인 증상이나 상황에 따라 위험을 방지하기 위하여 요구되는 최선의 조치를 행하여야 할 주의의무가 있다고 할 것이나 이와 같은 주의의무는 의료행위를 할 당시 의료기관 등 임상의학분야에서 실천되고 있는 의료행위의 수준을 기준으로 판단하여야 하고, 의사가 행한 의료행위가 그 당시의 의료수준에 비추어 최선을 다한 것으로 인정되는 경우에는 의사에게 환자를 진료함에 있어서 요구되는 주의의무를 위반한 과실이 있다고 할 수 없다(대법원 1994. 4. 26. 선고 93다59304 판결 참조). 특히 의사의 질병 진단의 결과에 과실이 없다고 인정되는 이상 그 요법으로서 어떠한 조치를 취하여야 할 것인가는 의사 스스로 환자의 상황 기타 이에 터잡은 자기의 전문적 지식·경험에 따라 결정하여야 할 것이고 생각할 수 있는 몇 가지의 조치가 의사로서 취할 조치로서 합리적인 것인 한 그 어떤 것을 선택할 것이냐는 당해 의사의 재량의 범위 내에 속하고 반드시 그 중 어느 하나만이 정당하고 이와 다른 조치를 취한 것은 모두 과실이 있는 것이라고 할 수 없다(대법원 1984. 6. 12. 선고 82도3199 판결 등 참조).

원심판결 이유를 위와 같은 법리와 기록에 비추어 살펴보면, **피고 병원 의사들이 이 사건 수술 당시 망인에 대하여 전신마취를 한 것 자체가 의료상의 과실에 해당하고 그 외 이 사건 수술 및 마취 과정에서 피고 병원 의사나 간호사 등의 과실이 개입되었다는 원고들의 주장을 배척한 원심의 조치는 정당한 것**으로 수긍이 가고, 거기에 과실책임에 관한 법리를 오해하여 판결 결과에 영향을 미친 위법이 있다고 할 수 없다.

원심이 이 사건 수술 및 마취 과정에서 피고 병원 의사나 간호사 등의 과실이 개입되었다는 원고들의 주장을 배척한 것에는, 이 사건 수술 당시 원고들의 동의를 얻지 아니한 채 망인에 대하여 전신마취를 한 것이 이 사건 수술에 있어서의 과실에 해당한다는 취지의 원고들의 주장을 배척한 취지도 포함되어 있는 것이라고 할 것이므로, 거기에 상고이유에서 드는 바와 같은 판단유탈의 위법이 있다고 할 수도 없다. 이 부분 상고이유 역시 어느 것이나 받아들일 수 없다.

나. 채증법칙 위배 및 심리미진의 점에 대하여

원심판결 이유를 기록에 비추어 살펴보면, 피고 병원 의사들이 망인의 손바닥 파열상에 대한 이 사건 수술을 시행하기 전에 필요한 검사를 모두 마쳐 망인이 아무런 이상소견을 보이지 아니하였고, 망인이 이 사건 수술을 받은 날로부터 4일째 되는 1992. 12. 29. 피고 병원 화장실에서 담배를 피우고 소변을 본 다음 출입문 쪽으로 걸어나오다가 바닥으로 쓰러져 사지마비 등에 빠지는 이 사건 사고를 당하였으며, 이 사건 사고는 망인이 소변을 볼 때의 배뇨성 현기증과 담배를 피울 때의 혈류 내 산소부족성 현기증 등이 경합된 허혈 현상에 기인한 것으로 추인되고, 피고 병원이 망인의 유족들인 원고들에 대하여 이 사건 수술 당시부터 망인이 1994. 8. 28. 사망할 때까지의 치료비를 면제하여 주었다고 인정할 증거가 없다고 본 원심의 조치는 수긍이 가고, 거기에 채증법칙을 위배하거나 필요한 심리를 다하지 아니하여 판결 결과에 영향을 미친 위법이 있다고 할 수 없다.

기록에 의하면, 원심이 채용하고 있는 을 제5호증상 일반적으로 담배를 피울 때의 혈류 내 산소부족성 현기증이 허혈현상의 한 원인이 될 수 있다고 되어 있으므로(기록 325면), 흡연으로 인한 현기증이 이 사건 사고의 한 원인이 된다고 본 원심의 조치가 이러한 자료에 기한 것인 이상, 망인의 금연 여부에 관한 원심의 사실인정이 증거 없이 이루어진 것이라고 하더라도 이러한 잘못은 판결 결과에 영향이 없다. 이 부분 상고이유는 받아들일 수 없다.

다. 과실상계에 관한 법리오해와 개호비 손해에 관한 채증법칙 위배의 점에 대하여

이 사건 사고에 관하여 피고측에 의료상의 과실이 인정되지 아니하는 이상, 그에 기한 손해배상책임의 존재를 전제로 하는 과실상계에 관한 법리오해와 개호비 손해에 관한 채증법칙 위배의 상고이유는 받아들여질 여지가 없다. 이 부분 상고이유도 받아들이지 아니한다.

3. 그러므로 피고의 나머지 상고이유에 대한 판단을 생략한 채 원심판결 중 피고 패소 부분을 파기하고, 이 부분 사건을 다시 심리·판단케 하기 위하여 원심법원에 환송하며, 원고들의 상고는 모두 기각하고, 상고기각 부분에 대한 상고비용은 상고인인 원고들의 부담으로 하기로 관여 법관의 의견이 일치되어 주문과 같이 판결한다.

대법관 정귀호(재판장) 김형선 이용훈(주심) 조무제

Part Ⅲ 쟁점연구

Legal Issues

Q1 객관적 귀속이론의 개별적인 귀속척도로서 규범의 보호목적이론에 대해 설명하시오.

Q2 의료법 제24조에서 규정하고 있는 의사의 요양지도의무의 보호목적은 무엇인가?

Q3 [도입 판례]의 사안에서 문제되고 있는 재차의 일산화탄소 중독결과의 회피가 의료법 제24조의 규범의 보호목적을 벗어난 것인지 여부에 대해 긍정설과 부정설의 견해가 대립되고 있다. 대립되는 견해를 소개하고 자신의 입장을 제시하시오.

Q4 [도입 판례]의 사안에서 의료법 제24조의 보호목적해석에 의해 사고결과의 귀속을 배제시킬 수 없다면 형법 제268조의 보호목적을 논증도구로 사용하여 사고결과의 귀속을 배제시킬 수 있는가?

Q5 [관련 판례]의 사안에서 피고 병원측에 의료종사자의 요양지도의무의 한 내용으로서 금연에 관한 지시 내지 지도의무가 인정된다고 하더라도 구체적으로 망인에 대하여 그 금연 여부를 상시 확인·감독할 의무까지 인정되는가?

Case

당직의사 甲은 연탄가스중독으로 응급실에 후송되어 온 A와 그의 부인 B의 위를 세척하고, 약물중독 사실이 발견되지 아니하여 일산화탄소중독으로 진단하였으며, A와 B를 치료·회복하게 하였다. A와 B는 그 다음날 퇴원하면서 甲에게 자신들의 병명을 문의하였으나, 甲은 아무런 대답도 해 주지 않았다. A와 B는 퇴원한 후 곧바로 사고가 났던 자기 집 안방에서 잠을 자다 또 다시 일산화탄소중독에 걸렸고, 그로인해 전신피부파열 등의 상해를 입게 되었다.

(1) 甲의 죄책은? (대판 1991.2.12, 90도2547 참조)

☞ **[문제 해설] 이상돈, 의료형법, 법문사, 1998, 368-377면.**

Materials for Extensive Reading

김일수, "업무상 과실치상에서 인과관계와 객관적 귀속", 서울지방변호사회 판례연구 제5집, 1992, 343-357면.

이상돈, 의료형법, 법문사, 1998, 153-164면.

정영일, "과실범의 귀속과 규범의 보호목적", 형사법연구 창간호(1988년), 151-168면.

조해현, "의료종사자의 요양지도와 관련한 주의의무로서의 금연에 관한 지시의무와 그 내용", 대법원판례해설 제32호(99년 상반기)(99.10), 106-113면.

제6장

의료분업과 신뢰의 원칙

Part I [도입 판례] - 간호실습생 사건

대법원 2003. 8. 19. 선고 2001도3667 판결 【업무상과실치사】
[집51(2)형,489;공2003.9.15.(186),1905]

【판시사항】

[1] 의사가 간호사의 진료보조행위에 일일이 입회하여 지도·감독하여야 하는지 여부(소극) 및 입회가 필요한 경우의 판단 기준

[2] 간호사가 의사의 처방에 의한 정맥주사(Side Injection 방식)를 의사의 입회 없이 간호실습생(간호학과 대학생)에게 실시하도록 하여 발생한 의료사고에 대한 의사의 과실을 부정한 사례

【판결요지】

[1] 간호사가 '진료의 보조'를 함에 있어서는 모든 행위 하나하나마다 항상 의사가 현장에 입회하여 일일이 지도·감독하여야 한다고 할 수는 없고, 경우에 따라서는 의사가 진료의 보조행위 현장에 입회할 필요 없이 일반적인 지도·감독을 하는 것으로 족한 경우도 있을 수 있다 할 것인데, 여기에 해당하는 보조행위인지 여부는 보조행위의 유형에 따라 일률적으로 결정할 수는 없고 구체적인 경우에 있어서 그 행위의 객관적인 특성상 위험이 따르거나 부작용 혹은 후유증이 있을 수 있는지, 당시의 환자 상태가 어떠한지, 간호사의 자질과 숙련도는 어느 정도인지 등의 여러 사정을 참작하여 개별적으로 결정하여야 한다.

[2] 간호사가 의사의 처방에 의한 정맥주사(Side Injection 방식)를 의사의 입회 없이 간호실습생(간호학과 대학생)에게 실시하도록 하여 발생한 의료사고에 대한 의사의 과실을 부정한 사례.

【참조조문】

[1] 의료법 제2조 제1항, 제2항 / [2] 형법 제268조

【전 문】

【피 고 인】 피고인

【상 고 인】 검사

【변 호 인】 변호사 김용대 외 1인

【원심판결】 부산지법 2001. 6. 12. 선고 2001노202 판결

【주 문】

상고를 기각한다.

【이 유】

상고이유를 본다.

의료법에 의하면, 간호사는 의사와 함께 '의료인'에 포함되어 있고(제2조 제1항), 간호사의 임무는 '진료의 보조' 등에 종사하는 것으로 정하고 있으며(제2조 제2항), 간호사가 되기 위하여는 간호학을 전공하는 대학 또는 전문대학 등을 졸업하고 간호사국가시험에 합격한 후 보건복지부장관의 면허를 받도록 되어 있음(제7조)을 알 수 있는바, 이와 같이 국가가 상당한 수준의 전문교육과 국가시험을 거쳐 간호사의 자격을 부여한 후 이를 '의료인'에 포함시키고 있음에 비추어 볼 때, <u>간호사가 '진료의 보조'를 함에 있어서는 모든 행위 하나하나마다 항상 의사가 현장에 입회하여 일일이 지도·감독하여야 한다고 할 수는 없고, 경우에 따라서는 의사가 진료의 보조행위 현장에 입회할 필요 없이 일반적인 지도·감독을 하는 것으로 족한 경우도 있을 수 있다 할 것인데, 여기에 해당하는 보조행위인지 여부는 보조행위의 유형에 따라 일률적으로 결정할 수는 없고 구체적인 경우에 있어서 그 행위의 객관적인 특성상 위험이 따르거나 부작용 혹은 후유증이 있을 수 있는지, 당시의 환자 상태가 어떠한지, 간호사의 자질과 숙련도는 어느 정도인지 등의 여러 사정을 참작하여 개별적으로 결정하여야 할 것이다.</u>

원심판결의 이유에 의하면, 원심은, ① 이 사건 피해자(여, 70세)가 1999. 12. 3. 뇌출혈 증세로 부산 백병원에 입원하여 뇌실외배액술 등의 수술을 받은 다음 중환자실에서 치료를 받다가 같은 달 9. 일반병실로 옮겨졌는데, 피해자의 몸에는 수술 직후부터 대퇴부 정맥에 주사침을 통하여 수액을 공급하기 위한 튜브가 연결되어 있었고 머리에는 뇌실 삼출액(삼출액)을 배출하기 위한 튜브(뇌실외배액관)가 연결되어 있었던 사실, ② 위 병원 신경외과 전공의인 피고인은 수술 직후 피해자의 주치의로 선정되었고 위 병원 간호사들은 피고인의 처방 및 지시에 따라 계속하여 대퇴부 정맥에 연결된

튜브를 통하여 항생제, 소염진통제 등의 주사액을 투여하였지만 별다른 부작용이 없었던 사실, ③ 피고인은 1999. 12. 10. 종전 처방과 마찬가지로 피해자에게 항생제, 소염진통제 등을 정맥에 투여할 것을 당직간호사에게 지시하였는데, 위 병원의 책임간호사인 원심 공동피고인 1(경력 7년)은 신경외과 간호실습을 하고 있던 원심 공동피고인 2(간호학과 3학년)를 병실에 대동하고 가서 그에게 주사기를 주면서 피해자의 정맥에 주사하라고 지시하고 자신은 그 병실의 다른 환자에게 주사를 하는 사이에 원심 공동피고인 2가 뇌실외배액관을 대퇴부 정맥에 연결된 튜브로 착각하여 그 곳에 주사액을 주입하는 것을 뒤늦게 발견하고 즉시 이를 제지한 다음 직접 나머지 주사액을 대퇴부 정맥에 연결된 튜브에 주입하였지만 피해자는 뇌압상승에 의한 호흡중추마비로 같은 날 사망한 사실 등을 인정한 다음, ① 피고인의 처방과 지시에 따라 수술 직후부터 계속하여 항생제, 진통소염제 등의 주사액이 간호사들에 의하여 피해자의 대퇴부 정맥에 연결된 튜브를 통하여 투여되어 왔으므로 사고 당일 주사행위 자체에 특별한 위험성이 있었다고 볼수 없고 피고인이 입회하지 않더라도 간호사가 주사의 부위 및 방법에 관하여 착오를 일으킬 만한 사정도 없었던 점, ② 신체에 직접 주사하여 주사액을 주입하는 것이 아니라 대퇴부정맥에 연결된 튜브를 통하여 주사액을 주입하는 행위는 투약행위에 가깝다는 점, ③ 원심 공동피고인 1의 경력과 그가 취한 행동에 비추어 볼 때 피해자에 대한 주사의 부위 및 방법에 관하여 정확히 이해하고 있었고 그의 자질에 문제가 없었던 것으로 보이는 점, ④ 피해자는 주사로 인한 부작용 발생 여부에 대한 검사가 끝난 상태이고 수술 뒤 상태가 다소 호전되었을 뿐만 아니라 이 사건 사고 전까지 주사로 인한 부작용이 발생하지 아니하였던 점, ⑤ 피고인으로서는 자신의 지시를 받은 간호사가 자신의 기대와는 달리 간호실습생에게 단독으로 주사하게 하리라는 사정을 예견할 수도 없었다는 점 등을 종합하여 보면, **피고인으로 하여금 그 스스로 직접 주사를 하거나 또는 직접 주사하지 않더라도 현장에 입회하여 간호사의 주사행위를 직접 감독할 업무상 주의의무가 있다고 보기 어렵다는 이유로, 위와 같은 업무상 주의의무가 있음을 전제로 한 이 사건 업무상 과실치사의 공소사실에 대하여 무죄를 선고**하였다.

앞에서 본 법리와 기록에 비추어 살펴보면, 원심의 사실인정과 판단은 정당하고 거기에 상고이유로 주장하는 바와 같은 의사의 업무상 주의의무에 관한 법리를 오해한 잘못이 있다고 할 수 없다. 그리고 상고이유에서 인용한 판례들은 이 사건과 사안을 달리하여 이 사건에 원용하기에 적절하지 아니하다.

그러므로 상고를 기각하기로 하여 관여 대법관의 일치된 의견으로 주문과 같이 판결한다.

대법관 배기원(재판장) 이용우(주심) 박재윤

[관련 용어]

뇌실외 배액술(extraventricular drainage)[9)]

뇌실외 배액술(extraventricular drainage, EVD)이란 뇌(brain) 속에 있는 뇌실(ventricle)이라는 구조에 출혈이 있는 뇌실내출혈(intraventricular hemorrhage)의 경우 시행하는 수술이다. 뇌실 내에는 뇌척수액(cerebrospinal fluid, CSF)이라는 액체가 있어 순환하는데, 갑작스런 출혈에 의해 뇌척수액의 흐름에 장애가 생기면 뇌압이 상승하는 급성수두증(acute hydrocephalus)이 나타날 수 있으며, 잘못하면 사망할 수도 있다.

수술 부위의 머리뼈에 동전 크기만한 구멍을 뚫고 그 구멍을 통해 뇌를 통과하여 뇌실까지 도관을 넣고, 뇌실 내의 액체를 빼내어 뇌압을 저하시키고 뇌척수액의 흐름을 정상적으로 돌리는 수술이다.

---

9) 연세대학교 의과대학 신경외과.
http://anatomy.yonsei.ac.kr/bbs2004/read.php?name=bbs2001&bbs=histology&page=220&id=3014).

1 참고 판례

대법원 1994. 12. 22. 선고 93도3030 판결 【업무상과실치상】
[공1995.2.1.(985),725]

【판시사항】

갑상선아전절제술 및 전경부임파절청소술을 받은 환자가 기도부종으로 인한호흡장애로 뇌기능 부분손상상태(식물인간상태)에 이르게 된 경우, 환자의 호흡 곤란을 알고도 00:30경부터 09:00경까지 환자의 상태를 확인하지 아니한 주치의 겸 당직의사와 그의 활력체크지시를 제대로 이행하지 아니하고 의사를 불러달라는 환자 보호자의 요청을 듣지 아니한 담당간호사들을 업무상과실치상죄로 처단한 사례

【판결요지】

갑상선아전절제술 및 전경부임파절청소술을 받은 환자가 기도부종으로 인한 호흡장애로 뇌기능 부분 손상상태(식물인간상태)에 이르게 된 경우, 환자의 호흡 곤란을 알고도 00:30경부터 09:00경까지 환자의 상태를 확인하지 아니한 주치의 겸 당직의사와 그의 활력체크지시를 제대로 이행하지 아니하고 의사를 불러달라는 환자 보호자의 요청을 듣지 아니한 담당간호사들을 업무상과실치상죄로 처단한 사례.

【참조조문】

형법 제268조

【전 문】

【피 고 인】 피고인 1 외 2인
【상 고 인】 피고인들
【변 호 인】 동양종합법무법인
【담당변호사】 김성기 외 6인
【원심판결】 서울형사지방법원 1993.10.12. 선고 93노459 판결

【주 문】

상고를 모두 기각한다.

【이 유】

변호인들의 각 상고이유를 함께 판단한다.

1. 원심이 유지한 제1심판결은 그 거시 증거에 의하여, 피해자가 갑상선암으로 서울대학교병원에 입원하여 1988.1.29. 16:00경부터 18:20경까지 일반외과 전문의인 공소외 오승근으로부터 갑상선아전절제술 및 전경부임파절청소술을 받았는데, 이러한 수술을 받은 환자는 기도부종이 발생하여 호흡장애가 올 수 있는 가능성이 많고, 의사(레지던트, 1년차)인 피고인 1이나 간호사인 피고인 2, 3은 그와 같은 수술을 받은 환자는 기도부종이 발생하여 호흡장애가 올 수 있는 가능성이 많은 사실을 잘 알고 있었던바, ① **피고인** 1은 같은 달 30. 13:00부터 일요일인 같은 달 31. 10:00까지 피해자의 치료를 담당한 주치의 겸 당직의사로서, 피해자가 같은 달 30. 19:00경 호흡곤란으로 산소흡입기를 부착하여 산소를 공급받는 것을 확인하고, 다음날 00:30경 다시 그의 상태를 확인하고 호흡정지 등 위급상태에 대비하여 인공호흡을 시행할 수 있는 응급처치기구를 병실에 준비하도록 당직 간호사인 피고인 2에게 지시를 하고서도, 그 이후 피해자의 호흡곤란여부, 기도부종 등 피해자의 상태를 관찰하지 아니하고 09:00경까지 당직실에서 수면을 취하는 등으로 환자를 방치하였고, ② **피고인** 2는 같은 달 30. 22:30부터 다음날 07:30까지 간호를 담당한 야간당번간호사로서, 피고인 1로부터 피해자에 대하여 일반환자와는 달리 2시간마다 활력체크(맥박수와 호흡수의 측정)를 하고, 보호자로부터 피해자의 상태가 나쁘다는 연락을 받으면 즉시 피고인 1에게 연락을 하도록 지시를 받았음에도 활력체크를 03:00경에 1회만 실시하였을 뿐만 아니라 06:00경 및 07:30경 피해자의 모 공소외 1로부터 피해자가 호흡곤란으로 고통스러워하니 의사를 불러달라는 요청을 받고도 피해자의 상태를 확인하거나 의사에게 연락을 취하지도 아니하고 퇴근하였고, ③ **피고인** 3은 그날 07:30경부터 15:30경까지 주간당번간호사로서 피해자의 증상을 알고 있었던데다가 피해자가 산소흡입기를 부착하고 병실에 응급처치기구까지 비치된 사실을 알고도 의사가 지시한 대로 활력체크를 하지 아니하고, 08:30경 공소외 1이 피해자의 호흡곤란으로 인한 산소부족으로 입술이 청색으로 변하는 것을 보고 의사를 불러달라고 요청하였는데도 이에 응하지 아니하였고, 09:00경에는 피해자의 안면까지 청색으로 변하면서 그 고통으로 피해자가 몸부림치는 것을 보고 공소외 1이 소리를 치면서 다급하게 의사를 불러달라고 요청하였음에도 피해자를 확인하거나 의사에게 연락하지 아니하고 시간을 지체하고, 그때 피해자가 고통을 이기지 못하여 산소흡입기를 떼고 복도로 뛰어나와 쓰러지고 나서야 당직의사인 피고인 1에게 연락을 함으로써 09:20경 도착한 피고인 1이 피해자에게 기도삽관을 실시하려 하였으나 심한

부종으로 1차 실패하고 가까스로 2차에 기도삽관에 성공하였으나 이미 일시적인 호흡정지를 야기시켜 피해자로 하여금 뇌산소결핍으로 인한 뇌기능 부분손상상태(식물인간상태)에 이르게 한 사실을 인정하고 있는바, 그 채택한 증거를 기록에 대조하여 살펴보아도 원심이 유지한 제1심의 증거취사과정과 사실인정은 옳은 것으로 수긍할 수 있고, 거기에 소론과 같이 상식과 경험칙에 반하는 증거를 채택함으로써 채증법칙을 위배하여 사실을 오인하였다거나 필요한 심리를 다하지 아니한 위법이 있다고 할 수 없다. 논지는 이유 없다.

2. 또한 위 관계 증거에 의하면 **기도부종은 수술후 서서히 진행되어 2, 3일째에 절정을 이루었다가 가라앉기 시작하는 것으로서, 증상이 심하여지면 호흡장애가 발생하여 산소공급이 중단될 수 있고, 이는 환자가 식물인간상태 또는 사망이라는 치명적인 결과에 이르는 원인이 될 수 있는 것**이므로, 기도부종이 진행되고 있을 경우 담당의사 및 간호사는 시간의 경과에 따라 환자의 예후를 주의깊게 관찰하여 증상의 악화여부를 파악하고 필요한 경우 기도삽관 또는 기관절제술을 시행하는 등 적절한 조치로써 호흡장애로 인한 위험을 방지하여야 하는바, 담당의사인 피고인 1은 피해자가 같은 달 30. 15:00경 회진시부터 호흡곤란을 호소하였고, 19:40경에는 호흡곤란을 더 심하게 호소하고 부종도 약간 심하여져 레지던트 3년차인 공소외 최재훈에게 그 처치방법을 문의한 바 있으며, 22:00경에도 증상이 여전하여 혈종을 의심하고 부은 부위를 주사기로 뽑아보았으며, 다음날 00:30경에는 피해자가 낮보다 더 심하게 호흡곤란을 호소하였고, 환자의 증상이 악화될 염려가 있어 병실에 응급처치기구까지 준비하여둔 상황이라면, 당직의사인 피고인 1로서는 본인이 직접 환자의 경과를 살펴 호흡장애의 발생여부를 관찰하고 필요한 처치를 시행하였어야 할 것임에도, 그 이후 당직실에서 수면을 취하다가 07:00경 피고인 2가 전화를 한 기회에 피해자의 상태만을 물어보고는 환자를 살피지 아니하고 09:00경에 이르기까지 방치한 업무상의 과실이 있다고 인정되고, 당직간호사들인 피고인 2, 3은 피고인 1의 지시에 따라 2시간마다 활력체크를 성실히 이행하였더라면 기도부종의 증상악화를 미리 파악할 수 있었을 것으로 보여지는데도 이를 행하지 아니하였고, 피해자의 보호자가 수차례 환자의 상태악화를 말하며 의사를 불러줄 것을 요청하였음에도 환자를 관찰하지도 아니한 채 그 요청을 제대로 이행하지 아니한 업무상의 과실이 인정되며, 피고인들의 이러한 주의의무를 다하였더라면 피해자에게 적정한 시기에 적절한 조치를 행함으로써 이 사건에서와 같은 결과의 발생을 방지할 수 있었을 것이라고 보여지므로, 이와 같은 피고인들의 주의의무 위반행위와 이 사건 상해와의 사이에는 인과관계가 있다고 할 것이고, 따라서 피고인들의 판시 행위를 업무상과실치상죄로 의율 처단한

제1심을 유지한 원심의 조치는 옳은 것으로 수긍되고, 거기에 소론과 같이 인과관계 등에 관한 법리를 오해한 위법이 있다 할 수 없으며, 소론이 들고 있는 우리나라의 의료실정 등은 위와 같은 판단에 영향을 미칠 바가 되지 못한다. 논지는 모두 이유 없다.

3. 그러므로 피고인들의 상고를 모두 기각하기로 관여 법관의 의견이 일치되어 주문과 같이 판결한다.

대법관 안용득(재판장) 천경송 지창권 신성택(주심)

[평석]

이상돈, "의사와 간호사 사이의 분업과 책임의 분할", 고려대 판례연구 제9집(98.02), 253-284면.

[관련 용어]

갑상선암: 치료방법10)

1. 개요

갑상선암의 치료 방법에는 수술, 방사성요오드 치료, 갑상선호르몬 치료, 외부방사선 조사, 항암제 치료 등이 있습니다. 대부분의 갑상선암은 다른 암과 달리 완치가 가능하고 예후도 좋으므로 전이가 되었더라도 적극적인 치료를 하면 좋은 결과를 기대할 수 있습니다.

2. 수술적 치료

갑상선암의 치료 방법 중에서 가장 중요한 방법은 수술입니다. 갑상선암의 종류, 크기, 환자의 나이와 병기에 따라서 아주 초기인 경우와 특수 상황에서는 갑상선의 일부만을, 그 외의 경우에는 거의 전부를 제거하게 됩니다. 수술 후에는 갑상선호르몬이 분비되지 않으므로 평생 갑상선호르몬을 보충해야 합니다. 일부 작은 갑상선암은 수술만으로 치료가 끝나지만 재발의 가능성이 높은 경우에는 추가로 방사성요오드 치료를 시행해야 합니다.

3. 암종별 수술

(1) 암종병 수술 내용

가. 유두암

갑상선의 한쪽 엽에서만 암이 발견되었더라도 일반적으로 갑상선 전체를 절제하는 갑상선전절제술을 시행하게 됩니다. 유두암은 림프절 전이가 비교적 흔하고, 림프절 전이가 일어날 경우 대부분 중앙경부림프절을 1차적으로 침범하게 됩니다. 그런데 이 구역에서 재발되면 재수술이 까다롭기 때문에 갑상선유두암 때문에 갑상선전절제술을 시행하는 경우에는 일반적으로 갑상선과 중앙경부림프절을 함께 제거하게 됩니다.

나. 여포암

여포암은 미세침흡인세포검사나 조직검사만으로는 양성과 악성을 확실히 구별할 수 없는 경우가 많습니다. 여포성 종양으로 진단된 환자에게 수술 후 병리 조직검사를 시행하면 약 80%는 양성이고 5-20% 정도만 악성으로 판정됩니다. 처음부터 갑상선전절제술을 시행하면 암이 아닌 경우에는 상대적으로 합병증이 더 많이 생길 수 있고 수술 후에 평생 갑상선호르몬을 복용해야 하므로 암의 여부가 확실치 않은 여포성 종양의 경우에는 좀 불편하더라도 일단 엽절제술만을 하고, 병리 조직검사를 통해 암으로 판정된 경우에만 남아 있는 갑상선의 반대편 엽을 마저 절제하는 2차 수술을 시행하게 됩니다.

다. 수질암

수질암은 다발성인 경우가 많고, 림프절 전이와 원격전이도 비교적 흔히 나타나며, 수술 후에 방사성요오드 치료가 듣지 않기 때문에 1차 수술 시에 매우 적극적인 수술이 필요합니다. RET 원종양 유전자의 돌연변이가 있는 환자의 경우 가족 구성원 모두를 대상으로 RET 원종양 유전자의 돌연변이 유무를 확인하는 검사를 해야 하며 돌연변이가 있는 경우 현재 암이 발견되지 않았어도 이후에 수질암이 발생하기 때문에 가능한 한 조기에 갑상선전절제술을 받아야 합니다.

라. 역형성암

이 종류의 암은 매우 드물지만 가장 진행이 빠른 암으로, 아주 조기에 발견되어 근치적 수술을 받으면 완치되는 경우도 있으나, 진단 시에 이미 대부분 종양이 주위로 많이 퍼져 있어 완전 절제가 가능한 경우가 드뭅니다. 하지만 수술이 가능한 경우 근치적 수술을 받으면 생존율이 증가합니다.

(2) 수술 방법

가. 절개술

갑상선 전절제술, 아전절제술, 엽절제술로 크게 나눌 수 있습니다.

갑상선 전절제술은 갑상선 조직 전부(양엽과 협부)를 제거하는 수술로 갑상선암 수술 방법 중 가장 많이 시행되고 있는 방법입니다. 갑상선 조직의 일부를 남기고 나머지를 모두 제거하는 경우는 갑상선 아전절제술에 해당합니다.

갑상선 엽절제술은 암이 침범한 쪽의 엽을 절제하는 수술로 크기가 작은 초기 유두암이면서 환자의 나이가 젊은 경우에 예외적으로 시행되며 양성 종양일 경우 흔히 시행되는 방법입니다.

갑상선암 수술로서 갑상선의 조직을 제거하는 경우 암이 진행되어 목으로 전이되었거나 전이가 의심되는 경우, 또는 전이 예방 차원에서 주위에 있는 경부 림프절을 같이 제거하게 됩니다.

나. 내시경 갑상선절제술

최근에는 내시경 수술을 통하여 목에는 상처를 내지 않고 외부에서 보이지 않는 부분(가슴이나 겨드랑이 등)을 통하여 수술하는 기법이 개발되어 미용적으로도 좋은 결과를 보여줍니다. 하지만 갑상선암의 경우 내시경적 수술을 할 수 있는 환자군이 아직 제한되어 있으며 크기가 작고 주변 조직이나 림프절로의 전이가 없는 경우에만 시행할 수 있습니다.

다. 다빈치 로봇 수술

최근 도입된 로봇을 이용한 수술 방법으로 외부의 조종석에서 수술의사가 확대한 영상을 보면서 로봇의 팔을 조절해 수술을 합니다. 수술 부위를 확대하여 구조물들을 정확히 확인할 수 있으며, 사람의 손으로 직접 수술하는 것에 비해 수술의사의 손 떨림도 보정되어 정교한 수술이 가능합니다. 수술 절개창도 작아 미용 효과도 좋습니다.

10) 국가암정보센터(http://www.cancer.go.kr/ncic/cics_b/04/041/1390759_5881.html#2).

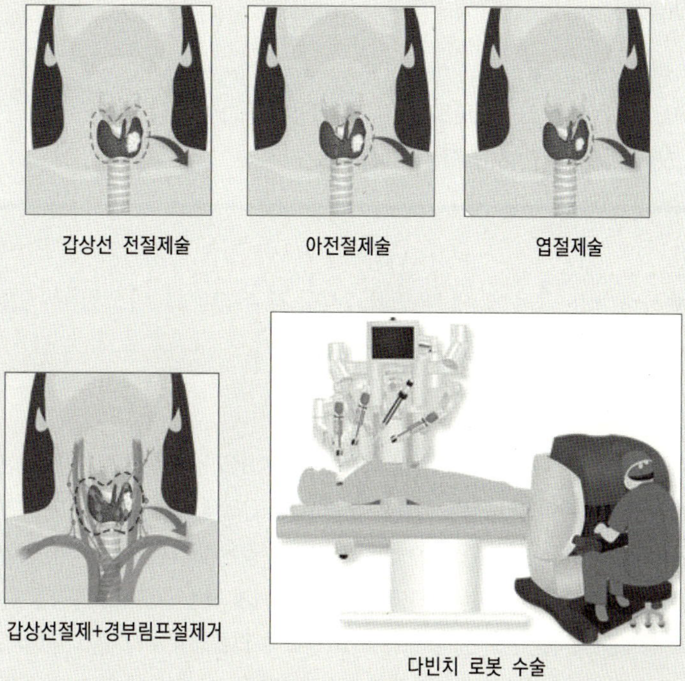

〈갑상선암의 수술방법〉

2 참고 판례

대법원 1990. 5. 22. 선고 90도579 판결 【업무상과실치상】
[집38(2)형,588;공1990.7.15.(877),1404]

【판시사항】

정맥에 주사하다가 근육에 새면 조직괴사등의 부작용을 일으킬 수 있는 마취제 에폰톨을 주사함에 있어서의 의사의 주의의무

【판결요지】

주사약인 에폰톨을 3, 4분 정도의 단시간형 마취에 흔히 이용되는 마취제로서 점액성이 강한 유액성분이어서 반드시 정맥에 주사하여야 하며, 정맥에 투여하다가 근육에 새면 유액성분으로 인하여 조직괴사, 일시적인 혈관수축등의 부작용을 일으킬 수 있으므로 위와 같은 마취제를 정맥주사할 경우 의사로서는 스스로 주사를 놓든가 부득이 간호사나 간호조무사에게 주사케 하는 경우에도 주사할 위치와 방법 등에 관한 적절하고 상세한 지시를 함과 함께 스스로 그 장소에 입회하여 주사시행과정에서의 환자의 징후 등을 계속 주시하면서 주사가 잘못없이 끝나도록 조치하여야 할 주의의무가 있고, 또는 위와 같은 마취제의 정맥주사방법으로서는 수액세트에 주사침을 연결하여 정맥내에 위치하게 하고 수액을 공급하면서 주사제를 기존의 수액세트를 통하여 주사하는 이른바 사이드 인젝션(Side Injection)방법이 직접 주사방법보다 안전하고 일반적인 것이라 할 것인 바, 산부인과 의사인 피고인이 피해자에 대한 임신중절수술을 시행하기 위하여 마취주사를 시주함에 있어 피고인이 직접 주사하지 아니하고, 만연히 간호조무사로 하여금 직접방법에 의하여 에폰톨 500밀리그램이 함유된 마취주사를 피해자의 우측 팔에 놓게 하여 피해자에게 상해를 입혔다면 이에는 의사로서의 주의의무를 다하지 아니한 과실이 있다고 할 것이다.

【참조조문】

형법 제268조

【전 문】

【피 고 인】 피고인
【상 고 인】 피고인
【변 호 인】 변호사 김광호
【원심판결】 서울형사지방법원 1990.2.8. 선고 89노4418 판결

【주 문】

상고를 기각한다.

【이 유】

1. 상고이유 제1점을 본다.

원심이 적법히 인정한 사실에 의하면, 이 사건 주사약인 에폰톨은 3,4분 정도의 단시간형 마취에 흔히 이용되는 마취제로서 점액성이 강한 유액성분이고 반드시 정맥에 주사하여야 하며, 정맥에 투여하다가 근육에 새면 유액성분으로 인하여 조직괴사, 일시적인 혈관수축 등의 부작용을 일으킬 수 있으므로 위와 같은 마취제를 정맥주사할 경우 의사로서는 스스로 주사를 놓든가 부득이 간호사나 간호조무사에게 주사케 하는 경우에도 주사할 위치와 방법 등에 관한 적절하고 상세한 지시를 함과 함께 스스로 그 장소에 입회하여 그 주사시행과정에서의 환자의 징후 등을 계속 주시하면서 주사가 잘못없이 끝나도록 조치하여야 할 주의의무가 있다고 할 것이다.

또한 위와 같은 마취제의 정맥주사방법으로서는 수액세트에 주사침을 연결하여 정맥내에 위치하게 하고 수액을 공급하면서 주사제를 기존의 수액세트를 통하여 주사하는 이른바 사이드 인젝션(Side Injection) 방법이 주사방법보다 안전하고 일반적인 것이라 할 것이다.

원심이 같은 견해에서 산부인과 의사인 피고인이 피해자에 대한 임신중절수술을 시행하기 위하여 마취주사를 시주함에 있어 피고인이 직접 주사하지 아니하고, 만연히 간호조무사에 불과한 공소외 인으로 하여금 직접방법에 의하여 에폰톨 500밀리그램이 함유된 마취주사를 피해자의 우측 팔에 놓게 하여 설시와 같이 피해자에게 상해를 입혔으므로 이에는 의사로서의 주의의무를 다하지 아니한 과실이 있다고 판단하였음은 정당하고, 거기에 소론과 같은 의료과오에 있어서의 과실범에 관한 법리오해가 있다 할 수 없으니 이 점에 관한 논지는 이유없다.

2. 상고이유 제2점을 본다.

원심은 그 거시의 증거에 의하여 인정한 위 약제의 성질, 이 사건 당시 피해자에게 행한 주사방법, 주사후의 피해자의 증상과 상해를 입게 되기까지의 경위 등을 종합하여 위 마취제가 정확히 정맥에 주사되지 아니하고 피하로 유출되어 피해자가 이 사건 상해를 입은 사실을 인정하였는바, 기록에 비추어 살펴보면 원심의 조치는 정당하고, 거기에 채증법칙 위배로 인한 사실오인의 위법이 있다고 할 수 없으므로 이 점에 관한 논지도 이유없다.

3. 그러므로 상고를 기각하기로 관여 법관의 의견이 일치되어 주문과 같이 판결한다.

대법관 이회창(재판장) 배석 김상원 김주한

Part Ⅱ [관련 판례] - 내과와 신경과의 협의진료 사건

대법원 2003. 1. 10. 선고 2001도3292 판결 【업무상과실치상】
[공2003.3.1.(173),656]

【판시사항】

[1] 의료사고에 있어서 의사의 과실을 인정하기 위한 요건 및 그 판단 기준

[2] 내과의사가 신경과 전문의에 대한 협의진료 결과와 환자에 대한 진료 경과 등을 신뢰하여 뇌혈관계통 질환의 가능성을 염두에 두지 않고 내과 영역의 진료 행위를 계속하다가 환자의 뇌지주막하출혈을 발견하지 못하여 식물인간 상태에 이르게 한 경우, 내과의사의 업무상과실을 부정한 사례

【판결요지】

[1] 의료사고에 있어서 의사의 과실을 인정하기 위해서는 의사가 결과 발생을 예견할 수 있었음에도 불구하고 그 결과 발생을 예견하지 못하였고, 그 결과 발생을 회피할 수 있었음에도 불구하고 그 결과 발생을 회피하지 못한 과실이 검토되어야 하고, 그 과실의 유무를 판단함에는 같은 업무와 직무에 종사하는 일반적 보통인의 주의 정도를 표준으로 하여야 하며, 이에는 사고 당시의 일반적인 의학의 수준과 의료환경 및 조건, 의료행위의 특수성 등이 고려되어야 한다.

[2] 내과의사가 신경과 전문의에 대한 협의진료 결과 피해자의 증세와 관련하여 신경과 영역에서 이상이 없다는 회신을 받았고, 그 회신 전후의 진료 경과에 비추어 그 회신 내용에 의문을 품을 만한 사정이 있다고 보이지 않자 그 회신을 신뢰하여 뇌혈관계통 질환의 가능성을 염두에 두지 않고 내과 영역의 진료 행위를 계속하다가 피해자의 증세가 호전되기에 이르자 퇴원하도록 조치한 경우, 피해자의 지주막하출혈을 발견하지 못한 데 대하여 내과의사의 업무상과실을 부정한 사례.

【참조조문】

[1] 형법 제268조 / [2] 형법 제268조

【참조판례】

[1] 대법원 1984. 6. 12. 선고 82도3199 판결(공1984, 1320), 대법원 1987. 1. 20. 선고 86다카1469 판결(공1987, 364), 대법원 1996. 11. 8. 선고 95도2710 판결(공1996하, 3632), 대법원 1997. 10. 10. 선고 97도1678 판결(공1997하, 3531), 대법원 1999. 12. 10. 선고 99도3711 판결(공2000상, 260)

【전 문】

【피 고 인】 피고인 1 외 1인

【상 고 인】 피고인들

【변 호 인】 변호사 전병남

【원심판결】 서울지법 2001. 5. 31. 선고 2001노92 판결

【주 문】

원심판결을 모두 파기하고, 사건을 서울지방법원 본원 합의부에 환송한다.

【이 유】

1. 원심의 판단

가. 공소사실의 요지

피고인 1은 서울 동작구에 있는 종합병원 내과 전문의로 근무하던 자이고, 피고인 2는 같은 병원 내과 레지던트로 근무하던 자인바, 같은 병원 신경과 공소외 1과 순차로 상호 공모하여, 1992. 8. 1.경 위 종합병원에서, 피해자 (43세) 가 격심한 두통과 분출성 구토 등으로 입원을 하게 되었는바, 피해자는 같은 해 6. 23.경부터 1주일간 도끼로 머리를 찍는 듯한 격심한 두통과 분출성 구토 증세를 보였고, 같은 해 7. 12.경 같은 증세와 함께 머리를 두손으로 감싸고 "아이구, 아이구"하는 비명까지 지르는 등 분출성 구토를 동반한 심한 두통증세를 보여 같은 해 7. 20.경 위 병원 내과에서 공소외 최상운으로부터 외래진료를 받고, 고혈압이라는 진단하에 혈압강하제를 복용하였으나, 여전히 위 병세가 낫지 아니하여, 위와 같은 두통과 구토에 관한 전문적인 진찰과 치료를 받기 위하여, 같은 해 8. 1.부터 15일간 입원을 하게 되었으면, 그 주치의인 피고인 2, 담당과장인 피고인 1으로서는 피해자에 대한 자세한 병력과 증세, 건강상태 등에 관하여 정확히 문진하여 위와 같은 증상을 파악함과 동시에, 초진시 피해자의 측정혈압 수치가 130-110mmHg으로 최저혈압이 정상인보다 많이 높았었기 때문에, 피해자가 단순 고혈압이 아닌 뇌압 상승에 의한 2차성 고혈압, 즉 뇌동맥류 파열에 의한 뇌지주막하출혈 등 병인성 고혈압일 가능성이 충분하였으므로, 그 원인에 대한 정확한 진단을 위하여 뇌전산화단층촬영, 척수액검사 등의 정밀검사조치를 취하여, 피해자의 두뇌에 있는 뇌동맥류 파열 여부를 조기발견하고, 뇌동맥류 제거수술을 함으로써 뇌동맥류의 대파열을 사전에 방지할 수 있었음에도, 공소외 1에게 신경과 협의진료를 보내어 회신받은 내용인 "뇌신경에 이상이 없다."는 취지의 공소외 1의 소견을 경솔히 오신한 나머지, 피해자에 대한 병세를 제대로 관찰 내지 진단을 하지 아니하고, 혈압강하제만 계속 투여하면서 피해자의 위와 같은 병세 및 입원동기와는 무관한 복부전산화단층촬

영, 간초음파 검사를 실시하는 등 오진을 하여, 입원기간 동안 계속적으로 진행되어 온 뇌동맥류 파열에 의한 지주막하출혈을 발견하지 못하고, 공소외 1은, 같은 해 8. 3.경 위 병원 신경과에서 피고인 2, 1의 협의진료 요청을 받았으면, 피해자의 두통과 구토증세에 관한 정확한 병력, 두통의 초발시기, 두통의 부위와 강도 및 지속성 여부, 분사성 구토의 동반 여부 등에 대한 상세하고 정확한 문진과 아울러 안구운동 및 안저검사, 대광반사, 구역반사 등을 포함한 뇌신경검사, 경부항직검사 등을 실시하여, 두통과 분사성 구토로 인하여 입원한 피해자의 뇌동맥류 파열에 의한 지주막하출혈 가능성 여부를 면밀히 검토하여 진단하여야 함에도, 형식적인 문답과 무릎을 두드려 보는 타전검사만을 한 채, 위와 같은 기본적인 필수 검사조차 실시하지도 아니함으로써, 위 증세를 발견하지 못한 채 정상인과 다름없다는 취지인 "이상소견 없다."고 오진을 하는 등 피고인들과 공소외 1의 위와 같은 순차적 업무상 과실로 인하여 피해자에게 혈압강하제만 투여하였을 뿐, 뇌지주막하출혈에 대한 근본적 치료를 하지 못함으로써, 피해자로 하여금 입원기간 내인 같은 해 8. 10.경 뇌동맥류 소파열에 의한 1차 지주막하출혈을 야기시키고, 같은 해 11. 10. 2차 출혈을 야기시키고, 같은 해 11. 19.경 뇌동맥류 대파열에 의한 지주막하출혈로 인하여 같은 해 12. 4.경 연세대학교 세브란스 병원에서 뇌동맥류 결찰 수술을 받았으나, 회복되지 못하고 의식불명상태인 이른바 식물인간의 상태에 이르게 하는 상해를 입게 하였다.

나. 원심의 판단

원심은 위 공소사실을 유죄로 인정한 제1심판결에 대하여 제1심이 피해자에게 1992. 8. 10.경 지주막하출혈이 있었다고 인정한 것을 같은 달 1.경 지주막하출혈이 있었다고 변경하여 인정하는 한편, 그 판시 사실관계에 비추어 비록 내과 전문의인 피고인 1과 내과 1년차 수련의인 피고인 2에게 직접 신경과 소관인 지주막하출혈을 진단, 치료하기를 기대할 수는 없다 하더라도, <u>피고인들로서는 다시 한번 그 때까지의 진료 경과에 비추어 피해자의 두통과 구토 증세에 관한 정확한 병력, 두통의 부위와 강도 및 지속성 여부, 분출성 구토의 동반 여부 등에 대하여 문진하고, 필요한 검사를 실시하거나 재차 협의진료를 요청하는 등 적절한 조치를 취하였어야 함에도 불구하고, 공소외 1의 "현재로서는 이상 소견 없어 보입니다."라는 소견만을 경솔히 신뢰한 채 이를 게을리함으로써 피해자를 이른바 식물인간 상태에 이르게 하였다 할 것이어서, 피해자에 대한 담당 주치의 및 전문의로서의 업무상의 주의의무를 다하였다고 볼 수 없다</u>는 이유로 제1심판결을 그대로 유지하였다.

2. 이 법원의 판단

원심이 피고인들에게 업무상과실이 있었다고 인정한 것은 수긍하기 어렵다.

의료사고에 있어서 의사의 과실을 인정하기 위해서는 의사가 결과 발생을 예견할 수 있었음에도 불구하고 그 결과 발생을 예견하지 못하였고, 그 결과 발생을 회피할 수 있었음에도 불구하고 그 결과 발생을 회피하지 못한 과실이 검토되어야 하고, 그 과실의 유무를 판단함에는 같은 업무와 직무에 종사하는 일반적 보통인의 주의 정도를 표준으로 하여야 하며, 이에는 사고 당시의 일반적인 의학의 수준과 의료환경 및 조건, 의료행위의 특수성 등이 고려되어야 한다(대법원 1999. 12. 10. 선고 99도3711 판결 등 참조).

관련 증거와 기록에 의하면, ① 피해자는 1992. 6. 23.경부터 1주일간과 같은 해 7. 중순경 격심한 두통과 구토 증세를 보여 그 치료를 위하여 같은 해 7. 20. 위 병원 내과에서 소화기 내과 전문의 최상운과 순환기 내과 전문의 홍석근으로부터 외래 진료를 받았고, 같은 달 27. 위 홍석근으로부터 다시 외래진료를 받았으나 모두 고혈압으로 진단되어 혈압강하제를 복용하였는데, 위 병세가 낫지 않아 두통과 구토에 관한 전문적 진찰과 치료를 위하여 1992. 8. 1.부터 같은 달 14.까지 위 종합병원에 입원하게 된 사실, ② 피해자나 가족은 입원 당시 피해자가 1992. 6.말경부터 위와 같은 증세와 속이 울렁거리고 메스꺼우며, 목이 뻣뻣한 증세로 고통을 받고 있다고 말하였으나, 실제로 입원 당시 피해자의 두통은 종전보다 완화된 상태였고, 목이 뻣뻣한 상태와 속이 울렁거리고 메스꺼운 상태는 남아 있었으나 입원 이후 구토를 하지는 아니하였던 사실, ③ 피고인 2가 주치의로서, 피고인 1이 내과 전문의로서 피해자를 함께 진료하던 위 입원기간 중이나 피고인 1이 피해자의 퇴원 후 외래진료를 담당하였던 1992. 10. 19.경까지의 기간 동안에는 피해자에게 뇌지주막하출혈을 의심할 만한 정도의 두통과 구토 증세가 보이지 않았던 사실, ④ 피고인 2는 피해자가 1992. 8. 1. 입원한 이후 주치의로서 일반적으로 요구되는 문진을 한 후, 이학적 검사와 신경학적 기본검사인 뇌신경 검사, 뇌막자극징후(경부항직), 감각신경, 운동신경, 심부전 반사 등을 실시하였으나 모두 정상으로 나타나자, 일응 피해자의 질환을 본태성 고혈압으로 추정하면서 일과성 허혈성 발작(뇌혈관 질환), 뇌막염 등에도 의심을 둔 후, 우선 내과 영역인 고혈압에 대한 치료를 수행하는 한편, 피고인 1과 의논을 거쳐 같은 달 3. 뇌혈관 질환 및 뇌압상승 등이 피해자의 증세의 원인일 가능성이 있는지 확인하기 위하여 같은 병원 내의 전문과인 신경과에 협의진료를 요청한 사실, ⑤ 위와 같은 협의진료 요청을 받은 같은 병원 신경과 전문의 공소외 1은 피해자에 대한 문진과 안구운동검사, 대광반사, 구역반사 등을 포함한 뇌신경검사, 운동검사, 감각검사, 경부항직 검사, 안저검사 등을 실시한 후, 피해자에게 이상 소견이 없어 보인다고 회신한 사실, ⑥ 이에 피고인들은 위와 같은 협의진료 회신 결과를 믿고 그 이전 피고인 2가 피해자에 대하여 실시하려고 계획하였던 뇌전산화단층촬영 및 뇌척수액 검사 등을 실시할 필요가 없다고 판단한 후 피해자에게 뇌혈관계통 질환이 있을 가능성을 염두에 두지 않고 내과적 검사 및 고혈압에 대한 치료를 계속한 사실, ⑦ 피해자는 입원 후 1주일 정도 지나면서 두통 증세가 경미하게 된 데 이어 점차로 두통과 구토증세가 없어지고, 혈압도 잘 조절되기에 이르자 피고인들은 같은 달 14. 피해자를 퇴원하도록 조치한 사실, ⑧ 피해자는 퇴원 후 같은 해 10. 19. 피고인 1으로부터 마지막 외래진료를 받기까지 두통과 구토 등 별다른 이상 없이 잘 지냈던 사실, ⑨ 뇌동맥류파열에 의한 지주막하출혈은 뇌의 지주막과 연막 사이를 통과하는 뇌의 동맥 일부분이 주로 선천적인 요인으로 약하여 세월이 흐름에 따라 동맥의 내압(혈압)에 눌리어 서서히 부풀어 올라 풍선이나 혹 모양으로 되었다가, 이 부풀어 오른 부분(뇌동맥류)이 동맥의 내압에 견딜 수 없게 되어 파열하면서 뇌압을 상승시키는 질환인 사실, ⑩ 경미한 뇌동맥류 파열에 의한 소량의 지주막하출혈은 뇌전산화단층촬영을 하더라도 발견할 가능성이 낮고, 뇌출혈 분야를 전문하는 의사가 아니라면 경미한 뇌동맥류 파열에 의한 소량의 지주막하출혈을 진단하기 어려운 사실, ⑪ 입원하기 전 피해자에게 나타난 지주막하출혈은 경미한 뇌동맥류 파열에 의한 소량의 지주막하출혈로서 피해자의 입원 기간 중 또는 피고인 1의 외래진료 기간 중 뇌전산화단층촬영을 하거나 뇌척수액 검사를 하였다고 하더라도 이를 발견하기는 결코 쉽지 않았을 것으로 보이는 사실을 알 수 있고, 위와 같은 **피해자에 대한 진료의 경과, 내과의사로서는 경미한 뇌동맥류 파열에 의한 소량의 지주막하출혈을 발견하기 어려운 점, 특히 피고인들이 신경과 전문의에 대한 협의진료 결과 피해자의 증세와 관련하여 신경과 영역에서 이상이 없다는 회신을 받았고, 그 회신 전후의 진료 경과에 비추어 그 회신 내용에 의문을 품을 만한 사정이 있다고 보이지 않자 그 회신을 신뢰하여 뇌혈관계통 질환의 가능성을 염두에 두지 않고 내과 영역의 진료 행위를 계속하다가 피해자의 증세가 호전되기에 이르자 퇴원하도록 조치한 점 등에 비추어 볼 때, 내과의사인 피고인들이 피해자를 진료함에 있어서 지주막하출혈을 발견하지 못한 데 대하여 업무상과실이 있었다고 단정하기는 어렵다**고 할 것이다.

그럼에도 불구하고, 원심이 그 내세우는 사정만으로 피고인들의 업무상과실로 인하여 피해자의 뇌동맥류 소파열과 대파열을 예방하지 못하여 피해자가 이른바 식물인간 상태에 이르게 되었다고 인정하였으니, 원심에는 채증법칙 위배로 인한 사실오인이나 심리미진 또는 의료사고에 있어서의 의사의 과실에 관한 법리를 오해함으로써 판결에 영향을 미친 위법이 있다고 할 것이다. 이 점을 지적하는 상고이유의 주장은 이유 있다.

3. 그러므로 원심판결을 모두 파기하고, 사건을 다시 심리·판단하게 하기 위하여 원심법원에 환송하기로 하여 관여 대법관의 일치된 의견으로 주문과 같이 판결한다.

대법관 서성(재판장) 이용우 배기원(주심) 박재윤

[관련 용어]

지주막하출혈11)

1. 정의

사람의 뇌 실질을 감싸고 있는 뇌막은 경막, 지주막, 연막의 3종으로 구분되는데, 이 중 중간에 있는 막이 마치 거미줄 모양과 같다고 해서 지주막 또는 거미막이라 하고, 가장 안쪽에 있는 연막과의 사이에 있는 공간이 지주막하 공간이다. 이 지주막하 공간은 비교적 넓은 공간으로, 뇌의 혈액을 공급하는 대부분의 큰 혈관이 지나다니는 통로인 동시에 뇌척수액이 교통하는 공간이 된다. 그래서 뇌혈관에서 출혈이 생기면 가장 먼저 지주막하 공간에 스며들게 되는데 이렇게 어떤 원인에 의해 지주막하 공간에 출혈이 일어나는 질환을 뇌 지주막하 출혈이라 하며, 대부분의 경우 뇌동맥류 파열과 같은 심각한 원인이 있을 수 있고, 이 외에도 뇌혈관의 기형이나 외상 등에 의해서 지주막하 공간에 출혈이 발생하는 모든 경우를 말한다.

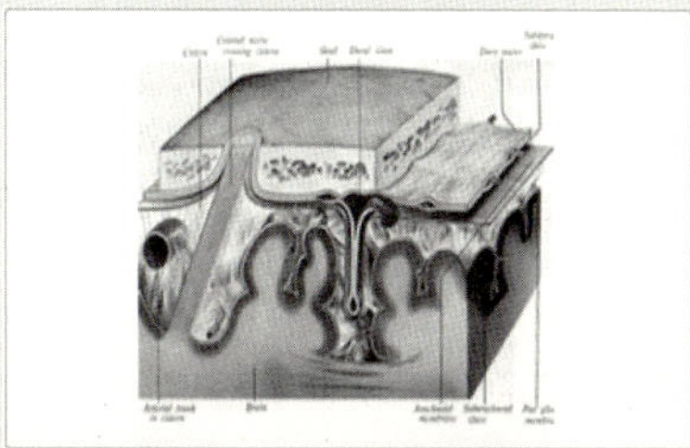

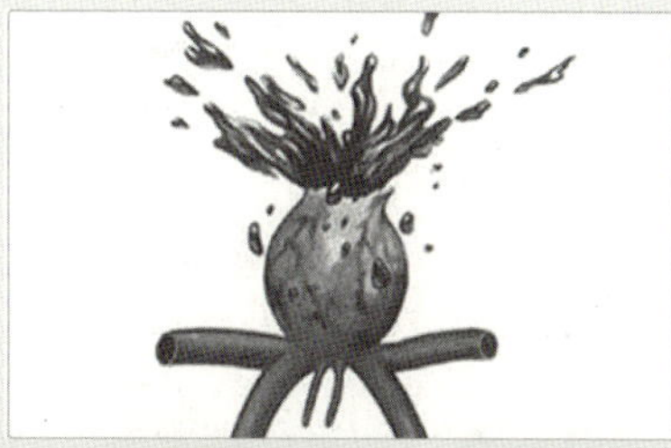

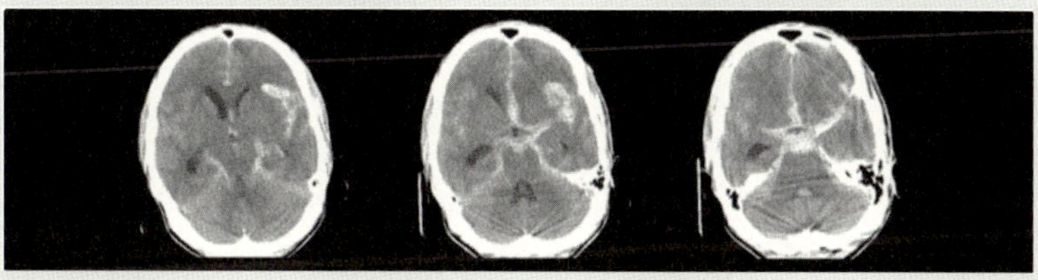

2. 원인

지주막하 출혈의 원인은 뇌동맥류의 파열에 의한 것이 전체의 65%를 차지할 정도로 가장 많다. 지주막하 출혈은 크게 자발성 출혈과 외상성 출혈로 나눌 수 있는데, 자발성 출혈은 나이를 가리지 않고 발생하며, 뇌혈관에 꽈리 모양의 주머니를 형성하는 선천적인 뇌동맥류나 기타 뇌혈관 기형이 있다가 우연한 기회에 터져 뇌출혈을 일으키는 경우가 대부분이다. 자발성 지주막하 출혈의 원인으로는 뇌동맥류의 파열, 뇌동정맥 기형의 출혈, 추골동맥의 박리 뇌혈관염, 혈액응고 이상 등 여러 가지가 있지만, 이 중에서 뇌동맥류 파열에 의한 지주막하 출혈이 80%로서 지주막하 출혈이 있을 때 가장 먼저 의심하게 된다. 뇌동맥류의 원인 및 병태 생리는 아직 확실하게 알려진 것이 없으나, 원인으로는 선천성 뇌혈관 벽의 이상, 동맥경화, 고혈압, 심방의 점액종(양성종양)에 의해 혈관이 막히는 색전, 균사체에 의한 혈관

11) 관동대학교 의과대학 뇌혈관센터(http://mjnvc.com/info/info1_3.html).

염, 외상 등이 있으나, 대개 나이든 환자의 경우는 동맥경화나 고혈압과 같은 원인에 의한 것이 많은 것으로 알려져 있고, 뇌동맥류가 흔히 발생하는 위치는 전교통 동맥, 후교통 동맥, 중대뇌 동맥 분지 부위이며, 그 외에도 다양한 위치에 이런 뇌동맥류가 발생하게 된다.

3. 증상

갑작스러운 심한 두통, 심한 구역질과 구토 등의 의식이 있는 경우에서부터 실신이나 의식이 소실되는 경우까지 그 증상이 다양하나, 무엇보다도 특징적인 증상으로는 갑작스럽고 머리를 망치로 맞아 깨질 것 같은 정도의 극심한 두통이다. 이 외에도 안구의 운동이나 동공의 움직임을 지배하는 동안 신경의 마비에 의해 안검하수(윗 눈꺼풀이 늘어지는 현상) 및 복시(사물이 이중으로 보이는 현상), 빛을 싫어하게 되는 광선 공포증이나 목이 뻣뻣해지는 등 전형적인 수막 자극 증상이 나타나며, 경련과 같은 발작을 일으키는 경우도 있다. 때로는 의식장애가 심하고, 혼수상태에서 깨어나지 않은 채 죽는 경우도 있는데, 대체적으로 뇌동맥류 파열 후 3분의 1의 환자가 그 자리에서 즉사하고, 그 외 3분의 1은 병원에 이송 도중 또는 병원에서 사망하게 되며, 나머지 환자만이 치료를 받는 것으로 알려져 있다.

4. 진단

환자가 갑자기 두통이나 구토와 함께 의식저하 등의 신경학적 장애가 보일 때는 곧바로 뇌 전산화단층촬영(CT)이나 뇌 자기공명영상(MRI)과 같은 검사를 통하여 뇌출혈의 정확한 진단과 적절한 치료를 받아야 한다.

5. 검사

지주막하 출혈의 진단은 뇌 전산화단층촬영(CT)으로 하게 된다. 대개 출혈 후 48시간이 지나지 않은 경우 95% 이상에서 진단이 가능하나, 뇌 전산화 단층촬영으로 진단이 애매하거나, 강하게 의심이 되는데 출혈이 관찰되지 않는 경우에는 요추 천자를 통해 뇌척수액에서 출혈 여부를 관찰하여 진단하게 된다. 일단 지주막하 출혈이 진단된 후에는 원인이 무엇인지를 따져야 하며, 이 경우 가장 많은 원인인 뇌동맥류 파열을 감별하기 위해 추가로 뇌혈관조영술(TFCA)을 시행하게 된다. 뇌혈관 조영술이 침습적인 방법인데 비해 전산화 단층 혈관 조영술 및 자기공명 혈관 조영술은 비침습적이면서 빠르고 간단하게 3차원적인 영상을 얻을 수 있는 방법이다. 기준이 되는 것은 침습적인 뇌혈관 조영술인데, 최근에는 먼저 비침습적인 전산화 단층 혈관 조영술 및 자기공명 혈관 조영술 검사를 시행하고 경우에 따라 뇌혈관 조영술을 시행하는 방법이 많이 이용되고 있다.

6. 치료

파열된 뇌동맥류에 대한 치료는 일차 출혈로 인한 뇌손상, 재출혈, 혈관연축, 수두증 등을 일으켜 심각한 뇌손상을 야기합니다. 출혈 후 2주내에 재출혈하는 경향이 높고 재출혈시 심한 뇌손상으로 대부분이 사망하므로 뇌동맥류를 제거하여 향후 재출혈의 가능성을 방지하는 것이 무엇보다 중요 합니다.

수술방법은 개두술을 통해 뇌동맥류클립을 이용하여 뇌동맥류의 경부를 결찰하는 뇌수술과 수술을 하지 않고 특수합금으로 만들어진 코일을 뇌혈관조영술과 같은 방법으로 뇌동맥류로 접근하여 뇌동맥류를 막는 방법이 있습니다.

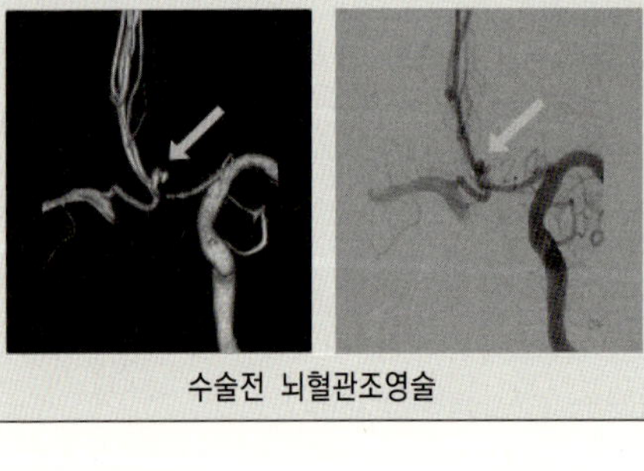
수술전 뇌혈관조영술

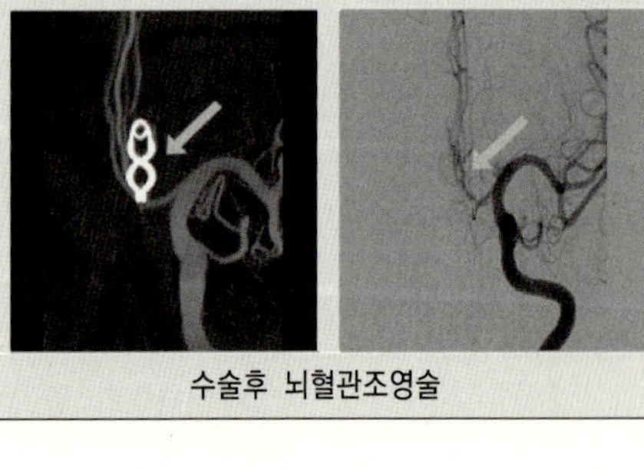
수술후 뇌혈관조영술

Part Ⅲ 쟁점연구

Legal Issues

Q1 주의의무의 제한원리로서 신뢰의 원칙에 대해 설명하시오.

Q2 우리나라 대법원은 1957년 이른바 '기관차조수견습' 사건을 통해 도로교통에서 신뢰의 원칙을 처음 적용하고 있다. 이 판례의 구체적 내용과 의의에 대하여 설명하시오.

Q3 분업적 의료행위에서 신뢰의 원칙은 어떻게 적용되는지를 수평적 의료분업과 수직적 의료분업으로 구분하여 설명하시오.

Q4 [대판 1996.11.8., 95도2710]의 사안에서 대법원은 대학병원의 과장을 행정상의 직급으로 파악하여 과장에게는 구체적인 의료행위의 내용에 관한 지시나 감독의 의무가 없다고 보고 있다. 그러나 종합병원의 과장은 많은 경우에 있어서 진료를 담당하는 복합적 조직체를 대표하여 그 신인도(信認度)의 유지를 책임지고 있으므로 의료진의 구성이나 의료행위의 수준을 점검하고 그에 따른 제반 문제에 대한 보완조치를 취할 의무를 부담하고 있다고 보아야 하므로 종합병원의 과장에게도 일정한 범위 내에서는 과실책임을 인정함이 타당하지 아니한가? 이에 대한 자신의 견해를 제시하시오.

Q5 의사와 간호사의 수직적 분업에 있어 간호사의 과실로 환자의 생명이나 신체의 침해가 존재하는 경우 이제까지의 판례는 대부분 의사에게도 과실을 인정하였다. 그러나 [도입 판례]의 사안에서 대법원은 수직적 분업에서 명시적으로 의사의 과실을 부정한 유일한 사례로 보여진다. 이러한 [도입 판례]의 입장은 어떠한 점에서 수직적 분업에 대한 의사의 책임과 관련하여 진일보한 것으로 평가될 수 있는가?

Q6 [관련 판례]의 사안에서 대법원은 신경과 의사의 협진결과를 신뢰한 내과의사들에게 신뢰의 원칙을 적용하여 형사책임을 부정하고 있다. 이러한 대법원의 입장의 타당성을 검토하시오.

Q7 의료관행에도 신뢰의 원칙이 적용될 수 있는가?

Case

S대학병원의 1년차 레지던트 甲은 갑상선아전절제술을 받은 환자 X의 주치의로서 수술 후 다음날인 1997.11.30. 12:00부터 11.31. 10:00까지 당직의사였다. 환자 X는 30일 15:00경부터 호급곤란을 겪고 부종이 생겼다. 甲은 11.31. 00:30경에 X의 상태를 확인하고 30일 22:30경부터 31일 07:30까지 간호를 담당한 간호사 乙에게 위급상태에 대비하여 인공호흡기 등의 응급처치기구를 병실에 준비해 두고, 2시간마다 활력(바이탈사인)체크를 하고, 환자 X의 상태가 위급해지거나 환자보호자의 요청이 있으면 즉시 자신에게 연락을 하도록 지시하였다. 그러나 乙은 활력체크를 03:00경에 1회만 실시하였고 06:00경에 환자보호자로부터 피해자가 호흡곤란으로 고통스러워하니 의사를 불러달라는 요청을 받고도 아무런 조치도 취하

지 않았으며, 의사 甲이 07:00경 전화를 걸어 환자상태를 물었을 때에도 별 이상이 없다고 대답하였다. 乙은 07:10경에 환자보호자로부터 환자가 위급하니 의사를 불러달라는 요청을 또 다시 받았음에도 불구하고 역시 아무런 조치도 취하지 않았다. 乙은 X가 고통을 이기지 못하여 산소호흡기를 떼고 복도로 뛰어나와 쓰러지고 나서야 비로소 甲에게 연락하였고, 07:30경 병실에 도착한 甲은 X에게 기도삽관 등의 응급처치를 실시했으나 환자 X는 호흡곤란으로 인한 산소부족으로 끝내 식물인간이 되고 말았다.

(1) 甲과 乙의 형사책임은? (대판 1994.12.22, 93도3030 참조)

☞ **[문제 해설] 이상돈, 의료형법, 법문사, 1998, 349-368면.**

Materials for Extensive Reading

이재석, "분업의료와 신뢰의 원칙", 대구법학 제5호, 2002.8, 205-230면.

전병남, "의료분업과 신뢰의 원칙", 의료법학 제4권 제1호, 2003, 131-152면.

전지연, "분업적 의료행위에서 형사상 과실책임", 형사판례연구 제12권(2004.07), 33-61면.

정웅석, "의료사고에 따른 의료종사자 사이의 형사책임관계 : 수평적·수직적 의료종사자 사이의 신뢰의 원칙을 중심으로", 의료법학 제5권 제2호(2004.12), 52-110면.

최호진, "분업적 의료행위에 따른 형사책임의 분배 : 특히 수직적 의료분업을 중심으로", 형사법연구 제19권 제1호, 2007, 1-20면.

한창훈, "의사가 간호사의 진료보조행위에 일일이 입회하여 지도·감독하여야 하는지 여부(소극) 및 입회가 필요한 경우의 판단기준", 형사재판의 제문제 제5권: 이용우 대법관 퇴임기념 논문집 제5권(2005.10), 130-156면.

제7장

간호사와 조산사의 형사책임

Part I [도입 판례] - 혈액봉지 교체 사건

대법원 1998. 2. 27. 선고 97도2812 판결 【업무상과실치사】
[공1998.4.1.(55),965]

【판시사항】

[1] 간호사가 다른 환자에게 수혈할 혈액을 당해 환자에게 잘못 수혈하여 환자가 사망한 경우, 간호사에게 환자에 대한 수혈을 맡긴 의사의 과실 유무(적극)

[2] 두 번째 혈액봉지로부터는 의사 대신 간호사가 교체해 주기로 하는 병원의 관행이 있었다는 이유로 간호사에게 수혈을 맡긴 의사가 책임을 면할 수 있는지 여부(소극)

【판결요지】

[1] 수혈은 종종 그 과정에서 부작용을 수반하는 의료행위이므로, 수혈을 담당하는 의사는 혈액형의 일치 여부는 물론 수혈의 완성 여부를 확인하고, 수혈 도중에도 세심하게 환자의 반응을 주시하여 부작용이 있을 경우 필요한 조치를 취할 준비를 갖추는 등의 주의의무가 있다. 그리고 의사는 전문적 지식과 기능을 가지고 환자의 전적인 신뢰하에서 환자의 생명과 건강을 보호하는 것을 업으로 하는 자로서, 그 의료행위를 시술하는 기회에 환자에게 위해가 미치는 것을 방지하기 위하여 최선의 조치를 취할 의무를 지고 있고, 간호사로 하여금 의료행위에 관여하게 하는 경우에도 그 의료행위는 의사의 책임하에 이루어지는 것이고 간호사는 그 보조자에 불과하므로, 의사는 당해 의료행위가 환자에게 위해가 미칠 위험이 있는 이상 간호사가 과오를 범하지 않도록 충분히 지도ㆍ감독을 하여 사고의 발생을 미연에 방지하여야 할 주의의무가 있고, 이를 소홀히 한 채 만연히 간호사를 신뢰하여 간호사에게 당해 의료행위를 일임함으로써 간호사의 과오로 환자에게 위해가 발생하였다면 의사는 그에 대한 과실책임을 면할 수 없다.

[2] 피고인이 근무하는 병원에서는 인턴의 수가 부족하여 수혈의 경우 두 번째 이후의 혈액봉지는

인턴 대신 간호사가 교체하는 관행이 있었다고 하더라도, 위와 같이 혈액봉지가 바뀔 위험이 있는 상황에서 피고인이 그에 대한 아무런 조치도 취함이 없이 간호사에게 혈액봉지의 교체를 일임한 것이 관행에 따른 것이라는 이유만으로 정당화될 수는 없다.

【참조조문】

[1] 형법 제268조 / [2] 형법 제268조

【참조판례】

[1] 대법원 1964. 6. 2. 선고 63다804 판결(집12-1, 민135), 대법원 1981. 6. 23. 선고 81다413 판결(공1981, 14100)

【전 문】

【피 고 인】 피고인

【상 고 인】 검찰관

【변 호 인】 변호사 강홍주

【원심판결】 고등군사법원 1997. 9. 2. 선고 97노315 판결

【주 문】

원심판결을 파기하고, 사건을 고등군사법원에 환송한다.

【이 유】

상고이유를 본다.

1. 이 사건 공소사실의 요지는 다음과 같다.

피고인은 진주시 칠암동 소재 경상대학교 병원 내과 인턴으로서 간경화, 식도정맥류 출혈 등으로 치료받던 피해자 안길만(남, 57세)의 주치의인 1심 공동피고인 1을 보좌하여 피해자의 치료를 맡은 자인바, 수혈을 할 때에는 직접 혈액봉지를 확인하여야 할 뿐만 아니라 수혈 도중에 부작용이 발생하는 등 만일의 사태에 대비하여야 하고, 간호사에 대하여는 의사의 참여 없이는 수혈을 하지 아니하도록 지도·교육하여야 하며, 자신의 참여하에 간호사로 하여금 수혈을 하게 하더라도 그 환자에게 수혈할 혈액봉지가 맞는지 여부를 확인하여야 할 업무상의 주의의무가 있음에도, 1996. 5. 25. 13:00경부터 같은 병원 62병동 11호실에서 피해자에게 신선 냉동혈장 3봉지(320㎖) 및 농축적혈구 1봉지(200㎖)를 수혈하면서, 간호사인 1심 공동피고인 2로 하여금 단독으로 수혈을 하도록 내버려 둠으로써, 1심 공동피고인 2가 같은 날 14:40경 혈액봉지의 라벨을 확인하지 아니하여 간호처치대 위에 놓여있던 공소외 최윤세에게 수혈할 혈액봉지

를 피해자에 대한 혈액봉지로 오인하고서, 혈액형이 B형인 피해자에 대하여 A형 농축적혈구 약 60㎖를 수혈하여, 피해자로 하여금 같은 달 26일 11:42경 급성 용혈성 수혈부작용 등으로 사망에 이르게 하였다는 것이다.

2. 원심판결 이유에 의하면, 원심은, 인턴인 공소외 성종화가 주치의인 1심 공동피고인 1의 처방에 따라 신선 냉동혈장 3봉지와 농축적혈구 1봉지를 수령하여 같은 날 12:40경 첫번째 신선 냉동혈장 1봉지를 피해자에게 수혈한 후 같은 날 13:00경 같은 병원 지하 구내식당에서 피고인에게 피해자에 대한 나머지 혈액 3봉지의 수혈을 인계하였고, 피고인은 같은 날 13:40경 피해자에게 두 번째 혈액봉지를 교체해 준 다음 같은 날 14:00경 최윤세에게 수혈할 농축적혈구 1봉지를 수령하여 최윤세에게 수혈하려고 하였으나, 최윤세가 화장실에서 관장 등의 시술을 받고 있어 이를 뒤로 미루고 13:30경부터 시작되는 회진에 대비하여 환자들의 X선 필름을 찾으러 X선실에 다녀온 후 환자들을 소독하였으며, 한편 1심 공동피고인 2은 피해자에게 세 번째 혈액봉지를 교체한 후 그 혈액이 거의 전부 수혈되었을 때 쯤 피해자가 혈변을 보고 혈압이 떨어지는 증세를 보이자, 이를 그 앞방에 있던 1심 공동피고인 1에게 알려 1심 공동피고인 1로부터 수혈을 계속하라는 지시를 받고, 다른 혈액형의 환자인 최윤세에게 수혈할 혈액봉지를 피해자에게 수혈할 농축적혈구 봉지로 오인하여 이를 피해자에게 수혈한 사실을 인정하고서, 환자에 대한 수혈은 원칙적으로 의사가 직접 시술하여야 하고, 피해자에 대한 수혈 지시는 주치의인 1심 공동피고인 1이 성종화에게 하였고, 성종화는 이를 피고인에게 인계하였으므로 피고인은 피해자의 수혈에 관한 시술의 책임이 있는 자라 할 것이나, 그 병원은 인턴 부족으로 업무부담이 과중하여 1995. 3.경 병원 부서장 회의에서 간호사들이 인턴을 도와주기로 하는 결의를 하여, 첫번째 혈액봉지의 수혈은 의사가 직접 실시하되 수혈중인 환자에 대하여 혈액봉지를 교체하는 등의 일은 간호사들이 대신해 주는 관행이 생겼고, 비록 그 관행이 의료시술의 원칙에 어긋나는 점이 있다 하더라도 수련과정에 있는 인턴에 불과한 피고인으로서는 인턴의 수를 늘려 그 관행의 시정을 요구할 수 있는 사실상의 지위에 있었다고 볼 수 없으므로, 피고인의 지시 · 감독이 없는 상태에서 1심 공동피고인 2가 임의로 혈액봉지를 교체한 행위에 대하여 피고인이 교육 · 감독의무를 해태하였다고 피고인에게 책임을 묻는 것은 피고인이 가지고 있지 않은 권한을 행사하지 아니한 책임을 묻는 것이라 할 것이고, 한편 피고인은 1심 공동피고인 2가 농축적혈구를 피해자에게 수혈할 당시에는 다른 업무를 보고 있던 관계로 1심 공동피고인 2로부터 이를 수혈한다는 보고를 받지 못하였으므로, 1심 공동피고인 2가 피해자에 대한 수혈을 실시할 때 현장에 참여하여 지도

·감독할 수 있는 상태에 있지 아니하였고, 오히려 1심 공동피고인 2는 1심 공동피고인 1에게 이를 직접 알리고 그의 지시에 의하여 관행에 따라 농축적혈구를 수혈하였으므로, 그 응급상황의 보고와 농축적혈구의 수혈 과정에 피고인의 과실이 개입할 여지가 없었다고 하여, 이 사건 공소사실은 범죄의 증명이 없는 때에 해당한다는 이유로 무죄를 선고하였다.

3. 그러나 원심의 판단은 다음과 같은 이유에서 수긍하기 어렵다.

수혈은 종종 그 과정에서 부작용을 수반하는 의료행위이므로, 수혈을 담당하는 의사는 혈액형의 일치 여부는 물론 수혈의 완성 여부를 확인하고, 수혈 도중에도 세심하게 환자의 반응을 주시하여 부작용이 있을 경우 필요한 조치를 취할 준비를 갖추는 등의 주의의무가 있다(대법원 1964. 6. 2. 선고 63다804 판결 참조).

그리고 의사는 전문적 지식과 기능을 가지고 환자의 전적인 신뢰하에서 환자의 생명과 건강을 보호하는 것을 업으로 하는 자로서, 그 의료행위를 시술하는 기회에 환자에게 위해가 미치는 것을 방지하기 위하여 최선의 조치를 취할 의무를 지고 있고, 간호사로 하여금 의료행위에 관여하게 하는 경우에도 그 의료행위는 의사의 책임하에 이루어지는 것이고 간호사는 그 보조자에 불과하므로, 의사는 당해 의료행위가 환자에게 위해가 미칠 위험이 있는 이상 간호사가 과오를 범하지 않도록 충분히 지도·감독을 하여 사고의 발생을 미연에 방지하여야 할 주의의무가 있고, 이를 소홀히 한 채 만연히 간호사를 신뢰하여 간호사에게 당해 의료행위를 일임함으로써 간호사의 과오로 환자에게 위해가 발생하였다면 의사는 그에 대한 과실책임을 면할 수 없다.

기록에 의하면, 피고인은 같은 인턴인 성종화로부터 피해자에 대한 수혈임무를 인계받고서 같은 날 13:30경 피해자에게 수혈할 두 번째 혈액봉지를 직접 교체한 후 간호사인 1심 공동피고인 2에게 다음 혈액봉지를 교체하는 것을 맡기고, 같은 날 14:05경 최윤세에게 수혈할 혈액봉지를 수령하여 수혈을 하려고 하였으나 최윤세가 관장시술을 받고 있어 그 혈액봉지를 피해자의 나머지 혈액봉지 2개와 구분하지 않고 간호처치대 위에 함께 놓아 두면서, 혈액봉지에 환자의 성명, 혈액형 등이 기재되어 있는 관계로 간호사가 오인하지 아니할 것으로만 생각한 나머지 별다른 주의를 환기시키지 아니한 채 회진에 대비하여 그 현장을 떠났고, 피해자 이외에 다른 수혈 환자가 있는 것을 모르고 있던 1심 공동피고인 2는 같은 날 14:30경 자신이 교체해 준 세 번째 혈액봉지의 수혈이 다 끝나갈 무렵 피해자가 다량의 혈변을 보는 등의 증세를 보이자 이를 1심 공동피고인 1에게 보고하여 수혈을 계속하라는 지시를 받고서 다급하게 수혈을 하느라고 피해자의 혈액봉지와 함께 놓여 있던 최윤세의 혈액봉지를 피해자의 것으로 오인하고서 이를 가져가 피해자에게 수혈하였고, 피고인은 같은 날 15:00경 최윤세에게 수혈을 하기 위하여 현장에 돌아와서 간호처치대 위에 있던 최윤세의 혈액봉지가 없어진 것을 보고 비로소 최윤세의 혈액봉지가 피해자에게 잘못 수혈되고 있는 것을 발견하였음을 알 수 있다.

피고인은 피해자에 대한 수혈을 담당하는 의사로서, 수혈을 하기에 앞서 그 혈액봉지가 피해자의 것인지 여부를 확인하여 다른 환자의 혈액봉지를 잘못 수혈함으로써 피해자에게 위해가 발생하는 것을 방지하여야 할 주의의무가 있는바, 이 사건에서와 같이 **피고인이 피해자와 최윤세 두 명의 환자에 대한 수혈을 동시에 담당한 관계로 그들에게 수혈할 혈액봉지를 같은 장소에 구분 없이 준비해 둔 경우라면, 피고인으로서는 혈액봉지가 바뀔 위험을 방지하기 위하여 직접 피해자의 혈액봉지를 교체하거나, 간호사인 1심 공동피고인 2에게 혈액봉지의 교체를 맡기는 경우에도 그와 같은 사정을 주지시켜 1심 공동피고인 2로 하여금 교체하는 혈액봉지를 반드시 확인하게 하고, 스스로 사후 점검을 하여 혈액봉지가 바뀜으로 인하여 피해자에게 위해가 발생하지 않도록 필요한 조치를 취하여야 할 주의의무가 있고**, 피고인이 피해자와 최윤세의 혈액봉지를 구분 없이 함께 놓아 두고서도 위와 같은 조치를 취하지 아니한 채 만연히 1심 공동피고인 2에게 혈액봉지의 교체를 맡긴 후 현장을 떠나 1심 공동피고인 2가 추가로 2개의 혈액봉지를 교체하여 마지막 혈액봉지의 혈액이 피해자에게 상당량 수혈될 때까지 돌아오지 아니함으로써, 1심 공동피고인 2가 혈액봉지가 피해자의 것인지 여부를 확인하지 아니하고 피고인도 피해자의 혈액봉지가 잘못 교체된 것을 조기에 발견하지 못한 것이라면, 피고인에게 그에 대한 과실이 있다고 하지 않을 수 없다.

그리고 피고인이 근무하는 병원에서는 인턴의 수가 부족하여 수혈의 경우 두 번째 이후의 혈액봉지는 인턴 대신 간호사가 교체하는 관행이 있었다고 하더라도, 위와 같이 혈액봉지가 바뀔 위험이 있는 상황에서 피고인이 그에 대한 아무런 조치도 취함이 없이 간호사인 1심 공동피고인 2에게 혈액봉지의 교체를 일임한 것이 관행에 따른 것이라는 이유만으로 정당화될 수는 없고, **1심 공동피고인 2가 혈액봉지를 교체한 것이 1심 공동피고인 1의 지시에 따른 것이었다고 하더라도 피고인이 1심 공동피고인 1로부터 피해자에 대한 수혈 임무를 부여받은 이상 위와 같은 조치를 소홀히 함으로써 혈액봉지가 바뀐 데 대한 과실책임을 면할 수 없다.**

그럼에도 불구하고, 원심은 앞에서 본 바와 같은 이유로 1심 공동피고인 2가 피해자에게 다른 환자의 혈액봉지를 잘못 교체하여 수혈한 데 대하여 피고인에게 아무런 과실이 없다고 판단하였으니, 원심판결에는 의사의 업무상 주의의무에 관한 법리를 오해하여 판결에 영향을 미친 위법이 있다고 할 것이므로, 이 점을 지적하는 상고이유의 주장은 이유 있다.

4. 그러므로 나머지 상고이유에 대한 판단을 생략한 채 원심판결을 파기하고, 사건을 다시 심리·판단하게 하기 위하여 고등군사법원에 환송하기로 하여 관여 법관의

일치된 의견으로 주문과 같이 판결한다.

대법관 지창권(재판장) 천경송 신성택 송진훈(주심)

[관련 규정]

의료법상 간호사의 업무규정[12)]

1. 의료인으로서 간호사

간호사는 건강 및 질병이 있는 자들에 대하여 건강의 유지·증진 더 나아가 질병으로부터 회복을 촉진하고, 자립을 돕기 위한 사회적 역할이 있다. 이와 같이 간호사는 사람의 생명과 직접적인 관련을 갖는 직업이므로, 그 중대성에 비추어 그의 신분과 업무는 법에 의하여 규정하고 있다. 그리하여 의료법에 제2조 제1항에서, "의료인이란 보건복지부장관의 면허를 받은 의사·치과의사·한의사·조산사 및 간호사를 말한다."고 하여, 간호사를 의료인으로 규정하고 있으며, 제7조에서 "간호사가 되려는 자는 다음 각 호의 어느 하나에 해당하는 자로서 제9조에 따른 간호사 국가시험에 합격한 후 보건복지부장관의 면허를 받아야 한다."고 하고 있다. 즉,

i. 평가인증기구의 인증을 받은 간호학을 전공하는 대학이나 전문대학[구제(舊制) 전문학교와 평가인증기구의 인증을 받은 간호학교를 포함한다]을 졸업한 자

ii. 보건복지부장관이 인정하는 외국의 제1호에 해당하는 학교를 졸업하고 외국의 간호사 면허를 받은 자

이와 같이, 간호사는 전문인으로서 간호와 관련하여 환자의 프라이버시와 관련된 사항에 대하여, 제 규정에 의하여 비밀을 유지해야할 의무가 있으며, 이에 반했을 경우에는 처벌을 받게 된다. 의료법 제19조에서 "의료인은 이 법이나 다른 법령에 특별히 규정된 경우 외에는 의료·조산 또는 간호를 하면서 알게 된 다른 사람의 비밀을 누설하거나 발표하지 못한다."하여 모자보건법 제14조에 해당되는 내용을 유포 한다거나, 환자의 간호와 관련된 제 업무의 내용을 유포하였을 경우에는 처벌받게 된다. 또 형법 제317조 제1항 "의사, 한의사, 치과의사, 약제사, 약종상, 조산사, 변호사, 변리사, 공인회계사, 공증인, 대서업자나 그 직무상 보조자 또는 차등의 직에 있던 자가 그 직무처리중 지득한 타인의 비밀을 누설한 때에는 3년 이하의 징역이나 금고, 10년 이하의 자격정지 또는 700만원 이하의 벌금에 처한다."고 하여 비밀누설에 관한 규정을 하고 있다. 따라서 간호사도 의료에 종사하는 자로서 위의 본 규정이 준용 된다.

2. 간호사의 업무규정

의료법 제2조 제2항 제5호에서 "간호사는 상병자(傷病者)나 해산부의 요양을 위한 간호 또는 진료 보조 및 대통령령으로 정하는 보건활동을 임무로 한다."고 규정하고 있다. 여기에서의 임무란 그에 해당하는 사회적 지위에서 간호와 관련된 임무를 반복 계속적으로 행하여 지는 것이기 때문에 해산부의 요양상의 간호 및 진료의 보조 외에 대통령령이 정하는 보건활동에 한정된다. 따라서 임산부의 해산에 관련된 모든 업무는 조산사의 업무에 해당하며, 간호사가 이를 행할 경우에는 위법이 된다. 또, 의료법 제7조의 규정에 따라 면허가 없는 자, 즉 무자격자가 간호업무를 행하는 것 역시 위법이 되며, 이때에 당사자뿐만 아니라 사용자에게도 책임을 묻게 된다.

또한 의료법 시행령 제2조에 따르면 "대통령령이 정하는 보건활동" 이란 i. 농어촌 등 보건의료를 위한 특별조치법 제19조의 규정에 의하여 보건진료원으로서 하는 보건 활동, ii. 모자보건법 제2조 제10호의 규정에 따른 모자보건요원으로서 행하는 모자보건 및 가족계획 활동, iii. 결핵예방법 제18조에 따른 보건활동, iv. 그 밖의 법령에 따라 간호사의 보건활동으로 정한 업무 등이다.

---

12) 문성제, "의료과오와 간호사 책임", 한국의료법학회지 제12권 제1호(2001.06), 25-27면.

1 참고 판례

대법원 2010. 10 .28. 선고 2008도8606 판결 【업무상과실치사】
[공2010하,2200]

【판시사항】

[1] 간호사가 의사의 진료를 보조할 경우 의사의 지시에 따를 의무가 있는지 여부(원칙적 적극)

[2] 간호사 갑, 을이 수술 직후의 환자에 대한 진료를 보조하면서 1시간 간격으로 4회 활력징후를 측정하라는 담당 의사의 지시에 따르지 아니하였고 그 후 위 환자가 과다출혈로 사망한 사안에서, 갑과 을에게 업무상과실이 있다고 한 사례

【판결요지】

[1] 구 의료법(2007. 4. 11. 법률 제8366호로 전부 개정되기 전의 것)은 제2조에서 의사는 의료에 종사하고, 간호사는 간호 또는 진료의 보조 등에 종사한다고 규정하고 있으므로, 간호사가 의사의 진료를 보조할 경우에는 특별한 사정이 없는 한 의사의 지시에 따라 진료를 보조할 의무가 있다.

[2] 담당 의사가 췌장 종양 제거수술 직후의 환자에 대하여 1시간 간격으로 4회 활력징후를 측정하라고 지시를 하였는데, 일반병실에 근무하는 간호사 甲이 중환자실이 아닌 일반병실에서는 그러할 필요가 없다고 생각하여 2회만 측정한 채 3회차 이후 활력징후를 측정하지 않았고, 갑과 근무교대한 간호사 乙 역시 자신의 근무시간 내 4회차 측정시각까지 활력징후를 측정하지 아니하였으며, 위 환자는 그 시각으로부터 약 10분 후 심폐정지상태에 빠졌다가 이후 약 3시간이 지나 과다출혈로 사망한 사안에서, 1시간 간격으로 활력징후를 측정하였더라면 출혈을 조기에 발견하여 수혈, 수술 등 치료를 받고 환자가 사망하지 않았을 가능성이 충분하다고 보일 뿐 아니라, 갑과 을은 의사의 위 지시를 수행할 의무가 있음에도 3회차 측정시각 이후 4회차 측정시각까지 활력징후를 측정하지 아니한 업무상과실이 있다고 보아야 함에도, 갑, 을에게 업무상과실이 있거나 위 활력징후 측정 미이행 행위와 환자의 사망 사이에 인과관계가 있다고 단정하기 어렵다고 본 원심판단에 법리오해의 위법이 있다고 한 사례.

【참조조문】

[1] 구 의료법(2007. 4. 11. 법률 제8366호로 전부 개정되기 전의 것) 제2조 / [2] 형법 제17조, 제30조, 제268조, 구 의료법(2007. 4. 11. 법률 제8366호로 전부 개정되기 전의 것) 제2조

【참조판례】

[2] 대법원 1994. 12. 22. 선고 93도3030 판결(공1995상, 725), 대법원 2009. 12. 24. 선고 2005도8980 판결

【전 문】

【피 고 인】 피고인 1외 1인

【상 고 인】 검사

【변 호 인】 변호사 신현호외 4인

【원심판결】 서울중앙지법 2008. 9. 3. 선고 2007노1686 판결

【주 문】

원심판결을 파기하고, 사건을 서울중앙지방법원 합의부에 환송한다.

【이 유】

상고이유를 판단한다.

1. 인간의 생명과 건강을 담당하는 의사에게는 그의 업무의 성질에 비추어 보아 위험방지를 위하여 필요한 최선의 주의의무가 요구되고, 따라서 의사로서는 환자의 상태에 충분히 주의하고 진료 당시의 의학적 지식에 입각하여 그 치료방법의 효과와 부작용 등 모든 사정을 고려하여 최선의 주의를 기울여 그 치료를 실시하지 않으면 안되는데, 이러한 주의의무의 기준은 진료 당시의 이른바 임상의학의 실천에 의한 의료수준에 의하여 결정되어야 하나, 그 의료수준은 규범적으로 요구되는 수준으로 파악되어야 하고, 당해 의사나 의료기관의 구체적 상황에 따라 고려되어서는 안된다 할 것이다(대법원 1997. 2. 11. 선고 96다5933 판결 등 참조).

한편, 구 의료법(2007. 4. 11. 법률 제8366호로 전부 개정되기 전의 것)은 제2조에서 의사는 의료에 종사하고, 간호사는 간호 또는 진료의 보조 등에 종사한다고 규정하고 있으므로, 간호사가 의사의 진료를 보조할 경우에는 특별한 사정이 없는 한 의사의 지시에 따라 진료를 보조할 의무가 있다.

2. 가. 원심판결 이유 및 원심이 적법하게 채택하여 조사한 증거에 의하면, ① 출혈의 초기단계에서는 맥박수 증가 등 활력징후의 이상이 먼저 나타나고, 출혈이 어느 정도 진행된 이후에야 다른 증상이 나타나기 때문에 출혈 여부를 미리 알고 대처하기 위하여 수술 직후에는 활력징후를 자주 측정하는 사실, ② 피해자는 2005. 11. 2. 췌장 종양 절제술(PPPD)을 받고 회복실에서 약 1시간 40분 정도 있다가 20:15경 일반병실로 옮겨

진 사실, ③ 피해자의 진료를 담당한 일반외과 전공의 공소외인은 수술 전에 미리 활력징후 관련 지시(오더)를 컴퓨터에 입력해 놓았는데, 여기에는 'V/S q 15min till stable, then q 1hr(× 4) → q 4hr'(활력징후가 안정될 때까지 15분 간격으로 측정하고, 안정되면 1시간 간격으로 4회 측정하며, 그 후 4시간 간격으로 측정) 아래에 'V/S check q 1hr'(활력징후를 한 시간 간격으로 측정)이 추가적으로 기재되어 있고, 만약 수축기 혈압이 90㎜Hg 이하이거나 160㎜Hg 이상인 경우 및 이완기 혈압이 60㎜Hg 이하이거나 100㎜Hg 이상인 경우에는 의사에게 알려 달라는 내용이 기재되어 있으며, 공소외인은 이 사건 수사과정에서 위 지시 중 화살표 이전 부분(활력징후가 안정될 때까지 15분 간격으로 측정하고, 안정되면 1시간 간격으로 4회 측정)은 일반병실과 중환자실 모두 동일하게 적용되고, 화살표 이후 부분 중 4시간 간격 측정은 일반병실에서, 그 아래 기재된 1시간 간격 측정은 중환자실에서 적용된다는 취지로 진술한 사실(증거기록 443쪽 이하), ④ 그 날 23:00까지 일반병실에서 피해자의 간호를 담당하는 간호사인 피고인 1 역시 컴퓨터를 통하여 위와 같은 지시를 확인한 후 일반병실 입원 즉시 및 그로부터 1시간 후인 21:30경 2회에 걸쳐 활력징후를 측정하였으나, 22:30경 이후에는 활력징후를 측정하지 않았던 사실, ⑤ 23:00부터 일반병실에서 피해자의 간호를 담당하는 간호사인 피고인 2는 21:00경 미리 출근하여 컴퓨터를 통하여 의사 지시 및 그 수행 여부를 확인한 다음 자신의 근무시각인 23:00경 피해자의 병실에 들어가 상태를 관찰하였으나 활력징후는 측정하지 않은 사실, ⑥ 피고인 1은 보호자들의 요청에 의하여 23:10경 피해자를 관찰하였는데, 그 당시 피해자는 호흡곤란 증상을 보여 보호자들이 피해자에게 심호흡을 시키고 있었으나, 피고인 1은 특별한 이상이 없다는 취지로 말하고 돌아간 사실, ⑦ 피해자의 의식수준이 떨어지면서 잠을 자려는 태도를 보이자 보호자들은 다시 피고인 1을 찾아와 재워도 되느냐고 물어보았는데 피고인 1은 괜찮다는 취지로 답변하고 퇴근한 사실, ⑧ 23:40경 피해자 가족들은 피해자가 숨을 쉬지 않는 것을 발견하고 피고인 2 등 간호사들에게 알린 사실, ⑨ 의료진은 피해자에게 심폐소생술을 시행하는 한편, 출혈로 인한 쇼크로 판단하고 지혈을 위한 개복수술을 시행하였는데, 동맥출혈은 없었으나 장간막 등에서 전반적으로 피가 스미어 나오는 양상으로 출혈이 있었고, 출혈량은 복강 내에 약 3L, 기관지 삽관부위에 약 1L 정도였으며, 피해자는 02:49경 출혈로 인하여 사망한 사실, ⑩ 이 사건 췌장 종양 제거수술의 주요 부작용은 출혈이고, 피해자는 췌장 종양 제거수술 직후까지 출혈성 경향이 없었던 사실, 출혈이 진행되어 비가역적인 상태에 이르면 치료에도 불구하고 출혈 경향이 유지되기도 하는 사실을 알 수 있다.

나. 사정이 이와 같다면, 활력징후가 안정된 후 1시간 간격으로 4회 측정하라는 의사

의 지시는 일반병실에서도 적용되는 것으로서 일반병실 간호사인 피고인들에게 명시적으로 전달되었고, 출혈의 초기단계에서는 활력징후 변화 이외에 임상증상이 잘 나타나지 않기 때문에 환자의 임상증상 관찰로써 활력징후 측정을 대체할 수는 없는 점에 비추어 보면 위 지시가 잘못된 내용이라고 볼 수 없으며, 피고인들이 1시간 간격으로 활력징후를 측정하였더라면 출혈을 조기에 발견하여 수혈, 수술 등 치료를 받고 사망하지 않았을 가능성이 충분하다고 보인다.

이와 관련하여 피고인들이 근무하는 ○○대학교병원에서 활용하는 외과 간호사를 위한 지침서(증거기록 305쪽)에 췌장암 수술 후 활력징후는 4시간 간격으로 측정한다고 되어 있더라도, 위 내용은 수술 후 활력징후가 어느 정도 안정된 다음 측정하는 간격에 대한 것이지, 안정되는 과정에서 측정하는 간격에 대한 것은 아니며, 이 사건에서 ○○대학교병원 간호부장 역시 위 업무지침서가 의사의 지시보다 앞설 수는 없다는 견해를 피력하고 있으므로, 췌장암 수술을 받고 일반병실에 입원한 환자의 경우 활력징후가 완전히 안정되기 전에도 항상 4시간 간격으로 활력징후를 측정하는 것이 임상관행이라고 볼 수 없을 뿐만 아니라 임상의학의 실천에 의한 의료수준이라고 볼 수도 없다.

따라서 피고인 1은 일반병실에 올라온 피해자에 대하여 1시간 간격으로 4회에 걸쳐 활력징후를 측정할 의무가 있음에도, 3회차 활력징후 측정시각인 22:30경 이후 활력징후를 측정하지 아니한 업무상과실이 있다고 보아야 한다. 그리고 피고인 2 역시 자신의 근무교대시각이 되었으면 의사의 지시내용 중 수행되지 않은 것이 어떤 것이 있는지 살펴 1시간 간격 활력징후 측정 등 시급한 내용이 수행되지 않은 경우 위 지시를 먼저 수행할 의무가 있음에도, 23:00경 피해자를 관찰하고도 활력징후를 측정하지 않았고, 그 후에도 만연히 다른 업무를 보면서 4회차 측정시각인 23:30경까지도 활력징후를 측정하지 아니한 업무상과실이 있다고 보아야 한다.

다. 그럼에도 불구하고 피고인들이 1시간 간격으로 피해자의 활력징후를 측정하지 않았고 피해자가 그 후 사망하였다는 사정만으로 업무상과실이 있거나, 피고인들의 활력징후 측정 미이행 행위와 피해자의 사망 사이에 인과관계가 있다고 단정하기 어렵다는 이유로, 이 사건 공소사실이 무죄라고 판단한 원심판결은 간호사에게 요구되는 업무상 주의의무 또는 상당인과관계에 대한 법리를 오해하여 판결에 영향을 미친 위법이 있다. 이 점을 지적하는 상고이유의 주장은 이유 있다.

3. 그러므로 원심판결을 파기하고, 사건을 다시 심리·판단하게 하기 위하여 원심법원에 환송하기로 하여, 관여 대법관의 일치된 의견으로 주문과 같이 판결한다.

대법관 박시환(재판장) 안대희 차한성(주심) 신영철

[관련 용어]

췌장암 (Pancreatic cancer)[13]

1. 정의

췌장은 명치끝과 배꼽 사이 상복부에 위치한 일종의 소화기관으로서 각종 소화효소와 인슐린을 분비하여 장내 음식물을 분해하고, 혈당조절을 담당합니다. 췌장은 십이지장과 연결되어 있어 분비된 소화 효소들은 십이지장으로 배출되고 위에서 내려온 음식물들과 섞이게 됩니다.

췌장은 해부학적으로 두부(머리부분), 체부(몸통 부분), 미부(꼬리부분)로 나뉘어지고, 두부는 담관(담즙의 배출 통로)과 연결되어 있어 두부에 췌장암이 발생할 경우 담관이 막히게 되어 황달이 나타날 수 있습니다.

미부는 비장과 연결되어 있습니다. 소장과 대장 일부에 혈액을 공급하는 상장간막동맥은 대동맥으로부터 분지되어 췌장과 인접해 주행합니다.

췌장에 발생하는 종양은 크게 인슐린 등 호르몬을 분비하는 내분비 세포에서 발생하는 종양(5-10%)과 소화효소 분비와 관련된 외분비 세포에서 기원하는 종양(90% 이상)으로 나눌 수 있는데, 내분비 세포 기원의 기능성 종양은 극히 드물며 일반적으로 췌장암이라고 하면 외분비 세포 기원의 췌장암을 일컫습니다.

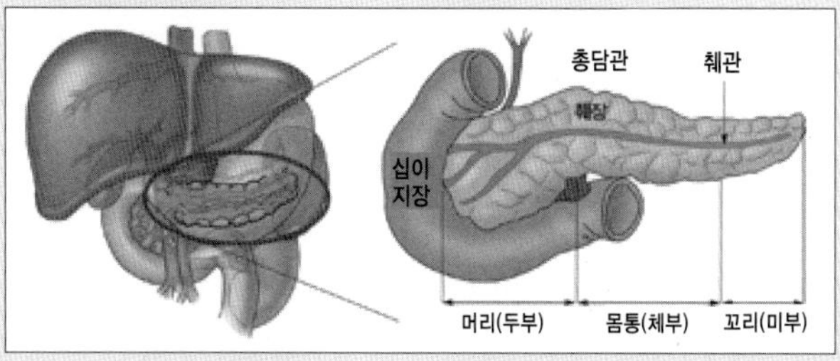

2. 원인

과거 알코올 특히 과음자들에서 췌장암의 발생위험이 크다는 보고들이 있었으나, 최근에는 알코올과 췌장암 사이에 직접적인 연관은 없는 것으로 알려져 있습니다. 췌장암의 위험인자로는 흡연, 만성 췌장염, 고열량/고지질 식사, 남성, 50세 이상의 고령, 방사선, 화학물질, 오래된 당뇨병 등이 있습니다. 전체 췌장암 발생 중에서 흡연이 원인이라고 생각되는 비율은 약 30%이며, 고열량, 고지질 식이가 20% 정도를 차지합니다. 위험요인으로 알려진 것들은 일상생활에서 회피하여 췌장암을 예방해야 합니다. 금연, 과일과 채소를 중심으로 하는 식생활 개선 및 적당한 운동 그리고 고지방, 고열량 식이를 피하는 것이 일상생활에서의 예방법입니다. 갑자기 당뇨병이 나타나거나 원래 당뇨병이 있는 경우, 만성 췌장염이 있는 경우 정기적인 진료를 받아야 합니다.

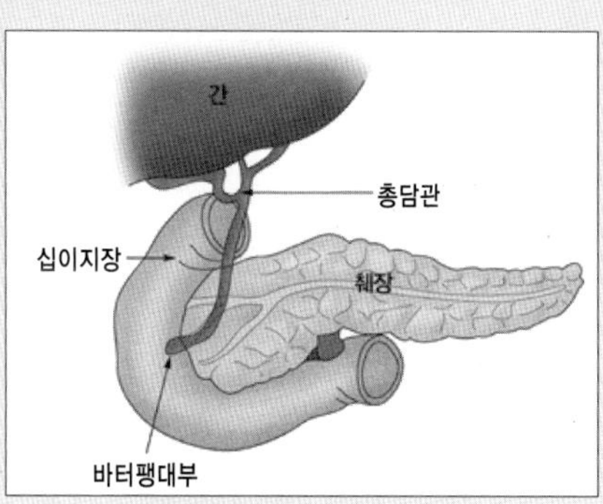

3. 증상

췌장암은 초기 증상이 없기 때문에 조기 발견율이 10% 이하로 매우 낮습니다. 진행된 췌장암 환자의 대부분에서 복통과 체중감소가 나타납니다.

췌두부암 환자의 경우 대부분에서 황달이 나타나지만, 췌장의 체부와 미부에 발생하는 경우는 초기에 거의 증상이 나타나지 않아 시간이 지나서 발견되는 경우가 많습니다.

그 외 지방의 불완전한 소화로 인해 기름진 변의 양상을 보이는 지방변 또는 회색변, 식후통증, 구토, 오심 등의 증상이 있을 수 있습니다. 당뇨병이 새로 발생하거나 기존의 당뇨병이 악화되기도 합니다.

4. 진단

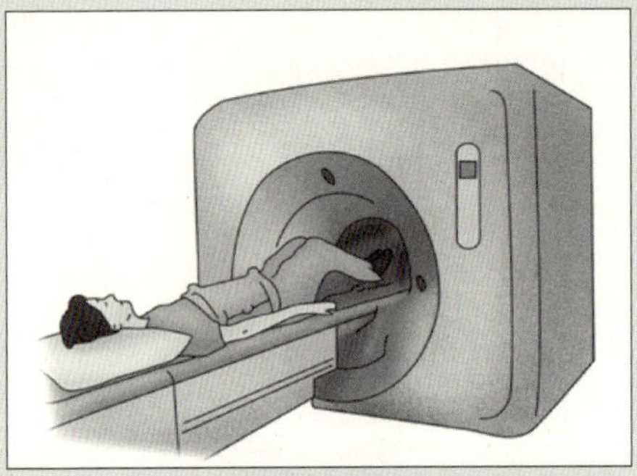

자기공명영상검사(MRI)

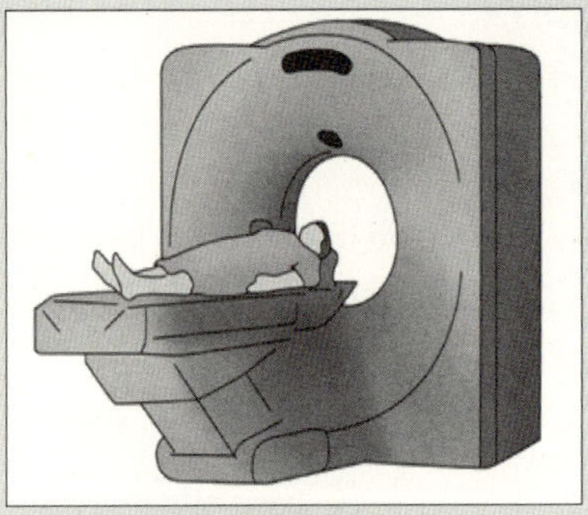

컴퓨터 단층 촬영 검사(CT)

복부 전산화단층촬영(CT) 또는 자기공명영상술(MRI)에 의해 영상 진단을 얻음으로써 진단 과정이 시작됩니다. 복부 전산화단층촬영에서 절제 가능하다고 판단되는 경우는 종양이 췌장에 국한되고, 중요 정맥이나 동맥의 침범이 없는 경우입니다. 중요 동맥이나 정맥에 침범이 있는 경우는 종양의 절제가 불가능합니다. 이러한 영상 진단에서 절제 가능하다고 판단되는 경우에는 수술 전 조직 검사 없이 절제술을 시행하는 것이 일반적입니다.

절제 가능한 경우 수술 전 조직 검사를 시행함으로 인해 복강 내 전이를 유발할 수 있고, 이는 재발의 원인이 될 수 있습니다. 또한 조직검사에서 췌장암이 아니라고 나온다고 하더라도 췌장암의 가능성을 배제할 수 없으며, 작고 근치적 절제가 가능한 암일수록 가음성으로 나오는 경우가 많으며, 비록 극소수이긴 하지만 치명적인 합병증이 발생할 수 있어서, 특히 근치적 절제가 가능하다고 판단되는 췌장암에서는 조직검사를 시행하지 않습니다. 물론 수술 전 조직 검사를 시행하지 않을 경우 양성 종양을 악성 종양으로 잘못 판단하여 불필요하게 수술의 범위가 커질 수 있으나, 위에서 설명드린 이유들로 인해 검사결과의 종합적 판단하에 절제 가능한 범위의 췌장암으로 판단되는 경우에는 절제술을 바로 시행하는 것이 일반적인 방법입니다.

췌장암이 의심되나 복부 전산화단층촬영으로 종양이 발견되지 않을 경우에는 내시경과 내시경 초음파를 이용하여 췌장을 촬영한 후 수술 결정을 하게 됩니다. 내시경에 의한 진단법은 직경 1cm 정도의 튜브를 구강을 통해 식도와 위를 거쳐 십이지장으로 진행시킨 후 췌관 입구를 관찰하게 됩니다. 내시경 시행 이전에는 금식이 필요하고, 분무기를 이용하여 구강 마취 후 시행합니다. 경우에 따라 진정제를 투여하기도 합니다. 일반적으로 위내시경과 동일한 방법으로 시행하나, 췌관 및 담도의 촬영을 병행하기 때문에 관찰 시간이 상당히 길어질 수 있습니다.

13) 서울아산병원 건강정보(http://healthinfo.amc.seoul.kr/healthinfo).

환자의 전신 상태가 수술을 시행하지 못할 정도로 안 좋은 경우나, 복부 전산화단층촬영 또는 자기공명영상술 결과 중요 정맥 또는 동맥에 침범이 있어 절제 불가능한 경우, 간 또는 복강, 기타 장기에 전이가 있어 절제 불가능한 경우, 절제술 이전에 종양의 범위를 줄 일 목적으로 방사선 및 항암화학요법을 계획하는 경우에는 조직 검사를 시행하여 췌장암임을 확진 한 후 치료 계획을 세우게 됩니다. 조직 검사는 신체 외부에서 가는 바늘을 사용하여 시행할 수도 있고, 내시경 검사를 통해 시행할 수도 있습니다. 이렇게 하여 얻어진 췌장 조직이나 세포는 일정 처리 과정을 거쳐 현미경으로 세포와 조직 구조를 관찰하고 췌장암으로 확진합니다.

5. 치료

절제 가능한 췌장암에서 치료의 근간은 절제술입니다. 췌장암에 있어 유일한 완치 방법은 절제술이라 할 수 있습니다. 그러나 근치 목적의 절제술은 전체 췌장암 환자의 약 15% 이하에서만 가능합니다. 근치적 목적의 절제술을 시행받은 환자에 있어서도 재발은 상당히 흔한 현상(80~90%)으로서 약 50~80%의 환자는 주위 림프절 또는 국소 재발을 경험하고, 약 80%는 간, 복막, 폐 등에 원격전이의 형태로 재발합니다.

간 전이 또는 복막(복강 내 장기를 둘러싸고 있는 막) 파종이 수술 후 비교적 얼마 지나지 않아 발생하는 경우가 있는데, 이러한 환자에 있어서는 이미 수술 당시에 영상 진단이나 육안적으로는 관찰되지 않는 미세 전이가 존재하는 것으로 생각됩니다. 췌장암의 약 40%는 국소적으로 진행되어 절제술이 불가능한 경우로 이 환자에서는 완치를 기대하기는 어렵습니다.

국소 진행된 췌장암에서 방사선 치료 단독만으로는 평균 생존기간이 6개월 정도로 생존율의 향상을 기대할 수 없습니다. 따라서, 이 범주의 환자에서는 방사선 치료와 항암화학요법을 동시에 병행하는 치료를 하거나 항암화학요법 단독으로 치료를 하는데, 이러한 치료 방법을 시행할 경우의 평균 생존기간은 방사선치료 단독에 비해 생존율 향상을 기대할 수 있다고 알려져 있습니다.

Part Ⅱ [관련 판례] - 조산사 포도당 투여 사건

대법원 2007. 9. 6. 선고 2005도9670 판결 【의료법위반】
[공2007.10.1.(283),1589]

【판시사항】

[1] 조산사가 할 수 있는 의료행위인 '조산'의 의미 및 조산사의 '조산' 외 의료행위가 무면허의료행위에 해당하는지 여부(원칙적 적극)

[2] 조산사가 독자적인 판단으로 약물 투여 등 조산 외의 응급의료행위를 하는 것이 허용되는 경우

[3] 조산사가 산모의 분만 과정 중 별다른 응급상황이 없음에도 독자적 판단으로 산모에게 포도당이나 옥시토신을 투여한 행위에 대하여 의료법 위반죄를 인정한 사례

【판결요지】

[1] 조산사가 조산원을 개설하여 할 수 있는 의료행위인 '조산'이란 임부가 정상분만하는 경우에 안전하게 분만할 수 있도록 도와주는 것을 뜻하므로, 이상분만으로 인하여 임부·해산부에게 이상현상이 생겼을 때 그 원인을 진단하고 이에 대처하는 조치(약물투여를 포함한다)를 강구하는 것은 그러한 의료행위를 임무로 하는 산부인과의사 등 다른 의료인의 임무범위에 속하는 것으로서 조산사에게 면허된 의료행위인 '조산'에 포함되지 않는다. 따라서 조산사가 그와 같은 면허 범위 외의 의료행위를 하였다면, 그 행위가 조산원 지도의사의 구체적인 지시에 따른 것이었다거나 또는 임부·해산부 등에 대한 응급처치가 절실함에도 지도의사와 연락을 할 수 없고 그 지시를 기다리거나 산부인과 의원으로 옮길 시간적 여유도 없어 조산사의 독자적인 판단에 의하여 응급처치를 할 수밖에 없었다는 등의 특별한 사정이 없는 한, 원칙적으로 구 의료법(2007. 4. 11. 법률 제8366호로 전문 개정되기 전의 것) 제25조 소정의 무면허의료행위에 해당한다.

[2] 응급의료에 관한 법률은 '국민들이 응급상황에서 신속하고 적절한 응급의료를 받을 수 있도록 응급의료에 관한 국민의 권리와 의무, 국가·지방자치단체의 책임, 응급의료제공자의 책임과 권리를 정하고 응급의료자원의 효율적인 관리를 위하여 필요한 사항을 규정함으로써 응급환자의 생명과 건강을 보호하고 국민의료의 적정을 기함을 목적으로' 하는 것으로서 의료인에게 적극적으로 그 면허 범위 외의 응급의료행위를 할 수 있는 권한을 부여하고 있지는 않은 점, 또 의료법은 조산사가 조산원을 개설하는 경우에는 반드시 지도의사를 정하여 그의 지도를 받도록 하고 있는 점 등에 비추어 보면, 이미 조산원에서 조산사의 도움을 받아 정상적인 분만 과정이 진행되고 있는 경우에는 이상분만상황이 발생하지 않는 한 그 자체로 조산사의 독자적인 판단에 따른 응급처치가 요구되는 상황은 아니라고 봄이 상당하고, 다만 이상분만으로 인하여 임부·해산부 등에게 이상 현상이 발생하였음에도 조산원 지도의사와 연락을 할 수 없고 또 그

지도의사의 지시를 기다리거나 산부인과의원으로 전원하는 등의 조치를 취할 시간적 여유도 없는 경우에 한하여 예외적으로 조산사가 그 독자적인 판단에 의하여 약물 투여 등 조산 이외의 응급처치를 하는 것이 허용된다.

[3] 조산사가 산모의 분만과정 중 별다른 응급상황이 없음에도 독자적 판단으로 포도당 또는 옥시토신을 투여한 행위에 대하여, 조산원에서 산모의 분만을 돕거나 분만 후의 처치를 위하여 옥시토신과 포도당이 일반적으로 사용되고 있고, 위 약물들을 산모의 건강을 위해 투여하였다고 하더라도, 지도의사로부터 지시를 받지 못할 정도의 긴급상황을 인정할 수 없는 이상 정당한 응급의료행위라거나 사회상규에 반하지 않는 행위라고 볼 수 없다는 이유로 의료법 위반죄를 인정한 사례.

【참조조문】

[1] 구 의료법(2007. 4. 11. 법률 제8366호로 전문 개정되기 전의 것) 제2조 제2항 제4호(현행 동일), 제6조(현행 동일), 제25조(현행 제27조 참조), 제30조 제2항(현행 제33조 제2항 참조), 제30조 제7항(현행 제33조 제6항 참조) / [2] 구 의료법(2007. 4. 11. 법률 제8366호로 전문 개정되기 전의 것) 제2조 제2항 제4호(현행 동일), 응급의료에 관한 법률 제2조 제1호, 제3조 / [3] 구 의료법(2007. 4. 11. 법률 제8366호로 전문 개정되기 전의 것) 제25조(현행 제27조 참조), 제66조 제3호(현행 제87조 제1항 제2호 참조)

【참조판례】

[1] 대법원 1988. 9. 13. 선고 84도2316 판결(공1988, 1289), 대법원 1988. 9. 20. 선고 86도1694 판결(공1988, 1355)

【전 문】

【피 고 인】 피고인

【상 고 인】 피고인

【변 호 인】 법무법인 율촌 담당변호사 윤홍근외 1인

【원심판결】 서울북부지법 2005. 11. 25. 선고 2005노691 판결

【주 문】

상고를 기각한다.

【이 유】

상고이유를 판단한다.

1. 구 의료법(2007. 4. 11. 법률 제8366호로 전문 개정되기 전의 것, 이하 같다. 전문 개정된 의료법에서도 아래의 규정 내용은 거의 같다)의 조산사 관련 조항에 의하면,

조산사는 '조산(조산)과 임부 · 해산부 · 산욕부 및 신생아에 대한 보건과 양호지도'에 종사함을 임무로 하는바(제2조 제2항 제4호), 조산사가 되고자 하는 자는 간호사의 면허를 가지고 보건복지부장관이 인정하는 의료기관에서 1년간 조산의 수습과정을 마친 자 또는 보건복지부장관이 인정하는 외국의 조산사 면허를 받은 자로서 조산사 국가시험에 합격한 후 보건복지부장관의 면허를 받아야 하고(제6조), 한편 조산사는 조산원만을 개설할 수 있는데(제30조 제2항) 조산원을 개설하는 경우에는 반드시 지도의사를 정하여(제30조 제7항) 관할관청에 신고하여야 한다(의료법 시행규칙 제25조).

여기에서 조산사가 조산원을 개설하여 할 수 있는 의료행위인 '조산'이란 임부가 정상분만하는 경우에 안전하게 분만할 수 있도록 도와주는 것을 뜻하므로, 이상분만으로 인하여 임부 · 해산부에게 이상현상이 생겼을 때 그 원인을 진단하고 이에 대처하는 조치(약물투여를 포함한다)를 강구하는 것은 그러한 의료행위를 임무로 하는 산부인과의사 등 다른 의료인의 임무범위에 속하는 것으로서 조산사에게 면허된 의료행위인 '조산'에 포함되지 않는다고 할 것이다(대법원 1988. 9. 13. 선고 84도2316 판결, 1988. 9. 20. 선고 86도1694 판결 등 참조).

따라서 조산사가 그와 같은 면허 범위 외의 의료행위를 하였다면, 그 행위가 조산원 지도의사의 구체적인 지시에 따른 것이었다거나 또는 임부 · 해산부 등에 대한 응급처치가 절실함에도 지도의사와 연락을 할 수 없고 그 지시를 기다리거나 산부인과 의원으로 옮길 시간적 여유도 없어 조산사의 독자적인 판단에 의하여 응급처치를 할 수밖에 없었다는 등의 특별한 사정이 없는 한, 원칙적으로 구 의료법 제25조 소정의 무면허의료행위에 해당한다고 할 것이다.

2. 지도의사의 지시에 의한 행위라는 주장에 대하여

원심은 그 설시의 증거를 종합하여, 조산원을 개설하여 운영하는 조산사인 피고인이 2002. 7. 1. 산모 공소외 1 및 같은 해 8. 16. 산모 공소외 2의 각 분만 과정에서 포도당과 옥시토신을 주사함에 있어, 관할관청에 신고된 지도의사인 공소외 3 또는 피고인이 사실상 지도의사로 삼고 있었다는 공소외 4로부터 그 약물 투여 여부 및 투여시기와 투여량 등에 관한 구체적인 지시를 받지 않았다는 사실을 인정하였는바, 이는 사실심 법관의 합리적인 자유심증에 따른 것으로서 기록에 비추어 정당하고, 거기에 상고이유 제1점의 주장과 같이 조산원의 지도의사에 관한 법리를 오해하거나 채증법칙에 위반하여 증거의 취사를 그르친 등의 위법이 없다.

3. 응급의료행위에 해당한다는 주장에 대하여

응급의료에 관한 법률(이하 '응급의료법'이라고 한다) 제2조 제1호는 '응급환자'를 '질병, 분만, 각종 사고 및 재해로 인한 부상이나 기타 위급한 상태로 인하여 즉시 필요한 응급처치를 받지 아니하면 생명을 보존할 수 없거나 심신상의 중대한 위해가 초래될 가능성이 있는 환자 또는 이에 준하는 자로서 보건복지부령이 정하는 자'로 규정하고 있고, 응급의료법 시행규칙 제2조 및 [별표 1] 제2호 (바)목은 '분만 또는 성폭력으로 인하여 산부인과적 검사 또는 처치가 필요한 증상'을 '응급증상에 준하는 증상'의 하나로 규정하고 있는바, 이에 따르면 분만 과정에 있는 임부·해산부는 응급환자로서 응급의료를 받을 권리를 가진다(응급의료법 제3조).

그러나 분만 과정에 있는 임부·해산부에 대한 응급의료행위라는 이유로 의료인, 특히 조산사가 자신에게 면허된 '조산' 이외의 의료행위를 스스로의 판단에 따라 제한 없이 할 수 있는 것인지에 대하여 보건대, **응급의료법은 '국민들이 응급상황에서 신속하고 적절한 응급의료를 받을 수 있도록 응급의료에 관한 국민의 권리와 의무, 국가·지방자치단체의 책임, 응급의료제공자의 책임과 권리를 정하고 응급의료자원의 효율적인 관리를 위하여 필요한 사항을 규정함으로써 응급환자의 생명과 건강을 보호하고 국민의료의 적정을 기함을 목적으로' 하는 것으로서 의료인에게 적극적으로 그 면허 범위 외의 응급의료행위를 할 수 있는 권한을 부여하고 있지는 않은 점, 또 의료법은 조산사가 조산원을 개설하는 경우에는 반드시 지도의사를 정하여 그의 지도를 받도록 하고 있는 점 등에 비추어 보면, 이미 조산원에서 조산사의 도움을 받아 정상적인 분만 과정이 진행되고 있는 경우에는 이상분만상황이 발생하지 않는 한 그 자체로 조산사의 독자적인 판단에 따른 응급처치가 요구되는 상황은 아니라고 봄이 상당하고, 다만 이상분만으로 인하여 임부·해산부 등에게 이상현상이 발생하였음에도 조산원 지도의사와 연락을 할 수 없고 또 그 지도의사의 지시를 기다리거나 산부인과의원으로 전원하는 등의 조치를 취할 시간적 여유도 없는 경우에 한하여 예외적으로 조산사가 그 독자적인 판단에 의하여 약물 투여 등 조산 이외의 응급처치를 하는 것이 허용된다고 할 것이다.**

이러한 법리에 비추어 기록에 나타난 증거관계를 살펴보면, 원심이 "산모 공소외 2, 1의 진술에 의하면 피고인은 분만을 완료하기 전 진통시에 이미 각 산모에게 포도당 또는 옥시토신을 주사한 사실이 인정되고, 피고인 스스로 법정에서 위 각 산모들이 당시 위험한 상황에 처했던 것은 아니라고 진술한 바 있으며, 달리 위 산모들에게 각 약물을 투여할 당시 산부인과 등으로의 전원이 불가능하였다거나 지도의사로부터 지시를 받지 못할 정도의 긴급상황에 있었다는 사정을 찾아볼 수 없다."라고 하여 피고인의 약물투여가 응급의료행위에 해당한다는 주장을 배척한 조치는 정당한 것으로 수긍이 되고, 거기에 상고이유 제2점의 주장과 같은 채증법칙 위반, 법리오해 등의 위법이 없다.

4. 사회상규에 위배되지 않는 행위라는 주장에 대하여

형법 제20조 소정의 '사회상규에 위배되지 아니하는 행위'라 함은 법질서 전체의 정신이나 그 배후에 놓여 있는 사회윤리 내지 사회통념에 비추어 용인될 수 있는 행위를 말하고, 어떠한 행위가 사회상규에 위배되지 아니하는 정당한 행위로서 위법성이 조각되는 것인지는 구체적인 사정 아래서 합목적적, 합리적으로 고찰하여 개별적으로 판단되어야 하므로, 이와 같은 정당행위를 인정하려면, 첫째 그 행위의 동기나 목적의 정당성, 둘째 행위의 수단이나 방법의 상당성, 셋째 보호이익과 침해이익과의 법익권형성, 넷째 긴급성, 다섯째 그 행위 외에 다른 수단이나 방법이 없다는 보충성 등의 요건을 갖추어야 한다(대법원 2002. 12. 26. 선고 2002도5077 판결 등 참조).

이러한 법리와 기록에 비추어 살펴보면, '조산사가 분만 과정에 있는 산모에게 포도당과 옥시토신을 주사하는 행위, 특히 분만 직후 출혈을 방지하기 위하여 옥시토신을 주사하는 행위는 사회상규에 위배되지 아니하는 정당한 행위'라는 피고인의 주장에 대한 원심의 다음과 같은 판단, 즉 **조산원에서 산모의 분만을 돕거나 분만 후의 처치를 위하여 옥시토신과 포도당이 일반적으로 사용되고 있고 위 약물들이 산모의 건강을 위하여 투여된 것이라는 사정만으로는 그것이 바로 사회상규에 위배되지 아니하는 행위에 해당한다고 보기는 어렵고, 약물투여의 개별적인 경위, 일반인들의 시각, 투약의 동기 · 목적 · 방법 · 횟수, 조산사의 경력, 약물이나 분만에 대한 지식수준, 산모의 나이 · 체질 · 건강상태, 그 약물투여로 인한 부작용 내지 위험발생 가능성 등을 종합적으로 고려하여 법질서 전체의 정신이나 그 배후에 놓여 있는 사회윤리 내지 사회통념에 비추어 용인될 수 있는 행위에 해당한다고 인정되는 경우에만 사회상규에 위배되지 아니하는 행위로서 위법성이 조각된다**고 할 것인데, ① 의료법에 의하면 의료행위는 의료인만이 할 수 있는 것이 원칙이고 또 의료인도 각 면허를 받은 범위 내에서만 의료행위를 할 수 있는데, 이는 특정 분야의 의료행위가 사람의 생명이나 신체 또는 공중위생에 가할 수 있는 위험성 등에 관한 지식과 경험을 획득함으로써 그 분야의 의료행위로 인한 인체의 반응을 확인하고 이상 유무를 판단하여 상황에 대처할 수 있는 능력을 가졌다고 인정되는 자에게만 면허를 부여하고 그들로 하여금 그 특정 분야의 의료행위를 제한적으로 행할 수 있도록 허용한 것이라고 보아야 하는 점, ② **포도당**은 보통 환자에게 수분을 보충하고 전해질 균형을 맞추어 주며 응급상황시에는 혈관 확보를 위해 사용되는 것이나 전해질 상실 또는 혈액정맥염 등의 부작용이 발생할 수 있어 당뇨병이나 신부전증을 앓고 있는 환자 등에게는 신중하게 투여되어야 하는 점, ③ **옥시토신**은 분만 후 자궁이 수축되지 아니하고 출혈이 계속될 때 주사하는 자궁수축제이지만 실제로는 분만촉진제로도 널리 사용되고 있고 반이뇨작용, 저혈압, 빈맥 등의 부작용이 있는 점, 또한 주사기의 소독상태, 주사방법과 주사량 및 산모의 나이 · 체질 · 건강상태와 태아의 상태 등에 따라 위 각 약물은 산모나 신생아에게 위해를 발생시킬 우려가 있는 점, 게다가 이 사건에서는 각 산모들이 응급환자로서 응급처치를 받아야 할 상태였다고 보기 어려운 점 등을 종합해 볼 때 피고인의 이 사건 각 약물투여행위를 사회상규에 위배되지 아니하는 정당한 행위로 볼 수 없다는 원심의 판단은 정당하고, 거기에 상고이유 제3점의 주장과 같은 채증법칙 위반, 법리오해 등의 위법이 있다고 할 수도 없다.

5. 법률의 착오 또는 위법성조각사유의 전제사실에 대한 착오 주장에 대하여

원심이 채용한 증거를 기록에 의하여 살펴보면, ① 피고인은 자신이 운영하는 조산원의 지도의사를 신고해 두고 있었고, 그 지도의사가 아닌 공소외 4로부터 '수분이 부족할 때는 보고 후 포도당 주사를, 분만 후 자궁수축이 안 될 때에는 보고 후 옥시토신을 주사하라'는 내용의 일반적인 사전지도사항이 기재된 서면을 받아두었던 점, ② 피고인이 제1심법정에서 옥시토신 투여 사실에 관한 진술을 번복하면서 산모에 대한 포도당과 옥시토신 투여 없이는 분만이 이루어질 수 없고 사실상 조산원도 운영할 수 없다는 취지로 강변한 점, ③ 그 밖에 피고인의 교육 정도 및 조산사로서의 경력 등에 비추어 볼 때, **피고인이 자신의 약물투여행위가 조산사로서의 임무범위에 속하거나 응급상황에서의 불가피한 조치로서 죄가 되지 아니한다고 그릇 인식하고 있었다고는 보기 어려울 뿐만 아니라, 설령 그와 같이 오인하였다고 하더라도 이는 법률의 규정을 자기 나름대로 해석한 것일 뿐 그 판단에 정당한 이유가 있다고 할 수 없다.**

따라서 이와 같은 취지의 이 부분 원심판결 역시 정당하고, 거기에 상고이유 제4점의 주장과 같은 법률의 착오에 관한 법리오해 등의 위법이 없다.

6. 결 론

그러므로 상고를 기각하기로 하여, 관여 대법관의 일치된 의견으로 주문과 같이 판결한다.

대법관 김황식(재판장) 김영란 이홍훈 안대희(주심)

[관련 규정]

의료법상 조산사의 업무규정14)

▣ 의료인으로서의 조산사

의료법 제2조 제1항에서는 의료인으로 보건복지부장관의 면허를 받은 의사·치과의사·한의사·조산사 및 간호사를 두고 있고, 동조 제2항 제4호에서는 조산사의 임무에 대하여 조산(助産)과 임부(姙婦)·해산부(解産婦)·산욕부(産褥婦) 및 신생아에 대한 보건과 양호지도로 한정하고 있다. 조산사의 자격은 간호사 면허를 가지고 보건복지부장관이 인정하는 의료기관에서 1년간 조산 수습과정을 마치거나 보건복지부장관이 인정하는 외국의 조산사 면허를 받은 자가 조산사 국가시험에 합격한 후 보건복지부장관의 면허를 받아야 부여된다(동법 제6조). 조산사는 조산원만을 개설할 수 있으며(동법 제33조 제2항), 조산원을 개설할 경우 반드시 지도의사를 정하여(동법 제33조 제6항) 관할관청에 신고하도록 되어 있다(동법 시행규칙 제25조 제1항).

Part Ⅲ 쟁점연구

Legal Issues

Q1 간호사는 어떠한 주의의무를 부담하는가?

Q2 의료행위를 절대적 의료행위, 협력적 의료행위, 독자적 간호행위로 구별할 때 간호사는 간호사고에 대해 어떠한 법적 책임을 지는가?

Q3 [도입 판례]에서 대법원은 의사와 간호사 사이의 수직적 분업에 있어 책임영역의 분할을 인정하지 않고 있다. 의사와 간호사 사이의 수직적 분업을 설명하고, 이러한 판례의 태도가 타당한지를 검토하시오.

Q4 의료인으로서 조산사의 법적 지위에 대해 설명하시오.

Q5 조산사의 업무범위와 주의의무의 내용에 대해 설명하시오.

Case

甲은 조산원을 운영하는 조산사로서, 2001.4.13.경 임신 5개월째에 내원한 피해자(37세) 乙로부터 질식분만에 의한 자연분만을 의뢰받으면서 乙이 이미 제왕절개 방법으로 두 딸을 출산하였을 뿐 자연분만의 경험이 없는데다가 당뇨증상 및 양수과다증상이 있음을 알게 되었음에도 불구하고 자연분만을 할 수 있다고 말하면서 자신의 조산원에서 정기적으로 하면서 검사를 받으면서 자연분만에 의한 출산을 할 것을 권유하였다. 甲은 같은 해 6.27.경 乙을 검사한 결과 혈당치가 공복시 116mg/dℓ, 식후 220mg/dℓ, 2001. 7.7.경에는 공복시 111mg/dℓ, 식후 230mg/dℓ로 각 측정되었다.

한편 乙은 출산예정일인 2001.7.28.이 지나도록 진통이 오지 않자 乙은 걱정이 되어 甲을 찾아갔는데, 甲은 "2001.8.10.까지 기다려봐서 그 때까지 진통이 없으면 조산원에 입원하여 분만을 하자"고 말하였다. 그런데 2001.8.10.이 되어도 진통이 없자 乙은 11:00경 甲을 찾아갔으나, 甲은 진통이 올 때 다시 오라고 하여 乙을 되돌려 보냈다.

2001. 8. 11. 00:00경 乙은 진통이 온다며 입원 및 출산 준비를 하고 조산원에 왔다. 00:30경 甲은 乙에 대하여 초음파검사 등을 실시하였으나 태아가 이미 5.2kg의 거대아로 성장한 사실조차 확인하지 못하였고, 03:00경 분만대기 중인 乙을 방문하여 자궁문이 3 손가락 넓이(약 3cm) 정도 열려 있음을 확인하고는 같은 날 06:20경까지 대기실에서 기다리도록 하였다. 그러나 그 무렵 태아가 乙의 자궁 내에서 뇌지주막하출혈 및 뇌실질내출혈 등 분만 전 저산소성 손상으로 인하여 사망하게 함으로써 乙로 하여금 같은 날 09:29경 대학병원에서 사망한 태아를 반출하기 위한 응급 제왕절개수술을 받는 치료일수 미상의 상해를 입게 하였다.

OO 산부인과 의사 丙은 출산 후 출혈이 심한 환자 X에게 첫 번째 혈액봉지를 수혈한 후, 두 번째 이후의 혈액봉지는 의사 대신 간호사가 교체하는 이 병원의 관행대로 간호사인 丁으로 하여금 단독으로 혈액봉지를 교체하도록 내버려 두었는데, 丁이 혈액봉지의 라벨을 확인하지 아니하여 혈액형인 B형인

14) 백경희, "조산사의 법적 지위와 주의의무", 한국의료법학회지 제19권 제1호(2011), 66-67면.

X에 대하여 A형 혈액을 수혈하여, X는 급성용혈성수혈부작용 등으로 사망하고 말았다.

(1) 乙과 사망한 태아에 대한 甲의 죄책은? (대판 1994.12.22, 93도3030 참조)
(2) 丙과 丁의 죄책은? (대판 1998.2.27, 97도2812 참조)

☞ **[문제 해설] 김태명, "사람의 시기와 분만 중 태아를 사망하게 한 조산사의 죄책", 고시계 제54권 제4호(626호), 2009, 41면 이하.**
이재상, 이재상 박사의 형법 케이스의 바이블(제2판), 헤르메스, 2007, 78-82면.

Materials for Extensive Reading

김태명, "과실로 태아를 모체 내에서 사망하게 한 조산사의 죄책", 저스티스 제108호(2008.12), 275-299면.

문성제, "의료과오와 간호사 책임", 한국의료법학회지 제12권 제1호(2001.06), 22-38면.

백경희, "조산사의 법적 지위와 주의의무", 한국의료법학회지 제19권 제1호(2011), 61-84면.

손태호, "간호사의 과실에 대한 의사의 형사책임", 대법원판례해설 제31호(98년 하반기)(99.05), 539-551면.

전지연, "의사와 간호사의 분업적 의료행위에서의 형사상 과실책임 -대법원 1998.2.27. 선고, 97도2812 판결-", 의료법학 창간호, 2000, 235-259면.

한창훈, "의사가 간호사의 진료보조행위에 일일이 입회하여 지도·감독하여야 하는지 여부(소극) 및 입회가 필요한 경우의 판단 기준", 대법원판례해설 제48호(2003 하반기) (2004.07), 591-624면.

제8장

안락사 및 치료중단

Part Ⅰ [도입 판례] - 보라매병원 사건

대법원 2004. 6. 24. 선고 2002도995 판결 【살인(인정된 죄명 : 살인방조) · 살인】 [공2004.8.1.(207),1255]

【판시사항】

[1] 살인죄에 있어서 범의의 인정 기준

[2] 공동정범의 성립요건

[3] 보호자의 간청에 따라 치료를 요하는 환자에 대하여 치료중단 및 퇴원을 허용하는 조치를 취함으로써 환자를 사망에 이르게 한 담당 전문의와 주치의에게 살인방조죄가 성립한다고 한 사례

[4] 이른바 부진정부작위범에 있어서 부작위범의 보충성

[5] 정범의 실행행위 착수 이전의 방조행위와 종범의 성부(적극)

[6] 법원이 공소장 변경 없이 직권으로 공동정범으로 기소된 범죄사실을 방조사실로 인정할 수 있는지 여부(한정 적극)

【판결요지】

[1] 살인죄에 있어서의 고의는 반드시 살해의 목적이나 계획적인 살해의 의도가 있어야 하는 것은 아니고 자기의 행위로 인하여 타인의 사망의 결과를 발생시킬 만한 가능 또는 위험이 있음을 인식하거나 예견하면 족한 것이고 그 인식 또는 예견은 확정적인 것은 물론 불확정적인 것이더라도 소위 미필적 고의로서 살인의 범의가 인정된다.

[2] 형법 제30조의 공동정범이 성립하기 위하여는 주관적 요건인 공동가공의 의사와

객관적 요건으로서 그 공동의사에 기한 기능적 행위지배를 통하여 범죄를 실행하였을 것이 필요하고, 여기서 공동가공의 의사란 타인의 범행을 인식하면서도 이를 제지함이 없이 용인하는 것만으로는 부족하고 공동의 의사로 특정한 범죄행위를 하기 위하여 일체가 되어 서로 다른 사람의 행위를 이용하여 자기의 의사를 실행에 옮기는 것을 내용으로 하는 것이어야 한다.

[3] **보호자가 의학적 권고에도 불구하고 치료를 요하는 환자의 퇴원을 간청하여 담당 전문의와 주치의가 치료중단 및 퇴원을 허용하는 조치를 취함으로써 환자를 사망에 이르게 한 행위에 대하여 보호자, 담당 전문의 및 주치의가 부작위에 의한 살인죄의 공동정범으로 기소된 사안에서, 담당 전문의와 주치의에게 환자의 사망이라는 결과 발생에 대한 정범의 고의는 인정되나 환자의 사망이라는 결과나 그에 이르는 사태의 핵심적 경과를 계획적으로 조종하거나 저지·촉진하는 등으로 지배하고 있었다고 보기는 어려워 공동정범의 객관적 요건인 이른바 기능적 행위지배가 흠결되어 있다는 이유로 작위에 의한 살인방조죄만 성립한**다고 한 사례.

[4] **어떠한 범죄가 적극적 작위에 의하여 이루어질 수 있음은 물론 결과의 발생을 방지하지 아니하는 소극적 부작위에 의하여도 실현될 수 있는 경우에, 행위자가 자신의 신체적 활동이나 물리적·화학적 작용을 통하여 적극적으로 타인의 법익 상황을 악화시킴으로써 결국 그 타인의 법익을 침해하기에 이르렀다면, 이는 작위에 의한 범죄로 봄이 원칙이고, 작위에 의하여 악화된 법익 상황을 다시 되돌이키지 아니한 점에 주목하여 이를 부작위범으로 볼 것은 아니며, 나아가 악화되기 이전의 법익 상황이, 그 행위자가 과거에 행한 또 다른 작위의 결과에 의하여 유지되고 있었다 하여 이와 달리 볼 이유가 없다.**

[5] **종범은 정범의 실행행위 중에 이를 방조하는 경우뿐만 아니라, 실행 착수 전에 장래의 실행행위를 예상하고 이를 용이하게 하는 행위를 하여 방조한 경우에도 성립한다.**

[6] 법원은 공소사실의 동일성이 인정되는 범위 내에서 공소가 제기된 범죄사실보다 가벼운 범죄사실이 인정되는 경우에 있어서, 그 심리의 경과 등에 비추어 볼 때 피고인의 방어에 실질적인 불이익을 주는 것이 아니라면 공소장 변경 없이 직권으로 가벼운 범죄사실을 인정할 수 있다고 할 것이므로 공동정범으로 기소된 범죄사실을 방조사실로 인정할 수 있다.

【참조조문】

[1] 형법 제13조, 제250조 제1항 / [2] 형법 제30조 / [3] 형법 제18조, 제30조, 제32조, 제250조 제1항 / [4] 형법 제18조 / [5] 형법 제32조 / [6] 형사소송법 제298조 제2항

【참조판례】

[1] 대법원 2000. 8. 18. 선고 2000도2231 판결(공2000하, 2038), 대법원 2001. 3. 9. 선고 2000도5590 판결(공2001상, 910), 대법원 2001. 9. 28. 선고 2001도3997 판결(공

2001하, 2405), 대법원 2002. 10. 25. 선고 2002도4089 판결(공2002하, 2929), 대법원 2003. 4. 25. 선고 2003도949 판결 /[2] 대법원 1998. 9. 22. 선고 98도1832 판결(공1998하, 2633), 대법원 1999. 9. 17. 선고 99도2889 판결(공1999하, 2269), 대법원 2000. 4. 7. 선고 2000도576 판결(공2000상, 1214), 대법원 2001. 11. 9. 선고 2001도4792 판결(공2002상, 119), 대법원 2003. 3. 28. 선고 2002도7477 판결(공2003상, 1121) /[5] 대법원 1983. 3. 8. 선고 82도2873 판결(공1983, 680), 대법원 1996. 9. 6. 선고 95도2551 판결(공1996하, 3069), 대법원 1997. 4. 17. 선고 96도3377 전원합의체 판결(공1997상, 1354) /[6] 대법원 1995. 9. 29. 선고 95도456 판결(공1995하, 3652)

【전 문】

【피 고 인】 피고인 1 외 2인

【상 고 인】 피고인 1, 2 및 검사(피고인들에 대하여)

【변 호 인】 법무법인 세종 담당변호사 이건웅 외 8인

【원심판결】 서울고법 2002. 2. 7. 선고 98노1310 판결

【주 문】

피고인 1, 피고인 2와 검사의 각 상고를 기각한다.

【이 유】

1. 이 사건 공소사실의 요지와 원심이 인정한 사실관계

가. 이 사건 공소사실의 요지는, 피고인들이 원심공동피고인과 공모하여 다음과 같이 피해자를 살해하였다는 것이다.

(1) 피해자는 1997. 12. 4. 14:30 술에 취한 채 화장실을 가다가 중심을 잃어 기둥에 머리를 부딪치고 시멘트 바닥에 넘어지면서 다시 머리를 바닥에 찧어 경막 외 출혈상을 입고 (이름생략)병원으로 응급후송 되었다.

(2) 피해자는 피고인들을 포함한 의료진에 의하여 수술을 받고 중환자실로 옮겨져 의식이 회복되고 있었으나 뇌수술에 따른 뇌 부종으로 자가호흡을 할 수 없는 상태에 있었으므로 호흡보조장치를 부착한 채 계속 치료를 받고 있었다.

(3) 피해자의 처 원심공동피고인은 여러 차례 피고인 1 등에게 집으로 퇴원시키겠다는 의사를 밝혔으나 위와 같은 피해자의 상태에 비추어 인공호흡장치가 없는 집으로 퇴원하게 되면 호흡을 제대로 하지 못하여 사망하게 될 것이라는 설명을 들었으므로 피해자를 집으로 퇴원시키면 호흡정지로 사망하게 된다는 사실을 명백히 알게 되었음에도, 피해자가 차라리 사망하는 것이 낫겠다고 생각한 나머지 피해자를 퇴원시키는 방법으로 살해할 것을 결의하고, 1997. 12. 6. 14:20경과 18:00경 주치의인 피고인 2에게

도저히 더 이상의 치료비를 추가 부담할 능력이 없다는 이유로 퇴원을 요구하였다.

(4) 피고인들은 피해자를 집으로 퇴원시킬 경우 호흡이 어렵게 되어 사망하게 된다는 사실을 충분히 알고 있었는바, 피고인 2는 원심공동피고인이 여러 차례의 설명과 만류에도 불구하고 치료비 등이 없다는 이유로 계속 퇴원을 고집하자 상사인 피고인 1에게 직접 퇴원 승낙을 받도록 하라고 하였고, 피고인 1은 1997. 12. 6. 10:00경 피고인 2로부터 위와 같은 원심공동피고인의 요구사항을 보고 받은 후, 자신을 찾아온 원심공동피고인에게 피해자가 퇴원하면 사망한다고 설명하면서 퇴원을 만류하였으나 원심공동피고인이 계속 퇴원을 요구하자 이를 받아들여 피고인 2에게 피해자의 퇴원을 지시하였다.

(5) 원심공동피고인이 퇴원수속을 마치자 피고인 2는 피고인 3에게 피해자를 집까지 호송하도록 지시하였고, 그에 따라 같은 날 14:20경 피고인 3과 원심공동피고인 등이 피해자를 중환자실에서 구급차로 옮겨 싣고 피해자의 집까지 데리고 간 다음, 피고인 3이 원심공동피고인의 동의를 받아 피해자에게 부착하여 수동 작동 중이던 인공호흡 보조장치와 기관에 삽입된 관을 제거하여 감으로써 그 무렵 피해자로 하여금 호흡정지로 사망에 이르게 하였다.

나. 한편, 원심은 그 설시 증거들에 의하여, 다음과 같은 사실들을 인정하였다.

(1) 피고인 1은 (이름생략)병원 신경외과 전담의사, 피고인 2는 같은 과 3년차 수련의, 피고인 3은 1년차 수련의로 각 근무하던 자이다.

(2) 피해자는 1997. 12. 4. 14:30경 자신의 주거지에서 경막 외 출혈상을 입고 (이름생략)병원으로 응급 후송되어 같은 날 18:05경부터 피고인 1의 집도와 피고인 2 등의 보조로 경막 외 혈종 제거 수술을 하였고, 다음날 02:30경 수술을 마친 후 중환자실로 옮겨졌으나 자발호흡이 불완전하여 인공호흡기를 부착한 상태로 계속 합병증 및 후유증에 대한 치료를 받게 되었다.

(3) 수술 후 아무런 반응을 보이지 않던 피해자는 1997. 12. 5. 04:00경 대광반사(대광반사, light reflex)가 돌아왔고, 그 후 눈 뜨는 반응에서는 '부르면 눈을 뜨고 있는 상태'(글라스고우 혼수척도 Glasgow coma scale E3)로, 운동 반응에 있어서는 '통증을 가하면 통증을 가하는 위치로 손, 발을 이동하거나 제지하는 등의 반응'(글라스고우 혼수척도 M5)으로 호전되어 갔고, 그에 따라 피고인 2는 뇌 부종에 따른 별다른 문제가 없는 것으로 판단하여 수술 후 매 15분마다 측정하던 의식 수준, 동공 크기, 대광반사 여부를 1시간마다 측정하도록 하였다.

(4) 또한, 호흡에 있어서는 피해자의 상태에 따라 인공호흡기의 호흡 방법, 호흡 회수, 산소 농도, 공기 공급량 등이 조절되었는데 퇴원 당시 인공호흡기에 의한 호흡

회수는 수술 후 16회에서 12회로, 산소농도는 100%에서 40%(일반적인 공기의 산소농도는 20%)로 호전된 상태였으나 1997. 12. 6. 01:40경 호흡음이 거칠고 양측 폐의 아래쪽에서 호흡음이 감소되었고, 같은 날 09:20경 폐 우상엽 쪽에서 거친 소리가 들리고 환기능력이 감소한 것으로 보이는 등 퇴원 당시 인공호흡기를 제거할 경우 자발호흡이 정상적으로 이루어지기 힘들었고, 수술 후 수술 부위에서 피가 자꾸 배어 나와서 1997. 12. 5. 21:00경 수술 부위를 다시 봉합하였으나 그 후에도 수술 부위에서 피가 계속 배어 나와 수술상처 배액기구로 피를 배액(배액, drainage)하고 있는 상태였다.

(5) 한편, 피해자의 처 원심공동피고인은 수술 후 피고인 2로부터 피해자의 혈종이 완전히 제거되었고 호전될 것으로 예상된다는 말을 들었으나 그 때까지 260만 원 상당의 치료비가 나온 것을 알고 향후 치료비도 부담하기 어려울 뿐 아니라 금은방을 운영하다가 실패한 후 17년 동안 무위도식하면서 술만 마시고 가족들에 대한 구타를 일삼아 온 피해자가 살아 남아 가족들에게 계속 짐이 되기보다는 차라리 사망하는 것이 낫겠다고 생각하여 경제적 부담을 빌미로 피해자의 퇴원의 허용을 계속 요구하였다.

(6) 이에 피고인 1, 피고인 2는 수 차례에 걸쳐 피해자의 상태에 비추어 지금 퇴원하면 죽게 된다는 이유로 퇴원을 극구 만류하고 치료비를 부담할 능력이 없으면 차라리 1주일 정도 기다렸다가 피해자의 상태가 안정된 후 도망가라고까지 이야기하였으나 원심공동피고인은 피해자의 퇴원을 고집하였고, 1997. 12. 6. 14:00경 피고인 1, 피고인 2로부터 퇴원시 사망가능성에 대한 설명을 듣고, 퇴원 후 피해자의 사망에 대해 법적인 이의를 제기하지 않겠다는 귀가서약서에 서명하였다.

(7) 피고인 1, 피고인 2는 환자의 보호자가 그 퇴원을 강력히 요구하고 있는 상태에서 퇴원 요구를 거부한 후 발생될 치료 결과에 대한 책임이나 향후치료비의 부담이라고 하는 현실적인 문제가 제기되자 보호자의 환자에 대한 퇴원 요구를 거부하면서 의사가 치료행위를 계속할 수 있는 근거 등에 대하여 더 이상 생각해 보지 않은 채 피해자의 퇴원을 위한 조치를 취하게 되었다.

(8) 피고인 2는 피고인 1의 지시에 따라 피고인 3에게 피해자의 퇴원을 위한 조치를 취하도록 지시하였고, 피고인 3은 1997. 12. 6. 14:00경 피해자에게 부착된 인공호흡기를 제거한 후 원심공동피고인과 함께 위 병원 구급차로 피해자를 후송하면서 인공호흡보조장치를 사용하여 수동으로 호흡을 보조하다가 피해자의 주거지에 도착한 후 원심공동피고인에게 인공호흡보조장치를 제거하게 될 경우 사망하게 된다는 사실을 고지한 후 인공호흡보조장치를 제거하였다.

(9) 피해자는 피고인 3이 떠난 후 5분도 안되어 목 부위에서 꺽꺽거리는 등의 소리를 내며 불완전하게 숨을 쉬다가 뇌간(뇌간) 압박에 의한 호흡곤란으로 사망하였다.

2. 피고인 3에 대한 원심 판단의 당부

원심은, 피고인 3은 1년차 수련의로서 전문의인 담당의사의 지시에 따라 그의 의료행위를 보조하는 역할을 담당하고 있을 뿐, 피해자의 퇴원결정에 관여한 바 없고, 담당의사인 피고인 1 등의 지시에 따라 피해자의 퇴원절차를 밟기 위한 과정을 도와 인공호흡기 또는 인공호흡보조장치를 제거하였더라도 인공호흡기 등의 제거는 퇴원조치에 따르는 일부 과정에 지나지 않아, 그가 회생가능성이 있는 피해자를 살해하려는 원심공동피고인의 의도까지 인식하였다고 보기는 어려우므로, 결국 살인죄의 정범으로서의 고의뿐만 아니라 방조범으로서의 고의도 인정할 수 없다고 하여 피고인 3에 대하여 무죄를 선고한 제1심판결을 그대로 유지하였는바, 기록에 비추어 보면 이러한 원심의 조치는 수긍할 수 있고, 거기에 검사가 상고이유로서 내세운 바와 같이 살인죄의 정범 및 방조범의 범의에 관한 법리오해 등으로 판결 결과에 영향을 미친 위법이 없다.

3. 피고인 1, 피고인 2에 대한 원심 판단의 당부

가. 원심의 판단

원심은, 피고인 13, 피고인 2(이하 '피고인들'이라 할 때는 이 두 피고인을 가리킨다)가 피해자의 퇴원을 위하여 취한 조치와 그로 인한 치료행위의 중단은 한 개의 사실관계의 양면으로 서로 결합되어 있는 것으로서, 의사(의사)의 관점에서 볼 때 피고인들에 대한 비난은 피고인들이 소극적으로 치료행위를 중단한 점에 있다기보다는 원심공동피고인의 퇴원 요청을 받아들여 적극적으로 퇴원에 필요한 조치를 취한 점에 집중되어야 할 것이고, 피고인들은 피해자를 퇴원시킬 당시 원심공동피고인이 피해자에 대한 보호의무를 저버려서 그를 사망에 이르게 하리라는 사정을 인식하고 있었을 뿐 나아가 그러한 결과의 발생을 용인하는 내심의 의사까지는 없었다 할 것이어서 정범의 고의를 인정할 수 없으므로, 피고인들의 행위는 부작위에 의한 살해행위가 아니라 원심공동피고인의 부작위에 의한 살인행위 실행을 용이하게 한, 작위의 방조행위로 봄이 상당하다는 이유로, 피고인들을 부작위에 의한 살인죄의 정범으로 처단한 제1심판결을 파기하고, 피고인들을 작위에 의한 살인방조죄로 처단하였다.

나. 검사의 상고이유 주장에 대한 판단

(1) 살인죄에 있어서의 고의는 반드시 살해의 목적이나 계획적인 살해의 의도가 있어야 하는 것은 아니고 자기의 행위로 인하여 타인의 사망의 결과를 발생시킬 만한 가능 또는 위험이 있음을 인식하거나 예견하면 족한 것이고 그 인식 또는 예견은 확정적인 것은 물론 불확정적인 것이더라도 소위 미필적 고의로서 살인의 범의가 인정되는 것인바(대법원 2003. 4. 25. 선고 2003도949 판결 등 참조), 기록에 의하면, 피해자는 경막하 출혈상을 입고 9시간 동안 두개골 절제술 및 혈종 제거수술을 받은 후 중환자

실로 옮겨져 인공호흡기를 부착한 상태로 계속 합병증 및 후유증에 대한 치료를 받고 있었는데 그로부터 불과 하루 남짓이 경과한 상태에서 피해자에게서 인공호흡기를 제거하는 등 치료를 중단하는 경우 종국에는 사망할 가능성 내지 위험성이 있음이 예견되었고, 피고인들 또한, 담당한, 담와 주치의로서 이러한 사실을 인식하고 있었는바, 이러한 점에 비추어 보면 피고인들이 비록 원심공동피고인의 요청에 의하여 마지 못해 치료를 중단하였다고 하더라도 그 당시 피해자의 사망이라는 결과 발생에 대한 미필적 인식 내지 예견마저 없었다고 보기는 어려우므로, 피고인들에게 정범의 고의가 없다고 본 원심의 판단은 잘못된 것이다.

(2) 그러나 다른 한편, **형법 제30조의 공동정범이 성립하기 위하여는 주관적 요건인 공동가공의 의사와 객관적 요건으로서 그 공동의사에 기한 기능적 행위지배를 통하여 범죄를 실행하였을 것이 필요하고, 여기서 공동가공의 의사란 타인의 범행을 인식하면서도 이를 제지함이 없이 용인하는 것만으로는 부족하고 공동의 의사로 특정한 범죄행위를 하기 위하여 일체가 되어 서로 다른 사람의 행위를 이용하여 자기의 의사를 실행에 옮기는 것을 내용으로 하는 것이어야 하는바** (대법원 2003. 3. 28. 선고 2002도7477 판결 등 참조), 기록에 의하여 드러난 사정들, 즉, 피고인들이 원심공동피고인의 퇴원 조치 요구를 극구 거절하고, 나아가 꼭 퇴원을 하고 싶으면 차라리 피해자를 데리고 몰래 도망치라고까지 말하였던 점, 퇴원 당시 피해자는 인공호흡 조절수보다 자가호흡수가 많았으므로 일단 자발호흡이 가능하였던 것으로 보이고, 수축기 혈압도 150/80으로 당장의 생명유지에 지장은 없었던 것으로 보이는 점, 피해자의 동맥혈 가스 분석 등에 기초한 폐의 환기기능을 고려할 때 인공호흡기의 제거나 산소 공급의 중단이 즉각적인 호흡기능의 정지를 유발할 가능성이 적었을 것으로 보이는 점 등에 비추어 보면, 피고인들은 피해자의 처 원심공동피고인의 간청에 못 이겨 피해자의 퇴원에 필요한 조치를 취하기는 하였으나, 당시 인공호흡장치의 제거만으로 즉시 사망의 결과가 발생할 것으로 생각하지는 아니하였던 것으로 보이고(피해자가 실제로 인공호흡장치를 제거한지 5분 정도 후에 사망하였다는 것만으로 그러한 결과가 사전에 당연히 예견되는 것이었다고 단정하기는 어렵다.), 결국 피고인들의 이 사건 범행은, 피해자의 담당 의사로서 피해자의 퇴원을 허용하는 행위를 통하여 피해자의 생사를, 민법상 부양의무자요 제1차적 보증인의 지위에 있는 원심공동피고인의 추후 의무 이행 여부에 맡긴 데 불과한 것이라 하겠고, 그 후 피해자의 사망이라는 결과나 그에 이르는 사태의 핵심적 경과를 피고인들이 계획적으로 조종하거나 저지·촉진하는 등으로 지배하고 있었다고 보기는 어렵다. 따라서 **피고인들에게는 앞에서 본 공동정범의 객관적 요건인 이른바 기능적 행위지배가 흠결되어 있다고 보는 것이 옳다.**

(3) 따라서 피고인들이 원심공동피고인의 부작위에 의한 살인행위를 용이하게 함으

로써 이를 방조하였을 뿐이라고 본 원심의 판단은 결론에 있어 정당하고, 거기에 판결 결과에 영향을 미친 위법이 있다고 할 수 없다. 검사의 이 부분 상고이유 주장은 이유 없다.

다. 피고인 1, 피고인 2의 상고이유에 대한 판단

(1) **어떠한 범죄가 적극적 작위에 의하여 이루어질 수 있음은 물론 결과의 발생을 방지하지 아니하는 소극적 부작위에 의하여도 실현될 수 있는 경우에, 행위자가 자신의 신체적 활동이나 물리적 · 화학적 작용을 통하여 적극적으로 타인의 법익 상황을 악화시킴으로써 결국 그 타인의 법익을 침해하기에 이르렀다면, 이는 작위에 의한 범죄로 봄이 원칙이고, 작위에 의하여 악화된 법익 상황을 다시 되돌이키지 아니한 점에 주목하여 이를 부작위범으로 볼 것은 아니며, 나아가 악화되기 이전의 법익 상황이, 그 행위자가 과거에 행한 또 다른 작위의 결과에 의하여 유지되고 있었다 하여 이와 달리 볼 이유가 없다.**

이 사건의 경우 피고인들은 피고인 3에게 피해자를 집으로 후송하고 호흡보조장치를 제거할 것을 지시하는 등의 적극적 행위를 통하여 원심공동피고인의 부작위에 의한 살인행위를 도운 것이므로, 이를 작위에 의한 방조범으로 본 원심의 판단은 정당한 것으로 수긍할 수 있고, 거기에 피고인들이 상고이유로 주장하는 바처럼 형법상 작위와 부작위의 구별 및 방조행위의 성립에 관한 법리오해 등의 위법이 없다.

나아가 피고인들의 행위를 작위에 의한 방조범으로 보는 이상 치료위임계약의 해지에 관한 법리오해 및 수임인의 긴급처리의무 · 의사의 교체(이른바 전의)의무 등 피고인들의 작위의무와 관련된 각종 법리오해 등은 어느 것이나 판결 결과에 영향을 미칠 수 없다(원심 역시 위와 같은 이유로 피고인들이 한 같은 취지의 원심 주장을 배척한 바 있다).

(2) 원심은 피고인들이 피고인 3으로 하여금 원심공동피고인과 함께 피해자를 집까지 데리고 간 다음 인공호흡보조장치와 기관에 삽입된 관을 제거하도록 지시한 사실을 인정한 이상, 위와 같은 원심의 조치에 피고인들이 상고이유로 주장하는 바처럼 범죄사실을 특정하지 아니한 위법이 있다고도 볼 수 없다.

(3) 원심은, 피고인 2가 신경외과 전문의가 되기 위한 수련과정을 밟고 있는 전공의로서 퇴원이나 치료 중단을 결정할 권한이 없고, 또 실제로 퇴원을 지시한 사실이 없다 하여도, 피고인 2는 피해자가 처음 응급실로 왔을 때부터 퇴원에 이르기까지 피해자의 치료를 담당하여 피해자의 상태를 누구보다도 잘 알고 있었고, 나아가 피해자가 퇴원하면 원심공동피고인이 피해자에게 적절한 치료를 베풀지 아니하여 사망에 이르게 할 가능성이 크다는 사정까지 알면서도 원심공동피고인의 범행을 방조한 이상, 위와 같은 사정은 살인방조죄의 성립을 좌우할 수 없다는 취지로 판시하였다. 기록에 의하면 이와 같은 원심의 사실인정과 판단은 모두 옳고, 거기에 채증법칙 위배로 인한 사실

오인 등으로 판결 결과에 영향을 미친 위법을 찾아볼 수 없다. 피고인 2의 이 부분 상고이유 주장 역시 이유 없다.

(4) 원심이 피고인들에게 정범의 고의가 없다고 본 것은 앞서 본 바와 같이 잘못이나, 방조의 고의를 인정한 조치에는 법리오해의 위법이 있다 할 수 없고, 따라서 피고인들의 이 사건 범행은 방조범의 성립에 요구되는 정범의 고의와 방조의 고의를 모두 갖추고 있는 것이어서, 위와 같은 원심의 잘못은 판결 결과에 영향이 없다 할 것이다. 결국, 원심의 판단에는 방조범의 고의에 관한 법리 및 의학적 권고에 반하는 환자의 퇴원(discharge against medical advice)에 있어 의사(의사)의 고의에 관한 법리를 오해하는 등의 위법이 없으므로, 이 부분의 상고이유 주장은 받아들일 수 없다.

(5) 치료를 요하는 피부양자를 방치하여 사망에 이르게 한 원심공동피고인의 행위가 경제적 곤궁으로 인한 것이라거나, 피고인들이 피해자에 대한 치료를 지속시키기 위하여 원심공동피고인을 설득하는 등 최선을 다하였으나, 원심공동피고인이 마음을 바꾸지 아니하여 불가피하게 이 사건 범행에 이르게 되었다는 것은 모두 형의 양정에 참작할 사정에 불과하므로, 피고인들의 상고이유 주장과는 달리 원심공동피고인을 살인죄의 정범으로, 피고인들을 방조범으로 각 처단한 원심의 조치에 채증법칙 위배로 인한 사실오인이나 정당행위 및 정범의 실행행위에 관한 법리오해 등으로 판결 결과에 영향을 미친 위법이 없다.

(6) 종범은 정범의 실행행위 중에 이를 방조하는 경우뿐만 아니라, 실행 착수 전에 장래의 실행행위를 예상하고 이를 용이하게 하는 행위를 하여 방조한 경우에도 성립하므로(대법원 1996. 9. 6. 선고 95도2551 판결 등 참조), 원심이 피고인들의 행위가 원심공동피고인의 부작위에 의한 살인행위를 방조한 것으로 본 데에 인과관계에 관한 법리오해 또는 채증법칙 위배로 인한 사실오인으로 판결 결과에 영향을 미친 위법이 없으며, 가사 피해자가 매우 위독한 상태에 있었다 하여도 회복할 가능성이 전혀 없었던 것이 아닌 이상 피고인들의 이 사건 범행과 피해자의 사망 사이에 합법칙적 연관 내지 상당인과관계를 인정할 수 없다고는 보기 어렵다. 피고인들의 이 부분 상고이유 주장은 받아들일 수 없다.

(7) 법원은 공소사실의 동일성이 인정되는 범위 내에서 공소가 제기된 범죄사실보다 가벼운 범죄사실이 인정되는 경우에 있어서, 그 심리의 경과 등에 비추어 볼 때 피고인의 방어에 실질적인 불이익을 주는 것이 아니라면 공소장 변경 없이 직권으로 가벼운 범죄사실을 인정할 수 있다고 할 것이므로 공동정범으로 기소된 범죄사실을 방조사실로 인정할 수 있다(대법원 1995. 9. 29. 선고 95도456 판결 참조).

원심이 공소장 변경 없이 살인죄의 공동정범으로 기소된 피고인들을 살인방조죄로 처단한 조치는 위 법리에 비추어 정당하고, 거기에 상고이유로 주장하는 바처럼 공소장 변경에 관한 법리오해 등의 위법이 없다.

4. 결 론

따라서 피고인 1, 피고인 2와 검사의 각 상고를 기각하기로 하여 주문과 같이 판결한다.

대법관 이용우(재판장) 조무제 이규홍 박재윤(주심)

[관련 개념]

안락사, 존엄사, 연명치료중단[15)]

일반적으로 안락사는 불치의 질병에 걸려 죽음의 단계에 들어선 환자의 고통을 덜어주기 위하여 그 환자가 죽음을 맞이하도록 해주는 것을 의미한다. 안락사라는 용어는 '아름다운 죽음'이라는 뜻을 가진 Enthanatos라는 그리스어에서 유래하는데 영어로는 Euthanasia, 독일어로는 Euthanasie라고 표기한다. 독일어권에서는 '임종원조'라는 의미에서 Sterbehilfe, 영미권에서는 '자비로운 죽임'이라는 뜻으로 Mercy-Killing이라고 부르기도 한다. 오늘날 안락사는 때때로 도움을 받은 죽음의 모든 형태를 뜻하는 포괄적 용어로도 쓰이지만, 가장자주 의미하는 것은 치명적인 주사를 놓는 것과 같이 다른 사람의 생명을 끊는 직접적인 행동이다. 최근 의학의 놀라운 발달은 수많은 형태의 식물인간을 낳게 되어, '무의미한 연명의 거부', '인간답게 살려는 욕망' 등의 요구가 나오게 되었고, 이러한 요구를 안락사와 결부시키기에 이르렀다. 따라서 안락사는 "합리주의적 발상에 기초하여 인간의 생명이 불가역적인 죽음으로 인식되었을 때 이를 인위적으로 단축시키는 행위"라고 정의할 수 있다.

한편 존엄사의 정의와 관련하여서도 이러한 기존의 안락사의 개념에 대한 논쟁과 유사한 의견대립이 있고, 안락사와 존엄사의 관계에 대하여도 의견이 분분하다. 예컨대 안락사와 존엄사를 구분하는 견해의 개념정의에 의하면 '존엄사(death with dignity)'란 "죽음에 직면한 환자가 품위 있는 죽음을 맞도록 하기 위하여 생명유지조치를 중지하는 것"을 말한다. 존엄사를 안락사에 포함시키지만 소극적 안락사와 존엄사를 분리하는 견해의 개념정의에서 '존엄사'는 "의식회복의 가능성이 없는 식물인간에 대하여 그에 부착된 생명유지 장치를 제거하여 인간으로서의 존엄을 유지하면서 죽음을 맞게 하는 것"을 말한다. 이러한 정의로부터 논자에 따라서는 '존엄사'를 '소극적 안락사'나 '부작위에 의한안락사' 또는 '광의의 안락사'라고 표현하는 입장도 있다.

그밖에 유사한 개념으로 '치료중단'이란 용어를 사용하는데 이는 연명치료중단을 줄인 용어이다. 연명치료란 의학적으로 무의미하고 단지 생명현상을 유지시킬 뿐인 치료라는 의미를 함축하고 있고, 그러한 연명치료의 중단은 종래 안락사와 다른 것이라는 점을 강조하자는 목적에서 안락사와 구별하여 '치료중단'이란 용어가 사용되기도 한다. 기존의 안락사 개념과 일부 중복되는 유사한 개념들이 새롭게 등장하면서 종래의 안락사의 일반적 분류와 정확하게 합치하지 못하고 그 의미도 변하기도 한다. 따라서 혼란을 피하기 위하여 구체적 행위를 표시하는 '치료중단'이나 '의사조력자살' 등의 표현을 사용하는 것이 적절할 수 있으며, 육체적 고통과 사기(死期) 임박이라는 안락사 요건의 결여로 치료중단을 소극적 안락사로 볼 수 없으므로 치료중단 자체의 허용여부와 허용조건을 제도화할 필요가 있다는 견해도 있다.

15) 조규범, "존엄사에 대한 입법론적 고찰", 조선대 법학논총 제17집 제1호, 2010, 220-222면.

[제2심] 서울고등법원 2002. 2. 7. 선고 98노1310 판결
【살인(피고인 2, 3에 대해 인정된 죄명: 살인방조죄)】
[미간행]

【전 문】

【피 고 인】 피고인 1외 4인

【항 소 인】 피고인 및 검사

【검 사】 고천척

【변 호 인】 변호사 서경원외 2인

【원심판결】 서울지방법원 남부지원 1998. 5. 15. 선고 98고합9 판결

【주 문】

원심판결 중 피고인 2, 3에 대한 부분을 파기한다.

피고인 2, 3를 각 징역 1년 6월에 각 처한다.

원심판결 선고 전 구금일수 3일을 피고인 2에 대한 위 형에, 같은 1일을 피고인 3에 대한 위 형에 각 산입한다.

다만 이 판결 확정일로부터 각 2년간 위 각 형의 집행을 유예한다.

피고인 1의 항소 및 검사의 피고인 1, 4에 대한 항소를 모두 기각한다.

【이 유】

1. 항소이유의 요지

가. 피고인 1

(1) 사실오인

피고인 1은, 살인의 고의가 없었고, 치료비가 없어서 피해자를 퇴원시킨 행위는 사회통념상 용인될 수 있는 행위로서 사회상규에 위배되지 아니하는 행위이고, 피해자를 퇴원시켜 살해한다는 위법성에 대한 인식이나 그 인식가능성이 없었고, 피해자가 병원에서 의식불명상태로 있을 것이라고 생각하여 차라리 퇴원시키는 것이 낫겠다고 판단하여 퇴원시킨 것이므로 위법성조각사유의 전제사실에 관한 착오가 있었다.

나. 피고인 2, 3

(1) 원심은 작위에 의한 살인을 부작위에 의한 살인으로 공소장 변경 없이 심판의 대상이 되지 아니한 사실을 인정한 위법이 있다.

(2) 피고인 2, 3는 피해자의 사망이라는 결과발생을 용인하는 내심의 의사가 없었고, 또한 퇴원절차에 의해 피해자에 대한 보호의무를 가족들에게 인계하여 줌으로써 피해

자에 대한 보증인적 지위에 있지 아니하였거나 보증인적 지위에 관한 착오가 있었다.

(3) 원심은, 피고인 2, 3이 상 피고인 1과 공동정범의 관계에 있는 것으로 인정하였으나 피고인 2, 3에게는 주관적인 공동가공의 의사와 객관적인 기능적 행위지배가 없었으므로 원심은 공동정범의 성립요건에 관한 법리를 오해하거나 채증법칙에 위배하여 사실을 오인한 위법이 있고, 피고인 2, 3의 행위는 적극적 행위기여가 결여되어 있으므로 범죄실현에 조력하는 방조행위로 평가될 여지가 있을지는 몰라도 정범의 실행행위라고 볼 수 없다.

(4) 원심은, 보증인의무를 인정하기 위한 전제사실 또는 위법성조각사유에 대한 판단의 전제로서 피해자의 회복가능성이 높은 것으로 사실을 오인하여 판결에 영향을 미친 위법이 있다.

(5) 피고인 2, 3에게는 부작위에 의한 살인죄를 인정하기 위한 전제로서 작위의무가 없었다. 검사가 작위의무의 근거로 들고 있는 것 중 의료법 제16조는 치료요구에 대한 거부에 관한 규정이고, 응급의료에관한법률 제4조는 미래에 진료를 인수할 의료인이 행한 진료의 실효성을 유지시키는 의무로서 이 규정들을 근거로 환자의 사망을 방지할 보증인적 의무로 확대 해석하는 것은 타당하지 아니하고, 더구나 피해자는 응급상황에서 벗어난 상태였으므로 피고인들에게 응급의료에관한법률에 의하여 보증인적 지위나 의무가 인정될 수 없으며, 계약관계에 의한 보증인의무는 보호자의 퇴원요구에 따라 퇴원함으로써 계약관계가 법적으로 종료하여 사망의 결과가 발생한 시점에서는 계약에 의한 보증인 의무가 소멸하였고, 사회상규의 측면에서 보면 오늘날 의료현실에서 의사와 환자 사이의 관계는 서비스계약관계로 이해하는 것이 다당하고, 환자가 의식불명의 상태에 있고 보호자가 치료중단을 진지하게 요구하는 경우 의사의 윤리적인 생명유지의무를 형법적인 작위의무로 볼 수 없다.

(6) 피고인 2, 피고인 3이 보증인의 지위에 있음을 인식하고 있었더라도 위 피고인들은 의학적 충고에 반한 상 피고인 1의 퇴원요구에 따라 퇴원을 허락한 것으로 피고인들이 의사로서 피해자에 대한 보호의무가 없는 것으로 잘못 알았던 이상 보증인의 의무에 대한 착오가 있었으므로 책임이 조각되고, 피고인들은 피고인 1의 퇴원요구에 응할 의무보다 피고인들이 망인을 보호하여야 할 의무가 우선하더라도 의료계의 관행에 따라 보호자의 퇴원요구에 응하여야 하는 것으로 잘못 생각하였고, 이에 정당한 이유가 있었으므로 책임이 조각된다.

(7) 피고인 3는 신경외과 전문의가 되기 위한 수련과정을 밟고 있는 전공의로 입퇴원 및 치료결정은 전문의만이 할 수 있고, 실제 전문의인 피고인 2이 피해자의 최초 수술결정, 수술시행 및 퇴원결정 등을 하였으며, 피고인 3는 퇴원을 지시한 사실이

없다.

다. 검사

(1) 법리오해

(가) 피고인 1, 2, 3

이 사건 공소사실의 요지는, 뇌수술 후 중환자실에서 회복중인 피해자에 대하여 뇌수술에 대한 후속조치를 하지 않거나 입원중인 상태에서 인공호흡기의 작동을 하지 않아 피해자를 사망에 이르게 한 것이 아니라 뇌부종에 의해 완전한 자기호흡이 부족하여 인공호흡기의 도움 없이 생존이 불가능한 피해자를 인공호흡기 장치가 없는 피해자의 집으로 퇴원시키기로 적극적으로 결정하고 이에 따라 피해자를 퇴원시키고, 엠브와 기관삽관까지 제거하여 즉시 피해자를 사망에 이르게 하였다는 것으로 작위에 의한 살인죄임에도 불구하고 부작위에 의한 살인으로 유죄로 인정하였다.

(나) 피고인 4

피고인 4은 앞서 본 바와 같이 작위범이며, 피고인 4은 자신의 상관인 피고인 2, 3와 함께 피해자를 퇴원시켜 사망에 이르게 하는 행위를 분담하였고, 피고인 4의 행위로 피해자의 사망이 확정되었으며 살해행위가 기수에 이른 것이므로 피고인이 상급자의 지시에 의했더라도 피해자가 사망에 이른다는 사실을 알면서도 이에 따라 행위하여 피해자를 사망에 이르게 한 행위는 위법성을 면할 수 없다.

(2) 양형부당(피고인 1, 2, 3)

원심이 피고인 1, 2, 3에게 각 집행유예의 형을 선고한 것은 너무 가벼워 부당하다.

2. 항소이유에 대한 판단

가. 공소장 변경 없이 작위범을 부작위범으로 인정하였다는 점에 대하여(피고인 2, 3),

사실의 기초가 되는 사회적 사실관계가 기본적인 점에서 동일하면 공소사실의 동일성은 그대로 유지되고, 피고인의 방어권행사에 실질적인 불이익을 초래할 염려가 없는 경우에는 공소사실과 기본적 사실이 동일한 범위 내에서 법원이 공소장 변경절차를 거치지 아니하고 다르게 인정하더라도 불고불리의 원칙에 위반되지 않는다.

이 사건의 경우 피고인 2, 3에 대해 공소제기된 공소사실과 원심이 인정한 범죄사실은 그 사실의 기초가 되는 사회적 사실관계가 기본적인 점에서 동일하다고 할 수 있을 뿐만 아니라 기록에 의하면, 위 피고인들은 원심법정에서 이 사건 공소사실은 작위에 의한 살인죄가 아니라 부작위에 의한 살인죄에 해당하고 상 피고인 1이 의식불명인 피해자의 보호자로서 치료를 거부하여 치료행위를 중지하게 된 것으로 피해자에 대한 치료계속의무가 없었거나 그 위법성이 조각되어야 한다는 등 부작위에 의한 살인죄를 전제로 다투어 왔고, 원심은 공소장 변경 없이 부작위에 의한 살인죄를 유죄로 인정하고, 위 피고인들의 부작위에 의한 살인죄를 전제로 한 주장에 대해 판단한 사실을 알 수 있어 위 피고인들의 방어권 행사에 실질적인 불이익을 주었다고 할 수 없고, 더구나 당원은 뒤에서 보는 것처럼 피고인 2, 3의 범행을 작위에 의한 살인방조죄로 인정하는 이상 위 피고인들의 이 부분 항소논지는 이유 없다.

나. 피고인 1, 2, 3의 행위의 작위성 여부(검사)

형법상의 행위는 규범적으로 금지된 일정한 동작을 한다는 적극적 태도로서의 작위와 규범적으로 요구 또는 기대된 일정한 동작을 하지 아니한다는 소극적 태도로서의 부작위가 있고, 작위와 부작위의 구별은 단순한 자연과학적, 인과적인 분류가 아니라 구성요건의 해석과 적용을 고려한 법적 평가의 문제로 우선 피고인 1, 2, 3의 이 사건 각 범행에 있어서의 행위내용을 살피고, 그 행위를 법률적으로 어떻게 평가해야 할 것인지를 보기로 한다.

(1) 피고인 1의 행위의 작위성 여부에 대하여,

검사는, 피고인 1이 담당의사들 및 인턴과 공모하여 담당의사들에게 스스로 호흡을 할 수 없어 인공호흡기를 부착한 채 치료를 받고 있던 피해자의 퇴원을 요구하여 담당의사들로 하여금 피해자에 대한 퇴원을 결정하게 하고, 인턴으로 하여금 인공호흡보조장치를 제거하도록 하여 인공호흡장치 제거로 인한 호흡정지로 사망에 이르게 하여 살해하였다는 이유로 작위에 의한 살인죄로 이 사건 공소를 제기하였고, 원심은, 이에 대해 피고인 1이 피해자의 처로서 계속적인 치료로 피해자의 생명을 보호해야 할 의무가 있음에도 불구하고 피해자에 대한 치료를 중단하도록 하여 인공호흡보조장치를 제거하여 뇌간압박에 의한 호흡곤란으로 사망에 이르게 하여 살해하였다는 이유로 부작위에 의한 살인죄를 유죄로 인정하였다.

피고인 1의 위와 같은 행위를 규범적 관점에서 볼 때 뒤에서 보는 바와 같이 피고인 1이 담당의사들로부터 피해자의 상태가 호전되어 회복가능성이 있고, 만일 퇴원해서 인공호흡장치를 제거하면 바로 죽는다는 말을 들었음에도 불구하고 자신의 경제적 부담과 피해자에 대한 증오심에서 치료를 중단하는 방법으로 피해자를 살해할 것을 의욕 내지 용인하고, 담당의사들에게 생존가능성이 있는 피해자의 퇴원을 요구하여 치료를 중단하게 하고, 그 일환으로 인공호흡장치 등을 제거케 하여 뇌간압박에 의한 호흡곤란으로 사망에 이르게 한 것으로 피해자의 퇴원과 치료행위의 중단은 1개의 행위가 결합된 양면을 이루는 것으로 피고인 1의 행위의 의미 있는 중점은 피고인 1이 피해자의 처로서 그에 대한 계속적인 치료를 통하여 피해자의 생명을 보호해야 할 의무가 있음에도 불구하고 피해자를 퇴원시켜 치료중단할 경우 피해자가 사망할 위험을 예상하고도 그 위험발생을 방지하기 위한 조치를 취하지 않음으로 인하여 사망이라는 결과를 야기한 점에 있는 것이고, 인공호흡장치 등의 제거는 치료중단이라고 하는 행위수행의 한 내용을 이룰 뿐이며, 뒤에서 보는 바와 같이 2, 3, 4과의 공모공동정범 관계도 인정되지 않아 피고인 1의 퇴원을 요구한 행위 자체는 비난의 대상이 되는 치료중단사실의 전제로서의 의미를 갖는다는 점에 비추어 볼 때 피고인 1의 범행은 작위가 아니라 부작위에 의한 것으로 판단함이 상당하다.

(2) 피고인 2, 3의 행위의 작위성 여부에 대하여,

검사는, 피고인 2, 3이 피해자가 스스로 호흡을 할 수 없는 상태에서 인공호흡기를 부착한 채 치료를 받고 있던 중 피고인 1의 요구로 피해자의 퇴원을 지시하여 피해자를 퇴원시킨 후 피고인 4가 피해자에게 부착된 인공호흡보조장치를 제거하여 피해자로 하여금 인공호흡장치제거로 인한 호흡정지로 사망에 이르게 하여 살해하였다는 이유로 작위에 의한 살인죄로 기소하였고, 이에 대해 원심은, 사망원인은 인공호흡보조장치의 제거가 아니라 뇌간압박에 의한 호흡곤란이고, 인공호흡보조장치의 제거라는 행위만이 아니라 이를 포함한 행위 전체를 규범적으로 평가해야 한다는 이유로, 피고인 2, 3는 피해자에 대한 뇌수술 및 치료를 담당하고 있었고, 피해자의 상태와 회복가능성, 치료를 중단하고 퇴원시킬 경우 피해자가 호흡이 어렵게 되어 사망하게 된다는 사실을 알고 있었으므로 계속적인 치료를 함으로써 피해자의 생명을 보호하여야 할 의무가 있음에도 불구하고 피해자의 퇴원을 지시하여 피고인 4가 피해자에게 부착된 인공호흡보조장치를 제거하여 피해자로 하여금 뇌간압박에 의한 호흡곤란으로 사망에 이르게 하여 살해하였다는 이유로 부작위에 의한 살인죄로 인정하였다. 피고인 2, 3의 이 사건 범행은 보호자인 피고인 1이 피해자를 위한 치료위탁계약을 해지하여 피해자를 퇴원시켜 달라고 요구하고, 피고인 2, 3는 피해자로부터 인공호흡장치를 제거할 경우 사망할 가능성이 있다는 이유로 퇴원을 만류하였으나 피고인 1이 퇴원을 고집하여 어쩔 수 없이 퇴원결정을 하고, 피고인 2, 3이 자신의 지속적 관리하에 있는 피해자에 대한 치료를 중단하였다는 것으로 앞에서 본 바와 같이 퇴원결정과 치료행위의 중단은 한 개의 사실관계의 양면으로 상호 결합되어 있는 것인데 피고인 2, 3의 의사(의사)의 관점에서 볼 때 피해자가 퇴원하게 되어 치료를 중단하게 된 것이지 치료를 중단할 의사가 있었기 때문에 퇴원결정과 퇴원조치를 취한 것이 아니라 할 것이어서 위 피고인들에 대한 비난은 위 피고인들이 적극적으로 치료행위를 중단한 점에 있다기보다는 피고인 1의 퇴원요청을 받아들여 퇴원조치를 한 점에 집중되어야 할 것이고, 피고인 2, 3의 치료중단이라고 하는 부작위의 측면에서 보더라도 작위에 의한 살인이라고 하는 법익침해와 동등한 형법적 가치가 있는 것이어서 위

피고인들의 행위를 살인범죄의 실행행위로 평가될 만한 것이라 보기는 어렵고, 한편 피고인 2, 3의 구성요건적 고의는 구성요건해당성을 인식하고 이를 실현시키려는 의지로서 그 실현의지를 인정하기 위해서는 적어도 결과발생을 용인하는 내심의 의사가 있어야 하는 것인데 뒤에서 보는 바와 같이 피고인 2, 3는 피고인 1이 피해자를 퇴원시켜 사망케 한다는 사정을 인식하고 있었지만 그 결과발생을 용인하는 내심의 의사가 있다고 볼 수 없어 살인죄의 정범으로서의 고의를 부정하고 방조범으로 인정하는 점에 비추어 볼 때 피고인 2, 3의 행위는 부작위에 의한 살해행위가 아니라 피고인 1이 피해자에 대한 치료를 중단시켜 살해하는 행위에 대하여 피해자에 대한 퇴원조치를 함으로써 그 실행을 용이하게 한 작위의 방조행위로 봄이 상당하다.

(3) 그렇다면, 원심이 피고인 1에 대한 이 사건 공소사실을 부작위에 의한 살인으로 인정한 것은 정당하다 할 것이나, 피고인 2, 3에 대한 이 사건 공소사실을 작위에 의한 살인방조가 아닌 부작위에 의한 살인죄로 인정한 위법이 있다.

다. 피고인 1, 2, 3의 고의 및 공모공동정범여부에 대한 판단

(1) 검사는, 피고인 1, 2, 3 등이 공모하여 작위에 의한 살인죄를 범하였다는 이유로 공모공동정범으로 기소하였는데(원심도, 피고인 1, 2, 3의 범죄사실에서 공모에 대한 직접적인 설시는 없지만 그 범죄사실 및 적용법조에 비추어 위 피고인들의 부작위에 의한 살인죄에 있어서의 공모공동정범 내지 공동정범을 인정하고 있는 것으로 보인다) 이는 위 피고인들에게 정범으로서의 고의가 있는 것을 전제로 하고 있으므로 과연 위 피고인들에게 정범으로서의 살인의 고의가 있었는지 여부를 본다.

(2) 원심에서 적법하게 채택, 조사한 증거들 및 당심에서의 증인 황적준의 진술 등에 의하면 다음과 같은 사실을 인정할 수 있고, 당심에서의 김중호, 김정수, 왕규창, 한동관, 한진석의 각 진술, 진료기록감정촉탁회신서, 환자상태에관한의학적검토(증제1호증), 진술서(증제2호증)의 각 기재만으로는 위 인정사실에 방해가 되지 아니하거나 이를 뒤집기에 부족하다.

(가) 피고인 1은 피해자의 처이고, 피고인 양후진은 보라매병원 신경외과 전담의사, 피고인 3는 같은 과 레지던트로 근무하던 자였다.

(나) 1997. 12. 4. 14:30경 피해자는 자신의 주거지에서 경막외출혈상을 입어 보라매병원으로 응급 후송되어 같은 날 18:05경부터 피고인 2의 집도와 피고인 3 등의 보조로 경막외혈종 제거수술을 하였고, 1997. 12. 5. 02:30경 수술을 마친 후 중환자실로 옮겨져 자발호흡이 불완전하여 인공호흡기를 부착한 상태로 계속 합병증 및 후유증에 대한 치료를 받게 되었다.

(다) 수술 후 아무런 반응을 보이지 않던 피해자는 1997. 12. 5. 04:00경 대광반사가

돌아왔고, 그 후 눈뜨는 반응에서는 '부르면 눈을 뜨고 있는 상태'(글라스고우 혼수척도 E3)로, 운동반응에 있어서는 '통증을 가하면 통증을 가하는 위치로 손, 발을 이동하거나 제지하는 등의 반응'(글라스고우 혼수척도 M5)으로 호전되어 갔고, 피고인 3는 뇌부종에 따른 별다른 문제가 없는 것으로 판단하여 수술 후 매 15분마다 측정하던 의식수준, 동공크기, 대광반사여부를 매 1시간마다 측정하도록 하였으며, 또한 호흡에 있어서는 피해자의 상태에 따라 인공호흡기의 호흡방법, 호흡횟수, 산소농도, 공기공급양 등이 조절되었는데 퇴원 당시 인공호흡기에 의한 호흡횟수는 수술 후 16회에서 12회로, 산소농도는 100%에서 40%(일반적인 공기의 산소농도는 20%)로 호전된 상태였으나 1997. 12. 6. 01:40경 호흡음이 거칠고 양측 폐의 아래쪽에서 호흡음이 감소되었고, 같은 날 09:20경 폐 우상엽 쪽에서 거친 소리가 들리고 환기능력이 감소한 것으로 보이는 등 퇴원 당시 인공호흡기를 제거할 경우 자발호흡이 정상적으로 이루어지기 힘들었고, 수술 후 수술부위에서 피가 자꾸 배어 나와서 1997. 12. 5. 21:00경 수술부위를 다시 봉합하였으나 그 후에도 수술부위에서 피가 계속 배어 나와 수술상처배액기구로 피를 배액하고 있는 상태였다. (증인 황적준의 원심법정진술에 의하면, 직접 사인은 뇌압박에 의한 호흡곤란이고, 중간사인은 경막외출혈과 뇌부종이며, 뇌부종 및 부검당시 두개골 제거 후 경막 위에 응고된 혈종에 의해 뇌압박이 동시에 일어난 것으로 생각된다고 진술하고 있다.)

(라) 한편, 피고인 1은 수술 후 피고인 3로부터 피해자의 혈종이 완전히 제거되었고 호전될 것으로 예상된다는 말을 들었으나 그때까지 260만원 상당의 치료비가 나온 것을 알고 향후 치료비도 부담하기 어려울 뿐 아니라 금은방을 운영하다가 실패한 후 17년 동안 무위도식하면서 술만 마시고 가족들에 대한 구타를 일삼아 온 피해자가 가족들에게 계속 짐이 되기보다는 차라리 사망하는 것이 낫겠다고 생각하여 경제적 부담을 이유로 피해자의 퇴원을 계속 요구하였다.

(마) 피고인 2, 3는 수 차례에 걸쳐 피해자의 상태에 비추어 지금 퇴원하면 죽게 된다는 이유로 퇴원을 만류하고 치료비를 부담할 능력이 없으면 1주일 정도 기다렸다가 피해자의 상태가 안정된 후 도망가라고까지 이야기하였으나 피고인 1은 피해자의 퇴원을 고집하였고, 1997. 12. 6. 14:00경 피고인 2, 3로부터 퇴원시 사망가능성에 대한 설명을 듣고, 퇴원 후 피해자의 사망에 대해 법적인 이의를 제기하지 않겠다는 귀가서약서에 서명하였고, 피고인 2, 3는 환자의 보호자가 그 퇴원을 강력히 요구하고 있는 상태에서 퇴원 요구를 거부한 후 발생될 치료결과에 대한 책임이나 향후치료비의 부담이라고 하는 현실적인 문제가 제기되자 보호자의 환자에 대한 퇴원 요구를 거부하면서 의사가 치료행위를 계속할 수 있는 근거 등에 대하여 더 이상 생각해 보지 않은

채 퇴원지시를 하여 피해자의 퇴원절차를 밟게 되었다.

(바) 피고인 3는 피고인 2의 지시에 따라 인턴인 피고인 4에게 피해자의 퇴원절차를 밟도록 지시하여 1997. 12. 6. 14:00경 피고인 4은 피해자에게 부착된 인공호흡기를 제거한 후 피고인 1과 함께 보라매병원의 구급차로 피해자를 후송하면서 수동으로 인공호흡보조장치를 사용하여 호흡을 보조하다가 피해자의 주거지에 도착한 후 피고인 1에게 인공호흡보조장치를 제거하게 될 경우 사망하게 된다는 사실을 고지한 후 인공호흡보조장치를 제거하였고, 피고인 4가 떠난 후 5분도 안되어 피해자는 꺽꺽거리는 등 목부위에서 소리를 내며 불완전하게 숨을 쉬다가 뇌간압박에 의한 호흡곤란으로 사망하였다.

(3) 나아가 피해자의 퇴원 당시의 상태와 사망의 결과발생가능성 및 이에 대한 피고인들의 인식 등에 관하여 보건대, 기록에 의하면 피해자는 1997. 12. 6. 14:00경 퇴원 당시 운동반응이 '아무 반응이 없는 상태'(글라스고우 혼수척도 M1)로 악화되었고, 피해자에게 급성호흡부전, 급성신부전, 파종성 혈관내 응고증 등 여러 가지 임상상태가 나타난 사실은 인정되나, 증인 황적준의 원심법정 및 당심법정진술에 의하더라도 급성호흡부전이나 파종성 혈관내 응고증 등은 형태학적인 변화를 나타내는 정도까지 진행이 되지 않았기 때문에 부검결과 나타나지 않았으며, 사망 후부터 부검시까지 뇌부종상태는 변하지 않는데 부검결과 뇌부종상태가 상당히 심하였고, 그 상태에 비추어 수술 후 뇌부종이 가라앉지 않아 자발호흡이 곤란한 상태에서 퇴원하여 호흡기를 제거함으로써 호흡곤란으로 사망한 것으로 판단된다고 하는 점, 피해자는 전체적으로 수술 후에 호전되는 양상을 나타냈었고, 피고인 2, 3도 피고인 1에게 같은 취지로 그 퇴원을 만류하였던 것이며, 피고인 2은, 1997. 12. 9. 경찰에서의 참고인 진술(수사기록 40쪽)에서 수술결과는 좋은 편이었고, 치료만 받으면 생명에 전혀 지장이 없었으며, 피해자가 산소호흡기를 착용하지 않으면 생명이 위독한 상태였다고 진술하였고, 1997. 12. 15. 경찰진술(수사기록 289쪽)에서는 수술 후 촬영한 사진에서 혈종이 잘 제거된 것을 확인했기 때문에 회복가능성이 있을 것으로 생각했고, 실제 환자가 마취로부터 깨어나면서 조금씩 회복되고 있는 것을 확인하였으며, 피해자의 경우 퇴원하지 않았다면 병세가 호전될 가능성이 있었을 것으로 생각되고, 퇴원 당시 즉시 사망할 것을 예상하지는 못했지만 사망한다는 것을 알고 있었다고 진술했고(그 뒤 검찰진술이후 이 법정에 이르기까지는 합병증으로 상태가 매우 좋지 않아 생존가능성이 낮았고, 인공호흡기 없이 자가호흡으로 생존이 가능할 것으로 판단하였다거나 판단할 수 없는 상태였다고 진술하고 있다), 피고인 3는 1997. 12. 8. 최초 경찰에서의 참고인진술(수사기록27쪽)에서는 치료만 계속하면 살 수 있었고, 2 -3일만 더 있었으면 의식을 찾을 수 있었으며 퇴원하

면 죽는다고 피고인 1에게 분명히 이야기했다고 진술하였고, 1997. 12. 15. 최초 경찰진술(수사기록 302쪽)에서는 수술 후 6시간 정도 지나 중환자실로 다시 가보니까 환자가 눈을 뜨고 팔을 움직이고 있어 수술이 아주 잘되었다고 생각하였고, 피해자가 자가호흡을 할 수 있는 상태가 아니라서 인공호흡기를 착용시켜 둔 상태였다고 진술하였고, 1997. 12. 30. 최초 검찰진술(수사기록 407쪽)에서는 수술 직후 별다른 문제가 없어 뇌부종이 좋아지는 상태라고 생각했기 때문에 CT를 찍지 않았고, 회복가능성 여부는 알 수 없었다고 진술하였고, 1998. 1. 7. 2회 검찰진술(수사기록 474쪽)에서는 내과적 합병증이 없을 경우 생존가능성은 70% 내지 80% 정도였고, 피해자에게 내과적인 합병증이 있었으나 곧 바로 사망할 정도는 아니었다고 진술하였으며(그 뒤 검찰 및 법정진술에서는 피해자의 생존가능성이 10% 이내이고, 자발호흡이 있었기 때문에 인공호흡기를 제거해도 1 - 2일 또는 3 - 4일 정도 더 있다가 사망할 것으로 생각했다는 취지로 진술하였다), 또한 피고인 4도 경찰에서 인공호흡보조장치를 제거하면 사망할 것으로 생각하였다고 진술하였고, 피고인 1에게도 같은 취지로 설명하였던 점 등에 비추어 볼 때 피해자는 퇴원으로 인한 치료중단과 인공호흡장치의 제거로 사망에 이른 것이고, 인공호흡기를 부착하고, 경막외혈종 제거수술 후 합병증 및 후유증에 대한 치료를 계속하였다면 생존가능성이 있었던 것으로 보이고, 적어도 퇴원으로 인한 치료중단과 인공호흡기의 제거가 없었더라면 뇌간압박으로 인한 호흡곤란으로 바로 사망에 이르는 결과가 초래되지 않았을 것이며, 피고인 2, 3, 4의 전체적인 진술내용에 비추어 볼 때 피고인 2, 3도 피해자로부터 인공호흡장치를 제거할 경우 뇌간압박에 의한 호흡곤란으로 단시간에 사망할 수 있다는 사실을 예견하였던 것으로 보이고, 자발호흡여부 및 생존가능성에 대해서는 이 사건 범행 후 조사를 받으면서 종전의 진술을 바꾸어 주장해 온 것으로 실제 피고인 2, 3이 피해자의 퇴원 당시 피해자의 상태 및 생존가능성을 진지하게 고려하여 판단한 것으로 보이지 않는다.

(4) 위에서 본 바와 같은 피고인들의 범행동기, 범행에 이르게 된 경위, 범행방법, 퇴원 당시 피해자의 상태와 사망의 결과발생가능성 등 범행 전후의 객관적인 사정 및 이에 대한 피고인들의 인식 등을 종합하여 보면, 피고인 1은 피해자를 퇴원시켜 치료를 중단하고, 인공호흡장치를 제거할 경우 사망에 이르게 된다는 사정을 인식하였고, 이를 실현시키려는 의지도 있었음을 충분히 인정할 수 있지만, 피고인 2, 3는, 피해자에 대한 장시간의 수술을 통하여 피해자를 회생시켜 놓은 뒤 보호자인 피고인 1에게 수 차례에 걸쳐 치료를 계속 받도록 설득하였고, 피고인 1에게 치료비를 부담할 능력이 없으면 도망가라고까지 이야기했던 점, 피고인 2, 3에게 특별히 범행 동기가 될 만한 사정이 없고, 오히려 피해자를 회생시켜 놓은 의사가 그 사망을 의욕 또는 용인한

다는 것은 이례적인 점, 피고인 2, 3로서는 피해자로부터 인공호흡장치를 제거할 경우 호흡곤란으로 바로 사망할 가능성이 있다는 점과 피고인 1이 치료비문제로 피해자의 퇴원을 요구하고 있어 피해자에 대한 보호의사와 능력이 없었던 점을 알고는 있었지만 피해자의 호전을 확신할 수는 없는 상태에서 보호자의 퇴원요구를 거절하기 어려워 피해자가 사망할 경우 보호자가 책임진다는 각서를 받고 퇴원절차에 협조했던 점 등에 비추어 볼 때 피해자의 퇴원으로 장래의 치료행위가 중단된 결과가 초래되었지만 피고인 2, 3이 스스로 피해자에 대한 장래의 치료를 중단함으로써 피해자의 사망을 의욕 또는 용인하였다고 보기 어려워 결국 이 사건 범행은 피고인 1이 정범의 고의를 가지고 피해자를 퇴원시켜 치료를 중단하게 함으로써 인공호흡기 또는 인공호흡보조장치를 제거하여 사망에 이르게 한 것이고, 피고인 2, 3에게는 정범의 고의를 인정할 수 없고, 따라서 피고인 1과 일체가 되어 그 퇴원요구를 이용하여 피해자를 퇴원시켜 치료를 중단하고, 인공호흡보조장치를 제거함으로써 피해자를 살해하기 위한 자기의 의사를 실행에 옮겼다고 평가할 수 없고, 다만 방조범의 방조행위는 정범이 범행을 한다는 정을 알면서 그 실행행위를 용이하게 하는 직접, 간접의 모든 행위를 말하는 것으로서 범죄사실이 발생할 것을 인식하면서 그 행위를 하면 족하고 그 결과발생을 희망함을 요하지는 않는 것인바, 위에서 본 바와 같이 피고인 2, 3이 정범인 피고인 1이 피해자를 퇴원시켜 치료행위를 중단하고 인공호흡기 또는 인공호흡보조장치를 제거하여 사망에 이르게 하는 행위를 인식하고 이에 협조한 점에 비추어 볼 때 방조행위로 인정할 수 있을 뿐이다.

(5) 그렇다면, 피고인 1에게 살인의 고의가 없었다는 위 피고인의 항소논지는 이유 없고, 피고인 2, 3에게 피고인 1과 공모공동정범으로서 살인죄의 정범으로서의 고의가 있음을 전제로 한 이 사건 공소사실은 범죄의 증명이 없어 무죄이고 방조행위에 지나지 않는다고 할 것이므로 이 점을 지적하는 피고인 2, 3의 항소논지는 이유 있다.

라. 피고인 1의 정당행위, 법률의 착오 및 위법성조각사유의 전제사실에 관한 착오의 주장

피고인 1은, 담당의사들로부터 수일 내에 피해자가 의식을 회복할 가능성이 많다는 취지의 설명을 들어 피해자의 회복가능성을 알고 있었음에도 불구하고 치료비를 감당할 수 없고, 피해자가 차라리 죽는 편이 낫겠다는 생각에서 수술 종료 후 불과 12시간이 경과할 무렵부터 퇴원을 요구했던 것으로 그 치료중단과 퇴원요구가 사회상규에 위배되지 아니하는 정당행위에 해당하지 아니하고, 위법성의 인식이나 인식가능성이 없었다고 볼 수 없으며 위법성조각사유의 전제사실에 관한 착오가 있었다고 볼 수 없다.

마. 피고인 2, 3의 작위의무에 대한 주장이나, 피해자의 회복가능성이 낮았기 때문에 피고인 양후진, 3의 치료의무가 없었고, 치료의 중단은 위법성조각사유에 해당한다는 주장, 피고인 3는 피해자의 사망이라는 결과발생방지의무를 가진 보증인적 지위에 있지 않았다는 주장, 작위의무에 대한 착오 및 의무의 충돌 등의 주장은 원심에서 판시한 바와 같이 그 이유가 없거나 피고인 2, 3의 이 사건 범행이 부작위임을 전제로 한 것으로 당심이 위 피고인들의 이 사건 범행을 작위에 의한 방조범으로 인정하는 이상 이유 없다.

바. 피고인 3의 주장에 대한 판단

기록에 의하면, 피고인 3는 피해자가 처음 응급실로 왔을 때부터 퇴원에 이르기까지 피해자의 치료를 담당하여 피해자의 상태를 누구보다도 잘 알고 있었고, 피고인 1이 피해자를 퇴원시켜 인공호흡장치를 제거하게 하여 사망에 이르게 한다는 사정을 알고 있음에도 불구하고 피고인 2의 지시를 받아 피고인 1이 피해자를 퇴원시키는데 협력하여, 인턴인 피고인 4에게 피해자를 퇴원시키도록 지시하여 피해자를 사망에 이르게 하도록 방조한 사실을 인정하기에 충분하므로 위 피고인의 이 부분 항소논지도 이유 없다.

사. 피고인 4의 무죄부분(검사)

피고인 4은 인턴으로서 전문의인 담당의사의 지시에 따라 그의 의료행위를 보조하는 역할을 담당하고 있을 뿐이고, 담당의사인 피고인 2, 3의 지시에 따라 피고인 1의 퇴원절차를 밟기 위한 과정을 도와 인공호흡기 또는 인공호흡보조장치를 제거하였더라도 인공호흡기 등의 제거는 퇴원조치에 따르는 일부 과정에 지나지 않을 뿐 아니라 피고인 4은 피해자의 퇴원결정에 관여한 바 없으며, 피고인 1이 회생가능성이 있는 피해자의 인공호흡기를 제거하여 살해하려 한다는 사정을 인식하였다고 보기는 어려우므로 결국 살인죄의 정범으로서의 고의뿐만 아니라 방조범으로서의 고의도 인정할 수 없어 이 부분 공소사실에 대해 무죄를 선고한 원심은 결론에 있어서는 아무런 잘못이 없다.

3. 결론

따라서 피고인 1 및 검사의 피고인 1, 4에 대한 항소는 모두 이유 없어 형사소송법 제364조 제4항에 의하여 이를 기각하고, 원심판결은 피고인 2, 3의 행위가 작위에 의한 방조에 지나지 않는데도 불구하고 부작위에 의한 정범으로 인정한 잘못이 있으므로 이 점을 지적하는 검사 및 위 피고인들의 항소는 이유 있으므로 형사소송법 제364조 제6항에 의하여 원심판결 중 피고인 2, 3에 대한 부분을 파기하되, 피고인 2, 3에 대하여는 위 피고인들에 대한 공소사실과 기초적 사실관계가 동일하므로, 공소장변경절차를 취하지 않더라도 위 피고인들의 방어권 행사에 지장이 없는 살인방조죄로 각 처벌하기로 하여, 당원은 변론을 거쳐 다음과 같이 판결한다.

【범죄 사실】

피고인 양후진은 보라매병원 신경외과 전담의사, 피고인 3는 위 병원 같은 과 레지던트로 각 근무하고 있는 자인바, 1997. 12. 4. 14:30경 피해자 김수광이 자신의 주거지에서 술에 취한 채 화장실을 가다가 중심을 잃어 기둥에 머리를 부딪치고 시멘트바닥에 넘어지면서 머리를 충격하여 경막외출혈상을 입어 위 보라매병원으로 응급후송된 다음 같은 날 18:05경부터 다음 날 03:00경까지 피고인 2의 집도와 피고인 3 등의 보조로 경막외출혈로 인한 혈종제거수술을 받고 중환자실로 옮겨져 계속 치료를 받았는데 위 혈종제거수술이 성공적으로 이루어졌고, 시간이 경과함에 따라 피해자의 대광반사와 충격에 대한 반응 속도가 점점 빨라지고 이름을 부르면 스스로 눈까지 뜨려고 하는 등 그 상태가 호전되어 계속적으로 치료를 받을 경우 회복될 가능성이 있었으나 뇌수술에 따른 뇌부종으로 자가호흡을 하기 어려운 상태에서 인공호흡을 위한 산소호흡기를 부착한 채 수술부위에서 배어 나오는 피를 배액하는 등 합병증 및 후유증에 대한 치료를 계속 받던 중, 피해자의 처인 상 피고인 1이 당시까지 치료비 260만원 상당뿐 아니라 추가치료비의 지출이 자신의 재산능력에 비추어 상당한 부담이 되고, 17년 동안 무위도식하면서 술만 마시고 가족들에게 구타를 일삼아 온 피해자가 차라리 사망하는 것이 낫겠다고 생각한 나머지, 피고인 2, 3로부터 위와 같은 피해자의 상태와 인공호흡장치가 없는 집으로 퇴원하게 되면 호흡을 제대로 하지 못하여 피해자가 사망하게 된다는 사실에 대한 설명을 들어 알고 있었음에도 피해자에 대한 치료를 중단하고 퇴원시키는 방법으로 피해자를 살해할 것을 마음먹고, 같은 달 5. 14:20경 및 18:00경 주치의인 피고인 3에게 '도저히 더 이상의 추가치료비를 부담할 능력이 없다'는 이유로 퇴원을 요구하고, 같은 달 10:00경 전담의인 피고인 2에게도 같은 이유로 퇴원을 요구하는 등 피고인 2, 3의 퇴원만류에도 불구하고 계속하여 퇴원을 요구하자 피고인 3는 상 피고인 1의 퇴원요구를 받아 상사인 피고인 2에게 직접 퇴원승낙을 받도록 하고, 피고인 2은 상 피고인 1의 퇴원요구를 받아들여 피고인 3에게 피해자의 퇴원을 지시하고, 피고인 3는 이에 따라 피해자의 퇴원을 지시하여 피고인 2, 3의 지시를 받은 상피고인 4로 하여금 상 피고인 1과 함께 피해자를 집까지 데리고 간 다음 인공호흡보조장치인 엠브와 기관에 삽입된 관을 제거하여 그 무렵 피해자로 하여금 뇌간압박에 의한 호흡곤란으로 사망에 이르게 하여 피고인 1의 범행을 용이하게 하여 이를 방조하였다.

【증거의 요지】

이 법원이 인정하는 증거의 요지는, '1. 증인 황적준의 당심진술'을 추가하는 외에는 원심판결 각 해당란의 기재와 같으므로, 형사소송법 제369조에 의하여 이를 그대로 인용한다.

【법령의 적용】

1. 범죄사실에 대한 해당법조

각 형법 제250조 제1항, 제18조, 제32조 제1항(각 유기징역형 선택)

1. 법률상 감경

각 형법 제32조 제2항, 형법 제55조 제1항 제3호(종범 감경)

1. 작량감경

각 형법 제53조, 제55조 제1항 제3호(각 전과가 없고, 상 피고인 1의 퇴원 요구에 대해 여러 차례 설득을 하였으며, 피해자의 사망을 의욕 또는 용인하지는 않았던 점, 그 범행경위 및 동기 등 참작)

1. 미결구금일수 산입

각 형법 제57조

1. 집행유예

각 형법 제62조 제1항(위 작량감경사유 및 종래 의료관행에 비추어 비난가능성이 높지는 않은 점 등 참작)

【양형의 이유】

오늘날 의료현실의 변화에 따라 의료행위에 있어서 의사가 환자의 생명과 건강을 위한 주재자의 위치에서 환자에게 자기결정을 위한 정보를 제공하고 동의를 받아 적절한 치료를 해야하는 계약관계적 측면이 강조되어 가고 있고, 우리나라의 경우 환자가 개인이 아닌 가족의 일원으로서 의료현장에서 의료행위를 결정함에 있어서 때때로 보호자가 환자의 의사를 대신하는 것을 자연스럽게 받아들여 왔으며, 또한 종합병원에 있어서도 윤리위원회의 구성이나 가동이 정상적으로 이루어지지 못하고, 한계상황에서 치료방법의 선택이나 치료행위의 계속 여부를 결정해야 하는 의료인 개인의 판단의 적정성을 검증하거나 양심적 결단에 따른 합리적인 판단을 할 수 있도록 뒷받침하는 제도적 장치가 미비하고, 의료비용의 문제에 있어서도 경제적인 이유로 퇴원을 원하는 환자나 가족들을 위한 의료보험 및 공적 부조 등의 제도적 정비가 충분하지 못하고, 응급환자의 미지급치료비의 대불을 청구할 수 있는 응급의료기금이 현실화되어 있지 않는 등 의료인 개인에게 무한정한 책임만을 강조할 수 없는 측면이 있는 것은 부정할 수 없다.

하지만 인간의 생명은 법익 중 최고의 가치를 가진 법익이고, 개인의 생활감정이나 생활상의 이해와 관계없이 또한 국가나 사회가 개인의 생명을 어떻게 평가하는가에 관계없이 보호되어야 하는 것이고, 국가는 그 생명을 보호해야 할 책무가 있는 것이고, 또한 인간의 생명은 개인이 임의로 처분할 수 없는 것으로 인간의 생명과 결부된 의료행위에 있어서도 이러한 원칙 자체는 포기될 수 없는 것이며, 우리 법이 자살관여죄나 승낙에 의한 살인죄를 처벌하고, 응급의료에관한법률에서 국가가 의료인에게 응급환자에 대한 응급의료라는 공법상의 의무를 부과하고 이를 정당한 이유 없이 거부하거나 중단하지 못하도록 한 이유도 여기에 있다.

따라서 소위 죽음에 직면한 환자에 대한 치료를 중지하거나 생명유지장치를 제거함으로써 환자가 자연적인 경과를 거쳐 죽게 내버려두는 소극적 안락사에 있어서 뿐 아니라 인간의 생명과 직결되는 치료행위의 중지는, 환자가 불치의 병에 걸려 있고, 죽음을 피할 수 없는 말기상태에서 단지 생명을 연장하는 의미밖에 없는 치료행위를 환자의 자기결정권에 기한 진지한 치료중지 요구에 응하여 의사의 양심적 결단에 따라 이루어질 경우에만 제한적으로 허용될 수 있을 뿐이고, 이러한 치료행위의 중지의 허용여부 및 그 범위, 절차와 방법에 대해서 사회적으로 진지한 논의와 합의가 있어야 할 것이다.

이 사건의 경우 생존가능성이 있는 피해자에 대하여 경막외혈종 수술을 받은 후 치료비 부담을 이유로 36시간 만에 퇴원시켜 인공호흡장치를 제거함으로써 치료행위의 중단을 초래하여 사망에 이르게 한 것으로 피해자의 보호자인 피고인 1의 경우 부작위에 의한 살인죄의 형법적 책임을 묻지 않을 수 없고, 담당의사들인 피고인 2, 3의 경우 소극적 안락사의 법적 개념에 해당하지 아니하고, 치료행위 중지의 허용요건을 충족하지도 못하며, 만약 담당의사들이 피해자의 생존가능성 및 더 이상의 치료행위가 의미 있는지 여부를 판단할 수 있는 시점까지 피해자에 대한 치료를 다하고, 동료 및 선후배의사와 의논하거나 병원윤리위원회에 회부하는 등 여러 가지 검증절차를 통하여 더 이상의 치료가 무의미하다고 판단하여 한계상황에서의 환자 자신의 이익과 의사를 고려한 양심적 결단에 의해 퇴원시킨 것이었다면 법원으로서도 그러한 의료인의 결정을 존중할 여지가 있다고 할 것이나, 이 사건은 피해자의 추정적 의사에 반하는 보호자의 경제적 부담을 이유로 한 퇴원요구에 응하여 경솔하게 생존가능성이 있는 환자를 퇴원시켜 그 생명을 포기케 하는 결과를 초래한 행위로서 환자의 상태와 환자 자신의 의사를 신중하게 고려한 담당의사들의 한계상황에서의 양심적 결단이 있다고 볼 수 없음이 명백하고, 따라서 위 피고인들이 보호자의 경제적 고려에 의한 퇴원 요구에 응하여 생존가능성이 있는 피해자의 치료행위의 중지를 초래케 한 행위에 대해서도 단순한 윤리적 책임뿐 아니라 현행법에 의한 책임을 묻지 않을 수 없다.

다만, 피고인 2, 3는 피해자에 대해 자신들이 할 수 있는 최선의 의료조치를 취하였었고, 그 후 피고인 1의 퇴원요구에 대해 수 차례 만류하였던 사정이 있으며, 피해자의 사망이라는 결과를 의욕 또는 용인할 의사가 있었다고 보이지는 않아 살인죄가 아닌 살인방조죄로 처단하는 점에 비추어 그 형을 주문과 같이 정한다.

【무죄부분】

피고인 2, 3에 대한 이 사건 공소사실의 요지는, 위 항소이유에 대한 판단에서 본 바와 같은 바, 그 판단에서 본 바와 같이 피고인 2, 3이 피고인 1과 공모하여 위 각 범행을 하였다고 볼 증거가 없으므로, 위 공소사실은 범죄의 증명이 없는 경우에 해당하여 형사소송법 제325조 후단에 의하여 무죄를 선고하여야 할 것이나, 당원이 공소장 변경 없이 각 살인방조죄로 판단하여 유죄를 인정한 이상 주문에서 따로 무죄의 선고를 하지 아니한다.

판사 이종찬(재판장) 조용준 임범석

[제1심] 서울지법 남부지원1998. 5. 15.선고98고합9판결 : 항소 【살인】
[하집1998-1, 533]

【판시사항】

[1] 과다한 치료비로 인한 치료 중지 행위가 사회상규에 위배되지 않는 정당한 행위로 인정되기 위한 요건

[2] 의료행위의 중지가 환자의 사망을 초래하는 경우, 퇴원을 요구받은 의사의 의무

[3] 의사가 치료를 중단할 경우 사망에 이르게 된다는 사실을 알고서도 회복 가능성이 있는 환자를 그 처의 요구에 따라 퇴원시켜 사망케 한 경우, 부작위에 의한 살인죄를 인정한 사례

【판결요지】

[1] 배우자에 대한 치료비가 자신과 가족의 경제적 능력에 비추어 지나치게 과다하여 더 이상 부담할 수 없어 치료를 중지할 수밖에 없는 경우, 그 치료 중지 행위가 사회상규에 위배되지 아니하는 정당한 행위라고 인정되기 위하여서는 적어도 환자의 병의 상태, 그에 대한 치료 내용, 앞으로의 치료 경과와 환자의 예후에 대하여 담당의사 등을 통하여 충분한 설명을 듣고 정보를 얻음으로써 그에 대한 정확한 인식을 가지는 것이 요구되고, 또한 환자에 대한 현재까지의 치료비와 향후의 치료비가 어느 정도가 될 것인지에 대하여도 병원의 관계자를 통하여 충분한 정보를 얻고 그에 대한 정확한 인식을 가져야 할 것이며, 그런 연후에 더 이상의 치료비 부담이 배우자 자신과 가족의 경제적 능력에 비추어 도저히 불가능한 것인지 여부를 판단하여야 할 것이고, 나아가 객관적으로도 더 이상의 치료비 부담이 배우자와 가족의 부양의무의 한계를 빗어나는 정도에 이르러서야 비로소 사회상규에 반하지 아니한다 할 것인데, 이러한 판단에 있어서도 치료의 중지가 곧 환자의 사망을 초래하는 경우에는 생명의 존엄성을 최우선적인 가치로 고려하여야 하는 점에서 더욱 더 신중한 자세가 요구된다 할 것이다.

[2] 의료행위의 중지가 곧바로 환자의 사망이라는 중대한 결과를 초래하는 경우에 있어서는 의료행위의 중지, 즉 퇴원을 요구받은 의사로서는 환자의 생명을 보호하기 위하여 의료행위를 계속하여야 할 의무와 환자의 요구에 따라 환자를 퇴원시킬 의무와의 사이에 충돌이 일어나게 되는바, 그러한 의무의 충돌이 있는 경우 의사로서는 더 높은 가치인 환자의 생명을 보호할 의무가 우선하여 환자의 퇴원 요구에도 불구하고 환자를 보호하여야 할 지위나 의무가 종료되지는 아니한다고 할 것이고, 이는 의료행위의 중지가 곧바로 환자의 사망이라는 결과를 초래하는 경우 부작위에 의한 살인이라는 결과에 이를 수 있고, 우리 형법이 일반적인 살인행위뿐만 아니라 촉탁, 승낙에 의한 살인행위와 자살을 방조하는 행위에 대하여도 처벌을 하고 있는 점에 비추어서도 그러한바, 위와 같은 경우 의사로서는 의료행위를 중지할 시점에 있어 환자의 자기결정권에 기한 진정한 의료행위의 중지 요구가 있었는지 여부와 환자의

상태, 회복가능성 등에 대하여 진지하게 고려하고, 그것이 법률상 허용되는 것인가 여부에 대한 검토를 하여야 할 것이며, 환자를 보호하여야 할 지위나 의무가 종료되지 아니하였음에도 불구하고 회복가능성이 높은 환자에 대하여 환자의 자기결정권만을 존중하여 의료행위를 중지하거나, 의료행위의 중지 요구가 환자의 자기결정권에 기한 진정한 의사표시라고 보기 어려움에도 이를 오인하여 의료행위를 중지하고, 그것이 직접적인 원인이 되어 환자를 사망케 한 경우에는 특별한 사정이 없는 한 그 행위는 위법하다고 할 것이다.

[3] 의사가 치료를 중단할 경우 사망에 이르게 된다는 사실을 알고서도 회복 가능성이 있는 환자를 그 처의 요구에 따라 퇴원시켜 사망케 한 경우, 부작위에 의한 살인죄를 인정한 사례.

【참조조문】

[1] 형법 제20조, /[2] 형법 제20조, /[3] 형법 제250조 제1항

【전 문】

【피 고 인】 피고인 1외 3인

【변 호 인】 변호사 서경원외 1인

【주 문】

피고인 1을 징역 3년에, 피고인 2, 3을 각 징역 2년 6월에 각 처한다.

피고인 1에 대하여는 이 판결선고 전의 구금일수 중 150일을, 피고인 2에 대하여는 이 판결선고 전의 구금일수 3일을, 피고인 3에 대하여는 이 판결선고 전의 구금일수 1일을 위 각 형에 각 산입한다.

다만, 이 판결확정일로부터 피고인 1에 대하여는 4년간, 피고인 2, 3에 대하여는 각 3년간 위 각 형의 집행을 각 유예한다.

피고인 4는 무죄.

【이 유】

범죄사실

피고인 1은 피해자(남, 58세)의 처이고, 피고인 2는 서울 동작구 신대방2동 395 소재 보라매병원 신경외과 전담의사, 피고인 3은 위 병원 같은 과 레지던트로 각 근무하고 있는 자인바,

1997. 12. 4. 14:30경 위 피해자가 서울 금천구 독산본동 958의 59 소재 자신의 주거지에서 술에 취한 채 화장실을 가다가 중심을 잃어 기둥에 머리를 부딪치고 시멘트 바닥에 넘어지면서 머리를 충격하여 경막외 출혈상을 입어 위 보라매병원으로 응급후송된 다음, 같은 날 18:05경부터 다음날 03:00경까지 피고인 2의 집도와 피고인 3 등의 보조

로 경막외 출혈로 인한 혈종 제거 수술을 받고 중환자실로 옮겨져 계속 치료를 받았는데, 위 혈종 제거 수술이 성공적으로 이루어졌고, 시간이 경과함에 따라 위 피해자의 대광반사와 충격에 대한 반응의 속도가 점점 빨라지고 이름을 부르면 스스로 눈까지 뜨려고 하는 등 그 상태가 호전되어 계속적으로 치료를 받을 경우 회복될 가능성이 많았으나, 뇌수술에 따른 뇌부종으로 자가호흡을 하기 어려운 상태에 있어 인공호흡을 위한 산소호흡기를 부착한 채 계속 치료를 받고 있던 중,

피고인 1은 위 피해자의 처로서 계속적인 치료를 통하여 위 피해자의 생명을 보호하여야 할 의무가 있음에도 불구하고 당시까지의 치료비 2,600,000원 상당뿐만 아니라 이후부터의 추가치료비 지출이 자신의 재산능력에 비추어 상당한 부담이 되고, 금은방을 운영하다 실패한 후 17년 동안 무위도식하면서 술만 마시고 가족들에 대한 구타를 일삼아 온 위 피해자가 가족들에게 계속 짐이 되기보다는 차라리 사망하는 것이 낫겠다고 생각한 나머지, 피고인 2, 3으로부터 위와 같은 위 피해자의 상태와 인공호흡장치가 없는 집으로 퇴원하게 되면 호흡을 제대로 하지 못하여 위 피해자가 사망하게 된다는 사실을 설명 들어 알게 되었음에도 위 피해자에 대한 치료를 중단하고 퇴원시키는 방법으로 위 피해자를 살해할 것을 마음먹고, 같은 달 5. 14:20경과 18:00경 두차례에 걸쳐 주치의인 피고인 3에게 '도저히 더 이상의 추가치료비를 부담할 능력이 없다.'는 이유로 퇴원시켜달라고 요구하였고, 한편 피고인 2, 3으로서는 위 피해자에 대한 뇌수술 및 치료를 담당하고 있었고, 위와 같은 위 피해자의 상태와 회복가능성, 치료를 중단하고 퇴원시킬 경우 위 피해자가 호흡이 어렵게 되어 사망하게 된다는 사실을 알고 있었으므로 계속적으로 치료를 함으로써 위 피해자의 생명을 보호하여야 할 의무가 있음에도 불구하고, 피고인 3은 피고인 1이 여러 차례의 설명과 만류에도 불구하고 치료비가 없다는 이유로 계속 퇴원을 고집하자 상사인 피고인 2에게 직접 퇴원승낙을 받도록 하라고 하고, 피고인 2는 같은 달 6. 10:00경 피고인 3으로부터 피고인 1의 위와 같은 요구사항을 보고 받은 후, 자신을 찾아온 피고인 1에게 위 피해자가 퇴원하면 사망한다고 설명하면서 퇴원을 만류하였으나 피고인 1이 계속 퇴원을 요구하자 이를 받아들여 피고인 3에게 위 피해자를 퇴원시키도록 지시하고, 피고인 3은 이에 따라 위 피해자에 대한 퇴원을 지시하여 위 피고인 1로 하여금 퇴원수속을 마치도록 한 다음, 위 병원 같은 과 인턴인 상피고인 4에게 위 피해자를 집까지 호송하도록 하여, 같은 날 14:20경 위 피고인 4, 1 등이 위 피해자를 중환자실에서 구급차로 옮겨 실어 위 피해자의 집까지 태우고 간 다음, 위 피고인 4가 위 피해자에게 부착하여 수동작동중이던 인공호흡보조장치인 엠브와 기관에 삽입된 관을 제거하여 감으로써 그 무렵 위 피해자로 하여금 뇌간압박에 의한 호흡곤란으로 사망에 이르게 함으로써 위

피해자를 살해한 것이다.

증거의 요지

판시 사실은,

1. 피고인들 및 상피고인 4가 이 법정에서 한 각 일부 진술

1. 증인 황적준이 이 법정에서 한 진술

1. 검사가 작성한 피고인들 및 상피고인 4에 대한 각 피의자신문조서의 일부 진술기재

1. 사법경찰리가 작성한 피고인 2, 3, 상피고인 4에 대한 각 피의자신문조서 및 각 진술조서의 진술기재(다만 이 부분 증거들은 피고인 1에 한한다.)

1. 장우진, 황중원이 작성한 각 진술서의 기재

1. 고려대학교 의과대학 의사 한길로, 황적준이 작성한 부검감정서 중 판시 사인의 점에 부합하는 각 기재

등을 종합하여 이를 각 인정할 수 있으므로 그 증명이 있다.

범죄의 성립과 변호인의 주장에 대한 판단

1. 피고인 1에 대하여

가. 위 피고인의 변호인은, 치료비가 없어 위 피해자를 퇴원시킨 피고인 1의 행위는 사회통념상 용인될 수 있는 것으로서 사회상규에 위배되지 아니하는 행위라고 주장한다.

살피건대, 위 피고인으로서는 배우자에 대한 부양의무가 있으므로(민법 제826조), 배우자인 위 피해자를 부양하면서 그 생명을 보호하여야 할 지위에 있고, 배우자의 생명 보호에 최선의 노력을 다할 의무가 있다 할 것이다.

그런데, 배우자에 대한 치료비가 자신과 가족의 경제적 능력에 비추어 지나치게 과다하여 더 이상 부담할 수 없어 치료를 중지할 수밖에 없는 경우, 그 치료 중지 행위가 사회상규에 위배되지 아니하는 정당한 행위라고 인정되기 위하여서는, 적어도 환자의 병의 상태, 그에 대한 치료 내용, 앞으로의 치료 경과와 환자의 예후에 대하여 담당의사 등을 통하여 충분한 설명을 듣고 정보를 얻음으로써 그에 대한 정확한 인식을 가지는 것이 요구되고, 또한 환자에 대한 현재까지의 치료비와 향후의 치료비가 어느 정도가 될 것인지에 대하여도 병원의 관계자를 통하여 충분한 정보를 얻고 그에 대한 정확한 인식을 가져야 할 것이며, 그런 연후에 더 이상의 치료비 부담이 배우자 자신과 가족의 경제적 능력에 비추어 도저히 불가능한 것인지 여부를 판단하여야 할 것이고, 나아가 객관적으로도 더 이상의 치료비 부담이 배우자와 가족의 부양의무의 한계를 벗어나는 정도에 이르러서야 비로소 사회상규에 반하지 아니한다 할 것인데, 이러한

판단에 있어서도 이 사건의 경우와 같이 치료의 중지가 곧 환자의 사망을 초래하는 경우에는 생명의 존엄성을 최우선적인 가치로 고려하여야 하는 점에서 더욱 더 신중한 자세가 요구된다 할 것이다.

나아가 이 사건에 있어서 보면, 위 피해자에 대한 치료비가 위 피고인과 가족의 재산능력에 비추어 상당한 부담이 된 사실은 인정되나, 배우자의 생명을 보호하여야 할 지위에 있는 위 피고인으로서는 배우자인 위 피해자의 상태와 예후에 대하여 담당의사 등을 통하여 정확히 인식하려는 노력을 다하지 아니하였고, 위 피해자에 대한 향후 치료기간이나 치료비의 정도에 대하여도 정확히 알아보려고 하지도 아니하고 정확히 알지도 못한 채 막연히 자신과 가족의 재산능력에 부담이 된다고 판단하였으며, 또한 피고인 3으로부터 "지금 환자가 눈도 뜨고 팔을 움직이며 의식을 회복하여 상태가 좋아지고 있는데 퇴원을 하면 안된다. 일주일 정도만 더 치료를 하면 상태가 좋아져서 집으로 가서 통원치료를 해도 될 것 같은데 그때까지면 참아라. 치료를 받다가 상태가 아주 좋아지면 병원측 모르게 살짝 도망을 갈 때 가더라도 퇴원을 하지말라."라는 말까지 들었음에도 불구하고, 병원측 몰래 도망갈 경우 자신이 직장을 잃게 되고, 새로이 직장을 구하기도 어려우며, 자신과 가족들의 생활이 어렵게 된다는 이유와 함께, 그동안 가족의 짐이 되어 온 위 피해자가 더 이상 생존하는 것보다 차라리 죽는 것이 낫겠다는 생각으로 무조건 퇴원만을 요구한 점에 비추어 볼 때, 배우자의 생명 보호를 최우선적으로 고려하여야 할 피고인 1의 위와 같은 행위가 배우자로서의 보호의무를 다하였음에도 더 이상 치료비가 없어 위 피해자를 퇴원시킨 것으로서 사회통념상 용인될 수 있는 사회상규에 위배되지 아니하는 행위라고는 도저히 볼 수 없다 할 것이므로, 위 주장은 받아들이지 아니한다.

나. 위 피고인의 변호인은, 피고인 1로서는 과도한 병원비 부담때문에 퇴원을 요청하였고, 의사들이 위 피해자를 퇴원시켜 사망하면 살인죄로 처벌받는다는 말을 하지도 않았으며, 의사들이 자신의 요청을 받아들여 퇴원을 시켜주었으므로 자신의 행위가 위법하다고 인식하거나 인식할 가능성이 전혀 없었고, 가사 그렇지 않다고 하더라도 위 피고인은 위 피해자를 퇴원시킬 당시 위 피해자가 치료를 계속 받으면 회복된다는 사실은 모르고, 그냥 병원에서 의식불명인 상태로 있을 것이라는 생각에 병원비를 감당할 능력이 없어 위 피해자를 퇴원시키게 되었으므로 위법성조각사유의 전제사실에 관한 착오가 있다고 주장한다.

살피건대, 앞에서 본 바와 같이 위 피고인은 환자의 상태, 예상되는 치료경과, 향후 치료비 등에 대하여 제대로 알아보지도 아니하거나 의사의 설명을 무시하고 막연한 자신의 판단에 따라 퇴원을 요구한 점, 위 피고인의 검찰에서의 진술에 의하더라도 솔직한 심정은 그 동안 남편으로부터 당한 것을 생각하면 살리고 싶은 마음도 없었고,

오히려 이번 기회에 차라리 죽는 편이 낫겠다고 생각을 하고 그대로 퇴원을 요구하였다는 점, 퇴원 요구를 받은 의사들이 위 피해자의 상태와 예후에 관하여 수술이 성공적으로 이루어져 수일 내에 위 피해자가 의식을 회복할 가능성이 많다는 취지로 비교적 낙관적으로 설명하였음에도 이를 무시하였고, 수술 종료 후 불과 12시간이 경과할 무렵부터 퇴원을 요구하기 시작한 점 등에 비추어 보면, 위 피고인에게 위법성의 인식이 없었다거나, 그러한 인식의 가능성이 없었다고 볼 수 없을 뿐만 아니라, 위 피고인에게 위 피해자의 상태와 예후에 대한 어떠한 착오가 있었다고 보기도 어려우며, 또한 위와 같이 의사의 설명을 무시한 채 스스로의 판단에 따라 위 피해자가 생존가능성이 없거나, 생존한다고 하더라도 계속하여 의식불명의 상태에 있을 것이라고 생각하고, 그러한 경우에는 치료비를 감당할 수 없으니 위 피해자를 퇴원시켜야 하겠다고 생각하였다고 하더라도, 그와 같은 사정은 위 피고인의 범죄 성립에 있어서 아무런 영향도 미칠 수 없다 할 것이므로, 위 주장도 받아들이지 아니한다.

2. 피고인 2, 3에 대하여

가. 위 피고인들의 변호인은, 의사의 치료행위는 환자의 자기결정권으로 인하여 환자의 동의하에서만 진행될 수 있는 것이므로, 이 사건의 경우와 같이 환자가 의식이 없는 상태에서 환자의 보호자가 계속적인 치료의 설득 노력에도 불구하고 치료를 거부하고 강력하게 퇴원을 요구하는 경우에는 의사인 피고인 2, 3의 환자에 대한 치료를 계속하여야 할 법률상 의무는 소멸된다고 주장한다.

살피건대, 무릇 의사의 의료행위는 원칙적으로 환자의 자기결정권에 따른 승낙이 있어야만 정당성을 갖는 합법행위가 되는 것이므로, 의사로서는 의료행위의 시작에 있어서는 물론이고, 그 종료에 있어서도 환자의 자기결정권을 최대한 존중하여야 하는 것이다.

이 사건에서 피고인 2, 3은 위 피해자의 상태가 워낙 위중하여 당초 위 피해자나 그 보호자의 명시적인 승낙 없이, 추정적 승낙에 기하여 수술을 시작하였는데, 그 수술 도중에 위 피해자의 처인 피고인 1로부터 위 피해자에 대한 수술 및 치료행위에 대한 승낙을 얻게 되었으므로, 그 의료행위에 대한 적법성을 보유하게 되었고, 따라서 피고인 2, 3은 의사로서 위 피해자에 대한 관계에 있어 직접적으로 그의 생명을 보호하여야 할 지위와 의무를 갖게 되었다 할 것이다.

그런데, 위와 같이 환자에 대한 생명과 신체를 보호하여야 할 지위와 의무를 가지게 된 의사가 환자를 위하여 의료행위를 계속하여야 한다고 판단됨에도 불구하고 환자가 자기결정권에 기하여 의료행위의 계속을 원하지 아니하는 경우, 원칙적으로는 의사가 환자를 보호하여야 할 지위나 의무가 종료 내지 배제되어 더 이상 의료행위를 계속할 필요가 없게 된다 할 것이다.

그러나, 의료행위의 중지가 곧바로 환자의 사망이라는 중대한 결과를 초래하는 경우에 있어서는 의료행위의 중지, 즉 퇴원 요구를 받은 의사로서는 환자의 생명을 보호하기 위하여 의료행위를 계속하여야 할 의무와 환자의 요구에 따라 환자를 퇴원시킬 의무와의 충돌이 일어나게 되는바, 그러한 의무의 충돌이 있는 경우 의사로서는 더 높은 가치인 환자의 생명을 보호할 의무가 우선하여 환자의 퇴원 요구에도 불구하고 환자를 보호하여야 할 지위나 의무가 종료되지는 아니한다고 할 것이다. 이는 의료행위의 중지가 곧바로 환자의 사망이라는 결과를 초래하는 경우 부작위에 의한 살인이라는 결과에 이를 수 있고, 우리 형법이 일반적인 살인행위뿐만 아니라 촉탁, 승낙에 의한 살인행위와 자살을 방조하는 행위에 대하여도 처벌을 하고 있는 점에 비추어서도 그러하다.

위와 같은 경우, 의사로서는 의료행위를 중지할 시점에 있어 환자의 자기결정권에 기한 진정한 의료행위의 중지 요구가 있었는지 여부와 환자의 상태, 회복가능성 등에 대하여 진지하게 고려하고, 그것이 법률상 허용되는 것인가 여부에 대한 검토를 하여야 할 것이며, 환자를 보호하여야 할 지위나 의무가 종료되지 아니하였음에도 불구하고 회복가능성이 높은 환자에 대하여 환자의 자기결정권만을 존중하여 의료행위를 중지하거나, 의료행위의 중지 요구가 환자의 자기결정권에 기한 진정한 의사표시라고 보기 어려움에도 이를 오인하여 의료행위를 중지하고, 그것이 직접적인 원인이 되어 환자를 사망케 한 경우에는 다른 특별한 사정이 없는 한 그 행위는 위법하다고 할 것이다.

먼저, 이 사건에 있어 환자의 자기결정권에 기한 진정한 의료행위 중지의 의사표시가 있어 위 피고인들의 행위에 대한 위법성이 조각될 수 있는 특별한 사정이 있었는지 여부에 관하여 살펴보면, 환자 본인의 자기결정권에 기한 의료행위 중지의 의사표시는 원칙적으로 그 중지 당시에 명시적으로 표시되어야 할 것이나, 그러한 명시적인 의사표시가 없는 경우에는 추정적 의사표시에 의하여도 가능하다 할 것이고, 이러한 추정적 의사표시는 사전에 문서나 구두에 의한 환자 본인의 명시적인 의사표시가 있는 경우 그것이 환자의 추정적 의사표시를 인정할 수 있는 하나의 유력한 증거가 될 수 있으나, 사전에 환자 본인의 명시적인 의사표시가 없는 경우에는 가족이 환자 본인의 입장에 서서 의료행위를 계속할 것인지 여부에 관하여 진지하게 고려한 후 그에 기하여 한 가족의 의사표시로부터 환자 본인의 의사를 추정하는 것도 일정한 경우 허용된다고 할 것인데, 그러한 추정이 허용되기 위해서는 가족이 환자의 성격, 가치관, 인생관 등을 충분히 알고 그러한 의사를 정확하게 추정할 수 있는 입장에 있어야 하고,

가족이 환자의 병의 상태, 치료 내용, 예후 등에 관하여 의사 등을 통하여 충분한 정보와 정확한 인식을 가지고 있어야 하며, 한편 가족의 의사표시를 판단하는 의사측도 가족의 태도, 환자와 가족의 관계에 대하여 가족과의 대화 등을 통하여 환자와 가족을 잘 인식하고 이해하도록 노력하여야 하고, 그러한 입장에서 환자의 추정적 의사가 있는지 여부를 신중하게 판단하여야 하며, 환자에게 의료행위의 중지를 요구하는 추정적 의사가 있는지 여부가 의심스러울 경우에는 환자의 생명을 보호·유지하여야 할 의무를 우선시켜야 할 것이다.

그런데, 이 사건에 있어서 의료행위의 중지에 관한 환자의 명시적인 의사표시는 없었고, 위 피해자의 처인 피고인 1의 의료행위 중지, 즉 퇴원의 요구가 있었을 뿐인바, 앞서 본 바와 같이 위 피고인은 위 피해자에 대한 치료비와 위 피해자가 그 동안 가족에 대하여 짐이 되었다는 점을 우선적으로 고려함으로써 위 피해자의 의사를 정확하게 추정할 수 있는 입장에 있었다고 보기 어렵고, 환자의 병의 상태, 치료 내용, 예후 등에 관하여 의사 등을 통하여 충분한 정보와 정확한 인식을 가지고 있었다고 보기도 어려우며, 한편 가족의 의사표시를 통하여 위 피해자의 의사를 판단하는 피고인 2, 3으로서도 위 피해자가 달리 치료행위의 중지를 원하였다고 볼만한 사정이 엿보이지 아니함에도 수술 후 의식이 회복되지 아니한 위 피해자의 생명 보호나 위 피해자 본인의 의사는 전혀 고려하지 아니한 채 오로지 처인 피고인 1의 의사만을 고려하였고, 피고인 1이 퇴원을 요구하는 이유도 단지 치료비가 부담스럽다는 점이었음에도 불구하고 이를 받아들여 그대로 퇴원을 결정한 점에서, 위 피고인들의 치료중지 행위는 환자의 자기결정권에 기한 것에 해당하지 아니한 것으로 의료행위의 중지에 있어서 요구되는 법적 허용요건을 충족하지 못한 것이라 할 것이다.

다음으로, 환자의 회복가능성과 관련하여 위법성이 조각된다고 하기 위하여는, 환자가 불치의 병에 걸려 회복을 예상할 수 없고, 사망의 시기가 임박한 상태에 있을 것이 요구된다 할 것인데, 이 사건의 경우 피고인 2의 법정에서의 진술에 의하더라도 문헌상 위 피해자와 같은 정도의 혼수척도인 두부손상 환자의 경우 식물인간이 될 확률이 27%인 반면 회복가능성의 확률은 73%에 이른다는 것이고, 피고인 3도 검찰에서 "합병증이 발생하지 않는 경우 위 피해자의 생존가능성은 70~80% 가량 되었고, 퇴원하기까지 내과적인 합병증은 있었으나 곧 바로 사망할 정도는 아니었다."고 진술하였으며, 증인 황적준의 법정에서의 진술도 부검결과 위 피해자에게 있어 위 피고인들이 주장하는 파종성혈관내응고병증 및 저혈압에 의한 허혈성간손상은 발견되지 않았다는 점과 아울러 앞서 인정한 바와 같이 위 피해자는 혈종 제거 수술이 성공적으로 이루어졌고, 시간이 경과함에 따라 대광반사와 충격에 대한 반응의 속도가 점점 빨라지고 이름을 부르면 스스로 눈까지 뜨려고 하는 등 그 상태가 호전되었던 점 등에 비추어, 위 피해자는 계속적으로 치료를 받을 경우 회복될 가능성이 많았던 경우이므로, 환자의 회복가능성의 측면에 있어서도 위 피고인들의 치료 중지 행위는 의료행위의 중지에 있어서 요구되는 법적 허용요건을 충족하지 못한 것이라 할 것이다.

따라서 환자인 위 피해자를 보호하여야 할 지위나 의무가 종료되지 아니한 피고인 2, 3이 위 피해자에 대한 치료를 중지한 행위는 위법성이 조각된다고 할 수 없으므로, 변호인의 위 주장은 받아들이지 아니한다.

또한, 가사 피고인 2, 3이 치료행위를 중지하고 환자를 퇴원시키게 되면 환자가 곧 사망에 이르는 경우에도 환자나 보호자의 퇴원요구가 있으면 이에 따라야 하고, 이러한 것이 '의학적 충고에 반하는 퇴원'으로서 의료계의 관행으로 허용되어 죄가 되지 아니한다고 오인하였다고 하더라도, 앞서 본 바와 같이 계속적으로 치료를 받을 경우 회복될 가능성과 가까운 시일 내에 의식을 회복할 가능성이 많았던 환자가 본인의 의사가 아닌 보호자의 의사에 기한 퇴원 요구와 이를 받아들인 위 피고인들의 퇴원결정에 따라 퇴원한 후 그것이 직접적인 원인이 되어 사망에 이를 수 있다는 점에 대하여 위 피고인들로서는 이미 그러한 행위가 자신들의 양심에 반하는 것임을 알았을 것이고, 가사 몰랐다고 하더라도 진지하게 자신의 양심에 비추어 보았더라면 도의감정이나 윤리관념에 어긋난다는 것을 알 수 있었을 것이며, 따라서 위와 같은 오인을 회피할 가능성이 충분히 있었다 할 것이고, 아울러 위 피고인들로서는 위와 같은 상황하에서의 치료행위의 중지가 허용되는 것인지, 규범에 반하는 것은 아닌지 여부에 대하여 스스로 심사숙고하고, 나아가 전문가나 관계기관에의 조회 등을 통하여 충분한 검토를 하였어야 함에도 불구하고, 너무나 경솔하게 독자적인 판단에 따라 의료행위의 중지를 의미하는 퇴원 결정을 한 이상, 위 피고인들이 자신들의 행위가 죄가 되지 아니하는 것으로 오인하였다 하더라도 이는 정당한 이유가 있는 경우라고는 할 수 없다.

나. 위 피고인들의 변호인은, 피고인 2, 3이 피고인 1로부터 동의도 없이 수술까지 하고 퇴원도 허용하지 않으면 어떻게 하느냐는 협박성 요구까지 받았고, 그러한 퇴원 요구를 거절하고 치료를 계속하였으나 예후가 좋지 아니하여 위 피해자가 사망하였을 경우 가족들의 소란행위와 치료비의 부담이 문제되며, 경우에 따라서는 위 피고인들이 형사적인 처벌까지 받을 수 있는 상황에서 치료를 계속한다는 것은 기대하기 어려우므로 적법행위에 대한 기대가능성이 없어 책임이 조각된다고 주장한다.

살피건대, 환자나 보호자의 치료종결 요구와 의사의 환자에 대한 치료 계속의 의사가 서로 상치되어 의사가 환자를 계속 치료하고자 하는 것에 대하여 환자나 보호자의 현실적이고도 직접적인 위해나 진료의 방해행위가 있거나, 또는 치료의 계속에 따라 과다한 비용이 발생하고 이를 환자나 보호자로부터 지급받을 가능성이 희박한 경우 등에는 의사에게 그 치료를 계속하도록 하는 것을 기대하기 어려운 경우도 있을 수 있다고 할 것이다.

그러나, 이 사건에 있어서는 피고인 2, 3은 검찰에서 "자신이 피고인 1의 퇴원요구를 거절하더라도 위 피고인 1이 자신에게 행패를 부리거나 중환자실에 난입하여 강제로 환자를 데리고 갈 것으로까지는 생각하지 않았다."고 진술하였고, 또한 피고인 3은 치료비가 없다는 이유로 퇴원을 요구하는 피고인 1에게 치료비가 없으면 상태가 좋아진 후 병원측 모르게 도망을 가면 될 것 아니냐라는 말까지 한 점 등에 비추어, 피고인 2, 3이 피고인 1의 퇴원 요구에 현실적이고도 직접적인 위협을 느꼈다고 보이지는 아니할 뿐만 아니라, 치료비와 형사처벌 문제 또한 실질적으로 피고인 2, 3의 의사결정에 있어 특별한 영향을 미친 것으로 보이지 아니하며, 가사 퇴원 요구를 거절하고 치료를 계속하였으나 예후가 좋지 아니하여 환자가 사망할 경우 가족들의 소란행위와 치료비의 부담이 문제될 수 있다고 하더라도, 이러한 문제는 향후 법적인 조치들을 통하여 대응할 수 있는 것이고(의료행위와 관련한 가족들의 소란행위와 치료비의 부담의 문제는 위와 같은 특수한 상황에 한정된 문제는 아니다.), 한편 이 사건에 있어서와 같이 환자가 계속적으로 치료를 받을 경우 회복될 가능성이 많았던 반면 치료를 중지하면 곧바로 사망할 것이 예견되는 경우에는 그 치료의 계속에 대한 현실적이고도 직접적인 위해나 치료방해 행위가 아니라 위와 같은 향후의 가정적인 상황들을 이유로 환자에 대한 치료를 포기하여 사망에 이르게 하는 행위는 인간의 생명을 다른 모든 가치에 앞서 우선하여 고려하여야 한다는 점에서 쉽사리 용인되어서는 아니될 것이며, 또한 위와 같은 경우 의사가 환자나 보호자의 의사에 반하여 치료를 계속하였으나 예후가 좋지 못하여 환자가 사망에 이르거나 상해를 입게 되었다고 하더라도 의료상의 과오 등 다른 사유가 없는 한 그 치료행위 자체는 위법하다고 할 수 없어 형사적인 처벌의 대상이 되지는 아니한다고 할 것이므로, 위 피고인들에게 적법행위의 기대가능성이 없었다고 할 수도 없으므로 위 주장도 받아들이지 아니한다.

법령의 적용

1. 범죄사실에 대한 해당법조

피고인 1, 2, 3 : 각 형법 제250조 제1항, 제18조, 제30조(각 유기징역형 선택)

2. 작량 감경

피고인 1, 2, 3 : 각 형법 제53조, 제55조 제1항 제3호(피고인들 모두 전과 없고, 피고인 1은 동기와 정상에 참작할 점이 있고, 피고인 2, 3은 피고인 1의 퇴원 요구에 대하여 여러 차례 설득을 하였고, 결과의 발생을 적극적으로 의도하지는 아니한 점 등 참작)

3. 미결구금일수의 산입

피고인 1, 2, 3 : 각 형법 제57조

4. 집행유예

피고인 1, 2, 3 : 각 형법 제62조 제1항(피고인 1은 그 동안의 구금생활을 통하여 잘못을 뉘우치고 있고, 부양하여야 할 가족이 있는 점 등, 피고인 2, 3은 종래의 의료관행 등에 비추어 비난의 가능성이 크지 아니한 점 등 참작)

무죄부분

피고인 4(이하 피고인이라고만 한다)에 대한 이 사건 공소사실의 요지는, 피고인은 위 보라매병원 신경외과 인턴인바, 상피고인 2, 3, 1과 공모하여,

1997. 12. 4. 14:30경 위 피해자가 앞서 본 바와 같이 경막외 출혈상을 입어 위 보라매병원으로 응급후송된 다음, 같은 날 18:05경부터 다음날 03:00경까지 상피고인 2의 집도와 상피고인 3 및 피고인의 보조로 경막외 출혈로 인한 혈종 제거 수술을 받고 중환자실로 옮겨져 계속 치료를 받았는데, 시간이 경과함에 따라 위 피해자의 대광반사와 충격에 대한 반응의 속도가 점점 빨라지고 이름을 부르면 스스로 눈까지 뜨려고 하는 등 의식이 회복되고 있었으나, 뇌수술에 따른 뇌부종으로 자가호흡을 하기 어려운 상태에 있어 산소호흡기를 부착한 채 계속 치료를 받고 있던 중, 피고인 1은 앞서 본 바와 같은 이유로 위 피해자를 퇴원시키는 방법으로 살해할 것을 마음먹고, 같은 달 5. 14:20경과 18:00경 두차례에 걸쳐 주치의인 상피고인 3에게 '도저히 더 이상의 추가 치료비를 부담할 능력이 없다.'는 이유로 퇴원시켜달라고 요구하자, 위 피해자에 대한 뇌수술 및 치료를 담당하고 있던 상피고인 2, 3 및 피고인은 위 피해자를 퇴원시킬 경우 호흡이 어렵게 되어 사망하게 된다는 사실을 알고 있었음에도, 상피고인 3은 상피고인 1이 여러 차례의 설명과 만류에도 불구하고 치료비가 없다는 이유로 계속 퇴원을 고집하자 상사인 상피고인 2에게 직접 승낙을 받도록 하라고 하고, 상피고인 2는 같은 달 6. 10:00경 자신을 찾아온 상피고인 1에게 위 피해자가 퇴원하면 사망한다고 설명하면서 퇴원을 만류하였으나 계속 퇴원을 요구하자 상피고인 3에게 위 피해자를 퇴원시키도록 지시하고, 상피고인 3은 이에 따라 다시 피고인에게 위 피해자를 집까지 호송하도록 지시하여, 같은 날 14:20경 피고인 및 상피고인 1 등이 위 피해자를 중환자

실에서 구급차로 옮겨 실어 위 피해자의 집까지 태우고 간 다음, 피고인이 위 피해자에게 부착하여 수동작동중이던 인공호흡보조장치인 엠브와 기관에 삽입된 관을 제거하여 감으로써 그 무렵 위 피해자로 하여금 뇌간압박에 의한 호흡곤란으로 사망에 이르게 함으로써 위 피해자를 살해한 것이다라고 함에 있다.

위 공소사실은 피고인이 인공호흡보조장치인 엠브와 기관에 삽입된 관을 제거함으로써 피해자를 살해하였다는 작위범의 형태로 기소되었으나, 앞서 본 바와 같이 위 피해자는 자가호흡을 하기 어려운 상태에 있어 인공호흡장치를 부착한 채 치료를 받고 있었고, 그 사망의 원인 또한 인공호흡장치의 제거에 따른 뇌간압박에 의한 호흡곤란이며, 한편 피고인이 상피고인 2, 3의 치료행위의 중지, 즉 퇴원 결정에 따라 퇴원하는 위 피해자와 함께 위 피해자의 집으로 가서 수동으로 작동하던 엠브와 기관삽관을 제거하였다 하더라도, 엠브의 작동은 의사인 피고인이 환자의 상태를 살펴가며 직접 손으로 작동하는 것으로서 그 의료의 성질상 단시간 내에 종료하는 것이 예정되어 있는 것이며, 기관삽관 또한 환자의 기도를 확보하여 엠브의 작동을 용이하게 하기 위한 보조 수단에 불과하고, 그것이 전문가가 아닌 일반인에 의하여서 환자의 생명을 유지하는 방법의 일환으로 계속 작동하는 것이 가능한 것은 아니므로, 결국 이러한 엠브의 작동 중지와 기관삽관의 제거 자체는 살인죄의 구성요건을 충족하는 작위에 해당하는 것이라고는 할 수 없다.

따라서 위 공소사실은 피고인이 환자인 위 피해자의 생명을 보호하여야 할 지위와 의무가 있음에도 불구하고 위 피해자에 대한 의료행위를 중지함으로써 위 피해자를 살해하였는지 여부의 부작위범의 형태로 파악하는 것이 타당하다고 할 것인바, 이 사건에 있어 피고인이 위 피해자의 생명을 보호하기 위하여 치료를 계속하여야 할 지위와 의무가 있는지 여부에 관하여 보건대, 법정에 제출된 증거들에 의하면, 피고인은 의료행위를 보조하면서 수련을 쌓는 인턴의 지위에 있어, 전문의인 상피고인 2, 레지던트인 상피고인 3의 지시에 따라 그들의 의료행위를 보조하는 역할을 담당할 뿐이어서 그 지시에 따라 자신이 직접 관여하는 구체적인 의료행위에 관련하여서는 환자를 보호하여야 할 지위와 의무가 있다고 하겠으나, 더 나아가 중환자인 위 피해자에 대한 의료행위를 계속할 것인지 아니면 중지할 것인지 여부를 자신의 판단에 따라 독자적으로 결정하거나, 그 결정에 관여할 수 있는 지위에 있지는 아니하고, 실제로 이 사건에 있어서도 피고인은 위 피해자에 대한 위 피고인 2, 3의 의료행위의 중지 결정에 관여하였음을 인정할 아무런 증거도 없다.

그렇다면 피고인으로서는 위 의료행위의 중지, 즉 퇴원 결정과 관련하여서는 위 피해자의 생명을 보호하여야 할 지위에 있거나, 이를 방지하여야 할 의무를 가지고 있지는 아니하다고 할 것이고, 따라서 그러한 지위와 의무가 없는 피고인이 상피고인 3의 지시에 의하여 위 피해자를 집으로 이송하고 엠브와 기관삽관을 제거하였다 하더라도 피고인의 이러한 행위가 부작위에 의한 살인죄의 구성요건에 해당한다거나, 또는 상피고인 2, 3의 앞서 본 부작위에 의한 살인죄의 공동정범에 해당한다고 할 수는 없다. 따라서 피고인 4에 대한 이 사건 공소사실은 범죄의 증명이 없는 경우에 해당하므로 형사소송법 제325조 후단에 의하여 무죄를 선고한다.

이상의 이유로 주문과 같이 판결한다.

판사 권진웅(재판장) 이재락 김선일

[보라매병원사건의 심급별 판결요지]

구분		1심	2심(원심)	3심(상고심)	비고
피고인	죄명 및 양형				
피해자의 처	죄명	부작위 살인	左同		
	양형	징역3년 집행유예 4년	左同 (항소기각)		
담당 전문의	죄명	부작위 살인	작위살인방조	左同	원심은 정범의 고의를 부정하였으나 상고심은 기능적 행위지배를 부정
	양형	징역2년6월 집행유예 3년	징역1년6월 집행유예 2년	左同 (상고기각)	
주치의	죄명	부작위살인	작위살인방조	左同	
	양형	징역2년6월 집행유예 3년	징역1년6월 집행유예 2년	左同 (상고기각)	
인턴	죄명	부작위살인	左同	左同	정범의 고의, 방조의 고의를 부정
	양형	무죄	무죄	左同 (상고기각)	

Part Ⅱ [관련 판례] - 김 할머니 사건

대법원 2009. 5. 21. 선고 2009다17417 전원합의체 판결 【무의미한연명치료장치제거등】 [공2009상,849]

【판시사항】

[1] 의료계약에 따른 진료의무의 내용

[2] 연명치료 중단의 허용 기준

[3] 연명치료 중단의 요건으로서 환자가 회복불가능한 사망의 단계에 진입하였고 연명치료 중단을 구하는 환자의 의사를 추정할 수 있다고 한 사례

【판결요지】

[1] 환자가 의사 또는 의료기관(이하 '의료인'이라 한다)에게 진료를 의뢰하고 의료인이 그 요청에 응하여 치료행위를 개시하는 경우에 의료인과 환자 사이에는 의료계약이 성립된다. 의료계약에 따라 의료인은 질병의 치료 등을 위하여 모든 의료지식과 의료기술을 동원하여 환자를 진찰하고 치료할 의무를 부담하며 이에 대하여 환자 측은 보수를 지급할 의무를 부담한다. 질병의 진행과 환자 상태의 변화에 대응하여 이루어지는 가변적인 의료의 성질로 인하여, 계약 당시에는 진료의 내용 및 범위가 개괄적이고 추상적이지만, 이후 질병의 확인, 환자의 상태와 자연적 변화, 진료행위에 의한 생체반응 등에 따라 제공되는 진료의 내용이 구체화되므로, 의료인은 환자의 건강상태 등과 당시의 의료수준 그리고 자기의 지식 경험에 따라 적절하다고 판단되는 진료방법을 선택할 수 있는 상당한 범위의 재량을 가진다. 그렇지만 환자의 수술과 같이 신체를 침해하는 진료행위를 하는 경우에는 질병의 증상, 치료방법의 내용 및 필요성, 발생이 예상되는 위험 등에 관하여 당시의 의료수준에 비추어 상당하다고 생각되는 사항을 설명하여, 당해 환자가 그 필요성이나 위험성을 충분히 비교해 보고 그 진료행위를 받을 것인지의 여부를 선택하도록 함으로써 그 진료행위에 대한 동의를 받아야 한다. 환자의 동의는 헌법 제10조에서 규정한 개인의 인격권과 행복추구권에 의하여 보호되는 자기결정권을 보장하기 위한 것으로서, 환자가 생명과 신체의 기능을 어떻게 유지할 것인지에 대하여 스스로 결정하고 진료행위를 선택하게 되므로, 의료계약에 의하여 제공되는 진료의 내용은 의료인의 설명과 환자의 동의에 의하여 구체화된다.

[2] [다수의견] (가) 의학적으로 환자가 의식의 회복가능성이 없고 생명과 관련된 중요한 생체기능의 상실을 회복할 수 없으며 환자의 신체상태에 비추어 짧은 시간 내에 사망에 이를 수 있음이 명백한 경우(이하 '회복불가능한 사망의 단계'라 한다)에 이루어지는 진료행위(이하 '연명치료'라 한다)는, 원인이 되는 질병의 호전을 목적으로 하는 것이 아니라 질병의 호전을 사실상 포기한 상태에서 오로지 현 상태를 유지하기 위하여 이루어지는 치료에 불과하므로, 그에 이르지 아니한 경우와는 다른 기준으로 진료중단

허용 가능성을 판단하여야 한다. 이미 의식의 회복가능성을 상실하여 더 이상 인격체로서의 활동을 기대할 수 없고 자연적으로는 이미 죽음의 과정이 시작되었다고 볼 수 있는 회복불가능한 사망의 단계에 이른 후에는, 의학적으로 무의미한 신체 침해 행위에 해당하는 연명치료를 환자에게 강요하는 것이 오히려 인간의 존엄과 가치를 해하게 되므로, 이와 같은 예외적인 상황에서 죽음을 맞이하려는 환자의 의사결정을 존중하여 환자의 인간으로서의 존엄과 가치 및 행복추구권을 보호하는 것이 사회상규에 부합되고 헌법정신에도 어긋나지 아니한다. 그러므로 회복불가능한 사망의 단계에 이른 후에 환자가 인간으로서의 존엄과 가치 및 행복추구권에 기초하여 자기결정권을 행사하는 것으로 인정되는 경우에는 특별한 사정이 없는 한 연명치료의 중단이 허용될 수 있다. 한편, 환자가 회복불가능한 사망의 단계에 이르렀는지 여부는 주치의의 소견뿐 아니라 사실조회, 진료기록 감정 등에 나타난 다른 전문의사의 의학적 소견을 종합하여 신중하게 판단하여야 한다.

(나) 환자가 회복불가능한 사망의 단계에 이르렀을 경우에 대비하여 미리 의료인에게 자신의 연명치료 거부 내지 중단에 관한 의사를 밝힌 경우(이하 '사전의료지시'라 한다)에는, 비록 진료 중단 시점에서 자기결정권을 행사한 것은 아니지만 사전의료지시를 한 후 환자의 의사가 바뀌었다고 볼 만한 특별한 사정이 없는 한 사전의료지시에 의하여 자기결정권을 행사한 것으로 인정할 수 있다. 다만, 이러한 사전의료지시는 진정한 자기결정권 행사로 볼 수 있을 정도의 요건을 갖추어야 하므로 의사결정능력이 있는 환자가 의료인으로부터 직접 충분한 의학적 정보를 제공받은 후 그 의학적 정보를 바탕으로 자신의 고유한 가치관에 따라 진지하게 구체적인 진료행위에 관한 의사를 결정하여야 하며, 이와 같은 의사결정 과정이 환자 자신이 직접 의료인을 상대방으로 하여 작성한 서면이나 의료인이 환자를 진료하는 과정에서 위와 같은 의사결정 내용을 기재한 진료기록 등에 의하여 진료 중단 시점에서 명확하게 입증될 수 있어야 비로소 사전의료지시로서의 효력을 인정할 수 있다.

(다) 한편, 환자의 사전의료지시가 없는 상태에서 회복불가능한 사망의 단계에 진입한 경우에는 환자에게 의식의 회복가능성이 없으므로 더 이상 환자 자신이 자기결정권을 행사하여 진료행위의 내용 변경이나 중단을 요구하는 의사를 표시할 것을 기대할 수 없다. 그러나 환자의 평소 가치관이나 신념 등에 비추어 연명치료를 중단하는 것이 객관적으로 환자의 최선의 이익에 부합한다고 인정되어 환자에게 자기결정권을 행사할 수 있는 기회가 주어지더라도 연명치료의 중단을 선택하였을 것이라고 볼 수 있는 경우에는, 그 연명치료 중단에 관한 환자의 의사를 추정할 수 있다고 인정하는 것이 합리적이고 사회상규에 부합된다. 이러한 환자의 의사 추정은 객관적으로 이루어져야 한다. 따라서 환자의 의사를 확인할 수 있는 객관적인 자료가 있는 경우에는 반드시 이를 참고하여야 하고, 환자가 평소 일상생활을 통하여 가족, 친구 등에 대하여 한 의사표현, 타인에 대한 치료를 보고 환자가 보인 반응, 환자의 종교, 평소의 생활 태도 등을 환자의 나이, 치료의 부작용, 환자가 고통을 겪을 가능성, 회복불가능한 사망의 단계에 이르기까지의 치료 과정, 질병의 정도, 현재의 환자 상태 등 객관적인 사정과 종합하여, 환자가 현재의 신체상태에서 의학적으로 충분한 정보를 제공받는 경우 연명치료 중단을 선택하였을 것이라고 인정되는 경우라야 그

의사를 추정할 수 있다.

(라) 환자 측이 직접 법원에 소를 제기한 경우가 아니라면, 환자가 회복불가능한 사망의 단계에 이르렀는지 여부에 관하여는 전문의사 등으로 구성된 위원회 등의 판단을 거치는 것이 바람직하다.

[**대법관 이홍훈, 김능환의 반대의견**] 생명에 직결되는 진료에서 환자의 자기결정권은 소극적으로 그 진료 내지 치료를 거부하는 방법으로는 행사될 수 있어도 이미 환자의 신체에 삽입, 장착되어 있는 인공호흡기 등의 생명유지장치를 제거하는 방법으로 치료를 중단하는 것과 같이 적극적인 방법으로 행사되는 것은 허용되지 아니한다. 환자가 인위적으로 생명을 유지, 연장하기 위한 생명유지장치의 삽입 또는 장착을 거부하는 경우, 특별한 사정이 없는 한, 비록 환자의 결정이 일반인의 관점에서는 비합리적인 것으로 보이더라도 의료인은 환자의 결정에 따라야 하고 일반적인 가치평가를 이유로 환자의 자기결정에 따른 명시적인 선택에 후견적으로 간섭하거나 개입하여서는 아니 된다. 그러나 이와는 달리, 이미 생명유지장치가 삽입 또는 장착되어 있는 환자로부터 생명유지장치를 제거하고 그 장치에 의한 치료를 중단하는 것은 환자의 현재 상태에 인위적인 변경을 가하여 사망을 초래하거나 사망시간을 앞당기는 것이므로, 이미 삽입 또는 장착되어 있는 생명유지장치를 제거하거나 그 장치에 의한 치료를 중단하라는 환자의 요구는 특별한 사정이 없는 한 자살로 평가되어야 하고, 이와 같은 환자의 요구에 응하여 생명유지장치를 제거하고 치료를 중단하는 것은 자살에 관여하는 것으로서 원칙적으로 허용되지 않는다. 다만, 생명유지장치가 삽입, 장착되어 있는 상태에서도 환자가 몇 시간 또는 며칠 내와 같이 비교적 아주 짧은 기간 내에 사망할 것으로 예측, 판단되는 경우에는, 환자가 이미 돌이킬 수 없는 사망의 과정에 진입하였고 생명유지장치에 의한 치료는 더 이상 의학적으로 의미가 없으며 생명의 유지, 보전에 아무런 도움도 주지 못하는 것이므로, 이 때에는 생명유지장치를 제거하고 치료를 중단하는 것이 허용된다.

[**대법관 김지형, 박일환의 별개의견**] 환자의 사전의료지시가 없는 상태에서 회복불가능한 사망의 단계에 진입한 경우, 이러한 상태에 있는 환자는 법적으로 심신상실의 상태에 있는 자로 보아야 한다. 민법상 심신상실의 상태에 있는 자에 대하여는 금치산을 선고할 수 있으며 금치산이 선고된 경우에는 후견인을 두게 되는데, 그 후견인은 금치산자의 법정대리인이 되며 금치산자의 재산관리에 관한 사무를 처리하는 외에 금치산자의 요양, 감호에 관하여 일상의 주의를 기울여야 하는 의무를 부담한다. 따라서 후견인은 금치산자의 요양을 위하여 금치산자를 대리하여 의사와 의료계약을 체결할 수 있음은 당연하며, 그 의료계약 과정에서 이루어지는 수술 등

신체를 침해하는 행위에 관하여는 의사로부터 설명을 듣고 금치산자를 위한 동의 여부에 관한 의사를 표시할 수 있고, 마찬가지로 진료행위가 개시된 후라도 금치산자의 최선의 이익을 위하여 필요하다고 인정되는 범위 내에서는 그 진료행위의 중단 등 의료계약 내용의 변경을 요구하는 행위를 할 수 있다. 다만, 진료행위가 금치산자 본인의 생명과 직결되는 경우에는 그 중단에 관한 환자 본인의 자기결정권이 제한되는 것과 마찬가지로 후견인의 행위는 제한되어야 하고, 환자의 자기결정권에 의한 연명치료 중단이 허용될 수 있는 경우라고 하더라도 후견인이 금치산자의 생명에 관한 자기결정권 자체를 대리할 수는 없으므로 후견인의 의사만으로 그 연명치료의 중단이 허용된다고 할 수 없다. 그렇다면 회복불가능한 사망의 단계에 이른 경우에 이루어지는 연명치료의 계속이 금치산자인 환자 본인에게 무익하고 오히려 인간으로서의 존엄과 가치를 해칠 염려가 있어 이를 중단하는 것이 환자 본인의 이익을 보호하는 것이라고 하더라도, 이는 항상 금치산자인 환자 본인의 생명 보호에 관한 법익 제한의 문제를 낳을 우려가 있으므로, 민법 제947조 제2항을 유추적용하여 후견인은 의료인에게 연명치료의 중단을 요구하는 것이 금치산자의 자기결정권을 실질적으로 보장할 수 있는 최선의 판단인지 여부에 관하여 법원의 허가를 받아야 하고, 이에 관하여는 가사소송법, 가사소송규칙, 비송사건절차법 등의 규정에 따라 가사비송절차에 의하여 심리·판단을 받을 수 있다. 한편, 이와 같이 비송절차에 의하여 연명치료 중단에 관한 법원의 허가를 받는 것이 가능하다고 하더라도, 환자 측이 반드시 비송절차에 따른 허가를 받아야 하는 것은 아니고 소송절차에 의하여 기판력 있는 판결을 구하는 것도 가능하다.

[3] [다수의견] 담당 주치의, 진료기록 감정의, 신체 감정의 등의 견해에 따르면 환자는 현재 지속적 식물인간상태로서 자발호흡이 없어 인공호흡기에 의하여 생명이 유지되는 상태로서 회복불가능한 사망의 단계에 진입하였고, 환자의 일상생활에서의 대화 및 현 상태 등에 비추어 볼 때 환자가 현재의 상황에 관한 정보를 충분히 제공받았을 경우 현재 시행되고 있는 연명치료를 중단하고자 하는 의사를 추정할 수 있다.

[**대법관 안대희, 양창수의 반대의견**] 환자가 회복불가능한 사망의 단계에 이르렀는지를 판단할 때 환자를 계속적으로 진료하여 옴으로써 환자의 상태를 직접적으로 얻은 자료에 의하여 가장 잘 알고 있을 담당 주치의의 의견은 단지 의료기록만을 통하여 환자의 상태에 접근한 다른 전문가의 견해에 비교하여 그에 일정한 무게를 두지 않을 수 없는바, 담당 주치의의 의견에 의하면 환자가 회복불가능한 사망의 단계에 진입했다고 단정할 수 없고, 연명치료의 중단을 환자의 자기결정권에 의하여 정당화하는 한,

그 '추정적 의사'란 환자가 현실적으로 가지는 의사가 객관적인 정황으로부터 추단될 수 있는 경우에만 긍정될 수 있으며 다수의견이 말하는 바와 같은 '가정적 의사' 그 자체만으로 이를 인정할 수 없는바, 연명치료 중단에 관한 환자의 추정적 의사를 인정할 근거가 부족하다.

[**대법관 이홍훈, 김능환의 반대의견**] 환자가 생명유지장치인 인공호흡기가 이미 삽입, 장착되어 있는 상태에서 그 장치의 제거를 구하는 것이 정당하려면 생명유지장치가 삽입, 장착되어 있는 상태에서도 환자가 비교적 아주 짧은 기간 내에 사망할 것으로 예측, 판단되는 돌이킬 수 없는 사망의 과정에 진입하였다는 점이 전제되어야 하는데, 환자가 아직 뇌사 상태에는 이르지 아니한 지속적 식물인간 상태이고 기대여명이 적어도 4개월 이상이므로, 이러한 경우 환자가 돌이킬 수 없는 사망의 과정에 진입하였다고 할 수는 없다.

【참조조문】

[1] 헌법 제10조, 민법 제680조 / [2] 헌법 제10조, 민법 제12조, 제680조, 제689조 제1항, 제947조, 장기등 이식에 관한 법률 제3조 제4호, 제39조, 응급의료에 관한 법률 제2조, 제3조, 제6조 제2항, 제9조 제2항, 응급의료에 관한 법률 시행규칙 제2조 / [3] 헌법 제10조, 민법 제680조, 제689조 제1항

【참조판례】

[1] 대법원 1992. 5. 12. 선고 91다23707 판결(공1992, 1831), 대법원 1994. 4. 15. 선고 92다25885 판결(공1994상, 1434), 대법원 2002. 10. 25. 선고 2002다48443 판결(공2002하, 2867), 대법원 2007. 5. 31. 선고 2005다5867 판결(공2007하, 949)

【전 문】

【원고, 피상고인】 원고 (소송대리인 변호사 신현호외 1인)

【피고, 상고인】 학교법인 연세대학교 (소송대리인 변호사 이동필외 1인)

【원심판결】 서울고법 2009. 2. 10. 선고 2008나116869 판결

【주 문】

상고를 기각한다. 상고비용은 피고가 부담한다.

【이 유】

상고이유를 판단한다.

1. 연명치료 중단의 허용기준에 관한 상고이유에 대하여

가. 의료계약에 따른 진료의무의 내용

환자가 의사(의사) 또는 의료기관(이하 '의료인'이라 한다)에게 진료를 의뢰하고, 의료인이 그 요청에 응하여 치료행위를 개시하는 경우에 의료인과 환자 사이에는 의료계약이 성립된다. 의료계약에 따라 의료인은 질병의 치료 등을 위하여 모든 의료지식과 의료기술을 동원하여 환자를 진찰하고 치료할 의무를 부담하며 이에 대하여 환자 측은 보수를 지급할 의무를 부담한다.

질병의 진행과 환자 상태의 변화에 대응하여 이루어지는 가변적인 의료의 성질로 인하여, 계약 당시에는 진료의 내용 및 범위가 개괄적이고 추상적이지만, 이후 질병의 확인, 환자의 상태와 자연적 변화, 진료행위에 의한 생체반응 등(이하 '환자의 건강상태 등'이라 한다)에 따라 제공되는 진료의 내용이 구체화되므로, 의료인은 환자의 건강상태 등과 당시의 의료수준 그리고 자기의 지식경험에 따라 적절하다고 판단되는 진료방법을 선택할 수 있는 상당한 범위의 재량을 가진다(대법원 1992. 5. 12. 선고 91다23707 판결, 대법원 2007. 5. 31. 선고 2005다5867 판결 등 참조).

그렇지만 환자의 수술과 같이 신체를 침해하는 진료행위를 하는 경우에는 질병의 증상, 치료방법의 내용 및 필요성, 발생이 예상되는 위험 등에 관하여 당시의 의료수준에 비추어 상당하다고 생각되는 사항을 설명하여 당해 환자가 그 필요성이나 위험성을 충분히 비교해 보고 그 진료행위를 받을 것인지의 여부를 선택하도록 함으로써 그 진료행위에 대한 동의를 받아야 한다(대법원 1994. 4. 15. 선고 92다25885 판결, 대법원 2002. 10. 25. 선고 2002다48443 판결 등 참조). 환자의 동의는 헌법 제10조에서 규정한 개인의 인격권과 행복추구권에 의하여 보호되는 자기결정권을 보장하기 위한 것으로서, 환자가 생명과 신체의 기능을 어떻게 유지할 것인지에 대하여 스스로 결정하고 진료행위를 선택하게 되므로, 의료계약에 의하여 제공되는 진료의 내용은 의료인의 설명과 환자의 동의에 의하여 구체화된다고 할 수 있다.

나. 생명과 관련된 진료의 거부 또는 중단

자기결정권 및 신뢰관계를 기초로 하는 의료계약의 본질에 비추어 강제진료를 받아야 하는 등의 특별한 사정이 없는 한 환자는 자유로이 의료계약을 해지할 수 있다 할 것이며(민법 제689조 제1항), 의료계약을 유지하는 경우에도 환자의 자기결정권이 보장되는 범위 내에서는 제공되는 진료행위의 내용 변경을 요구할 수 있을 것이다.

따라서 환자의 신체 침해를 수반하는 구체적인 진료행위가 환자의 동의를 받아 제공될 수 있는 것과 마찬가지로, 그 진료행위를 계속할 것인지 여부에 관한 환자의 결정권 역시 존중되어야 하며, 환자가 그 진료행위의 중단을 요구할 경우에 원칙적으로 의료인은 이를 받아들이고 다른 적절한 진료방법이 있는지를 강구하여야 할 것이다.

그러나 인간의 생명은 고귀하고 생명권은 헌법에 규정된 모든 기본권의 전제로서 기능하는 기본권 중의 기본권이라 할 것이므로, 환자의 생명과 직결되는 진료행위를 중단할 것인지 여부는 극히 제한적으로 신중하게 판단하여야 한다.

다. 회복불가능한 사망 단계에 진입한 환자에 대한 진료중단의 허용 요건

(1) 의학적으로 환자가 의식의 회복가능성이 없고 생명과 관련된 중요한 생체기능의 상실을 회복할 수 없으며 환자의 신체상태에 비추어 짧은 시간 내에 사망에 이를 수 있음이 명백한 경우(이하 '회복불가능한 사망의 단계'라 한다)에 이루어지는 진료행위(이하 '연명치료'라 한다)는 원인이 되는 질병의 호전을 목적으로 하는 것이 아니라 질병의 호전을 사실상 포기한 상태에서 오로지 현 상태를 유지하기 위하여 이루어지는 치료에 불과하므로, 그에 이르지 아니한 경우와는 다른 기준으로 진료중단 허용 가능성을 판단하여야 한다.

환자가 회복불가능한 사망의 단계에 진입한 경우, 환자는 전적으로 기계적인 장치에 의존하여 연명하게 되고, 전혀 회복가능성이 없는 상태에서 결국 신체의 다른 기능까지 상실되어 기계적인 장치에 의하여서도 연명할 수 없는 상태에 이르기를 기다리고 있을 뿐이므로, 의학적인 의미에서는 치료의 목적을 상실한 신체 침해 행위가 계속적으로 이루어지는 것이라 할 수 있으며, 이는 죽음의 과정이 시작되는 것을 막는 것이 아니라 자연적으로는 이미 시작된 죽음의 과정에서의 종기를 인위적으로 연장시키는 것으로 볼 수 있다.

생명권이 가장 중요한 기본권이라고 하더라도 인간의 생명 역시 인간으로서의 존엄성이라는 인간 존재의 근원적인 가치에 부합하는 방식으로 보호되어야 할 것이다. 따라서 이미 의식의 회복가능성을 상실하여 더 이상 인격체로서의 활동을 기대할 수 없고 자연적으로는 이미 죽음의 과정이 시작되었다고 볼 수 있는 회복불가능한 사망의 단계에 이른 후에는, 의학적으로 무의미한 신체 침해 행위에 해당하는 연명치료를 환자에게 강요하는 것이 오히려 인간의 존엄과 가치를 해하게 되므로, 이와 같은 예외적인 상황에서 죽음을 맞이하려는 환자의 의사결정을 존중하여 환자의 인간으로서의 존엄과 가치 및 행복추구권을 보호하는 것이 사회상규에 부합되고 헌법정신에도 어긋나지 아니한다고 할 것이다.

그러므로 회복불가능한 사망의 단계에 이른 후에 환자가 인간으로서의 존엄과 가치 및 행복추구권에 기초하여 자기결정권을 행사하는 것으로 인정되는 경우에는 특별한

사정이 없는 한 연명치료의 중단이 허용될 수 있다.

(2) 환자가 회복불가능한 사망의 단계에 이르렀을 경우에 대비하여 미리 의료인에게 자신의 연명치료 거부 내지 중단에 관한 의사를 밝힌 경우(이하 '사전의료지시'라 한다)에는 비록 진료 중단 시점에서 자기결정권을 행사한 것은 아니지만 사전의료지시를 한 후 환자의 의사가 바뀌었다고 볼 만한 특별한 사정이 없는 한 사전의료지시에 의하여 자기결정권을 행사한 것으로 인정할 수 있다.

다만, 이러한 사전의료지시는 진정한 자기결정권 행사로 볼 수 있을 정도의 요건을 갖추어야 한다. 따라서 의사결정능력이 있는 환자가 의료인으로부터 직접 충분한 의학적 정보를 제공받은 후 그 의학적 정보를 바탕으로 자신의 고유한 가치관에 따라 진지하게 구체적인 진료행위에 관한 의사를 결정하여야 하며, 이와 같은 의사결정 과정이 환자 자신이 직접 의료인을 상대방으로 하여 작성한 서면이나 의료인이 환자를 진료하는 과정에서 위와 같은 의사결정 내용을 기재한 진료기록 등에 의하여 진료 중단 시점에서 명확하게 입증될 수 있어야 비로소 사전의료지시로서의 효력을 인정할 수 있다.

환자 본인의 의사에 따라 작성된 문서라는 점이 인정된다고 하더라도, 의료인을 직접 상대방으로 하여 작성하거나 의료인이 참여한 가운데 작성된 것이 아니라면, 환자의 의사결정능력, 충분한 의학적 정보의 제공, 진지한 의사에 따른 의사표시 등의 요건을 갖추어 작성된 서면이라는 점이 문서 자체에 의하여 객관적으로 확인되지 않으므로 위 사전의료지시와 같은 구속력을 인정할 수 없고, 아래에서 보는 바와 같이 환자의 의사를 추정할 수 있는 객관적인 자료의 하나로 취급할 수 있을 뿐이다.

(3) 한편, 환자의 사전의료지시가 없는 상태에서 회복불가능한 사망의 단계에 진입한 경우에는 환자에게 의식의 회복가능성이 없으므로 더 이상 환자 자신이 자기결정권을 행사하여 진료행위의 내용 변경이나 중단을 요구하는 의사를 표시할 것을 기대할 수 없다. 그러나 환자의 평소 가치관이나 신념 등에 비추어 연명치료를 중단하는 것이 객관적으로 환자의 최선의 이익에 부합한다고 인정되어 환자에게 자기결정권을 행사할 수 있는 기회가 주어지더라도 연명치료의 중단을 선택하였을 것이라고 볼 수 있는 경우에는 그 연명치료 중단에 관한 환자의 의사를 추정할 수 있다고 인정하는 것이 합리적이고 사회상규에 부합된다.

이러한 환자의 의사 추정은 객관적으로 이루어져야 한다. 따라서 환자의 의사를 확인할 수 있는 객관적인 자료가 있는 경우에는 반드시 이를 참고하여야 하고, 환자가 평소 일상생활을 통하여 가족, 친구 등에 대하여 한 의사표현, 타인에 대한 치료를 보고 환자가 보인 반응, 환자의 종교, 평소의 생활 태도 등을 환자의 나이, 치료의 부작용, 환자가 고통을 겪을 가능성, 회복불가능한 사망의 단계에 이르기까지의 치료과정, 질병의 정도, 현재의 환자 상태 등 객관적인 사정과 종합하여 환자가 현재의 신체상태에서 의학적으로 충분한 정보를 제공받는 경우 연명치료 중단을 선택하였을 것이라고 인정되는 경우라야 그 의사를 추정할 수 있을 것이다.

(4) 환자 측이 직접 법원에 소를 제기한 경우가 아니라면, 환자가 회복불가능한 사망의 단계에 이르렀는지 여부에 관하여는 전문의사 등으로 구성된 위원회 등의 판단을 거치는 것이 바람직하다.

라. 이 사건에 대한 판단

원심판결 이유에 의하면, 원심은 환자가 회생가능성이 없는 회복불가능한 사망과정에 진입한 경우에 환자의 진지하고 합리적인 치료중단 의사가 추정될 수 있다면 사망과정의 연장에 불과한 진료행위를 중단할 수 있다는 취지로 판단하였는바, 원심이 연명치료 중단의 기준으로 삼은 위와 같은 사유는 위에서 살펴 본 회복불가능한 사망의 단계에 이른 경우의 연명치료 중단에 관한 법리와 같은 취지이므로 정당하고, 거기에 연명치료 중단의 허용기준에 관한 법리를 오해한 위법이 없다.

2. 원고가 회복불가능한 사망의 단계에 진입하지 않았다는 상고이유에 대하여

앞서 본 바와 같이 환자의 추정적 의사에 의하여 연명치료의 중단이 허용될 수 있는 회복불가능한 사망의 단계는 의식의 회복가능성이 없고 생명과 관련된 중요한 생체기능의 상실을 회복할 수 없으며 환자의 신체상태에 비추어 짧은 시간 내에 사망에 이를 수 있음이 명백한 경우를 의미하는바, 그 단계에 이르렀는지 여부는 주치의의 소견뿐 아니라 사실조회, 진료기록 감정 등에 나타난 다른 전문의사의 의학적 소견을 종합하여 신중하게 판단하여야 한다.

원심은 거시 증거를 종합하여 원고에 대한 뇌 자기공명영상(MRI) 검사에서 뇌가 전반적으로 심한 위축을 보이고 대뇌피질의 요철이 단지 가느다란 띠 형상으로 보일 정도로 심하게 파괴되어 있으며 기저핵 시상(시상)의 구조가 보이지 아니하고 뇌간 및 소뇌도 심한 손상으로 위축되어 있는 사실, 원고의 담당 주치의는 원고에게 자발호흡은 없지만 뇌사상태는 아니며 지속적 식물인간상태로서 의식을 회복할 가능성은 매우 낮아 5% 미만이라는 견해를 피력하였으나, 진료기록 감정의는 원고가 자발호흡이 없어 일반적인 식물인간상태보다 더 심각하여 뇌사상태에 가깝고 회복가능성은 거의 없다고 하고 있으며, 신체감정의들도 모두 원고가 지속적 식물인간상태로서 회생가능성이 희박하다는 취지의 견해를 밝히고 있는 사실, 자발호흡이 없어 인공호흡기에 의하여 생명이 유지되는 상태인 사실을 각 인정한 후, 원고가 회복불가능한 사망의 단계에 진입하였다고 판단하였다.

이러한 원심의 판단은 위의 법리에 따른 것으로서 수긍할 수 있고, 거기에 상고이유에서 주장하는 바와 같은 의료행위의 재량성에 대한 법리오해 등의 위법이 없다.

3. 원고의 진료중단을 구하는 의사가 추정되지 않는다는 상고이유에 대하여

원심은 거시 증거를 종합하여 원고가 독실한 기독교 신자로서 15년 전 교통사고로 팔에 상처가 남게 된 후부터는 이를 남에게 보이기 싫어하여 여름에도 긴 팔 옷과 치마를 입고 다닐 정도로 항상 정갈한 모습을 유지하고자 하였던 사실, 텔레비전을 통해 병석에 누워 간호를 받으며 살아가는 사람의 모습을 보고 "나는 저렇게까지 남에게 누를 끼치며 살고 싶지 않고 깨끗이 이생을 떠나고 싶다"라고 말하였던 사실, 3년 전 남편의 임종 당시 며칠 더 생명을 연장할 수 있는 기관절개술을 거부하고 그대로 임종을 맞게 하면서 "내가 병원에서 안 좋은 일이 생겨 소생하기 힘들 때 호흡기는 끼우지 말라. 기계에 의하여 연명하는 것은 바라지 않는다"고 말한 사실 등 일상생활에서의 대화 및 원고의 현 상태 등 여러 사정을 종합하여, 원고가 현재의 상황에 관한 정보를 충분히 제공받았을 경우 원고에게 현재 시행되고 있는 연명치료를 중단하고자 하는 의사가 있었을 것으로 추정하였다.

원심의 이와 같은 조치는 위에서 본 회복불가능한 사망의 단계에 이르렀을 경우의 환자의 자기결정권 및 환자 의사 추정에 관한 법리에 부합되는 것으로서 수긍할 수 있고, 거기에 상고이유에서 주장하는 바와 같은 헌법 위반이나 법리오해 등의 위법이 없다.

4. 결 론

그러므로 상고를 기각하고, 상고비용은 패소자가 부담하기로 하여 주문과 같이 판결한다. 이 판결에는 원고가 회복불가능한 사망의 단계에 들어섰고 연명치료 중단의 의사가 추정되는지 여부에 대한 대법관 안대희, 대법관 양창수의 반대의견과 연명치료 중단의 허용기준에 대한 대법관 이홍훈, 대법관 김능환의 반대의견이 있는 외에는 관여 법관들의 의견이 일치하였고, 다수의견에 대한 대법관 김지형, 대법관 차한성의 보충의견 및 연명치료 중단의 절차에 대한 대법관 김지형, 대법관 박일환의 별개의견이 있다.

5. 원고가 회복불가능한 사망의 단계에 들어섰고 연명치료 중단의 의사가 추정되는지 여부에 대한 대법관 안대희, 대법관 양창수의 반대의견

연명치료 중단 일반에 관하여, 환자가 회복불가능한 사망의 단계에 진입한 후에 인간으로서의 존엄과 가치 및 행복추구권에 기초하여 자기결정권을 행사하는 것으로 인정되는 경우에는 연명치료 중단이 허용될 수 있고, 이러한 자기결정권은 1차적으로 서면 등에 의한 사전의료지시의 방법으로 행사될 수 있으며, 그것이 없는 경우에는 환자의 '추정적 의사'에 의해서도 연명치료 중단이 허용될 수 있다는 점에 관하여는 다수의견과 견해를 같이한다.

그러나 우선 이 사건에서 원고가 '회복불가능한 사망의 단계'에 이르렀다고 본 점에는 찬성할 수 없다. 나아가 여기서의 '추정적 의사'가 "환자에게 자기결정권을 행사할 수 있는 기회가 주어진다면 연명치료의 중단을 선택하였을 것이라고 볼 수 있는 경우"에는 긍정된다고 하는 점도 수긍할 수 없다. 연명치료의 중단을 환자의 자기결정권에 의하여 정당화하는 한, 그 '추정적 의사'란 환자가 현실적으로 가지는 의사가 객관적인 정황으로부터 추단될 수 있는 경우에만 긍정될 수 있으며, 다수의견이 말하는 바와 같은 '가정적 의사' 그 자체만으로 이를 인정할 수 없다고 할 것이다.

가. 이 사건에서 원고가 회복불가능한 사망의 단계에 이르렀다고 할 것인지 여부에 관하여 본다.

(1) 뒤의 나.(4)에서도 보는 대로 환자가 회복불가능한 사망의 단계에 이르렀다고 판단되면, 이제 곧 그의 죽음을 불러올 수 있는 연명치료의 중단이 이에 관한 환자의 자기결정을 떠나 객관적 법질서의 관점에서도 예외적으로 허용될 수 있다. 이와 같이 환자가 그러한 단계에 이르렀는지는 결국 사망을 직접 초래하는 연명치료 중단의 허용 여부를 가르는 중대한 요건이므로 그 판단에는 신중을 기하여야 한다.

특히, 사람의 뇌는 생명의 유지에 직결되면서도 아직은 그 생리나 기능 등이 밝혀지지 아니한 부분이 여전히 매우 많고 한편 끈질긴 회복·재생의 능력을 보이는 신비로운 신체기관이다. 그러므로 과연 뇌의 기능이 '돌이킬 수 없게 상실되었다'고 말할 수 있으려면, 비록 사람의 판단이란 것이 애초 그 판단 당시의 지식 또는 기술 등의 상태를 기준으로 해서 내려질 수밖에 없는 기본적인 한계를 인정한다고 하더라도, 최대한 객관적으로 의문이 없는 전문적인 판단이 필요하다고 할 것이다. '장기등 이식에 관한 법률'이 뇌사 여부만을 판정하는 전문적 기관을 별도로 두어 그 판정 결과에 따르도록 하는 것(같은 법 제14조 이하)도 이러한 취지에서 나온 것임은 물론이다.

그리고 실제로 그 판단을 함에 있어서는 환자를 계속적으로 진료하여 옴으로써 환자의 상태를 직접적으로 얻은 자료에 의하여 가장 잘 알고 있을 담당 주치의의 의견은, 비록 그가 소송당사자의 일방에 속하여 일하는 경우라고 하더라도, 다른 특별한 사정이 없는 한, 단지 의료기록만을 통하여 환자의 상태에 접근한 다른 전문가의 견해에 비교하여 그에 일정한 무게를 두지 않을 수 없다.

(2) 그런데 이 사건에서 기록에 의하면, 원고는 처음 의식을 상실한 2008. 2. 18. 무렵에는 자발호흡이 거의 없고, 인공호흡기의 도움 없이는 호흡을 유지할 수 없는 상태이며, 뇌 컴퓨터단층촬영(CT) 검사상 광범위한 뇌부종의 소견을 보이고 대뇌의 인지기능을 상실하였으나 자발적으로 눈을 뜨고 외부의 자극에 움직이는 반사반응을 보이는 등 뇌간 기능의 일부가 유지되고 있었고, 제1심 변론종결시인 2008. 11. 6. 무렵에는 의학적으로 의미 있는 개선은 없고, 자발적으로 눈을 뜨기는 하나 외부자극에 반응이 없고, 통증 자극에 대하여는 팔다리의 반사적 반응은 있으나 얼굴표정이나 안구 운동에서 반응이 없으며, 동공반사가 없고 안구의 시선은 양쪽 모두 우측 상향으로 치우쳐 있고 바빈스키 징후도 비정상적인 한편, 제1심 변론종결 무렵을 기준으로 하여 진료기록 또는 신체감정을 한 감정의들은 원고의 의식회복가능성이 없는 지속적인 식물인간 상태에서 기대여명이 2년 내지 5년이라고 진술하였으나, 원고를 치료하여 온 피고의 담당 주치의는 원고의 의식회복가능성이 5% 미만이고 원고의 기대여명이 의식상실 당시로부터 1년 내지 2년이라고 진술하였음을 알 수 있다. 이와 관련하여 피고의 상고이유서에 의하면 원고를 치료하여 온 피고의 주치의는 원고의 기대여명을 적어도 4개월 이상으로 판단하고 있고, 이 법원의 변론에서 피고의 원고 담당의사는 원고가 2009. 4. 23. 현재 통증에 반응하나 의식은 회복되지 않았으며, 눈을 계속하여 뜨고 있고 자발호흡도 간간이 보이나 전체적으로 인공호흡기를 유지해야 하는 상태이고, 소리지시에 대한 반응이나 동공의 빛에 대한 반응은 없으나, 기관내 흡인시 고개움직임과 기침반사를 미약하게 보이는 등으로 통증에 대한 반응은 있으며 3개월 동안 임상상태의 변화 없이 중환자실에 입원하고 있다고 진술하고 있음을 알 수 있다.

(3) 사정이 이와 같다면, 특히 원고를 치료하여 온 피고의 담당의사가 원고의 의식회복가능성이 5% 미만으로라도 남아 있고 원고의 현재 상태를 기준으로 하더라도 그 기대여명이 적어도 4개월 이상이라고 판단하고 있는 점 등에 비추어, 원고가 의식회복가능성이 없다거나 원고가 짧은 시간 내에 사망에 이를 것이 명백하다 할 수 있는지 의문이고, 원고가 회복불가능한 사망의 단계에 있다고 쉽사리 단정할 수는 없다고 할 것이다.

나. 이 사건에서 설령 원고가 회복불가능한 사망의 단계에 이르렀다고 하더라도, 연명치료 중단을 구하는 원고의 '추정적 의사'가 있다고는 할 수 없다.

(1) 의사표시의 해석 일반에서 그러한 대로, 추정적 의사는 가정적 의사 또는 의제된 의사와는 기본적으로 구별되어야 할 것이다. 추정적 의사란 일반적으로 어떠한 표현행위를 하는 사람이 현실적으로 가진 의사를 제반 정황으로부터 추단하여 그의 의사표시로 인정하는 것을 의미하고, 이렇게 행하여진 의사표시는 '묵시적 의사표시'라고도

불린다. 예를 들어 어떤 사람이 정류장에서 버스를 기다리다가 아무 말 없이 자신이 원하는 버스에 올라타는 경우에, 그가 버스회사와의 사이에 운송계약을 체결하려는 의사표시는 '묵시적 의사표시'인 것이다. 한편, 민법 등에서 예를 들면 매매계약과 관련하여 "추정한다"고 정하는 경우가 있다(우선 민법 제579조, 제585조 참조). 그러나 이들 규정은 어디까지나 엄밀한 의미의 의사표시 해석작업에서의 지침 또는 기준을 제시하는 것, 보다 정확하게 말하면 소송에서 계약의 내용에 관한 입증책임을 분배하는 것에 불과하다.

(2) 그러나 그렇지 아니하고 만일 그가 제반 사정 아래서 문제되는 사항에 관하여 자신의 법적 의사를 표시하였다고 가정하는 경우에 이러저러한 의사표시를 하였으리라고 인정되는 경우에는 그러한 의사는 이른바 '가정적 의사'이다.

물론 추정적 의사라는 말을 이와 같이 가정적 의사도 포함하는 것으로 사용하는 것은 기본적으로 언어사용자 사이의 약속에 달려 있는 문제에 그친다고 할는지 모른다. 그러나 소송에서 사용된 언어의 의미는 청구원인, 소송물 등 심리·판단의 내용 또는 범위와 관련하여 심중한 의미가 있을 뿐 아니라(이에 대하여는 뒤의 (4) 앞부분 참조), 그 점을 차치하고라도 다수의견이 환자의 연명치료의 중단청구를 그의 자기결정권으로써 정당화하면서, 그의 가정적 의사에 기해서도 연명치료의 중단을 인정하는 것이 과연 앞뒤가 맞는 것인지 지극히 의문이다.

통상 '보충적 해석'이라고도 불리는 가정적 의사의 탐색은 애초부터 방법적으로 표의자가 현실적으로 가지지 않는 의사를 법률행위의 내용으로 상감(상감)하는 것으로서, 일반적으로 그 성질은 엄밀하게 말하면 의사표시의 해석에 속하는 작업이라기보다는, 법관 등의 제3자가 당사자의 계약 등 법률관계의 처리를 위하여 그 법률관계의 내용을 보충적으로 형성하여 가는 일로서의 측면이 뚜렷하다. 그러므로 거기에서 일반적으로 표의자의 '자기결정'을 찾기가 쉽지 않다.

특히, 이 사건에서와 같이 사람의 가장 중요한 가치인 생명의 유지·소멸에 관하여 최종적인 결단에 관한 '자기결정'이라고 하려면, 다른 신체침해적 의료행위(이 경우 의사의 설명의무에 관한 법리를 상기하는 것으로 족하다)에서보다도 더욱 강화된 절차적 요청을 충족하여, 그 의사가 의사결정능력이 있는 상태에서 의료기관으로부터 직접으로 충분한 의학적 정보를 제공받아 설명을 들은 후 이를 바탕으로 가치관에 따라 심사숙고한 결과로서 지속적인 의사로서 진지하게 표시되어야 할 것이고, 이 점은 다수의견도 강조하는 바이다. 그렇다면 더욱이나, 일반적으로 위와 같이 설명에 이어지는 심사숙고의 결과인지와는 무관하게 그 유무 및 내용이 판단되는 가정적 의사를 들어서 환자의 '자기결정'을 운위할 수 없을 것이다. 무엇보다도 이 사건에서 원심이 '추정적 의사'를 긍정하는 근거로 들고 있는 아래 (3)의 ①부터 ③까지의 사정들도 위와 같은 설명에 이어지는 심사숙고의 결과로서 인정되고 있지 않다는 사실(기록상 이러한 점을 인정할 자료도 없다) 자체가 다수의견이 말하는 바와 같은 '가정적 의사'가 위와 같은 설명에 이어지는 심사숙고의 결과로서의 자기결정과 무관함을 반증하여 준다.

또한, 만일 위와 같은 가정적 의사에 기한 연명장치의 중단을 인정한다면, 그것은 이른바 환자의 '보호자'가 자신의 사정들에 기하여 또는 자신의 편의나 이익을 위하여 그 가정적 의사의 존재를 뒷받침하는 사정들만을 제시함으로써 환자의 이른바 '자기결정'을 왜곡하여 의료기관의 연명치료 중단을 구하는 일이 쉽사리 일어날 수 있을 것을 우려하지 않을 수 없다. 그러한 관점에서 보면, 다수의견은 이 사건에서 법논리적으로 원고의 '자기결정권'을 끌어들여 연명치료의 중단청구를 정당한 것으로 설명하면서도, 실제로는 원고의 특별대리인을 포함하여 원고의 가족들이 일치하여 가지는 원고에 대한 연명치료 중단의 의사를 관철하려는 것에 대하여 그들만이 제시·입증할 수 있고 또 실제로 제시·입증하고 있는 정황에 기하여 원고가 실제로 가지는 의사가 아니라 원고의 이른바 '추정적 의사'를 인정함으로써 이를 법적으로 뒷받침하고 있다는 의구심을 다 떨쳐버릴 수 없음을 지적하여 둔다. 연명치료의 중단에 관한 환자 가족들의 의사는 원고의 '추정적 의사'라는 것을 통하여 우회적으로 관철될 것이 아니라, 뒤의 (4)에서 보는 대로 '환자의 자기결정'과는 무관하게 시인될 수 있는 또 하나의 연명치료 중단청구의 허용 여부를 판단함에 있어서 정면으로 그 의미와 무게가 평가되는 것이 정도(정도)라고 할 것이다.

물론, 구체적으로 앞서 본 바와 같은 추정적 또는 묵시적 의사(이하에서는 혼동을 피하기 위하여 아예 '묵시적 의사'라는 표현을 쓰기로 한다)와 가정적 의사가 선명하게 구별되기 어려운 경우도 없지 않을 것이다. 특히, 개별 사건에서 그와 관련되는 모든 사정을 종합적으로 검토·평가하여 어떠한 표현행위의 법적 의미를 이해하는 것을 내용으로 하는 의사표시의 해석인 만큼 더욱 그러하다. 그러나 그러한 현실적인 어려움이, 특히 연명치료의 중단이라는 한 사람의 실존적 운명의 종국적인 결정과 관련하여 묵시적 의사와 가정적 의사라는 핵심에서는 서로 분명히 다른 탐색목표의 혼동을 정당화할 수는 없다.

(3) 이와 같은 관점에서 이 사건에서 연명치료의 중단에 관한 원고의 묵시적 의사를 인정할 수 있는지를 살펴본다.

원심이 원고의 진료중단을 구하는 의사가 추정되는 사유로 들고 있는 사정들은, ① 원고는 독실한 기독교 신자로서 15년 전 교통사고로 팔에 상처가 남게 된 후부터는 이를 남에게 보이기 싫어하여 여름에도 긴 팔 옷과 치마를 입고 다닐 정도로 항상 정갈한 모습을 유지하고자 하였다는 것, ② 텔레비전을 통해 병석에 누워 간호를 받으며 살아가는 사람의 모습을 보고 "나는 저렇게까지 남에게 누를 끼치며 살고 싶지 않고 깨끗이 이생을 떠나고 싶다"라고 말하는 등 신체적인 건강을 잃고 타인의 도움 등에 의하여 연명되는 삶보다는 자연스러운 죽음을 원한다는 취지의 견해를 밝혀왔다는 것, ③ 3년 전 남편의 임종 당시 며칠 더 생명을 연장할 수 있는 기관절개술을 거부하고 그대로 임종을 맞게 하면서 "내가 병원에서 안 좋은 일이 생겨 소생하기 힘들 때 호흡기는 끼우지 말라. 기계에 의하여 연명하는 것은 바라지 않는다"고 말하는 등 이 사건과 유사한 실제 상황에서 남편에 대하여 연명치료의 시행을 거부한 바 있다는 것 등이다.

그러나 위 ①이나 ②와 같은 정도의 말이나 태도 등은 누구라도 건강한 상태에서 흔히 할 수 있는 정도의 것에 지나지 않는다. 결국, 위 ③이 연명치료에 관하여 직접 언급한 것으로서 다수의견이 원고의 추정적 의사를 긍정하게 하는 결정적인 정황이 된 것으로 보인다. 그러나 위 ③은 비록 남편이라고 하여도 역시 타인이 처한 상황에 대응하여 나온 것으로서, 그것이 과연 자신의 운명에 관하여 숙고한 끝에 진지하고 지속적인 의사에 기하여 나온 것이라고 볼 자료가 없다. 특히, 그 발언은 그 내용 자체로 보더라도 인공호흡기와 같은 생명유지장치의 삽입 · 장착을 단순히 소극적으로 거부하는 것으로 볼 수는 있을지 몰라도, 거기에서 나아가 생명유지장치가 이미 장착되어 있을 때, 그것도 이 사건에서와 같이 원고가 의식이 있는 상태에서 폐암 여부를 확진받기 위하여 기관지 내시경을 통하여 폐종양조직검사를 받던 중 예기치 못하게, 즉 자연적 노화 또는 원고가 원하였다는 '자연스러운 죽음의 과정'과는 무관하게 이미 인위적인 시술로 '억울하게도' 과다출혈이 발생하여 심정지가 발생하였고 이로 인한 저산소증으로 심한 뇌손상을 입고 뇌기능 및 신체기능의 많은 부분을 상실한 경우에까지도 연명장치를 적극적으로 제거하기를 바라는 의미를 포함한다고 쉽사리 말할 수 없다.

그러므로 이 사건에서 원심이 연명치료의 중단에 관한 원고의 '추정적' 의사를 긍정한 것은 연명치료의 중단에 관한 법리 또는 그 의사의 해석에 관한 법리를 오해하였거나 심리를 다하지 아니한 위법이 있다고 할 것이다.

(4) 이와 관련하여 여기서 부가적으로 지적하고 싶은 것은, 이 사건 청구가 원고의 '자기결정권'에 기하여 연명치료의 중단에 관한 원고 자신의 '추정적 의사'를 기초로 하여서만 행하여지고 있다는 점이다. 여기서 '추정적' 의사란, 이 법원에서 행하여진 변론에서 원고 대리인이 강조한 바와 같이, 원고의 묵시적 의사를 가리킨다. 그러므로

이 사건에도 적용되는 민사소송에 관한 처분권주의 및 변론주의의 기본원칙에 좇아 이 법원은 과연 그러한 묵시적 의사가 인정되는지 여부에 의해서만 이 사건에 대하여 결론을 내려야 한다. 그리하여 이 소수의견은 그 묵시적 의사의 존재 여부에 대하여 부정적으로 판단하는 것이다.

그러나 이 소수의견은 연명치료의 중단에 관한 환자 본인의 명시적 또는 묵시적 의사가 인정되지 않는 경우에도 엄격한 예외적인 요건 아래서 연명치료의 중단이 허용될 수 있다는 견해임을 밝혀 두고자 한다. 즉, 이 소수의견은 연명치료의 중단은 반드시 환자의 '자기결정권'으로부터만 인정된다고 할 것은 아니고, 비록 예외적이기는 하지만, 법질서 일반의 관점에서 정당화될 수 있는 경우도 있다는 것이다.

그것이 어떠한 경우에 허용되는가는 이론적으로 달리 말하면, 환자(또는 그의 가족 등 제3자)와 의료기관 간의 진료계약의 내용으로서의 치료중지의무의 발생 요건을 제시하는 것이 된다. 다수의견이 말하는 대로, 의료의 '가변적인 성질'로 인하여 의료기관의 의무로서의 진료라고 하여도 그 내용은 다양할 수 있다. 그런데 그 가변성이 극단으로 치달아 여기서 문제되는 회복불가능한 사망의 단계에 오면, 의료기관은 의료계약의 앞서 본 '보충적 해석'에 기하여 연명장치를 중단하여야 할 의무를 부담하게 될 수 있다. 또는, 이는 의료기관이 의료계약에 기하여 일반적으로 부담하는 "위임의 본지에 따라 선량한 관리자의 주의로써 위임사무를 처리할 의무"(민법 제681조)의 구체화로 설명하는 것도 전혀 불가능한 것은 아니다. 즉, 의료계약에 기하여 의료기관은 원칙적으로 생명의 유지 · 연장과 건강의 증진을 도모하기 위하여 환자를 진단하고 치료할 의무를 부담하지만, 다수의견이 설시하는 대로 "의학적으로 무의미한 신체침해행위에 해당하는 연명치료를 환자에게 강요하는 것이 오히려 환자의 인간으로서의 존엄과 가치를 해하게 되는" 예외적인 경우에는 연명치료를 중단하는 것이야말로 자신에게 맡겨진 일을 '위임의 본지(본지)에 따라' 처리하는 것이 될 수 있다는 것이다(통상 응급환자에 대한 응급의료를 거부할 수 없는 응급의료종사자라도 '정당한 사유'가 있으면 응급의료를 중단할 수 있다는 '응급의료에 관한 법률' 제10조, 의료계약에 통상 적용되는 민법의 위임에 관한 규정 중에서 상대방에게 불리한 시기에 계약을 해지하더라도 "부득이한 사유"가 있다면 손해배상 기타 법적 불이익을 입지 않는다고 정하는 민법 제689조도 이 맥락에서 참고할 만하다. 자신이 아니라 남의 이익을 앞세워 돌보아야 하는 의료기관의 법적 지위를 생각함에 있어서는 예를 들면 친권에서 그러한 것처럼 권리와 의무 사이의 거리를 강조할 것이 아니다).

구체적으로 어떠한 경우에 연명치료를 환자에게 강요하는 것이 오히려 환자의 인간으로서의 존엄과 가치를 해하게 되는가의 판단은 일률적으로 말할 수 없고, 그 가족을 포함한 환자 측 및 의료기관의 제반 사정을 합리적으로 고려하여 정할 수밖에 없다. 구체적으로는 환자의 나이 · 직업이나 경력, 평소의 종교 · 신념이나 생활태도, 질환의 경과와 현재 상태, 생명의 연장이 가능한 기간의 장단, 이미 지출한 또는 앞으로 지출하게 될 비용, 가족들의 상황, 환자로 인한 가족들의 정신적 고통, 그들의 경제적 지출을 포함한 생활상의 희생 등 환자 측의 사정은 물론이고, 의료기관의 성격이나 설비, 그 진료의 내용과 결과, 의료진의 견해 등과 같은 의료기관 측의 사정이 문제될 것이다. 그리고 연명치료의 중단에 관한 환자 가족들의 동의 여부도 그러한 판단에 있어서 고려되어야 할 중요한 요소의 하나로서, 오히려 이는 독자적인 요건에 해당한다고 할 것이다(가족의 동의 요건 및 그 내용에 관하여는 '장기 등 이식에 관한 법률' 제18조 제3항 제2호 등이 유추적용될 수 있다). 이렇게 보면 이 소수의견과 다수의견의 차이는 법논리적인 것 또는 소송내용 등은 별론으로 하고 그 결론에 있어서는 아주 큰 것이 아니라고 해도 좋을지 모른다.

그러나 중요한 것은 여기서 환자의 '가정적 의사'는 연명치료 중단의 허용 여부를 판단하는 유일한 또는 결정적인 요소는 아니라는 점이다. 즉, 환자의 가정적 의사가 연명치료의 중단에 찬성하지 않는 것으로 밝혀지더라도, 그 의사를 존중하여 연명치료를 계속하는 것이 환자의 인간으로서의 존엄과 가치에 반한다고 말할 수 있는 경우가 상정될 수 있다. 요컨대, 이 단계에서 연명치료의 중단 여부는 법질서 일반의 관점에서 행하여지는 당해 사안에 대한 객관적인 이익형량 내지 가치평가의 문제인 것이다.

다. 결국, 원심이 원고가 이미 회복불가능한 사망의 단계에 이르렀다고 전제하고 나아가 연명치료 중단에 관한 원고의 '추정적' 의사를 긍정하여 원고의 연명치료 중단 청구를 인용한 것은 결국 연명치료의 중단에 관한 법리 또는 그 의사의 해석에 관한 법리를 오해한 위법이 있다고 할 것이다. 그러므로 원심판결은 그대로 유지될 수 없고, 파기되어야 한다.

6. 연명치료 중단의 허용기준에 대한 대법관 이홍훈, 대법관 김능환의 반대의견

다수의견과는 달리, 생명에 직결되는 진료에 있어서 환자의 '자기결정권'은 소극적으로 그 진료 내지 치료를 거부하는 방법으로는 행사될 수 있어도 이미 환자의 신체에 삽입, 장착되어 있는 인공호흡기 등의 생명유지장치를 제거하는 방법으로 치료를 중단하는 것과 같이 적극적인 방법으로 행사되는 것은 허용되지 아니하며, 따라서 원고의 이 사건 청구는 인용될 수 없다고 본다. 그 이유는 다음과 같다.

가. 의료계약의 본질과 특성상 의사는 진료를 행함에 있어 환자의 상황과 당시의

의료수준 그리고 자기의 지식경험에 따라 적절하다고 판단되는 진료방법을 선택할 상당한 범위의 재량을 가진다. 따라서 환자가 의료인에게 특정한 의료행위나 치료방법을 강요할 수 없다. 그러나 모든 사람은 인간으로서의 존엄과 가치를 가지며 이에 터잡아 신체의 불가침성과 완전성을 보전할 기본적인 권리를 가지므로 인체에 대한 어떤 형태의 침해일지라도 이를 거부하고 거절할 권리가 있다고 할 것이다. 따라서 의료행위가 신체에 대한 침해적인 요소를 포함하는 것인 때에는 환자의 동의 내지 승낙이 없이는 그 시술을 할 수 없고, 환자는 '자기결정권'에 기하여 이를 거부할 수 있으며, 이는 그 의료행위가 생명유지장치의 삽입, 장착과 같이 생명에 직결되는 것이라고 하더라도 마찬가지라고 할 것이다. 다만, 이러한 인체를 침해하는 의료행위의 거부에 관한 환자의 '자기결정권'의 행사가 정당하기 위하여는, 의사결정능력이 있는 상태에서 의료인으로부터 직접, 충분한 의학적 정보를 제공받아 설명을 들은 후 이를 바탕으로 자신의 고유한 가치관에 따라 진지하게 심사숙고한 결과라는 점이 전제되어야 한다. 그리고 이러한 '자기결정권'은 사전의료지시의 방법으로도 행사될 수 있다.

그러나 '자기결정권'도 구체적인 권리의 하나이므로 타인의 권리를 침해할 수 없고 헌법질서에 위반되지 않는 범위에서만 보호받을 수 있는 내재적 한계가 있으며, 생명권의 주체라고 하더라도 자살의 경우와 같이 자기 생명을 자유롭게 처분하는 것은 헌법상 '자기결정권'의 한계를 벗어나는 것으로서 사회상규에 반하므로 허용될 수 없다.

그러므로 환자가 인위적으로 생명을 유지, 연장하기 위한 생명유지장치의 삽입 또는 장착을 거부하는 경우, 특별한 사정이 없는 한, 비록 환자의 결정이 일반인의 관점에서는 비합리적인 것으로 보이더라도 의료인은 환자의 결정에 따라야 하고 일반적인 가치평가를 이유로 환자의 자기결정에 따른 명시적인 선택에 후견적으로 간섭하거나 개입하여서는 아니 된다. 환자의 이러한 '자기결정권' 행사가 있는 때에는 의료인이 의료법상의 진료 또는 응급의료에 관한 법률상의 응급의료를 행하지 아니할 정당한 사유가 있는 경우에 해당한다고 할 것이다.

그러나 이와는 달리, 이미 생명유지장치가 삽입 또는 장착되어 있는 환자로부터 생명유지장치를 제거하고 그 장치에 의한 치료를 중단하는 것은 환자의 현재 상태에 인위적인 변경을 가하여 사망을 초래하거나 사망시간을 앞당기는 것이므로, 이미 삽입 또는 장착되어 있는 생명유지장치를 제거하거나 그 장치에 의한 치료를 중단하라는 환자의 요구는 특별한 사정이 없는 한 자살로 평가되어야 하고, 이와 같은 환자의 요구에 응하여 생명유지장치를 제거하고 치료를 중단하는 것은 자살에 관여하는 것으로서 원칙적으로 허용되지 않는다고 할 것이다.

다만, 생명유지장치가 삽입, 장착되어 있는 상태에서도 환자가 몇 시간 또는 며칠 내와 같이 비교적 아주 짧은 기간 내에 사망할 것으로 예측, 판단되는 경우에는, 환자가 이미 돌이킬 수 없는 사망의 과정에 진입하였고 생명유지장치에 의한 치료는 더 이상 의학적으로 의미가 없으며 생명의 유지, 보전에 아무런 도움도 주지 못하는 것이므로, 이 때에는 생명유지장치를 제거하고 치료를 중단하는 것이 허용된다고 할 것이다. 이 경우의 치료중단은 사망을 초래하거나 사망시간을 앞당기는 것으로 평가할 것이 아니다.

나. 그런데 다수의견은 '환자가 의식의 회복가능성이 없고 생명과 관련된 중요한 생체기능의 상실을 회복할 수 없으며 환자의 신체상태에 비추어 짧은 시간 내에 사망에 이를 수 있음이 명백한 경우'를 '회복불가능한 사망의 단계'라고 정의하고, 그 단계에 이른 환자는 이미 의식의 회복가능성을 상실하여 더 이상 인격체로서의 활동을 기대할 수 없고 자연적으로는 이미 죽음의 과정이 시작되어 연명치료를 계속하는 것은 의학적으로 무의미한 신체침해행위를 강요하는 것이 되므로 그 환자에 대하여는 사전의료지시에 의한 '자기결정권'의 행사에 따라, 또는 추정되는 환자의 의사에 따라 생명유지장치를 제거하는 방법으로 연명치료를 중단하는 것이 허용된다고 하고 있다.

그러나 다수의견은 의료계약의 본질과 특수성에 반하여 환자가 의료인에게 특정한 의료행위 또는 치료행위를 하도록 강요하는 것이어서 부당하다.

나아가 다수의견이 말하는 '환자의 신체상태에 비추어 짧은 시간 내에 사망에 이를 수 있음이 명백한 경우'의 의미가 어떤 것인지 분명하지는 않지만, 이 사건에서 담당 주치의 또는 감정의들은 인공호흡기가 장착된 상태에서 원고의 기대여명이 짧게는 4개월 이상, 길게는 1년 이상이라는 의견을 제시하였음에도 불구하고 원고가 이미 회복불가능한 사망의 단계에 이른 것으로 판단하고 있는 점에 비추어 보면, 인공호흡기 등의 생명유지장치가 장착되어 있는 환자의 경우에는 그 장치가 장착되지 않는 신체상태를 기준으로 하여 그가 비교적 짧은 시간 내에 사망에 이를 것인지 여부를 판단한다는 뜻이라고 해석된다.

그러나 호흡을 통해 체세포에 산소가 공급되지 않으면 모든 체세포가 곧 기능을 상실하여 사람이 사망에 이르는 것이므로, 다수의견의 기준에 따르는 한에 있어서는, 비록 의식의 회복가능성이 없다는 점이 전제되어 있기는 하지만, 자발호흡을 완전히 회복하지 못한 모든 환자가 회복불가능한 사망의 단계에 이른 것으로 분류, 평가될 위험이 있다. 사람의 심폐기능이 정지되지 않는 한 아직 사망한 것이 아니며, 그 심폐기능이 자발적인 것인지 인공호흡기 등의 생명유지장치의 도움에 의한 것인지에 따라 달리 볼 것은 아니다. 장기 등 이식에 관한 법률은 그 법이 정한 기준 및 절차에 따라 뇌 전체의 기능이 되살아날 수 없는 상태로 정지되었다고 판정된 자를 '뇌사자'로, 뇌사자를 제외한 자를 '살아 있는 사람'으로 정의하면서(제3조 제4호), 뇌사자로 판정되지 아니한 자로부터 장기 등을 적출하여 사망에 이르게 한 자를 살인죄와 같은 형으로 처벌하도록 규정하고 있다(제39조). 한편, 응급의료에 관한 법령은 심폐소생술이 필요한 경우를 응급환자의 하나로 정의하고, 응급환자의 발생부터 생명의 위험에서 회복되거나 심신상의 중대한 위해가 제거되기까지의 과정에서 응급환자를 위하여 행하여지는 응급처치 등을 응급의료라고 정의하면서(법 제2조, 시행규칙 제2조), 모든 국민은 응급의료를 받을 권리를 가지며(법 제3조), 응급의료종사자는 업무중에 응급의료를 요청받거나 응급환자를 발견한 때에는 즉시 응급의료를 행하여야 하며 정당한 사유 없이 이를 거부하거나 기피하지 못한다고 규정하고 있다. 그러므로 뇌사로 추정조차 되지 아니하는 자는 인공호흡기 등의 생명유지장치의 도움을 받는지 여부와 관계없이 여전히 '살아 있는 사람'이며, 그로부터 인공호흡기 등을 제거함으로써 그로 하여금 사망에 이르게 하는 행위는 응급의료의 거부 내지 기피에 해당하여 현행법상 그 생명을 침해하는 행위로 평가할 수밖에 없다. 다만, 그 환자가 인공호흡기 등을 장착하여 그 도움을 받는 상태에서도 사망에 극히 근접해 있는 경우라면, 이 때의 인공호흡기 등의 제거는 생명을 침해하는 것으로 평가할 수 없고 사회상규에도 반하지 아니하는 것으로 볼 수 있을 것이다. 그러나 사망에 근접하였는지 여부를 인공호흡기 등이 장착된 상태가 아니라 그 장치가 제거된 상태를 기준으로 하여 판단하고 인공호흡기 등의 제거가 허용된다고 보는 것은 현행법상 용인될 수 없고, 그 정당성의 근거를 찾을 수도 없다. 만일 다수의견이, 회복불가능한 사망의 단계에 이른 환자에 대한 인공호흡기 등에 의한 치료는 의학적인 의미에서 치료의 목적을 상실한 신체침해행위가 계속적으로 이루어지는 것이어서 환자의 인간으로서의 존엄과 가치 및 행복추구권에 반한다고 하는 가치판단에서 그 치료중단행위의 정당성의 근거를 찾는 취지라면, 굳이 환자의 '자기결정권'에 기한 입론을 할 필요도 없을 것이다.

다. 이러한 법리에 따라 이 사건을 검토하여 보면, 원고는 생명유지장치인 인공호흡기가 이미 삽입, 장착되어 있는 상태에서 그 장치의 제거를 구하고 있으므로 그 청구가 정당하려면 원고가 앞에서 본 바와 같이 생명유지장치가 삽입, 장착되어 있는 상태에서도 원고가 비교적 아주 짧은 기간 내에 사망할 것으로 예측, 판단되는 돌이킬 수 없는 사망의 과정에 진입하였다는 점이 전제되어야 할 것이다.

그러나 이 사건에서 원고의 뇌가 비록 전반적으로 심한 위축을 보이고 뇌간 및 소뇌도 심한 손상으로 위축되어 있으나, 아직 뇌사상태에는 이르지 아니한 지속적 식물인간상태라는 점에 대하여는 담당 주치의와 감정의의 의견이 일치되어 있고, 다수의견도 인정하는 터이다. 그리고 앞서의 다른 반대의견에서 적절히 지적하고 있는 바와 같이, 이 사건 소제기 당시 및 제1심 변론종결 당시 원고의 기대여명은 1년 내지 2년이라는 것이었고, 현재에 있어서도 적어도 4개월 이상이라는 것이므로, 원고를 가리켜 앞에서 본 바와 같은 의미에서의 이른바 돌이킬 수 없는 사망의 과정에 진입하였다고는 도저히 말할 수 없다.

그렇다면 이 사건은 환자에게 장착된 인공호흡기의 제거가 정당화될 수 있는 경우에 해당한다고는 볼 수 없으므로, 원고의 이 사건 청구는 다른 요건을 나아가 따져볼 것도 없이 인용될 수 없다.

라. 사람의 생명은 그 무엇과도 바꿀 수 없는 고귀한 것이고, 살아 있다는 것 자체로 가치가 있다. 사람의 정신과 뇌의 기능은 오묘한 것이어서 단순히 물리적으로 또는 의학적으로만 판단하기 어려운 측면이 있음은 누구도 부인하기 어렵다. 지속적 식물인간상태로 10여 년 이상의 장기간이 지난 후에 의식이 회복된 예도 있고, 자발호흡이 없어 인공호흡기를 제거하면 곧 사망에 이를 것이라는 판단 아래 인공호흡기를 제거하였으나 수년간을 더 생존한 예도 있음을 우리는 알고 있다.

다수의견은 의료계약의 본질과 특성에 반하여 환자가 의료인에게 특정한 의료행위 또는 치료방법을 시행할 것을 강요하는 결과로 될 뿐만 아니라, 사망에 근접한 경우로 볼 수 있는 범위를 지나치게 확장하여 인정함으로써 오히려 생명의 침해를 용인하는 결과로 될 위험이 있는 것이어서 부당하다. 이상의 이유로 다수의견에 찬동하지 아니한다.

7. 연명치료 중단의 허용기준에 대한 대법관 김지형, 대법관 차한성의 보충의견

가. 대법관 이홍훈, 대법관 김능환의 반대의견(이하 '반대의견'이라고만 한다)은, 환자가 자기결정권을 행사하여 생명유지장치의 삽입 또는 장착을 거부하는 것은 특별한 사정이 없는 한 허용되지만 이미 생명유지장치가 삽입 또는 장착되어 있는 환자가 생명유지장치의 제거를 요구하는 것은 특별한 사정이 없는 한 자살로 평가되므로 원칙적으로 허용되지 않고, 다만 환자가 '돌이킬 수 없는 사망의 과정에 진입한 경우'에는 생명유지장치의 제거를 요구하는 것도 허용된다고 하면서, 여기서 '돌이킬 수 없는 사망의 과정에 진입한 경우'라 함은 생명유지장치가 삽입, 장착되어 있는 상태에서도 비교적 아주 짧은 기간 내에 사망할 것으로 예측, 판단되는 경우를 말하는데, 이 사건 원고의 경우에는 여기서 말하는 돌이킬 수 없는 사망의 과정에 진입하지 않았으므로 더 나아가 살필 필요 없이 원고의 청구를 인용할 수 없다는 취지이다.

이러한 반대의견의 논리는, '돌이킬 수 없는 사망의 과정'을 다수의견에서 정의하고 있는 '회복불가능한 사망의 단계'보다 더 범위를 좁히고 그 이후에는 연명치료의 중단이 허용될 수 있지만, 그 이전에는 연명치료의 중단이 생명 침해에 해당하므로 허용될 수 없다는 것이나, 위와 같은 반대견해는 타당하지 않다.

나. 반대의견은 돌이킬 수 없는 사망의 과정에 이르기 전의 상태를 응급 상태와 마찬가지로 보아 응급의료에 관한 법률에 의하여 연명치료의 중단이 허용될 수 없다고 보고 있다. 응급의료에 관한 법률이 '응급환자의 발생부터 생명의 위험에서 회복되거나 심신상의 중대한 위해가 제거되기까지의 과정에서 응급환자를 위하여 행하여지는 응급처치 등'을 응급의료라고 정의하고 있다.

그런데 다수의견에서 정의하는 '회복불가능한 사망의 단계'에 이른 환자에 대한 연명치료는, 환자를 생명의 위험에서 회복시키거나 심신상의 중대한 위해를 제거할 수 없는 상태에서 이루어지는 것이므로 이를 응급의료에 관한 법률의 적용을 받는 응급의료라고 볼 수 없고, 따라서 회복불가능한 사망의 과정에 이른 환자에 대하여 연명치료를 보류하거나 중단하는 것이 응급의료를 거부 내지 기피하는 것으로 평가될 수 없다고 봄이 타당하므로 응급의료에 관한 법률을 연명치료 중단이 불허되어야 한다는 논거로 삼는 것은 타당하지 않다.

다. 환자의 의사에 의하여 진료를 중단하는 것이 환자의 생명을 침해하는 것인지에 관하여 반대의견은 환자가 현재 진료를 받고 있는 상태를 기준으로 하였을 때 죽음과 시간적으로 가까운 경우와 그렇지 않은 경우를 달리 취급하고 있다.

그러나 생명권은 모든 인간에게 인정되는 기본권 중의 기본권으로서 사망이 임박하여 생명이 얼마 남지 아니한 환자라 하더라도 생명권의 주체가 되는 것이므로, 어떠한 행위가 인위적으로 생명을 단축시키는 행위로서 살인이나 자살로 평가될 수 있다면, 생명 단축 기간이 얼마인지에 따라서 살인이나 자살인지의 여부에 대한 법적 평가가 달라지지 아니한다.

반대의견에서 연명치료 중단을 허용하는 '돌이킬 수 없는 사망의 과정'에 진입한 환자 중에는 장기등 이식에 관한 법률에서 정하는 뇌사로 추정조차 되지 않는 환자도 포함되어 있는바, 이러한 환자는 여전히 살아 있는 사람으로서 당연히 생명권의 주체가 된다 할 것이며, 그 환자를 생명권의 보호 범위에서 배제할 수 없다 할 것이다.

그럼에도 불구하고, 반대의견은 사망에의 시간적 근접성만을 이유로 단계를 구분하고 그 이전 단계에서는 이미 장착된 치료장치의 제거를 요구하는 것은 일반적으로 자살이라고 하면서도, 그 이후 단계에서는 같은 행위가 생명침해에 해당하지 아니한다고 보는 것이어서, 이러한 반대의견의 논리는 살인이나 자살에 관한 일반적인 법리에 어긋난다.

라. 따라서 치료의 중단이 허용되는 것인지 여부는 단순히 사망과의 시간적 근접성을 기초로 판단할 것이 아니라 환자의 자기결정권에 의한 치료의 중단이 사회상규에 비추어 자살이라고 평가될 수 있는 것인지에 초점을 맞추어 판단하여야 한다.

인간의 존엄과 가치 및 행복을 추구할 권리는 우리 헌법상의 최고목적조항으로서 헌법상 모든 기본권의 보장을 통하여 추구하고자 하는 최고의 가치라 할 것이고, 이러한 인간의 존엄과 가치 역시 모든 인간이 향유할 수 있는 기본권이므로, 의식의 회복가능성이 없는 환자라 하더라도 남은 삶에 있어 인간으로서의 존엄과 가치를 누릴 수 있다.

한편, 죽음이란 삶을 살아가는 인간이 피할 수 없는 인간 실존의 한 영역이고 이러한 의미에서 죽음이란 삶의 마지막 과정에서 겪게 되는 삶의 또 다른 형태라 할 것이므로, 모든 인간은 죽음을 맞이하는 순간까지 인간으로서의 존엄과 가치를 보존할 권리를 보장받아야 한다.

따라서 진료가 의학적으로 무의미하고 오히려 진료에 의하여 인간으로서의 존엄과 가치가 침해되는 것으로 인정될 수 있으며 환자가 명시적으로 자기결정권을 행사한 경우나 이를 추정할 수 있는 경우에 진료를 중단하는 것은, 인위적으로 생명을 침해하는 것이 아니라 오히려 인위적인 신체 침해 행위에서 벗어나 환자의 생명을 환자 자신의 자연적인 신체상태에 맡기도록 하는 것으로서 이를 자살로 평가할 수 없다 할 것이다.

진료가 의학적으로 무의미한 것인지 여부를 판단함에 있어서는 사망과의 시간적 근접성보다는 중단을 요구하는 대상인 진료행위 자체의 특성을 고려하여야 한다. 사망의 단계에 진입하였고 그 단계에서 회복될 수 없는 환자에게 신체를 침해하면서 행하여지는 진료는 의학적으로 무의미하다고 판단하는 것이 사회상규에 부합한다.

그러나 '회복불가능한 사망의 단계'에 진입하였다는 사정만으로 모든 환자에 대한 연명치료가 인간으로서의 존엄과 가치를 해하는 것으로 볼 수는 없다. 환자의 가치관이나 신념 등에 따라 신체 침해를 수반하는 연명치료의 계속이 인간으로서의 존엄과 가치를 해하는 것으로 받아들일 것인지 여부가 달라질 수 있고, 따라서 진료행위를 계속할 것인지 여부에 관한 환자의 결정권이 존중되어야 한다는 의료계약의 일반원칙이 배제되는 것은 아니며, 의료인은 연명치료의 중단을 구하는 환자의 사전의료지시나 추정적 의사가 인정되는 경우에 비로소 연명치료의 중단의무를 부담한다.

마. 다만, 사람의 생체기능은 모두 직·간접적으로 생명현상 유지와 관련되어 있으므로 '회복불가능한 사망의 단계'를 생체기능을 유지하기 위한 조치의 중단에 의한 사

망가능성이라는 개념으로만 접근하면, 단순히 영양이나 수액을 공급하는 등 기본적인 보살핌을 하는 것만으로도 생존이 가능한 경우까지 '회복불가능한 사망의 단계'에 포함되는 것으로 확장해석될 수 있다. 이러한 이유로 생명현상 유지에 필수적인 기능으로서 그 기능을 상실하는 경우 짧은 시간 내에 사망에 이를 수 있는 생체기능으로 제한하는 것이지, 반대의견과 같이 사망과 시간적으로 근접하고 있다는 사정만으로 진료가 의학적으로 무의미하다거나 진료의 중단을 정당화시켜 주는 것은 아니다.

호흡기능은 인공호흡기에 의하여 상당 기간 유지될 수 있기 때문에 호흡 기능이 영구적으로 정지되어 있다는 것만으로는 회복불가능한 사망의 단계에 진입하였다고 평가할 수 없다는 취지로 반대의견을 해석할 수도 있을 것이다.

그러나 호흡 기능과 혈액순환 기능, 그리고 이를 조율하는 뇌간의 기능은 서로 유기적으로 작용하여 생명현상을 유지시키는 핵심적인 기능이고, 그 중 하나의 기능이 상실되는 경우 나머지 기능들도 순차적으로 기능을 상실하여 결국 사망에 이르게 되며, 일단 위 기능들 중 하나라도 영구적으로 상실된 경우에는 장기이식 등 극히 이례적인 진료방법을 동원하지 않고는 사망에 이르는 결과를 회피할 수 없다. 이런 점에서 호흡기능, 혈액순환 기능, 뇌간의 기능이 순차적으로 상실되는 과정은 사망이라는 일련의 과정 중에서도 가장 핵심적인 과정이라 할 것이다.

따라서 호흡기능을 영구적으로 상실한 경우에는 회복불가능한 사망의 단계에 진입한 것으로 보아야 할 것이다.

바. 반대의견은, 지속적 식물상태에서 10여 년 이상의 장기간이 지난 후에 의식이 회복된 사례와 자발호흡에 의한 생존이 불가능하다고 판정되었으나 이후 인공호흡기를 제거하고도 수년간을 자발호흡에 의하여 생존이 가능하였던 사례를 들어 회복불가능한 사망의 단계를 의학적으로 판단하기 어렵다고 비판하고 있다.

다수의견은 회복불가능한 사망 단계에 진입한 경우에 한정하여 판단하고 있으므로, 반대의견이 들고 있는 사례 중 지속적 식물상태 환자의 사례는 다수의견이 제시하고 있는 사안을 벗어난 논의라 할 것이고, 나머지 사례는 인공호흡기의 장착 자체가 오히려 불필요한 신체 침해였던 사안이므로 이를 이유로 다수의견을 비판하는 것은 적절하지 않다.

사. 다수의견에서 명시한 바와 같이, 환자의 신체 침해를 수반하는 구체적인 진료행위가 환자의 동의를 받아 제공될 수 있는 것과 마찬가지로, 그 진료행위를 계속할 것인지 여부에 관한 환자의 결정권 역시 존중되어야 하며, 환자가 그 진료행위의 중단을 요구할 경우에 원칙적으로 의사는 이를 받아들이고 다른 적절한 진료방법이 있는지를

강구하여야 하는 것은 의료계약의 본질에 따른 당연한 귀결이고, 다만 생명과 관련된 진료에 한하여 위와 같은 의료계약의 본질에 대한 예외로서 환자의 자기결정권 행사가 제한될 수 있을 뿐이므로, 이와 다른 전제에서 회복불가능한 사망의 단계에 들어선 환자에 대하여 생명유지장치를 제거하는 방법으로 연명치료를 중단하는 것을 허용하면 의료계약의 본질과 특수성에 반하여 환자가 의료인에게 특정한 진료행위를 하도록 강요하는 것이어서 부당하다는 취지의 반대의견도 받아들이기 어렵다.

회복불가능한 사망의 단계에 들어선 환자에 대하여 질병 치료의 효과가 없는 연명치료를 계속하는 것이 의학적으로 의미가 있다고 할 수 없음에도 생명유지장치를 제거하는 방법으로 연명치료를 중단하는 것을 금지시키고 그 연명치료를 받도록 하는 것이 질병치료를 주된 목적으로 하는 의료계약의 본질에 부합하는 것이라고 볼 수는 없다고 생각된다.

아. 위와 같이 회복불가능한 사망의 단계에 관한 다수의견의 견해가 정당한 이상, 연명치료를 거부하는 것과 연명치료 중단을 요구하는 것을 달리 취급할 것인지 여부는 이 사건의 결론에 영향을 미치지 아니한다.

연명치료의 중단이 환자의 현재 상태에 인위적인 변경을 가하여 생명을 단축시킨 것이므로 이를 자살로 보아야 한다는 반대의견에 대하여는 다음과 같은 문제점이 있을 수 있음을 지적하여 둔다.

반대의견은 연명치료의 거부와 달리 연명치료의 중단의 경우에는 '생명유지장치가 삽입 또는 장착되어 있는 환자로부터 생명유지장치를 제거'한다는 점을 중시하여 이를 자살로 평가하는 것으로 보인다. 그러나 더 이상 진료를 받지 않겠다는 의도에서 연명치료를 거부하는 것이나 연명치료의 중단을 요구하는 것은 규범적인 측면에서 차이가 있다고 보기 어렵다. 중요한 것은 생명유지장치를 가동시켜야 할 의무가 있는지 여부이며, 만약 생명유지장치를 가동시켜야 할 의무가 있다면 환자의 요구에 의하여 그 가동을 중단한 행위나 환자의 거부에 따라 그 가동을 위한 장착을 하지 아니한 행위나 모두 그 의무를 위반한 행위로서 동일하게 평가되어야 할 것이며 규범적인 면에서 본질적인 차이가 있다고 할 수 없다. 예를 들어, 여호와의 증인 환자가 수혈을 거부하는 것과 의식이 없는 상태에서 수혈이 시작되었으나 이후 의식을 회복하여 수혈의 중단을 요구하는 것 사이에 차이가 있다고 보기 어렵다.

그뿐 아니라, 연명치료는 생명유지장치의 지속적인 가동에 의하여 계속적으로 이루어지는 것으로서 그 장치를 제거하는 것을 현재의 상태에서 보면 연명치료의 중단으로 볼 수 있지만, 장래의 상태에서 보면 연명치료의 거부로 볼 수 있으므로, 연명치료의 거부와 중단이 개념적으로 명확히 구분되는 것도 아니다.

그럼에도 불구하고, 연명치료의 거부와 연명치료의 중단을 구분하고 이를 규범적으로 달리 평가하여 후자의 경우에만 자살로 평가하여야 한다는 반대의견에는 찬성하기 어렵다.

자. 위에서 본 바와 같이 환자의 신체상태를 기초로 회복불가능한 사망의 단계에 들었는지 여부를 판단하고 그 이후의 단계에 들어선 환자에 대하여는 사전의료지시, 환자의 추정적 의사 등에 의하여 연명치료를 중단할 수 있다고 판단한 다수의견은 정당하다.

8. 연명치료 중단에 관한 법적 판단절차에 대한 대법관 김지형, 대법관 박일환의 별개의견

가. 연명치료의 중단은 연명치료를 계속하는 것이 오히려 환자의 인간으로서의 존엄과 가치를 침해하는 상황에서 환자의 의사가 추정되는 경우에 한하여 허용되는 것이므로, 연명치료의 중단이 허용되는지 여부에 관한 판단이 실효성 있는 법적 절차에 의하여 신중하면서도 적절한 시기에 내려지게 함으로써 인간으로서의 존엄과 가치라는 중대한 기본권 침해에 대한 구제절차가 유효적절한 방법으로 이루어질 수 있도록 할 필요가 있다.

이러한 문제의식을 바탕으로 하여 연명치료 중단의 허용 여부를 결정하기 위한 적정한 법적 절차에 관하여 다음과 같이 별개의견을 밝히고자 한다.

나. 환자의 사전의료지시가 없는 상태에서 회복불가능한 사망의 단계에 진입한 경우의 연명치료 중단과 관련하여, ① 환자 측에서 연명치료 중단을 요구하고 의료인도 전문의사 등으로 구성된 위원회 등의 판단에 따라 환자가 회복불가능한 사망의 단계에 이르렀고 현 상태에서 연명치료 중단에 동의할 것으로 추정된다고 판단하는 경우와 ② 환자 측은 연명치료 중단을 요구하였으나 의료인은 환자가 연명치료의 중단이 허용되는 회복불가능한 사망의 단계에 이르지 않았거나 환자의 추정적 의사가 불분명하다고 판단하여 연명치료 중단 요구를 거부하는 경우가 있을 수 있다.

우선 위 ②의 경우 환자 측의 요구가 연명치료 중단의 요건을 갖추었는지 여부에 관하여 어떠한 형식으로든 최종적인 분쟁해결기관인 법원의 판단이 필요하다. 이와 달리 위 ①의 경우에는 다수의견이 제시하는 바와 같이 여러 사람의 전문적인 의견을 종합하여 신중한 절차를 거친 후 의료인이 환자 측의 요구를 받아들여 연명치료 중단을 실행할 수는 있고, 따라서 환자 측의 요구가 연명치료 중단의 요건을 충족하는 점에 대하여 조금의 의문도 없는 경우에는 법원의 개입이 필요하지 않을 수 있을 것이다.

그러나 문제는 위 ①의 경우에도 의료인이 연명치료 중단을 실행한 것과 관련하여 법적 책임으로부터 완전히 자유로울 수는 없다는 점이다. 연명치료의 중단에 관한 법적 절차와 효력 등을 정하고 있는 입법이 마련되어 있지 않은 현재의 상황에서, 의료인이 나름대로 신중한 절차를 거쳐 연명치료 중단을 실행하였다는 사정만으로 의료인에게 면책을 인정하는 것은, 환자의 생명권의 보호에 관한 중대한 사항을 의료인의 판단에만 전적으로 맡겨버리는 셈이 되어, 결코 적정하다고 말할 수 없을 것이다. 결국, 의료인이 신중한 절차를 거쳐 연명치료를 중단한다 하더라도, 사후적으로 환자 본인이 회복불가능한 사망의 단계에 이르지 않았다거나 환자 본인의 추정적 의사가 불분명한 것으로 판명되어 의료인이 민·형사상 책임을 지게 될 가능성을 배제할 수는 없다. 이와 같이 법원의 사후적 평가에 의하여 형사책임까지 부담할 가능성이 배제되지 않은 상태에서는 의료인은 환자 측의 요구에 대하여 방어적인 태도를 취할 수밖에 없고, 조금이라도 문제될 여지가 있으면 연명치료 중단을 실행하는 것을 주저할 것이다.

현재 환자 측의 요구에도 불구하고 연명치료 중단에 소극적인 의료계의 실상도 이러한 맥락에서 이해될 수 있고, 위와 같이 사후판단에 의하여 법적 책임을 지게 될 가능성에 대한 불안은 절차적 요건이 마련되지 않은 상태에서 실체적 요건을 제시하는 것만으로는 근본적으로 해소되기 어렵다. 따라서 위 ①의 경우에도 많은 사안에서 어떠한 형식으로든 법원의 사전판단을 받을 수 있는 절차를 거칠 수 있다면 연명치료 중단과 관련한 법률관계의 안정에 커다란 도움이 될 수 있다 할 것이다.

회복불가능한 사망의 단계에 이른 환자에 대하여 연명치료를 계속하는 것이 오히려 인간으로서의 존엄과 가치를 해하는 경우가 있을 수 있고 그러한 경우에 연명치료의 중단이 허용되는 것이다. 그런데 바로 이 사건에서 확인되는 바와 같이 통상적인 소송절차는 엄격한 절차를 준수하여야 하고 그로 인하여 상당한 비용과 시간이 소요될 수 있으므로 연명치료의 중단을 위하여 반드시 소송절차를 거쳐야 한다면 객관적으로 연명치료의 중단이 허용되는 경우에 해당한다 하더라도 환자의 인간으로서의 존엄과 가치가 침해되는 상태가 장기간 방치되는 결과에 이를 수 있다. 이는 환자의 생명권을 최대한 보호하되 환자의 인간으로서의 존엄과 가치를 해하는 연명치료에 관하여는 보다 적정하고 신속한 절차를 통하여 법원의 사전판단을 받음으로써 침해 상태를 배제할 것을 구하는 환자들이나 병원 측의 요청을 외면하는 결과가 될 수 있다.

이 사건의 경우 민사소송의 형태로 소가 제기되었으므로 다수의견과 같이 민사소송절차에서 연명치료 중단의 실체적 허용기준만 제시하더라도 결론을 도출하는 데에 지장은 없다. 그러나 연명치료 중단의 허용 여부에 대한 법적 불안정을 제거하고 환자가 적정하고 신속하게 인간으로서의 존엄과 가치에 대한 침해로부터 구제받기 위하여는 소송절차에 의하지 아니하고도 법원의 판단을 구할 수 있는 절차가 있다면 이에 관하여도 명시할 필요가 있다. 그러므로 현행법의 해석상 가능한 범위 내에서 적정하고 신속하게 법적 판단을 받을 수 있는 절차에 관하여 살펴보고자 한다.

다. 환자의 사전의료지시가 없는 상태에서 회복불가능한 사망의 단계에 진입한 경우에는 환자가 의식의 회복가능성이 없으므로 더 이상 환자 자신이 직접 자기결정권을 행사하여 진료행위의 내용 변경이나 중단을 요구하는 의사를 표시할 것을 기대할 수 없다. 이러한 상태에 있는 환자는 법적으로 심신상실의 상태에 있는 자로 보아야 할 것이다.

민법상 심신상실의 상태에 있는 자에 대하여는 금치산을 선고할 수 있으며(민법 제12조), 금치산이 선고된 경우에는 후견인을 두게 되는데, 그 후견인은 금치산자의 법정대리인이 되며, 금치산자의 재산관리에 관한 사무를 처리하는 외에, 금치산자의 요양, 감호에 관하여 일상의 주의를 기울여야 하는 의무를 부담한다(민법 제947조 제1항).

따라서 후견인은 금치산자의 요양을 위하여 금치산자를 대리하여 의사와 의료계약을 체결할 수 있음은 당연하며, 비록 자기의 생명과 신체의 기능을 어떻게 유지하는지에 대하여 스스로 결정하는 권리는 일신전속적인 것이라고 하더라도, 후견인은 의료계약의 법정대리인으로서, 그리고 금치산자의 요양에 관한 후견적 사무를 처리하는 자로서, 그 의료계약 과정에서 이루어지는 수술 등 신체를 침해하는 행위에 관하여는 의사로부터 설명을 듣고 금치산자를 위한 동의 여부에 관한 의사를 표시할 수 있고, 마찬가지로 진료행위가 개시된 후라도 금치산자의 최선의 이익을 위하여 필요하다고 인정되는 범위 내에서는 그 진료행위의 중단 등 의료계약 내용의 변경을 요구하는 행위를 할 수 있다고 봄이 상당하다. 응급의료에 관한 법률 제9조 제2항은 응급의료종사자는 응급환자가 의사결정능력이 없는 경우 법정대리인이 동행한 때에는 그 법정대리인에게 응급의료에 관하여 설명하고 그 동의를 얻도록 규정하고 있는데, 이와 같이 긴급성을 요하는 응급의료의 영역에서도 법정대리인의 동의권을 법률로 보장하는 취지에 비추어 보면, 생명과 관련된 진료에 있어서도 일반적 진료와 마찬가지로 금치산자의 이익을 보호하는 범위 내에서 후견인의 동의권이 인정된다고 해석하는 것이 상당하다. 다만, 후견인의 요양·감호에 관한 임무는 후견인 자신을 위한 것이 아니라 피후견인인 금치산자의 보호를 위한 것이므로, 금치산자의 후견인이 요양·감호에 관한 임무에 기초하여 동의권을 행사하거나 진료행위의 변경을 요구하는 경우에는 금치산자 본인의 가치관이나 신념에 기초하여 객관적으로 금치산자에게 최선의 이익이 되는 결정을 하여야 한다.

더구나 진료행위가 금치산자 본인의 생명과 직결되는 경우에는 그 중단에 관한 환자 본인의 자기결정권이 제한되는 것과 마찬가지로 후견인의 행위는 제한되어야 한다.

그뿐 아니라, 환자의 자기결정권에 의한 연명치료 중단이 허용될 수 있는 경우라고 하더라도 후견인이 금치산자의 생명에 관한 자기결정권 자체를 대리할 수는 없으므로 후견인의 의사만으로 그 연명치료의 중단이 허용된다고 할 수 없다. 민법 제947조 제2항 본문이 "후견인이 금치산자를 사택에 감금하거나 정신병원 기타 다른 장소에 감금치료함에는 법원의 허가를 얻어야 한다"고 규정하고 있는 것도 비록 금치산자의 생명 내지 건강이라는 법익을 보호하기 위하여 치료가 필요하더라도 금치산자의 행동의 자유라는 다른 중대한 법익을 제한하는 경우에는 금치산자를 위한 최선의 판단인지 여부에 관하여 법원의 판단을 받도록 한 것임을 알 수 있다. 하물며 금치산의 이러한 행동의 자유보다 훨씬 막중한 법익으로서 금치산자의 생명권의 보호와 직결되는 사항에 관하여 법원의 적정한 판단이 필요할 것임은 두말할 나위가 없을 것이다. 그렇다면 회복불가능한 사망의 단계에 이른 경우에 이루어지는 연명치료의 계속이 금치산자인 환자 본인에게 무익하고 오히려 인간으로서의 존엄과 가치를 해칠 염려가 있어 이를 중단하는 것이 환자 본인의 이익을 보호하는 것이라고 하더라도, 이는 항상 금치산자인 환자 본인의 생명 보호에 관한 법익 제한의 문제를 낳을 우려가 있으므로, 위 규정을 유추적용하여 후견인은 의료인에게 연명치료의 중단을 요구하는 것이 금치산자의 자기결정권을 실질적으로 보장할 수 있는 최선의 판단인지 여부에 관하여 법원의 허가를 받아야 한다고 봄이 상당하고, 이에 관하여는 가사소송법, 가사소송규칙, 비송사건절차법 등의 규정에 따라 가사비송절차에 의하여 심리·판단을 받을 수 있다 할 것이다.

이 경우에 법원은 금치산자가 회복불가능한 사망단계에 이르렀고, 금치산자의 평소 가치관이나 신념 등에 비추어 연명치료를 중단하는 것이 객관적으로 금치산자의 이익에 부합한다고 인정되며 금치산자에게 자기결정권을 행사할 수 있는 기회가 주어지더라도 연명치료의 중단을 선택하였을 것이라고 보는 것이 합리적이고 사회상규에도 부합되어 연명치료 중단에 관한 금치산자의 의사를 추정할 수 있는 경우에 허가를 할 수 있다. 금치산자가 회복불가능한 사망단계에 이르렀는지 여부에 관하여는 주치의의 소견뿐 아니라 다수의견 1의 다의 (4)항에서 본 바와 같은 위원회의 판단, 사실조회, 진료기록 감정 등에 나타난 다른 전문의사의 의학적 소견 등을 종합하여 신중하게 판단하여야 하고, 금치산자의 의사 추정도 민사소송절차에서의 허용기준과 마찬가지로 객관적으로 이루어져야 한다.

한편, 이와 같이 비송절차에 의하여 연명치료 중단에 관한 법원의 허가를 받는 것이 가능하다고 하더라도, 환자 측이 반드시 비송절차에 따른 허가를 받아야 하는 것은 아니고 소송절차에 의하여 기판력 있는 판결을 구하는 것도 가능함은 물론이다.

라. 이와 같이 민법 제947조 제1항, 제2항에 따라 연명치료 중단의 허용 여부에 관한 법원의 사전판단을 받게 하면, 의료인 측의 판단절차에 맡기는 것에 비하여 적정하고 법적 구속력 있는 판단을 받을 수 있고, 소송절차에 의하는 것보다 간이하고 신속한 절차를 통하여 연명치료 중단에 관한 당사자의 법적 불안정을 제거할 수 있다.

다만, 현재 법원의 기능과 조직에 비추어 연명치료 중단이 문제되는 많은 사건에서 가정법원이 이러한 역할을 담당하는 것이 적절한지에 관하여 의문이 있을 수 있고, 이는 의료인이 법적 책임에 대한 부담감으로 인하여 법원의 사전판단을 받기를 선호하는 경우에는 더욱 문제될 수 있다. 그러나 생명권은 기본권 중의 기본권이므로 생명과 관련된 진료행위를 중단함에 있어서는 최대한 신중을 기하여야 한다는 측면에서 보면, 혹시라도 환자 본인의 의사가 제대로 반영되지 아니한 환자 측과 의료인의 판단만으로 연명치료 중단을 결정할 수 있는 여지를 없애고 법률이 정한 절차에 의한 법원의 사전판단을 받도록 함으로써 생명존중과 적정의료 등의 목적을 동시에 달성할 수 있으며, 이러한 연명치료 중단 요구에 대한 허가는 현행법상 인정되는 가정법원의 후견적 기능이 가장 필요한 법적 영역이라고 할 것이다. 뿐만 아니라, 연명치료 중단의 요건을 충족하였는지 여부에 대하여 환자 측과 의료인 및 위원회의 판단이 일치하는 경우 회복불가능한 사망 단계에 이르렀는지 여부 등 객관적인 요건에 대한 심리의 부담이 그리 크지 않을 것이며, 환자 측과 의료인의 판단이 서로 다른 경우에는 어차피 쟁송절차에 의한 법원의 판단을 요할 것이므로 전체적으로 법원의 부담도 크게 증가되지 않을 것으로 보인다.

마. 이 사건의 경우 원고가 위 허가절차를 거치지 아니하고 연명치료 중단에 관하여 직접 민사소송을 제기하였으나, 이러한 쟁송절차가 배제되어야 한다는 것이 아님은 앞서 본 바와 같고, 다만 반드시 쟁송절차에 의하지 않더라도 비송절차에 의한 법적 판단을 받을 수 있는 절차가 가능하다는 점을 이상의 이유를 들어 별개의견으로 밝혀 둔다.

대법원장 이용훈(재판장) 대법관 김영란 양승태 박시환 김지형 이홍훈
박일환 김능환(주심) 전수안 안대희 차한성 양창수 신영철

[평석]

문성제, "무의미한 연명치료 중단 등의 기준에 관한 재고", 의료법학 제10권 제2호(2009.12), 309-42면.

석희태, "연명의료의 중단", 의료법학 제10권 제1호(2009.8), 263-306면.

안성준, "무의미한 연명치료중단의 형사법적 검토", 형사판례연구 제18권(2010.06), 1-38면.
이석배, "연명치료중단의 기준과 절차 : 대법원 2009.5.21. 선고 2009다17417판결이 가지는 문제점을 중심으로", 형사법연구 제21권 제2호(통권39호), 2009, 147-170면.
정 철, "존엄사의 법적 쟁점", 서울지방변호사회 판례연구 제24집(1)(2010.09), 48-71면.

[참고 자료]

연명치료의 대상, 종류, 절차[16)]

1. 대상 환자

연명치료를 적용해야 하는 대상은 2명 이상의 의사가 회복가능성이 없다고 판단한 말기환자 또는 지속적 식물상태(PVS : Persistent Vegetative State)의 환자이다.

말기환자란 원인 상병이 중증이고 회복할 수 없는 환자이다. 말기 환자에 대한 의료는 주로 대증적(對症的)인 연명치료이며, 원인에 대한 치료는 현재의 의료수준에 비추어 불가능하거나 그 효과가 미약하다.

지속적 식물상태는 심한 뇌손상으로 지각 능력이 완전히 소실되어 외부 자극에 대하여 의미있는 반응이 없는 상태가 지속되는 경우를 말한다.

▷ 연령치료 중지의 대상 환자는 다음과 같다.

① 말기 암 환자: 수술, 방사선 치료, 항암 화학요법 등의 적극적인 치료가 효과가 없거나 미약한 경우

② 말기 후천성면역결핍증 환자: 인간 면역결핍바이러스에 감염된 뒤에 치명적인 감염증 등이 합병하여 적극적인 치료에 반응이 없거나 미약한 경우

③ 만성질환의 말기상태 환자: 심장 · 폐 · 뇌 · 간 · 신장 · 근육 등의 만성질환이거나 진행성 질환의 말기 상태로 치료 방법이 없거나 효과가 미약한 경우

④ 뇌사 상태환자: 법률에 정의된 뇌사로 진단되었거나, 뇌사 판정 기준 가운데 무호흡 검사 등 일부 기준을 제외한 나머지 기준이 충족되어 2인 이상의 전문의사가 이에 준한다고 판정한 경우

⑤ 임종환자: 말기 환자 가운데 상태가 극히 위중하여 여러 계통의 기능이 매우 저하되거나 상실된 상태(multi-organ failure)여서 적극적인 치료를 하여도 죽음이 임박하여 짧은 시간에 사망할 것으로 예상되는 경우

⑥ 지속적 식물상태 환자: 식물상태로 6개월 이상이 지났고 회복 가능성이 없는 경우

▷ 연명치료의 적용 또는 중지를 결정하기 위하여 말기 환자와 지속적 식물상태환자는 다음과 같은 수준으로 구별한다.

제1수준: 말기 상태이나 의사결정 능력이 있는 환자; 암, 후천성면역결핍증후군을 비롯하여 만성심부전, 만성 폐쇄성폐질환, 간성혼수, 만성신장질환, 진행성 신경근육계통 질환 등의 말기상태 환자로서 의사결정 능력이 있는 환자

제2수준: 의사결정 능력이 없으나 특수 연명치료 없이 생존할 수 있는 환자; 제1수준의 말기 환자 또는 지속적 식물상태의 환자로서 의사결정 능력은 없지만 특수 연명치료 없이 생존할 수 있는 환자

16) 대한의사협회 · 대한의학회 · 대한병원협의회, 연명치료 중지에 관한 지침 제정 특별위원회, 연명치료 중지에 관한 지침, 2009.9.

제3수준: 의사결정 능력이 없으며 특수 연명치료를 적용해야 할 환자; 말기환자 또는 지속적 식물상태의 환자로서 의사결정 능력이 없고, 특수 연명치료를 적용해야만 생존할 수 있는 환자

제4수준: 임종환자 또는 뇌사상태환자; 이 지침에서 정한 임종환자 또는 뇌사상태 환자

2. 연명치료의 종류

연명치료란 말기환자의 상병 원인을 직접 치료하거나 주된 병적상태를 개선할 수는 없지만 생명을 연장할 수 있는 치료이다. 연명치료는 다음과 같이 일반적인 것과 특수한 것으로 나눈다.

일반 연명치료는 생명유지에 필수적이지만 전문적인 의학지식이나 의료 기술, 특수한 장치가 필요하지 않은 치료이다. 관을 이용한 영양공급, 수분산소공급, 체온유지, 배변과 배뇨 도움, 진통제 투여, 욕창예방, 일차 항생제 투여 등이 있다.

특수 연명치료는 생명유지를 위하서 고도의 전문적인 의학지식과 의료기술, 특수한 장치가 반드시 필요한 치료이다. 환자에게 고통을 줄 수 있는 심폐소생술, 인공호흡기 적용, 혈액투석, 수혈, 장기이식, 항암제 투여, 고단위 항생제 투여 등이 있다. 심폐소생술은 심장 마사지, 강심제나 승압제 투여, 제세동기(defibrillator) 적용, 인공호흡 등을 포함한다.

3. 연명치료 적용 또는 중지에 관한 절차

연명치료에 관한 결정은 1. 환자의 자기 결정권과 2. 환자의 상태에 대한 의학적 판단을 기초로 한다. 환자의 상태에 따라 다음과 같은 절차를 거쳐 연명치료 적용이나 중지여부, 중지할 연명치료의 내용 등을 결정할 수 있다. 이 결정 과정은 기록으로 보존하여야 한다.

제1단계: 임종환자 또는 뇌사 상태 환자

임종 환자는 의학적 판단과 가족의 동의에 따라 연명치료를 중지할 수 있다. 뇌사이거나 뇌사에 준하는 환자는 의사의 의학적 판단에 따라 연명치료를 중지할 수 있다.

제2단계: 의사결정 능력이 없으며 특수 연명치료를 적용해야 할 환자

환자가 특수연명치료를 받고 있거나 받아야만 생존할 수 있는 상태라면 (1)환자가 기왕에 구체적이고 명시적으로 표시한 의사를 존중한다. (2)만약 환자의 명시적 의사 표시가 없다면 ①객관적인 의학적 판단과 ②환자의 추정적 의사 또는 최선의 이익을 고려하여 병원윤리위원회에서 특수 연명치료의 중지 여부를 판단한다.

병원 윤리위원회는 담당의사 이외에 2명 이상의 전문의사가 환자의 의학적 상태를 판단하도록 해야하며, 환자의 추정적 의사는 포괄적인 사전 의료지시, 환자의 나이,직업, 경력, 평소의 종교, 신념이나 생활태도 등을 고려하여 판단하여야 한다.

병원윤리위원회는 위의사항 이외에 가족들의 동의, 환자로 인한 가족들의 정신적 고통, 이미 지출하였거나 앞으로 지출할 비용 등으로 인한 경제적인 어려움 등을 고려할 수 있다. 병원윤리위원회는 당해 의료기관에서 연명치료 중지 여부뿐만 아니라 다른 의료기관으로 전원(轉院) 여부도 결정할 수 있다.

Part Ⅲ 쟁점연구

Legal Issues

Q1 기존의 안락사에 대한 개념정의는 예를 들어 '지속적 식물상태'(Persistent Vegetative State, PVS)에 있는 환자의 경우에는 극심한 육체적 고통으로 괴로워하고 있는 상황은 아니기 때문에 이와 같은 환자의 생명유지장치를 차단하는 것을 뜻하는 소극적 안락사를 포함할 수 없다는 문제점이 지적되고 있다. 이와 관련하여 안락사의 개념에서 환자의 '육체적 고통'의 요소를 제거하는 동시에 '존엄하게 죽을 환자의 권리'에 초점을 두어야 함을 지적하면서, 안락사 개념을 "사기가 임박한 불치 또는 난치의 환자로 하여금 인간다운 죽음을 맞이하도록 하는 의료적 조처가 생명의 단축을 가져오는 경우"로 새롭게 정의해야 한다는 견해가 제시되고 있다. 이러한 견해의 타당성을 검토하고 자신의 견해를 제시하시오.

Q2 적극적 안락사에 대해 비범죄화의 차원에서 예외적으로나마 허용하자는 견해가 제기되고 있는 바, 이러한 견해를 검토하고 자신의 견해를 제시하시오.

Q3 소극적 안락사 허용론의 근거를 제시하고, 소극적 안락사는 어떠한 요건 하에서 허용될 수 있는가를 검토하시오.

Q4 [도입 판례]에서 대법원은 행위자가 자신의 신체적 활동이나 물리적 · 화학적 작용을 통하여 적극적으로 타인의 법익 상황을 악화시킴으로써 결국 그 타인의 법익을 침해하기에 이르렀다면, 이는 작위에 의한 범죄로 봄이 원칙이라고 보고 있다. 이러한 대법원의 입장은 타당한가? 그리고 이와 관련하여 작위와 부작위를 구별하는 견해로 규범적 평가설, 법조경합의 보충관계설, 인과관계기준설, 에너지투입설 등이 대립하고 있다. 이러한 견해의 내용을 설명하고 자신의 견해를 제시하시오.

Q5 [도입 판례]에서 피해자 처의 행위를 부작위 정범행위로 평가할 수 있는가?

Q6 [도입 판례]의 사안에서 담당 전문의와 주치의의 행위에 대하여 제1심법원은 부작위의 공동정범으로 판단하였으나, 항소법원과 대법원은 담당 전문의와 주치의의 퇴원에 필요한 적극적인 조치를 피해자의 사망에 인과적인 작위행위로 판단하고 이를 방조행위로 평가하여 작위에 의한 살인방조죄만 성립한다고 판시하고 있다. 이러한 대법원의 입장의 타당성을 검토하시오.

Q7 [도입 판례]에서 피해자의 추정적 승낙이나 자기결정권에 의해 위법성이 조각될 수 있는가? 나아가 경제적 사정으로 인한 긴급피난의 허용여부 및 과다한 치료비로 인한 치료중단행위가 사회상규에 위배되지 않는 정당행위에 해당하는지 여부를 검토하시오.

Q8 [관련 판례]의 다수의견은 환자가 회복불가능한 사망의 단계에 진입한 경우에 일정한 환자의 자기결정권의 행사를 통해 연명치료를 중단할 수 있다고 판단하고 있다. 이와 관련하여 연명치료중단은 어떤 범위와 절차 하에서 허용될 수 있는가?

Case

A는 1997년 12월 4일 오후 3시경 술에 취한 채 시멘트바닥에 머리를 부딪쳐 OOO병원으로 응급후송되었고, 같은 날 밤 8시 30분경 신경외과 전문의 乙의 집도와 레지던트 丙, 수련의(인턴) 丁의 보조로 경막외출혈로 인한 혈종제거수술을 받았다. A는 수술 후 중환자실로 옮겨졌고, 의식은 회복되었으나 자가 호흡을 할 수 없어 산소호흡기를 부착한 채 치료를 받았다. 그러던 중 A의 부인 甲은 인간망종인 A가 차라리 죽는 것이 낫다는 생각과 치료비부담(그때까지 치료비 250만원)을 이유로 A를 퇴원시켜 달라고 주치의인 레지던트 丙에게 요구하였다. 丙은 집으로 퇴원하게 되면 호흡정지로 사망하게 된다는 점을 명백히 밝히고 甲의 요구를 들어주지 않았다. 甲은 丙에게 같은 달 5일 오후 2시 20분경과 오후 6시경에 각각 '추가치료비를 부담할 능력이 없다'는 이유로 퇴원을 집요하게 요구하였다. 丙은 甲에게 여러 차례 퇴원해서는 안 된다는 설명을 하고 甲을 만류하였지만, 甲의 고집이 계속되자 상사인 乙에게 직접 승낙을 받으라고 하였다. 乙은 丙으로부터 상황보고를 받은 후 자신에게 찾아 온 甲에게 퇴원하면 사망한다고 설명하고 퇴원을 만류하였다. 그러나 甲이 "허락도 없이 수술하고 퇴원도 마음대로 못하게 한다"며 언성을 높이는 등 집요하게 퇴원을 요구하자, 乙은 퇴원 요구를 거부한 후 발생될 치료결과에 대한 책임과 향후 치료비의 부담 때문에 '의학적 충고에 반하는 퇴원'이 의료계의 관행상 허용된다고 생각하고, 결국 丙에게 A의 퇴원을 지시하였다. 甲이 퇴원수속을 마치자 丙은 수련의 丁에게 A를 집까지 호송하도록 지시하였고, 丁은 같은 달 6일 오후 2시경 A를 구급차로 집까지 태우고 와 甲의 동의 아래 A에게 부착되어 있던 수동작동 중인 인공호흡보조장치인 엠브와 기관에 삽입된 핀을 제거하였다. 그 후 A는 호흡정지로 사망하였다.

(1) 이 경우 甲, 乙, 丙의 죄책은? (대판 2004.6.24, 2002도995 참조)

☞ **[문제 해설] 이재상, 이재상 박사의 형법 케이스의 바이블(제2판), 헤르메스, 2007, 95면 이하.**

Materials for Extensive Reading

김재윤, "안락사 허용론에 대한 고찰", 형사법연구 제26호 특집호, 2006, 597-614면.

김성룡, "치료행위중단에 있어서 작위와 부작위의 구별", 형사판례연구 제13권, 2005, 138-168면.

문성제, "무의미한 연명치료 중단 등의 기준에 관한 재고", 의료법학 제10권 제2호(2009.12), 309-342면.

석희태, "연명의료의 중단", 의료법학 제10권 제1호(2009.8), 263-306면.

손동권, "정범과 공범, 작위범과 부작위범의 구별", 인권과 정의 제346호(2005.06), 101-113면.

안성준, "무의미한 연명치료중단의 형사법적 검토", 형사판례연구 제18권(2010.06), 1-38면.

이석배, "연명치료중단의 기준과 절차 : 대법원 2009.5.21. 선고 2009다17417판결이 가지는 문제점을 중심으로", 형사법연구 제21권 제2호, 2009, 147-170면.

이정원, "의학적 권고에 반한 퇴원으로 사망한 환자에 대한 형사책임", 비교형사법연구 제6권 제2호, 2004.12, 361-388면.

정 철, "존엄사의 법적 쟁점", 서울지방변호사회 판례연구 제24집(1)(2010.09), 48-71면.

한상훈, "치료중단과 작위, 부작위의 구별", 연세대학교 법학연구 제15권 제1 · 2호(2005.06), 249-274면.

제9장

낙태와 의료법 제27조 제3항 '유인'의 의미

Part I [도입 판례] - 염화칼륨 주입 미숙아 살해 사건

대법원 2005. 4. 15. 선고 2003도2780 판결 【살인 · 업무상촉탁낙태 · 의료법위반】 [집53형,555;공2005.5.15.(226),778]

【판시사항】

[1] 낙태시술 결과 태아의 사망 여부가 낙태죄의 성립에 영향이 있는지 여부(소극)

[2] 산부인과 의사인 피고인이 약물에 의한 유도분만의 방법으로 낙태시술을 하였으나 태아가 살아서 미숙아 상태로 출생하자 그 미숙아에게 염화칼륨을 주입하여 사망하게 한 사안에서 피고인에게 살해의 범의가 인정된다고 한 원심의 판단을 수긍한 사례

[3] 모자보건법 제14조 제1항 제5호에서 정한 '임신의 지속이 보건의학적 이유로 모체의 건강을 심히 해하고 있거나 해할 우려가 있는 경우'의 의미

[4] 환자에게 불법적인 의료행위를 제의 · 약속하여 치료위임계약을 체결하게 한 것이 구 의료법 제25조 제3항에 정한 '유인'에 해당하는지 여부(적극)

[5] 산부인과 의사인 피고인이 자신의 인터넷 홈페이지 상담게시판을 이용하여 낙태 관련 상담을 하면서 불법적인 낙태시술을 약속하고 병원 방문을 권유, 안내한 행위가 구 의료법 제25조 제3항에 정한 '유인'에 해당한다고 볼 수 있다고 한 사례

【판결요지】

[1] 낙태죄는 태아를 자연분만기에 앞서서 인위적으로 모체 밖으로 배출하거나 모체 안에서 살해함으로써 성립하고, 그 결과 태아가 사망하였는지 여부는 낙태죄의 성립에 영향이 없다.

[2] 산부인과 의사인 피고인이 약물에 의한 유도분만의 방법으로 낙태시술을 하였으나 태아가 살아서 미숙아 상태로 출생하자 그 미숙아에게 염화칼륨을 주입하여 사망하게 한 사안에서, 염화칼륨 주입행위를

낙태를 완성하기 위한 행위에 불과한 것으로 볼 수 없고, 살아서 출생한 미숙아가 정상적으로 생존할 확률이 적다고 하더라도 그 상태에 대한 확인이나 최소한의 의료행위도 없이 적극적으로 염화칼륨을 주입하여 미숙아를 사망에 이르게 하였다면 피고인에게는 미숙아를 살해하려는 범의가 인정된다고 한 원심의 판단을 수긍한 사례.

[3] 인공임신중절수술이 허용되는 경우의 하나인 모자보건법 제14조 제1항 제5호 소정의 '임신의 지속이 보건의학적 이유로 모체의 건강을 심히 해하고 있거나 해할 우려가 있는 경우'라 함은 임신의 지속이 모체의 생명과 건강에 심각한 위험을 초래하게 되어 모체의 생명과 건강만이라도 구하기 위하여 인공임신중절수술이 부득이하다고 인정되는 경우를 말한다.

[4] 구 의료법(2002. 3. 30. 법률 제6686호로 개정되기 전의 것) 제25조 제3항 소정의 '유인'이라 함은 기망 또는 유혹을 수단으로 환자로 하여금 특정 의료기관 또는 의료인과 치료위임계약을 체결하도록 유도하는 행위를 말하는 것으로서, 의료인 또는 의료기관 개설자의 환자 유인행위도 환자 또는 행위자에게 금품이 제공되거나 의료시장의 질서를 근본적으로 해하는 등의 특별한 사정이 있는 경우에는 같은 법 제25조 제3항의 유인행위에 해당한다고 할 것이고, "의료의 적정을 기하고 국민의 건강을 보호증진한다."는 의료법의 제정 목적(같은 법 제1조)에 비추어 보면, 합법적인 의료행위를 하면서 환자를 유인할 목적으로 금품을 제공하는 경우는 물론, 법(법)이 금지하고 있어 의료인으로서는 마땅히 거부하여야 할 의료행위를 해 주겠다고 제의하거나 약속함으로써 환자를 유혹하여 치료위임계약을 체결하도록 유도하는 경우도 같은 법 제25조 제3항의 유인행위에 해당한다고 보아야 한다.

[5] 산부인과 의사인 피고인이 자신이 개설한 인터넷 홈페이지의 상담게시판을 이용하여 낙태 관련 상담을 하면서 합법적인 인공임신중절수술이 허용되는 경우가 아님에도 낙태시술을 해줄 수 있다고 약속하면서 자신의 병원을 방문하도록 권유하고 안내한 행위가 구 의료법(2002. 3. 30. 법률 제6686호로 개정되기 전의 것) 제25조 제3항에 정한 '유인'에 해당한다고 볼 수 있다고 한 사례.

【참조조문】

[1] 형법 제270조 제1항 / [2] 형법 제250조 제1항, 제270조 제1항 / [3] 모자보건법 제14조 제1항 제5호 / [4] 구 의료법(2002. 3. 30. 법률 제6686호로 개정되기 전의 것) 제1조, 제25조 제3항 / [5] 구 의료법(2002. 3. 30. 법률 제6686호로 개정되기 전의 것) 제25조 제3항

【참조판례】

[3] 대법원 1985. 6. 11. 선고 84도1958 판결(공1985, 1025) /[4] 대법원 2004. 10. 27. 선고 2004도5724 판결(공2004하, 1977)

【전 문】

【피 고 인】 피고인

【상 고 인】 검사 및 피고인

【변 호 인】 법무법인 태평양 담당변호사 나천수 외 2인

【원심판결】 서울고법 2003. 5. 1. 선고 2001노2997 판결

【주 문】

원심판결을 파기하고, 사건을 서울고등법원에 환송한다. 피고인의 상고를 기각한다.

【이 유】

1. 피고인의 상고에 대한 판단

가. 원심은, 그 채용 증거들을 종합하여 산부인과 의사인 피고인이 임신 28주 상태인 공소외 1에 대하여 약물에 의한 유도분만의 방법으로 낙태시술을 하였으나, 태아가 살아서 미숙아 상태로 출생하자 그 미숙아에게 염화칼륨을 주입하여 사망하게 한 사실을 인정한 후, 낙태죄는 태아를 자연분만기에 앞서서 인위적으로 모체 밖으로 배출하거나 모체 안에서 살해함으로써 성립하고, 그 결과 태아가 사망하였는지 여부는 낙태죄의 성립에 영향이 없는 것이므로, 피고인이 살아서 출생한 미숙아에게 염화칼륨을 주입한 것을 낙태를 완성하기 위한 행위에 불과한 것으로 볼 수 없고, 살아서 출생한 미숙아가 정상적으로 생존할 확률이 적다고 하더라도 그 상태에 대한 확인이나 최소한의 의료행위도 없이 적극적으로 염화칼륨을 주입하여 미숙아를 사망에 이르게 한 피고인에게는 미숙아를 살해하려는 범의도 있었던 것으로 보아야 한다고 판단하였다.

기록에 비추어 살펴보면, 원심의 위와 같은 증거의 취사선택과 사실인정 및 판단은 정당한 것으로 수긍할 수 있고, 거기에 상고이유로 주장하는 바와 같은 채증법칙 위반으로 인한 사실오인이나 살인의 범의에 관한 법리를 오해한 위법이 없다.

나. 인공임신중절수술이 허용되는 경우의 하나인 모자보건법 제14조 제1항 제5호 소정의 '임신의 지속이 보건의학적 이유로 모체의 건강을 심히 해하고 있거나 해할 우려가 있는 경우'라 함은 임신의 지속이 모체의 생명과 건강에 심각한 위험을 초래하게 되어 모체의 생명과 건강만이라도 구하기 위하여 인공임신중절수술이 부득이하다고 인정되는 경우를 말하는 것이다(대법원 1985. 6. 11. 선고 84도1958 판결 참조).

위와 같은 법리에 비추어 볼 때, 원심이 공소외 2에 대한 진료기록부에 태아에 관하

여 'Anomaly'라고, 공소외 3에 대한 진료기록부에 태아에 관하여 'bowel'이라고, 공소외 4에 대한 진료기록부에 태아에 관하여 'C.H.D.'라고 각 기재가 되어 있고, 그 의미가 피고인의 주장과 같이 태아의 내장, 심장 등에 이상이 있는 경우를 의미한다고 하더라도, 그와 같은 사유만으로는 모자보건법 제14조 제1항 제5호 소정의 사유가 있는 것으로 보기 어렵다고 판단한 것은 정당한 것으로 수긍할 수 있고, 거기에 상고이유로 주장하는 바와 같은 모자보건법 제14조 제1항 제5호에 관한 해석적용을 잘못한 위법이 없다.

또한, 원심의 위와 같은 판단이 모자보건법 제14조 제1항 제5호 소정의 위법성조각사유에 관하여 실질적 입증책임이 피고인에게 있음을 전제로 한 것이라고 볼 수도 없으므로, 이 점에 관한 상고이유의 주장도 이유 없다.

한편, 공소외 2, 공소외 3, 공소외 4에 대한 낙태시술행위는 사회상규에 위배되지 아니하는 정당한 행위라는 주장은 상고심에서의 새로운 주장으로서 적법한 상고이유가 될 수 없을 뿐만 아니라, 기록에 의하여 살펴보면, 피고인의 공소외 2 등에 대한 낙태시술행위를 사회상규에 위배되지 아니하는 정당한 행위로 보기도 어렵다.

2. 검사의 상고에 대한 판단

가. 원심은, 피고인이 인터넷 홈페이지를 통하여 그에 접속한 사람들에게 의료상담을 하여 주면서 그 화면에 피고인의 경력과 병원의 명칭 · 위치 · 전화번호를 나타나게 하고, 낙태수술을 할 수 있다는 취지로 답변한 사실은 인정되나, 이는 의료상담을 하면서 그에 따른 낙태수술에 관한 답변을 한 것 뿐이어서 피고인이 영리를 목적으로 환자를 유인한 것으로 보기에 부족하다고 하여, 이 부분 공소사실에 대하여 무죄를 선고하였다.

나. 그러나 **구 의료법(2002. 3. 30. 법 제6686호로 개정되기 전의 것, 이하 같다) 제25조 제3항 소정의 '유인'이라 함은 기망 또는 유혹을 수단으로 환자로 하여금 특정 의료기관 또는 의료인과 치료위임계약을 체결하도록 유도하는 행위를 말하는 것으로서, 의료인 또는 의료기관 개설자의 환자 유인행위도 환자 또는 행위자에게 금품이 제공되거나 의료시장의 질서를 근본적으로 해하는 등의 특별한 사정이 있는 경우에는 같은 법 제25조 제3항의 유인행위에 해당한다** 고 할 것이고(대법원 2004. 10. 27. 선고 2004도5724 판결 참조), **"의료의 적정을 기하여 국민의 건강을 보호증진한다."는 의료법의 제정 목적(같은 법 제1조)에 비추어 보면, 합법적인 의료행위를 하면서 환자를 유인할 목적으로 금품을 제공하는 경우는 물론, 법(법)이 금지하고 있어 의료인으로서는 마땅히 거부하여야 할 의료행위를 해 주겠다고 제의하거나 약속함으로써 환자를 유혹하여 치료위임계약을 체결하도록 유도하는 경우도 같은 법 제25조 제3항의 유인행위에 해당한다**고 보아야 할 것이다.

기록에 비추어 살피건대, 피고인은 자신이 개설한 (명칭 생략)과 인터넷 홈페이지의 상담게시판을 이용하여 낙태상담을 하거나 낙태수술 후의 후유증 등에 관하여 상담하면서 모자보건법상 임신중절수술이 허용되는 경우가 아님에도 낙태시술을 해 줄 수 있으니 빨리 피고인의 병원을 방문하도록 권유하고, 그 화면으로 피고인의 경력과 병원의 위치, 명칭, 전화번호 등을 알려준 사실을 인정할 수 있는바, 피고인이 법률상 낙태가 허용되는 경우에 해당하는지 여부와 수술의 위험성과 후유증 등에 관하여는 설명하거나 알리지 아니한 채 합법적인 인공임신중절수술이 허용되는 경우가 아님에도 낙태시술을 해 줄 수 있다고 약속하면서 빨리 피고인의 병원을 방문하도록 권유하고 안내한 행위는 의료정보의 제공과 그 상담을 위한 것이라기 보다는 위와 같은 약속과 권유 및 안내를 통하여 낙태수술 등을 위한 의료계약 체결을 유인한 것이라고 보아야 할 것이다.

그렇다면 원심은 피고인의 인터넷 홈페이지 게시판의 구체적인 질문과 답변의 내용을 좀더 자세히 심리하여 위법한 의료행위의 시술을 확언함으로써 환자를 유인한 부분이 있는지 가려내었어야 할 것임에도, 이를 구체적으로 심리·판단하지 않은 채, 막연히 의료상담을 한 것에 불과하다거나 단순한 허위 또는 과장광고에 해당한다고 단정하고서 이 부분 공소사실에 대하여 무죄를 선고한 원심판결에는 의료법 제25조 제3항에 관하여 법리를 오해한 나머지 심리를 다하지 아니하여 판결에 영향을 미친 위법이 있다 할 것이다.

3. 결 론

그러므로 원심 판시 중 의료법위반 부분에 대한 검사의 상고는 이유 있고, 살인과 업무상촉탁낙태죄 부분에 대한 피고인의 상고는 이유 없다 할 것인바, 판시 각 부분은 모두 형법 제37조 전단의 경합범 관계에 있으므로, 원심판결을 전부 파기하여 원심법원에 환송하고, 피고인의 상고는 기각하기로 하여 관여 대법관의 일치된 의견으로 주문과 같이 판결한다.

대법관 유지담(재판장) 배기원 이강국(주심) 김용담

[관련 미국 사건]

Roe v. Wade 사건[17]

미국에서는 1973년 연방대법원판결 이래 임부의 자기결정권우선이 헌법적으로 인정되어 왔다.[18] 미국 연방대법원은 사생활권을 여성이 임신의 계속을 결정하는 문제까지 포함하는 광범위한 권리로 보아, 낙태권을 사생활권으로부터 도출하였다.[19] Roe v. Wade 사건에서 미국연방대법원은 낙태의 금지는 사생활권을 침해한다고 해석하고 모체의 생명에 대한 위험이 있는 경우에만 낙태를 허용하는 Texas주법을 위헌이라고 판시하였다.[20] 즉 기본권인 사생활의 보호에 관한 권리는 태아의 생명에 우선하고, 국가는 불가피한 사유가 있는 경우에만 낙태에 대한 임부의 자유를 제한할 수 있다는 것이다. 임신을 세 단계로 나누어 임신 초기 3개월 동안에는 임부가 자유롭게 낙태여부를 결정할 수 있으며, 제2단계(임신4-6개월)에서는 국가가 낙태를 금지할 수는 없으나 임부의 보호를 위하여 낙태시행에 관한 상세한 규정을 둘 수 있고, 그 이후의 단계에 이르러 국가는 비로소 낙태를 금지할 수 있으나 이 경우에도 임부의 건강을 위하여 필요한 경우에는 예외를 인정해야 한다는 것이다.

Roe v. Wade 사건에서 미국연방대법원은 3개월 기간구분법을 통하여 임신초기에 임부의 자기결정권을 우선적으로 보았지만, 그 후 여성의 낙태권을 둘러싼 논쟁은 연방대법원이 보수적인 판사들로 바뀌면서 변화를 가져왔다.[21] 1989년 Webster v. Reproductive Helth Services 판결[22]은 Roe판결을 직접적으로 파기하지는 않았지만, 3개월 기간구분법을 비판하였고 낙태를 규제하는 절차를 승인하였다. 그 후 1992년 Planned Parenthood v. Crasey판결[23]에서는 Roe관결의 3개월 기간구분법을 거부하였다. 즉 기간구분법은 여성의 권리와 태아의 잠재적 생명 사이에서 균형을 잡기 위한 수단이라는 주법의 본래의 목적을 넘어서고 있다고 보았다. 나아가 그 동안 사용되어오던 엄격심사기준 대신에 "법의 목적이나 초과가 태아의 생존능력을 갖기 전에 낙태를 하려는 여성에게 실질적 장애가 되는 경우에만 동법을 무효로 보는" '부당한 부담(Undue Burden)'이라는 심사기준을 새롭게 채택하였다.

---

17) 이하 정현미, "낙태죄와 관련한 입법론", 형사법연구 제22호(2004 겨울) 특집호, 2004, 694-695면.

18) Roe v. Wade, 93 S. Ct. 705 (1973); Doe v. Bolton, 93 S. Ct. 739 (1973).

19) 410 U.S. 113(1973).

20) 이 판결에서는 "프라이버시의 권리는 국가가 적정절차에 의하지 않고는 어느 누구의 생명, 자유 또는 재산을 박탈할 수 없다고 규정한 수정 제14조의 기본적 자유에 해당하므로 태어나지 아니한 태아에게 모체외에서 생존능력을 가질 때까지 헌법적 보호를 인정할 수 없다"고 하였다.

21) 최희경, "미연방대법원판례를 통해 본 낙태와 여성의 프라이버시권리", 서울대 BK21법학연구단 2004년 3차 학술회의자료집 -낙태죄에서 재생산권권으로, 86면 이하 참조.

22) 492 U.S. 490(1989).

23) 505 U.S. 833(1992).

1 참고 판례

대법원 1985. 6. 11. 선고 84도1958 판결 【살인미수(예비적으로업무상촉탁낙태)】
[집33(2)형,497;공1985.8.1.(757),1025]

【판시사항】

가. 형법 제20조 소정의 사회상규에 위배되지 아니하는 행위의 의미

나. 의사가 부녀의 촉탁 또는 승락을 받아 낙태행위를 한 것이 사회상규에 위배되지 않는 것인지 여부

다. 모자보건법 제8조 제1항 제5호 소정의 "임신의 지속이 보건의학적 이유로 모체의 건강을 심히 해하고 있거나 해할 우려가 있는 경우"의 의미

라. 피고인만이 항소한 항소심에서 징역형은 감경되었으나 자격정지형이 추가된 경우 불이익변경에 해당 여부

【판결요지】

가. 형법상 처벌하지 아니하는 소위 사회상규에 반하지 아니하는 행위라 함은 행위가 법규정의 문언상 일응 범죄구성요건에 해당된다고 보이는 경우에도 그것이 극히 정상적인 생활형태의 하나로서 역사적으로 생성된 사회생활질서의 범위 안에 있는 것이라고 생각되는 경우에 한하여 그 위법성이 조각되어 처벌할 수 없게 되는 것으로서, 어떤 법규정이 처벌대상으로 하는 행위가 사회발전에 따라 전혀 위법하지 않다고 인식되고 그 처벌이 무가치할 뿐 아니라 사회정의에 위반된다고 생각될 정도에 이를 경우나, 국가법질서가 추구하는 사회의 목적 가치에 비추어 이를 실현하기 위하여서 사회적 상당성이 있는 수단으로 행하여 졌다는 평가가 가능한 경우에 한하여 이를 사회상규에 위배되지 아니한다고 할 것이다.

나. 인간의 생명은 잉태된 때부터 시작되는 것이고 회임된 태아는 새로운 존재와 인격의 근원으로서 존엄과 가치를 지니므로 그 자신이 이를 인식하고 있던지 또 스스로를 방어할 수 있는지에 관계없이 침해되지 않도록 보호되어야 한다 함이 헌법 아래에서 국민일반이 지니는 건전한 도의적 감정과 합치되는 바이므로 비록 모자보건법이 특별한 의학적, 우생학적 또는 윤리적 적응이 인정되는 경우에 임산부와 배우자의 동의 아래 인공임신중절수술을 허용하고 있다 하더라도 이로써 의사가 부녀의 촉탁 또는 승락을 받으면 일체의 낙태행위가 정상적인 행위이고 형법 제270조 제1항 소정의 업무상촉탁낙태죄에 의한 처벌을 무가치하게 되었다고 할 수는 없으며 임산부의 촉탁이 있으면 의사로서 낙태를 거절하는 것이 보통의 경우 도저히 기대할 수 없게 되었다고 할 수도 없다.

다. 모자보건법 제8조 제1항 제5호 소정의 인공임신중절수술 허용한계인 임신의 지속이 보건의학적 이유로 모체의 건강을 심히 해하고 있거나 해할 우려가 있는 경우라 함은 임신의 지속이 모체의 생명과

건강에 심각한 위험을 초래하게 되어 모체의 생명과 건강만이라도 구하기 위하여는 인공임신중절수술이 부득이하다고 인정되는 경우를 말하며 이러한 판단은 치료행위에 임하는 의사의 건전하고도 신중한 판단에 위임되어 있다.

라. 피고인만이 항소한 항소심에서 예비적으로 추가된 범죄사실이 유죄로 인정되어 징역형 외에 자격정지형이 필요적으로 병과되어야 하는 경우라도 항소심에서 선고되는 형이 징역형은 제1심보다 감경되었으나 이에 자격정지형이 추가로 병과되었다면 제1심보다 중한 형이 선고되는 불이익변경이 있다할 것이다.

【참조조문】

가. 형법 제20조 / 나. 형법 제20조, 제270조 제1항 / 다. 모자보건법 제8조 제1항 제5호 / 라. 형사소송법 제368조

【참조판례】

가. 대법원 1983.2.8. 선고 82도357 판결 / 라. 1966.9.6. 선고 66도1005 판결, 1980.3.25. 선고 79도2105 판결

【전 문】

【피 고 인】 피고인 1 외 1인

【상 고 인】 피고인들

【변 호 인】 변호사 현규병, 정광진

【원심판결】 서울고등법원 1984.7.20. 선고 81노2196 판결

【주 문】

원심판결중 피고인 1에 대한 부분을 파기하고, 그부분 사건을 서울고등법원에 환송한다.

피고인 2의 상고는 기각한다.

【이 유】

1. 피고인들의 국선변호인의 상고이유를 판단한다.

형법상 처벌하지 아니하는 소위 사회상규에 반하지 아니하는 행위라 함은 행위가 법규정의 문언상 일응 범죄구성요건에 해당된다고 보이는 경우에도 그것이 극히 정상적인 생활형태의 하나로서 역사적으로 생성된 사회생활질서의 범위안에 있는 것이라고 생각되는 경우에 한하여 그 위법성이 조각되어 처벌할 수 없게되는 것으로서, 어떤 법규정이 처벌대상으로 하는 행위가 사회발전에 따라 전혀 위법하지 않다고 인식되고

그 처벌이 무가치할 뿐 아니라 사회정의에 위반된다고 생각될 정도에 이를 경우나, 국가법질서가 추구하는 사회의 목적가치에 비추어 이를 실현하기 위하여서 사회적 상당성이 있는 수단으로 행하여졌다는 평가가 가능한 경우에 한하여 이를 사회상규에 위배되지 아니한다고 할 것인바(당원 1983.2.8. 선고 82도357 판결 참조) 인간의 생명은 잉태된때부터 시작되는 것이고 회임된 태아는 새로운 존재와 인격의 근원으로서 존엄과 가치를 지니므로 그 자신이 이를 인식하고 있던지 또 스스로를 방어할 수 있는지에 관계없이 침해되지 않도록 보호되어야 한다 함이 헌법 아래에서 국민일반이 지니는 건전한 도의적 감정과 합치되는 바이고 비록 모자보건법이 모성의 생명과 건강을 보호하고 건전한 자녀의 출산과 양육을 도모함으로써 국민의 보건향상에 기여하기 위하여 같은법 제8조 소정의 특별한 의학적, 우생학적 또는 윤리적 적응이 인정되는 경우에 한하여 임산부와 배우자의 동의아래 인공임신중절수술을 허용하였다 하더라도 이로써 의사가 부녀의 촉탁 또는 승낙을 받으면 일체의 낙태행위가 정상적인 행위이고 형법 제270조 제1항 소정의 업무상촉탁낙태죄에 의한 처벌을 무가치하게 되었다고 할 수는 없으며 임산부의 촉탁이 있으면 의사로서 낙태를 거절하는 것이 보통의 경우 도저히 기대할 수 없게 되었다고 할 수도 없다.

그러므로 이건 낙태행위가 사회상규에 반하지 아니하여 위법성이 조각된다는 상고논지는 독자적 견해로서 받아드릴 수 없다.

2. 피고인 1의 사선변호인의 상고이유를 판단한다.

가. 모자보건법 제8조 제1항 제5호 소정의 인공임신중절수술 허용한계인 임신의 지속이 보건의학적 이유로 모체의 건강을 심히 해하고 있거나 해할 우려가 있는 경우라 함은 임신의 지속이 모체의 생명과 건강에 심각한 위험을 초래하게 되어 모체의 생명과 건강만이라도 구하기 위하여는 인공임신중절수술이 부득이 하다고 인정되는 경우로서 이러한 판단은 치료행위에 임하는 의사의 건전하고도 신중한 판단에 일응 위임되어 있다 하겠으나 기록에 의하면(특히 수사기록 207면) 피고인 1은 1980.6.15. 14:00경 성남시 소재 성모병원에서 임산부 공소외인이 배가 아프고 출혈이 있다고 호소하자 소량의 질출혈이 있음을 확인한 후(위 피고인은 산모의 밑으로 피가 조금 비쳤다고 한다)태반조기 박리현상이 있는 것으로 진단하고 위 산모는 그밖에 달리 건강에 아무런 이상이 없었고 위 상태로는 산모의 생명에 직접적인 위험이 없음을 알면서도 산모로부터 경제적 사정이 있어서 낙태하여야 한다는 촉탁이 있자 즉시 낙태에 착수하여 일차 시술을 한 후 다음날 16:00경 질확장기계 및 약물을 사용하여 낙태시술을 마치고 체중 2,200그램, 신장 43센치미터의 태아를 모체밖으로 배출시킨 사실이 인정되니 위

와 같이 임산부에게 태반조기박리증상이 있다고 진단하는 경우라 하더라도 당시 임산부의 생명에 직접적인 위험이 없었다면 일응 임산부의 건강상태를 상당기간 세심히 관찰하면서 임산부와 태아의 건강에 지장이 없이 자연분만이 가능하도록 치료에 임하는 것이 원칙이고 그 치료에도 불구하고 임산부의 건강이 갑자기 악화되는 등 임신의 지속이 모체의 건강을 심히 해할 우려가 있다고 판단되는 부득이한 경우에 이르렀을 때에 인공임신중절의 시술이 허용된다 할 것인바, 앞서 원심이 인정한 바와 같은 임산부의 건강상태에서 바로 낙태를 시술한 피고인의 소위를 같은법 소정의 허용사유에 해당하여 위법성이 조각되는 경우라 할 수 없고 기록을 살펴보아도 그와 같은 허용사유가 존재하였거나 피고인이 그러한 사유가 존재하는 경우로 인식하였다고 보여지지도 않으므로 피고인을 낙태죄로 의율한 원심판결에는 논지와 같은 모자보건법의 법리오해나 사실오인 또는 심리미진의 위법이 있다 할 수 없다. 논지는 이유없다.

나. 검사가 예비적 공소사실을 추가하여 공소장 변경이 허가된 경우에 법원은 피고인의 불이익을 증가할 염려가 있다고 인정한 때에는 피고인이나 변호인의 신청이 없더라도 피고인으로 하여금 방어의 준비를 하게 하기 위하여 필요한 기간 공판절차를 정지할 것을 직권으로 결정할 수 있음은 논지와 같으나 기록에 의하여 인정되는 바와 같이 이 사건의 주된 공소사실도 공소외인의 촉탁에 의한 낙태수술로 모체에서 배출된 태아를 사망케 하였다는 것이고, 따라서 낙태사실에 대하여 심리가 진행되었을 뿐만 아니라 피고인 1과 그 변호인은 1984.7.4 검사의 공소장 변경신청서 부본을 송달받은 후 같은해 7.6 제16차 공판기일에서 공소장변경절차에 대하여 아무런 이의나 공판절차의 정지를 신청한 바도 없이 더 이상 신청할 증거도 없다고 하여 변론이 종결된 이상 피고인에게 불이익을 증가할 염려가 있었다고는 할 수 없으므로 피고인에게 방어의 기회를 보장하지 아니한 위법이 있다는 논지는 이유없다.

다. 피고인만이 항소한 항소심에서 예비적 공소사실을 추가하는 공소장 변경이 있어서 예비적으로 추가된 범죄사실만이 유죄로 인정되고, 유죄로 인정되는 범죄에는 징역형외에 자격정지형이 필요적으로 병과되어야 하는 경우라도 항소심에서 선고되는 형이 징역형은 제1심보다 감경되었으나 이에 자격정지형이 추가로 병과되었다면 제1심보다 중한형이 선고되는 불이익변경이 있다 할 것인바(당원 1966.9.6. 선고 66도1005 판결, 1980.3.25. 선고 79도2105 판결 참조) 제1심에서 살인미수죄로 징역 3년에 5년간 집행유예가 선고된 위 피고인에 대하여 추가적으로 변경된 예비적공소사실인 업무상촉탁낙태죄만을 유죄로 인정하고 징역8월에 1년간 집행유예를 선고한 외에 자격정지 1년을 병과하였음은 불이익한 변경으로서 위 피고인만이 항소한 이 사건에 있어서 판결의 결과에 영향을 미친 위법이 있다 할 것이므로 논지는 이유있다.

3. 피고인 2의 상고이유를 판단한다.

원심거시의 증거들을 기록에 대조하여 자세히 검토하면 피고 인 2도 이건 업무상촉탁낙태죄에 가담한 사실을 넉넉히 인정할 수 있고 거기에 논지와 같은 채증법칙을 위배한 위법이 없다. 논지는 이유없다.

4. 그렇다면 원심판결중 피고인 1에 대한 부분을 파기하여 그 부분사건을 원심법원에 환송하기로 하고 피고인 2의 상고는 이를 기각하기로 하여 관여법관의 일치된 의견으로 주문과 같이 판결한다.

대법관 정태균(재판장) 이정우 신정철 김형기

Part Ⅱ [관련 판례] – 병원 행정부장 환자 소개·알선 사건

대법원 2004. 10. 27. 선고 2004도5724 판결 【의료법위반】
[공2004.12.1.(215),1977]

【판시사항】

[1] 구 의료법 제25조 제3항에서 금지하는 '환자를 소개 · 알선 기타 유인하거나 이를 사주하는 행위'의 의미 및 위 규정 위반죄의 주체

[2] 의료기관 또는 의료인이 스스로 자신에게 환자를 유치하는 행위가 구 의료법 제25조 제3항의 환자의 유인에 해당하는지 여부(한정 적극)

【판결요지】

[1] 구 의료법(2002. 3. 30 법률 제6686호로 개정되기 전의 것) 제25조 제3항의 '소개 · 알선'이라고 함은 환자와 특정 의료기관 또는 의료인 사이에서 치료위임계약의 성립을 중개하거나 편의를 도모하는 행위를 말하고, '유인'이라 함은 기망 또는 유혹을 수단으로 환자로 하여금 특정 의료기관 또는 의료인과 치료위임계약을 체결하도록 유도하는 행위를 말하며, '이를 사주하는 행위'라고 함은 타인으로 하여금 영리를 목적으로 환자를 특정 의료기관 또는 의료인에게 소개 · 알선 · 유인할 것을 결의하도록 유혹하는 행위를 말하고, 위 조항은 의료인 또는 의료기관 개설자가 아닌 자의 환자 유인행위 등을 금지함은 물론 의료인 또는 의료기관 개설자의 환자 유인행위나 그 사주행위까지도 금지하는 취지이다.

[2] 의료기관 · 의료인이 스스로 자신에게 환자를 유치하는 행위는 그 과정에서 환자 또는 행위자에게 금품이 제공되거나 의료시장의 질서를 근본적으로 해하는 등의 특별한 사정이 없는 한, 구 의료법 제25조 제3항의 환자의 '유인'이라 할 수 없고, 그 행위가 의료인이 아닌 직원을 통하여 이루어졌더라도 환자의 '소개 · 알선' 또는 그 '사주'에 해당하지 아니한다.

【참조조문】

[1] 구 의료법(2002. 3. 30 법률 제6686호로 개정되기 전의 것) 제25조 제3항 / [2] 구 의료법(2002. 3. 30 법률 제6686호로 개정되기 전의 것) 제25조 제3항

【참조판례】

[1] 대법원 1996. 2. 9. 선고 95도1765 판결(공1996상, 1010), 대법원 1998. 5. 29. 선고 97도1126 판결(공1998하, 1838), 대법원 1999. 6. 22. 선고 99도803 판결(공1999하, 1544)

【전 문】

【피 고 인】 피고인 1 외 1인

【상 고 인】 피고인들

【변 호 인】 변호사 한재철

【원심판결】 광주지법 2004. 8. 18. 선고 2004노1328 판결

【주 문】

원심판결을 파기하고, 사건을 광주지방법원 본원 합의부에 환송한다.

【이 유】

1. 이 사건 공소사실의 요지

피고인 1은 (상호생략)병원의 행정부장으로 종사하는 자이고, 피고인 2는 위 병원의 병원장인바, 누구든지 영리를 목적으로 의료기관 또는 의료인에게 환자를 소개·알선 기타 유인하거나 이를 사주하는 행위를 할 수 없음에도 불구하고,

가. 피고인 1은 2002. 5. 6.경 여수시 소재 여수농협에서 정인숙에게 "(상호생략)병원에서 계약금 3만 원으로 예약을 하면 시중보다 싼 금액인 20만 원에 건강검진을 받을 수 있다."라고 선전하여 계약금 명목으로 3만 원을 받는 등 그 때부터 같은 해 9. 27.경까지 사이에 순천시, 벌교읍, 고흥군 등지의 공공기관 및 단체 등을 방문하여 위와 같은 방법으로 약 250명으로부터 계약금을 수령하는 등 영리를 목적으로 환자를 의료기관에 소개·알선하는 행위를 하고,

나. 피고인 2는 전항의 일시, 장소에서 그 사용인인 피고인 1이 피고인 2의 업무에 관하여 위와 같은 위반행위를 하였다.

2. 원심의 판단원심은 피고인 1의 행위가 의료법 제25조 제3항의 '소개·알선 행위'에 해당하는지 여부에 관하여, 피고인 1이 정인숙 등을 상대로 (상호생략)병원에서 계약금 3만 원으로 예약을 하면 시중보다 싼 금액인 20만 원으로 건강검진을 받을 수 있다고 선전한 행위는 단순한 홍보를 넘어 환자를 소개 또는 알선한 것이라고 보아야 한다는 이유로 피고인들의 행위를 유죄로 판단하였다.

3. 이 법원의 판단

그러나 이러한 원심의 판단은 수긍하기 어렵다.

구 의료법(2002. 3. 30 법률 제6686호로 개정되기 전의 것, 이하 같다) 제25조 제3항 <u>상의 '소개·알선'이라고 함은 환자와 특정 의료기관 또는 의료인 사이에서 치료위임계약의 성립을 중개하거나 편의를 도모하는 행위를 말하고, '유인'이라 함은 기망 또는</u>

유혹을 수단으로 환자로 하여금 특정 의료기관 또는 의료인과 치료위임계약을 체결하도록 유도하는 행위를 말하며, '이를 사주하는 행위'라고 함은 타인으로 하여금 영리를 목적으로 환자를 특정 의료기관 또는 의료인에게 소개·알선·유인할 것을 결의하도록 유혹하는 행위를 말하고 (대법원 1998. 5. 29. 선고 97도1126 판결 참조), 위 조항은 의료인 또는 의료기관 개설자가 아닌 자의 환자 유인행위 등을 금지함은 물론 의료인 또는 의료기관 개설자의 환자 유인행위나 그 사주행위까지도 금지하는 취지이기는 하다(대법원 1996. 2. 9. 선고 95도1765 판결 참조).

그러나 구 의료법 제25조 제3항의 입법 취지는 의료기관 주위에서 환자 유치를 둘러싸고 금품수수 등의 비리가 발생하는 것을 방지하고 나아가 의료기관 사이의 불합리한 과당경쟁을 방지하려는 데에 있는 점, 의료기관도 영리를 목적으로 하는 이상 소비자인 환자들에게의 접근을 완전히 봉쇄할 수는 없으므로 구 의료법 제46조는 의료법인·의료기관·의료인이 보건복지부령이 정하는 방법에 의하여 광고를 할 수 있도록 하되 허위 또는 과장 광고를 하지 못하도록 규정하고 있을 뿐인 점, 환자유치과정에서의 위법행위는 상당 부분 구 의료법 제46조 위반으로 처벌이 가능한 점 등에 비추어 보면, 의료기관·의료인이 스스로 자신에게 환자를 유치하는 행위는 그 과정에서 환자 또는 행위자에게 금품이 제공되거나 의료시장의 질서를 근본적으로 해하는 등의 특별한 사정이 없는 한, 구 의료법 제25조 제3항의 환자의 '유인'이라 할 수 없고, 그 행위가 의료인이 아닌 직원을 통하여 이루어졌더라도 환자의 '소개·알선' 또는 그 '사주'에 해당하지 아니한다.

기록에 나타난 증거들에 의하면, 의료기관 (상호생략)병원의 행정부장인 피고인 1은 병원장인 피고인 2의 허락을 받고 공공기관 및 단체 등을 방문하여 시중보다 저렴한 가격에 건강검진을 실시하고 있음을 홍보한 사실을 알 수 있고, 그 과정에서 피고인 1이 의료기관 (상호생략)병원으로부터 따로 금품을 제공받은 점은 보이지 아니하는 바, 의료기관의 승인 하에 행정부장의 자격으로 행해진 피고인 1의 행위는 개인의 행위가 아니라 곧 의료기관의 행위로 보아야 할 것이어서 의료기관 스스로 환자를 유치한 경우에 해당하고, 따라서 구 의료법 제25조 제3항의 환자의 '소개·알선'이라고 할 수 없으며, 나아가 의료기관 (상호생략)병원 스스로 환자를 유치하는 과정에서 환자나 구체적 행위자인 피고인 1에게 금품이 제공된 것이 아니라 오히려 환자들로부터 예약금을 받은 것에 불과하고, 또한 이러한 행위가 의료시장의 질서를 근본적으로 해할 정도에 이르렀다고 보이지도 아니하여 같은 항의 환자의 '유인'에도 해당하지 아니한다.

그럼에도 원심이 피고인 1의 행위가 단순한 홍보를 넘어 환자를 소개 또는 알선하는 것에 해당한다고 판단한 데에는 구 의료법 제25조 제3항에 관한 법리를 오해하여 판결에 영향을 미친 위법이 있다고 할 것이다.

4. 결 론

그러므로 원심판결을 파기하고, 사건을 더욱 심리한 후 판단하게 하기 위하여 원심법원에 환송하기로 관여 대법관의 의견이 일치되어 주문과 같이 판결한다.

대법관 이용우(재판장) 윤재식 이규홍 김영란(주심)

2 참고 판례

대법원 1999. 6. 22. 선고 99도803 판결 【의료법위반】
[공1999.8.1.(87),1544]

【판시사항】

의료법 제25조 제3항 소정의 '소개'의 의미 및 환자측과는 아무런 접촉도 없는 상태에서 환자의 발생사실과 그 환자가 있는 장소를 알려준 행위가 같은 항 소정의 환자를 의료기관 등에 소개한 경우에 해당하는지 여부(소극)

【판결요지】

의료법 제25조 제3항은 "누구든지 영리를 목적으로 환자를 의료기관 또는 의료인에게 소개·알선 기타 유인하거나 이를 사주하는 행위를 할 수 없다."고 규정하고 있는바, 위 조항에서 소개라 함은 환자와 특정 의료기관 또는 의료인 사이에서 두 편이 서로 알게 되어 치료위임계약이 성립되도록 관계를 맺어주는 행위를 말하는 것이므로, 환자측과는 아무런 접촉도 없는 상태에서 특정 의료기관 등에게 응급치료를 요하는 환자의 발생사실과 그 환자가 있는 장소를 알려주고 그 결과 특정 의료기관에서 출동한 구급차로 그 환자를 후송하여 치료를 개시함으로써 치료위임계약이 성립되었다고 하더라도 위와 같은 환자의 발생사실과 그 환자가 있는 장소를 알려준 행위를 일컬어 환자를 특정 의료기관 등에 소개한 것이라고 할 수는 없다.

【참조조문】

의료법 제25조 제3항, 제67조

【참조판례】

대법원 1996. 2. 9. 선고 95도1765 판결(공1996상, 1010), 대법원 1998. 5. 29. 선고 97도1126 판결(공1998하, 1838)

【전 문】

【피 고 인】 피고인 1 외 2인

【상 고 인】 검사

【원심판결】 수원지법 1999. 2. 3. 선고 98노3704 판결

【주 문】

상고를 기각한다.

【이 유】

상고이유를 본다.

의료법 제25조 제3항은 "누구든지 영리를 목적으로 환자를 의료기관 또는 의료인에게 소개·알선 기타 유인하거나 이를 사주하는 행위를 할 수 없다."고 규정하고 있는바, 위 조항에서 소개라 함은 환자와 특정 의료기관 또는 의료인(이하 특정 의료기관 등이라 한다) 사이에서 두 편이 서로 알게 되어 치료위임계약이 성립되도록 관계를 맺어주는 행위를 말하는 것이므로(대법원 1998. 5. 29. 선고 97도1126 판결 참조), 환자측과는 아무런 접촉도 없는 상태에서 특정 의료기관 등에게 응급치료를 요하는 환자의 발생사실과 그 환자가 있는 장소를 알려주고 그 결과 특정 의료기관에서 출동한 구급차로 그 환자를 후송하여 치료를 개시함으로써 치료위임계약이 성립되었다고 하더라도 위와 같은 환자의 발생사실과 그 환자가 있는 장소를 알려준 행위를 일컬어 환자를 특정 의료기관 등에 소개한 것이라고 할 수는 없는 것이다.

원심판결 이유에 의하면, 원심은 병원 1의 원장 및 원무과장인 공소외 공소외 1, 피고인 피고인 1과 레카회사의 대표인 피고인 안상기 사이에 레카회사 소속 운전사들이 교통사고 발생사실 및 그 사고현장을 목격하거나 알게 되었을 경우 이를 병원 1에 연락하여 주기로 약정하였고, 병원 2 원장 및 원무과장인 공소외 공소외 2, 피고인 피고인 3와 시화콜택시의 전 대표인 공소외 박상범, 김장안 사이에 시화콜택시 소속 운전사들이 교통사고 발생사실 및 그 사고현장을 목격하거나 알게 되었을 경우 이를 병원 2에 무전으로 통보하여 주기로 약정하였으며, 그 약정에 따라 레카회사 또는 시화콜택시 소속 운전사들이 연락을 하여 오면 위 각 병원에서 그 사고현장에 구급차를 출동시켜 환자를 유치하게 하였을 뿐 거기에서 더 나아가 환자들에게 위 각 병원에 가기를 권유하거나 또는 환자를 위 각 병원으로 직접 후송하기로 약정하였다고 인정할 만한 증거가 없다고 인정하고, 위와 같이 연락을 취하여 주는 행위가 의료법 제25조 제3항 소정의 환자소개행위에 해당한다고 볼 수 없으며, 따라서 위 병원측이 차량회사측과 사이에 위와 같은 행위를 요구하는 내용의 계약을 체결한 행위 역시 환자소개행위를 사주한 것으로 볼 수 없다고 판단하였는바, 앞서 본 법리에 비추어 볼 때 원심의 이러한 판단은 정당하고, 거기에 소론과 같은 의료법 제25조 제3항 소정의 환자소개행위에 대한 법리오해의 위법이 있다고 할 수 없다. 논지는 이유 없다.

그러므로 상고를 기각하기로 하여 관여 법관의 일치된 의견으로 주문과 같이 판결한다.

대법관 이임수(재판장) 박준서(주심) 신성택 서성

3 참고 판례

대법원 1998. 5. 29. 선고 97도1126 판결 【의료법위반】
[공1998.7.1.(61),1838]

【판시사항】

[1] 의료법 제25조 제3항의 환자 소개 등을 '사주하는 행위'의 의미

[2] 환자를 보내준 병원에 대가를 지급하는 것이 의료법 제25조 제3항 소정의 사주행위에 해당하는지 여부(적극)

[3] 일정한 기간 동안 계속하여 환자를 보내준 자에게 환자를 보내준 때마다 대가를 지급하는 것이 포괄일죄인지 여부(적극)

[4] 포괄일죄의 경우 공소사실의 특정 정도

【판결요지】

[1] 의료법 제25조 제3항상의 '소개 · 알선' 이라고 함은 환자와 특정 의료기관 또는 의료인 사이에서 치료위임계약의 성립을 중개하거나 편의를 도모하는 행위를 말하고, '유인' 이라 함은 기망 또는 유혹을 수단으로 환자로 하여금 특정 의료기관 또는 의료인과 치료위임계약을 체결하도록 유도하는 행위를 말하며, '이를 사주하는 행위' 라고 함은 타인으로 하여금 영리를 목적으로 환자를 특정 의료기관 또는 의료인에게 소개 · 알선 · 유인할 것을 결의하도록 유혹하는 행위를 말하는 것으로서 어떠한 행위가 사주행위에 해당하는가의 판단은 일반인을 기준으로 당해 행위의 결과 영리를 목적으로 환자를 특정 의료기관 또는 의료인에게 소개 · 알선 · 유인할 것을 결의하도록 할 정도의 행위인지의 여부에 의하여야 할 것이다. 또한 사주행위가 범죄행위를 교사하는 행위와 유사하나 이를 별개의 구성요건으로 규정하고 있는 이상 당해 행위가 일반인을 기준으로 영리를 목적으로 환자를 의료기관에 소개 · 알선 · 유인할 것을 결의하도록 할 정도의 행위이기만 하면 범죄가 성립하고, 그 결과 사주받은 자가 실제로 소개 · 알선 · 유인행위를 결의하였거나 실제로 소개 · 알선 · 유인행위를 행할 것까지 요구되는 것은 아니라 할 것이다.

[2] 의료기관 또는 의료인이 자신에게 환자를 소개 · 알선 또는 유인한 자에게 법률상 의무 없이 사례비, 수고비, 세탁비, 청소비, 응급치료비 기타 어떠한 명목으로든 돈을 지급하면서 앞으로도 환자를 데리고 오면 돈을 지급하겠다는 태도를 취하였다면 일반인을 기준으로 볼 때 장차 돈을 받기 위하여 그 의료기관 또는 의료인에게 환자를 소개 · 알선 또는 유인할 것을 결의하게 하기에 충분하다고 할 것이므로 이와 같이 의료기관 또는 의료인이 돈을 지급하는 행위는 의료법 제25조 제3항이 금지하고 있는 사주행위에 해당한다고 할 것이고, 그러한 사주행위가 현재 의료업계에서 널리 행해지고 있다거나 관행이라는 등의

이유로 정당화 될 수 없다.

[3] 동일 죄명에 해당하는 수 개의 행위를 단일하고 계속된 범의하에 일정기간 계속하여 행하고 그 피해법익도 동일한 경우에는 이들 각 행위를 통틀어 포괄일죄로 처단하여야 하므로, 일정한 기간 동안 계속하여 환자를 보내준 자에게 환자를 보내준 때마다 대가를 지급한 경우 포괄일죄를 구성한다.

[4] 포괄일죄에 있어서는 그 죄의 일부를 구성하는 개개의 행위에 대하여 구체적으로 특정하지 아니하더라도 그 전체 범행의 시기와 종기, 범행방법, 범행횟수 또는 피해액의 합계 및 피해자나 상대방을 명시하면 이로써 그 범죄사실은 특정된다고 할 것이고, 또한 공소장의 공소사실 기재는 법원에 대하여 심판의 대상을 한정하고 피고인에게 방어의 범위를 특정하여 그 방어권 행사를 용이하게 하기 위하여 요구되는 것이므로 범죄의 일시, 장소, 방법 등 소인을 명시하여 사실을 가능한 한 명확하게 특정할 수 있도록 하는 것이 바람직하나, 그렇다고 해서 필요 이상 엄격하게 특정을 요구하는 것도 공소의 제기와 유지에 장애를 초래할 수 있으므로, 범죄의 일시는 이중기소나 시효에 저촉되지 않을 정도로, 장소는 토지관할을 가늠할 수 있을 정도로, 그리고 방법에 있어서는 범죄구성요건을 밝히는 정도로 기재하면 족하다.

【참조조문】

[1] 의료법 제25조 제3항 / [2] 의료법 제25조 제3항 / [3] 형법 제37조 / [4] 형법 제37조, 형사소송법 제254조

【참조판례】

[1][2] 대법원 1996. 2. 9. 선고 95도1765 판결(공1996상, 1010) /[3] 대법원 1996. 4. 23. 선고 96도417 판결(공1996상, 1649), 대법원 1997. 6. 27. 선고 97도508 판결(공1997하, 2424), 대법원 1997. 12. 26. 선고 97도2609 판결(공1998상, 475) /[4] 대법원 1992. 9. 14. 선고 92도1532 판결(공1992, 2932), 대법원 1992. 9. 25. 선고 92도1671 판결(공1992, 3054), 대법원 1997. 5. 30. 선고 97도414 판결(공1997하, 1959)

【전 문】

【피 고 인】 피고인 1외 2인

【상 고 인】 피고인들

【변 호 인】 변호사 김석수 외 2인

【원심판결】 수원지법 1997. 4. 8. 선고 97노153 판결

【주 문】

상고를 모두 기각한다.

【이 유】

상고이유를 판단한다.

1. 피고인들 변호인의 각 상고이유 제1점(공모의 점과 관련한 상고이유)에 관하여 원심이 유지한 제1심판결의 각 채용 증거를 기록에 비추어 살펴보면 원심판결이 피고인 1이 관리부장인 공소외 1과, 피고인 2가 관리차장인 공소외 2와, 피고인 3이 총무과장인 공소외 3과 공모하여 판시 각 범죄를 저지른 사실을 인정한 제1심판결을 유지한 것은 정당하고 원심판결에 공동정범에 관한 법리오해, 채증법칙 위배, 심리미진 등의 위법이 있다고 할 수 없다. 논지는 모두 이유 없다.

2. 피고인들 변호인의 각 상고이유 제2점(의료법 제25조 제3항 소정의 사주행위와 관련한 상고이유)에 관하여

의료법 제25조 제3항은 "누구든지 영리를 목적으로 환자를 의료기관 또는 의료인에게 소개·알선 기타 유인하거나 이를 사주하는 행위를 할 수 없다."라고 규정하고 있는바, 위 조항에서 '소개·알선'이라고 함은 환자와 특정 의료기관 또는 의료인 사이에서 치료위임계약의 성립을 중개하거나 편의를 도모하는 행위를 말하고, '유인'이라 함은 기망 또는 유혹을 수단으로 환자로 하여금 특정 의료기관 또는 의료인과 치료위임계약을 체결하도록 유도하는 행위를 말하며, '이를 사주하는 행위'라고 함은 타인으로 하여금 영리를 목적으로 환자를 특정 의료기관 또는 의료인에게 소개·알선·유인할 것을 결의하도록 유혹하는 행위를 말하는 것으로서 어떠한 행위가 사주행위에 해당하는가의 판단은 일반인을 기준으로 당해 행위의 결과 영리를 목적으로 환자를 특정 의료기관 또는 의료인에게 소개·알선·유인할 것을 결의하도록 할 정도의 행위인지의 여부에 의하여야 할 것이다. 또한 사주행위가 범죄행위를 교사하는 행위와 유사하나 이를 별개의 구성요건으로 규정하고 있는 이상 당해 행위가 일반인을 기준으로 영리를 목적으로 환자를 의료기관에 소개·알선·유인할 것을 결의하도록 할 정도의 행위이기만 하면 범죄가 성립하고, 그 결과 사주받은 자가 실제로 소개·알선·유인행위를 결의하였거나 실제로 소개·알선·유인행위를 행할 것까지 요구되는 것은 아니라 할 것이다.

따라서 **의료기관 또는 의료인이 자신에게 환자를 소개·알선 또는 유인한 자에게 법률상 의무 없이 사례비, 수고비, 세탁비, 청소비, 응급치료비 기타 어떠한 명목으로든 돈을 지급하면서 앞으로도 환자를**

데리고 오면 돈을 지급하겠다는 태도를 취하였다면 일반인을 기준으로 볼 때 장차 돈을 받기 위하여 그 의료기관 또는 의료인에게 환자를 소개 · 알선 또는 유인할 것을 결의하게 하기에 충분하다고 할 것이므로 이와 같이 의료기관 또는 의료인이 돈을 지급하는 행위는 의료법 제25조 제3항이 금지하고 있는 사주행위에 해당한다고 할 것이고, 그러한 사주행위가 현재 의료업계에서 널리 행해지고 있다거나 관행이라는 등의 이유로 정당화 될 수 없다.

기록에 비추어 살펴보면 원심이, 피고인들이 각 그 판시와 같이 교통사고 환자를 소개·알선 또는 유인한 자들에게 돈을 지급한 사실을 인정하고 이를 의료법 제25조 제3항 소정의 사주행위에 해당한다고 판단한 제1심판결을 유지한 조처는 정당하고, 거기에 의료법 제25조 제3항의 법리를 오해하였거나, 채증법칙 위배, 심리미진 또는 판단유탈로 인하여 판결 결과에 영향을 미친 위법이 있다고 할 수 없다. 논지 또한 모두 이유 없다.

3. 피고인 1, 피고인 3의 변호인들의 각 상고이유 제3점(공소사실의 특정과 관련한 상고이유)에 관하여

동일 죄명에 해당하는 수 개의 행위를 단일하고 계속된 범의하에 일정기간 계속하여 행하고 그 피해법익도 동일한 경우에는 이들 각 행위를 통틀어 포괄일죄로 처단하여야 할 것이므로(대법원 1996. 4. 23. 선고 96도417 판결 참조), 피고인들이 각자 자신들에게 교통사고 환자를 소개 · 알선 · 유인하는 자에게 사례비를 주어 앞으로도 교통사고 환자를 소개 · 알선 · 유인하는 자에게 사례비를 주겠다는 의사를 표시하는 방법으로 이를 사주하고자 하는 단일하고 계속된 범의하에 피고인 1이 1993. 1.경부터 1996. 10.경까지 사이에 공소외 4에게 금 10,060,000원, 송파경찰서 소속 교통경찰관 등에게 금 44,810,000원 합계 금 54,870,000원을 지급함으로써 교통사고 환자의 소개 · 알선 또는 유인을 사주하고, 피고인 3이 1995. 12.경부터 1996. 10.경까지 사이에 공소외 4에게 금 25,000,000원 상당을 지급함으로써 교통사고 환자의 소개 · 알선 또는 유인을 사주하였다면 이는 각 피고인별로 포괄하여 일죄를 구성한다고 할 것이다.

포괄일죄에 있어서는 그 죄의 일부를 구성하는 개개의 행위에 대하여 구체적으로 특정하지 아니하더라도 그 전체 범행의 시기와 종기, 범행방법, 범행횟수 또는 피해액의 합계 및 피해자나 상대방을 명시하면 이로써 그 범죄사실은 특정된다고 할 것이고 (대법원 1997. 5. 30. 선고 97도414 판결 참조), 또한 공소장의 공소사실 기재는 법원에 대하여 심판의 대상을 한정하고 피고인에게 방어의 범위를 특정하여 그 방어권 행사를 용이하게 하기 위하여 요구되는 것이므로 범죄의 일시, 장소, 방법 등 소인을 명시하여 사실을 가능한 한 명확하게 특정할 수 있도록 하는 것이 바람직하나, 그렇다고

해서 필요 이상 엄격하게 특정을 요구하는 것도 공소의 제기와 유지에 장애를 초래할 수 있으므로, 범죄의 일시는 이중기소나 시효에 저촉되지 않을 정도로, 장소는 토지관할을 가늠할 수 있을 정도로, 그리고 방법에 있어서는 범죄구성요건을 밝히는 정도로 기재하면 족하다고 할 것이다(대법원 1992. 9. 14. 선고 92도1532 판결 참조).

따라서 기록에 비추어 살펴보면, 피고인들에 대한 각 공소사실은 일정기간 계속된 피고인들의 각 사주행위를 포괄하여 일죄를 구성하는 것으로 공소를 제기하면서 전체 범행의 시기와 종기, 범행방법, 사주행위에 제공된 금액의 합계, 사주의 상대방 등을 명시함으로써 공소사실을 특정하였다고 할 것이고, 피고인 1에 대한 공소사실 중 일죄의 일부를 구성하는 개개의 행위중 일부 사주행위의 상대방을 "송파경찰서 소속교통경찰관 등"이라고 기재하였다고 하더라도 공소사실의 취지가 위 피고인이 관내 교통경찰관들을 상대로 교통사고 환자들을 데리고 올 때마다 그 교통경찰관이 누구냐를 묻지 않고 일정 금액의 돈을 지급함으로써 환자의 소개·알선 또는 유인을 사주하였다는 것이므로 사주행위의 상대방을 "송파경찰서 소속 교통경찰관 등"이라는 정도만 특정하고 그 성명을 특정하지 않았다고 하여 심판의 대상이 불분명해진다거나 피고인에게 방어의 어려움을 초래한다고 볼 수 없다.

이러한 취지에서 한 원심의 판단은 정당하고 이에 공소사실의 특정에 관한 법리오해 등의 위법이 있다고 할 수 없다. 논지 또한 모두 이유 없다.

4. 그러므로 상고를 모두 기각하기로 하여 관여 법관의 일치된 의견으로 주문과 같이 판결한다.

대법관 송진훈(재판장) 천경송 지창권(주심) 신성택

Part Ⅲ 쟁점연구

Legal Issues

Q1 낙태죄의 보호법익이 무엇인가에 대하여는 태아의 생명이라는 견해, 태아의 생명을 주된 보호법익으로 보고 부수적으로 임부의 생명 · 신체를 보호한다는 견해, 태아의 생명과 신체의 안전을 주된 보호법익으로 보고 부수적으로 임부의 생명 · 신체를 보호한다는 견해 등이 대립하고 있다. 이러한 견해의 내용을 설명하고 자신의 견해를 제시하시오.

Q2 낙태죄는 침해범인가 위험범인가 여부를 자연분만인 경우와 조기분만인 경우로 구분하여 설명하시오.

Q3 모자보건법상의 인공임신중절수술의 허용사유를 검토하고 사회적 · 경제적 정당화사유의 도입 여부에 관한 찬반논거를 제시하고 자신의 견해를 제시하시오.

Q4 모자보건법은 허용되는 낙태에 대한 정당화요건의 판단기준과 절차에 관하여 아무런 규정도 두고 있지 않다. 정당화사유방식을 취하는 경우에도 정당화요건에 해당하는가를 판단하는 절차를 정하지 아니하여 의사의 독단적인 판단으로 낙태를 할 수 있게 하는 것은 실질적으로 낙태의 완전한 자유화를 초래한다. 이와 관련하여 낙태허용 판단기준과 상담의사와 시술의사를 분리하는 등 그 절차적 정당화방안에 대하여 검토하시오.

Q5 의료법 제27조 제3항의 개정 과정과 쟁점을 설명하시오.

Case

OO산부인과 의사 甲은 모두 미혼여성으로 각각 임신 7개월 된 임부 A와 B의 낙태를 시술하여 A녀의 태아는 모체 밖으로 배출시켜 낙태를 한 후, 낙태된 아이가 울음을 터뜨리자 미리 준비하여 두었던 용량 미상의 염화칼륨을 아이의 심장에 주입하여 살해하였고, B녀의 태아를 낙태하는 데는 실패하였으나 오히려 B녀에게 전치 4주의 상해를 입혔다. 그리고 甲은 자신이 개설한 OO산부인과 인터넷 홈페이지의 상담 게시판을 통해 임신 5개월이 된 C녀가 낙태 상담을 하자 그녀에게 지금도 수술이 가능하니 내일이라도 빨리 병원으로 오라고 답변하면서 甲의 출신 대학, 해외연수 대학 명칭 등 경력과 OO산부인과의 병원 명칭, 위치, 전화번호를 기재하여 C녀를 甲이 운영하는 산부인과의원으로 오도록 유인한 것을 비롯하여, 약 33회에 걸쳐 낙태를 원하는 C녀 등을 상대로 낙태 상담을 하면서 OO산부인과로 낙태하러 오라고 유인하였다.

(1) 甲의 죄책은? (대판 2005.4.15, 2003도2780 참조)

☞ **[문제 해설] 이재상, 이재상 박사의 형법 케이스의 바이블(제2판), 헤르메스, 2007, 78-82면.**
최동렬, "인터넷 홈페이지의 상담게시판을 이용한 낙태 관련 상담과 구 의료법 제25조 제3항의 '유인' 해당 여부", 형사판례연구 제14권(2006.09), 379-424면.

Materials for Extensive Reading

김학태, “낙태에 관한 법이론적 담론과 법정책적 판단에 관한 연구”, 외법논집 제33권 제3호, 한국외국어대학교 전문분야연구센터 법학연구소, 2009. 8, 647-676면.

김혜경, “낙태죄의 현실적응력 : 의사의 면허와 관련하여”, 형사정책연구 제18권 제1호(2007.봄호)(2007.03), 71-102면.

박찬걸, “낙태죄의 합리화 정책에 관한 연구”, 한양대학교 법학논총 제27집 제1호, 2010, 199-222면.

박 철, “의료법 제25조 제3항의 사주행위의 의미”, 대법원 판례해설 제30호(1998.11), 640-698면.

배종대, “낙태에 대한 형법정책”, 고려법학 제50호(2008.04), 229-266면.

이영란, “낙태죄 입법정책에 관한 소고”, 형사법연구 제16호(2001 겨울), 337-348면.

전지연, “낙태와 살인”, 형사판례연구 제14권(2006.09), 45-70면.

정현미, “낙태죄와 관련한 입법론”, 형사법연구 제22호(2004 겨울) 특집호, 2004, 687-716면.

최동렬, “인터넷 홈페이지의 상담게시판을 이용한 낙태 관련 상담과 구 의료법 제25조 제3항의 ‘유인’ 해당 여부”, 형사판례연구 제14권(2006.09), 379-424면.

제10장

의사의 진료거부금지와 응급조치의무

Part I [도입 판례] – 응급환자 진료거부 사망 사건

대법원 1993. 9. 14. 선고 93도1790 판결 【의료법위반】
[공1993.11.1.(955),2849]

【판시사항】

진료거부로 인한 의료법위반죄와 응급조치불이행으로 인한 의료법위반죄의 죄수관계

【판결요지】

의료법 제68조, 제16조 제1항의 진료거부로 인한 의료법위반죄와 같은 법 제67조, 제16조 제2항의 응급조치불이행으로 인한 의료법위반죄는 그 규제내용이나 같은법 시행규칙 제10조 등의 관계규정에 비추어 포괄1죄의 관계에 있는 것이 아니라 상상적 경합 관계에 있다.

【참조조문】

의료법 제68조, 제67조, 제16조 제1항, 제2항, 형법 제40조

【전 문】

【피 고 인】 마효일 외 2인

【상 고 인】 피고인들

【변 호 인】 변호사 인정헌

【원심판결】 서울고등법원 1993.6.4. 선고 93노410 판결

【주 문】

상고를 모두 기각한다.

【이 유】

상고이유를 본다.

원심판결이 든 증거에 의하면 피고인들에 대한 이 사건 범죄사실을 인정할 수 있으므로 원심판결에 지적하는 바와 같은 채증법칙을 어긴 위법이 없다.

주장은 원심의 전권인 사실의 인정과 증거의 취사에 관한 것이 아니면 원심이 인정하지 아니한 사실을 전제로 원심판결을 탓하는 것에 돌아간다.

간호사는 의료법 제2조 소정의 의료인이므로 간호사인 피고인 정은영이 의사인 피고인 마효일과 공모하여 이 사건 범행을 한 이상 의료법상의 진료거부와 응급조치불이행에 대한 공동정범의 죄책을 면할 수 없고 **의료법 제68조, 제16조 제1항의 진료거부로 인한 의료법위반죄와 같은 법 제67, 제16조 제2항의 응급조치불이행으로 인한 의료법위반죄는 그 규제내용이나 같은법시행규칙 제10조 등의 관계규정에 비추어 포괄1죄의 관계에 있는 것이 아니라 상상적 경합관계에 있다** 하겠으므로 같은 취지의 원심판결에 지적하는 바와 같은 법리오해의 위법이 없다.

주장은 모두 이유 없다.

그러므로 상고를 모두 기각하기로 관여 법관의 일치된 의견으로 주문과 같이 판결한다.

대법관 김용준(재판장) 윤관(주심) 김주한 천경송

[관련 규정]

응급의료법상 응급의료종사자와 응급환자[24)]

1. 업무 중 응급의료 종사자

응급의료거부죄의 주체는 의료법상 진료거부죄와는 달리 모든 의료인이 아니라 업무 중에 있는 응급의료종사자에 국한된다. 응급의료법 제2조는 응급의료 종사자를 "응급환자에 대한 응급의료를 제공하는 의료인과 응급구조사"로 규정하고 있다. 여기서 응급환자에 대한 응급의료를 제공하는 의료인은 모든 의료인이 아니다. 제11조의 경우 전원의무 등에는 그 주체가 의료인으로 되어 있지만, 이 죄의 경우 주체는 모든 의료인이 아니라 응급환자에 대한 응급의료를 제공하는 의료인과 응급의료종사자이다. 이러한 응급의료종사자라고 하더라도 항상 응급의료의무가 있는 것이 아니라 업무 중인 경우에 한정된다. 따라서 결국 이 죄의 주체는 '응급환자에게 응급의료를 제공하는 업무 중에 있는 의료인과 응급구조사'로

24) 이석배, "응급의료거부죄의 해석과 정책", 형사정책 제21권 제1호(2009. 6), 267-277면.

보아야 한다. 따라서 응급의료종사자라도 자신의 근무기관과 근무시간이 아니라면 이 죄의 주체가 될 수 없다. 응급의학전문의나 전공의뿐만 아니라 당직근무로 응급의료의 업무를 맡은 자도 응급의료종사자에 해당한다.[25)]

2. 응급의료 요청을 한 환자와 응급환자

응급의료거부죄의 객체는 응급의료 요청을 한 환자와 응급환자이다. 응급환자는 응급상황에 처한 환자를 의미하는 것으로 이를 정의하는 방법은 포괄적으로 의사의 판단에 위임하는 방식과 법률에 구체적 증상을 열거하는 방식이 있다.

1986년 제정된 미국의 응급의료에 관련된 연방법인 Emergency Medical Treatment and Active Labor Act(이하 EMTALA)[26)]는 의사의 판단에 위임하는 방식으로 '심한 통증을 포함하는 충분히 심각한 급성 증상에 따라 즉각적인 조치가 없으면 개인의 건강에 중대한 위해를 초래하거나 신체적 상해나 장기 또는 그 일부에 중대한 기능상의 장애를 예상할 수 있는 의학적 상황'으로 보고 있다.[27)]

이와 달리 열거방식을 취하고 있는 응급의료법 제2조 제1호는 응급환자를 "질병, 분만, 각종 사고 및 재해로 인한 부상이나 기타 위급한 상태로 인하여 즉시 필요한 응급처치를 받지 아니하면 생명을 보존할 수 없거나 심신상의 중대한 위해가 초래될 가능성이 있는 환자 또는 이에 준하는 자로서 보건복지가족부령이 정하는 자"로 정의하고 있다. 보건복지가족부령인 응급의료법 시행규칙 제2조에 따르면 응급증상 및 이에 준하는 증상이 있는 자와 응급증상으로 진행될 가능성이 있다고 응급의료종사자가 판단하는 증상이 있는 자를 의미한다.[28)]

---

25) 응급의료에 관한 법률 시행규칙 (보건복지가족부령 제84호) 제19조 참고.

26) 여기서 Aktive Labor는 분만 진통이 시작되었다는 의미로 법률명으로 번역하기가 쉽지 않으므로 원어를 그대로 사용하기로 한다. 이미 진통이 시작된 산모를 응급환자로 본다는 의미이므로 굳이 법률명에 넣어 번역하지 않고 응급의료법으로 해석해도 무방할 것으로 보인다.

27) 42 U.S.C. 1395dd (e) (1) (http://www.pwwemslaw.com/cms/uploads/file/%5CEMTALA Statute.pdf.pdf).

28) 응급의료에 관한 법률 시행규칙 제2조 제1호의 [별표 1] 참고.

Part II [관련 판례] - 초진기록 미송부 사건

대법원 2007. 5. 31. 선고 2007도1977 판결 【의료법위반 · 업무상과실치상 · 보건범죄단속에관한특별조치법위반(부정의료업자) · 위증교사 · 위증】

【판시사항】

[1] 미용성형을 시술하는 의사의 주의의무

[2] 무면허의료행위에 대한 공동정범으로서의 죄책을 인정한 사례

【참조조문】

[1] 형법 제268조 / [2] 의료법 제25조, 보건범죄단속에관한특별조치법 제5조, 형법 제30조

【참조판례】

[1] 대법원 2005. 10. 28. 선고 2004다13045 판결(공2005하, 1854), 대법원 2006. 12. 21. 선고 2005도9213 판결

【전 문】

【피 고 인】 피고인 1외 2인

【상 고 인】 피고인들

【변 호 인】 변호사 김현채외 2인

【원심판결】 서울남부지법 2007. 2. 7. 선고 2006노1069 판결

【주 문】

원심판결 중 피고인 1에 대한 부분을 파기하고, 이 부분 사건을 서울남부지방법원 합의부에 환송한다. 피고인 2, 3의 상고를 모두 기각한다. 피고인 2에 대하여는 상고 후의 구금일수 중 105일을 징역형에 산입한다.

【이 유】

1. 피고인 1의 상고이유에 대한 판단(상고이유서 제출기간 경과 후에 제출된 상고이유보충서의 기재는 상고이유를 보충하는 범위 내에서)

가. 업무상과실치상의 점

의사가 진찰 · 치료 등의 의료행위를 할 때는 사람의 생명 · 신체 · 건강을 관리하는 업무의 성질에 비

추어 환자의 구체적 증상이나 상황에 따라 위험을 방지하기 위하여 요구되는 최선의 조치를 취하여야 하고, 환자에게 적절한 치료를 하거나 그러한 조치를 취하기 어려운 사정이 있다면 신속히 전문적인 치료를 할 수 있는 다른 병원으로의 전원조치 등을 취하여야 하며(대법원 2005. 10. 28. 선고 2004다13045 판결, 2006. 12. 21. 선고 2005도9213 판결 등 참조), 특히 미용성형을 시술하는 의사로서는 고도의 전문적 지식에 입각하여 시술 여부, 시술의 시기, 방법, 범위 등을 충분히 검토한 후 그 미용성형 시술의 의뢰자에게 생리적, 기능적 장해가 남지 않도록 신중을 기하여야 할 뿐 아니라, 회복이 어려운 후유증이 발생할 개연성이 높은 경우 그 미용성형 시술을 거부 내지는 중단하여야 할 의무가 있다.

이 사건에서 피해자 공소외 1을 상대로 피고인 1가 시행한 안면 주름 및 오른쪽 볼 부분 볼거리 흉터 제거수술의 목적과 방법, 위 피고인의 위 수술에 대한 지식의 정도와 시술경험, 위 수술 이후 피해자의 상태 변화, 피해자의 증상이 악화된 이후 피해자를 연세대학교 의과대학 부속 세브란스병원(이하 '세브란스병원'이라 한다)에 이송할 때까지 위 피고인이 취한 조치의 내용 등을 위 법리에 비추어 살펴보면, 비록 위 수술로 인한 부작용을 확대시키는 데 있어서 피해자의 과실이 있음을 고려한다고 하더라도, 피고인 1는 미용성형 시술을 하는 의사로서 요구되는 업무상 주의의무를 다하지 아니하였고, 이로 인하여 피해자가 위와 같은 성형수술 이후 그 회복과정에서 통상적으로 수인하여야 하는 범위를 초과하여 생리적·기능적 장해를 입게 되었다고 보이므로, 원심이 같은 취지에서 피고인 1에 대한 판시 업무상과실치상의 공소사실을 유죄로 인정한 것은 옳고, 상고이유의 주장과 같은 채증법칙 위배로 인한 사실오인, 의사의 업무상 주의의무와 상당인과관계에 관한 법리오해 등의 위법이 없다.

나. 초진기록 미송부로 인한 의료법위반의 점

원심은, 제1심이 채택한 증거들을 인용하여 공소외 1이 세브란스병원으로 이송될 당시 안면 오른쪽 귀 근처의 수술 부위의 창상이 벌어져 있었고 염증이 있었으며 부종과 감염이 매우 심하여 방치한다면 패혈증으로 발전할 수 있을 정도의 상태였던 사실, 세브란스병원에서는 공소외 1에게 '응급A'(응급상태에서 제일 빠른 상태로 우선적으로 입원장을 발부하여야 한다는 뜻)로 입원장을 발부한 사실을 인정한 다음, 위 인정사실에 의하면 공소외 1은 이송될 당시 '응급환자'에 해당하는데도 피고인 1는 공소외 1의 초진기록을 세브란스병원에 함께 송부하지 않음으로써 구 의료법(2007. 4. 11. 법률 제8366호로 전문 개정되기 전의 것, 이하 같다) 제20조 제3항을 위반하였다는 이유로 이 부분 공소사실을 유죄로 인정하였다.

그러나 원심의 위 판단은 아래와 같은 이유로 수긍하기 어렵다.

구 의료법은 제20조 제3항에서 "의료인은 응급환자를 다른 의료기관에 이송할 때에는 환자이송과 동시에 초진기록을 송부하여야 한다"고 규정하고 제69조에서 위 조항을 위반한 행위에 대한 처벌규정을 두고 있으므로, 환자이송시 이송 대상 의료기관에 초진기록을 송부하지 않았음을 이유로 의료인을 처벌하기 위하여는 그 환자가 '응급환자'에 해당되어야 한다.

그리고 구 의료법에서 위와 같은 규정을 둔 취지는, 응급환자를 이송받은 의료기관으로서는 새로이 환자에 대한 검진을 할 시간적 여유가 없어 우선 그 응급환자에 대한 초진기록에 의존하여 응급처치를 계속할 수밖에 없음을 감안하여, 응급환자 이송과 동시에 초진기록을 송부토록 의무화한 것일 터인데, 의료법은 본법 및 그 시행령 또는 시행규칙에서 따로 '응급환자'의 정의를 규정한 조항을 두고 있지는 않고, 다만 제16조 제2항에서 의료인은 응급환자에 대하여 응급의료에 관한 법률(이하 '응급의료법'이라 한다)이 정하는 바에 따라 최선의 처치를 행하여야 한다고 규정하고, 제30조 제1항에서는 응급의료법 제2조 제1호의 규정에 의한 응급환자를 진료하는 경우 등 각 호에서 정한 경우를 제외하고는 의료인은 의료법에 의해 개설한 의료기관 내에서 의료업을 행하여야 한다고 규정하고 있을 따름이며, 응급의료법은 국민들이 응급상황에서 신속하고 적절한 응급의료를 받을 수 있도록 응급의료에 관한 국민의 권리와 의무, 국가 · 지방자치단체의 책임, 응급의료제공자의 책임과 권리를 정하고 응급의료자원의 효율적인 관리를 위하여 필요한 사항을 규정함으로써 응급환자의 생명과 건강을 보호하고 국민의료의 적정을 기함을 목적으로(제1조 참조) 제정된 법률로서, 응급의료법 제11조 제2항에서는 의료기관의 장이 응급환자를 이송하는 경우에는 응급환자를 이송받는 의료기관에 진료에 필요한 의무기록을 제공하도록 하여 구 의료법 제20조 제3항과 유사한 규정을 두고 있는 점에 비추어 보면, 결국 환자이송시 초진기록 송부의무의 대상이 되는 '응급환자'의 개념도, 응급의료법이 정한 내용을 중심으로 객관적이고 일반적인 의학의 수준과 사회통념을 표준으로 결정되어야 하고, 단지 그 환자의 주관적인 느낌이나 의료기관의 행정처리의 편의를 위한 환자 상태의 분류 등에 좌우되어서는 안될 것이다.

한편, 응급의료법 제2조에서는 '응급환자'에 대하여 '질병, 분만, 각종 사고 및 재해로 인한 부상이나 기타 위급한 상태로 인하여 즉시 필요한 응급처치를 받지 아니하면 생명을 보존할 수 없거나 심신상의 중대한 위해가 초래될 가능성이 있는 환자 또는 이에 준하는 자로서 보건복지부령이 정하는 자'로(제1호), '응급의료'에 대하여 '응급환자의 발생부터 생명의 위험에서 회복되거나 심신상의 중대한 위해가 제거되기까지의 과정에서 응급환자를 위하여 행하여지는 상담 · 구조 · 이송 · 응급처치 및 진료 등의 조치'로(제2호), '응급처치'에 대하여 '응급의료행위의 하나로서 응급환자에게 행하여지는 기도(기도)의 확보, 심장박동의 회복 기타 생명의 위험이나 증상의 현저한 악화를 방지하기 위하여 긴급히 필요로 하는 조치'로(제3호) 각 정의하고 있고, 나아가 같은 법 시행규칙(보건복지부령)은 제2조에서 법 제2조 제1호의 '보건복지부령이 정하는 자'를 '[별표 1]의 응급증상 및 이에 준하는 증상'(제1호)과 '제1호의 증상으로 진행될 가능성이 있다고 응급의료종사자가 판단하는 증상'(제2호)으로 대별한 다음 [별표 1]에서 각 전문분야별로 응급증상 및 이에 준하는 증상을 열거하고 있는데, 그 중에서 외과적 응급증상으로는 '개복술을 요하는 급성복증(급성복막염 · 장폐색증 · 급성췌장염 등 중한 경우에 한함), 광범위한 화상(외부신체 표면적의 18% 이상), 관통상, 개방성·다발성 골절 또는 대퇴부 척추의 골절, 사지를 절단할 우려가 있는 혈관 손상, 전신마취 하에 응급수술을 요하는 증상, 다발성 외상'을, 이에 준하는 증상으로는 '화상, 급성복증을 포함한 배의 전반적인 이상증상, 골절·외상 또는 탈골, 그 밖에 응급수술을 요하는 증상, 배뇨장애'를 각 들고 있다.

그런데 이 사건에서 세브란스병원 성형외과 의사로서 공소외 1의 치료를 담당한 공소외 2에 대한 증인신문조서와 사실조회회신을 비롯한 기록에 의하면, 공소외 1이 피고인 1로부터 받은 성형수술로 인한 부작용으로 안면부의 고통을 호소하며 세브란스병원으로의 전원을 강력히 요구하자 위 피고인은 공소외 1로 하여금 사전 예약 없이 전원 즉시 연세대학교 의과대학 성형외과 교수 공소외 2의 진료를 받도록 하기 위하여 편법으로 응급환자의 형식을 빌리기로 병원 측과 미리 약속해 놓음에 따라, 세브란스병원 측은 공소외 1이 응급실에 내원하자 '응급A'의 입원장을 발부하여 입원수속을 밟게 한 사실, 그러나 공소외 1은 응급실에서 특별한 처치를 받지는 아니하고 당직의사의 안내로 즉시 성형외과 외래로 전과되어 공소외 2로부터 진료를 받게 된 사실, 공소외 2는 공소외 1을 초진한 결과 공소외 1의 증상의 심각성 여부에 관하여, 오른쪽 귀 근처의 수술 부위의 창상이 벌어져 있었고 염증이 있었으며 부종과 감염이 매우 심하기는 하나 당장 패혈증에 이를 정도까지는 아니고 방치한다면 패혈증으로 갈 수 있는 정도이며 불안해 하기는 하나 의식은 명료하였던 점에 비추어, 시급을 다투는 상태 또는 응급환자의 형태는 아니라는 진단을 내린 후, 수술 부위의 재절개 등 침습적인 조치 없이 소독과 항생제 투여와 같은 통상적인 염증치료행위로 보이는 정도의 처치만을 한 사실을 알 수 있는바, 위와 같은 사정을 앞에서 본 관계 규정 및 법리에 비추어 보면, **세브란스병원에 이송 당시 공소외 1의 증상이 '질병, 분만, 각종 사고 및 재해로 인한 부상이나 기타 위급한 상태로 인하여 즉시 필요한 응급처치, 즉 기도의 확보, 심장박동의 회복 기타 생명의 위험이나 증상의 현저한 악화를 방지하기 위하여 긴급히 필요로 하는 조치를 받지 아니하면 생명을 보존할 수 없거나 심신상의 중대한 위해가 초래될 가능성이 있는 환자 또는 이에 준하는 자로서 응급의료법 시행규칙이 정하는 자' 의 증상 중 하나에 해당한다고 보기 어렵고, 따라서 피고인 1로 하여금 자신이 작성한 공소외 1에 대한 초진기록을 세브란스병원에 송부하도록 할 의무는 발생하지 않았다고 보아야 한다.**

그런데도 세브란스병원에 이송될 당시의 공소외 1의 상태가 '응급환자'에 해당함을 전제로 피고인 1에 대하여 초진기록 송부의무를 이행하지 않은 책임을 물어 위 피고인이 구 의료법 제20조 제3항을 위반하였다고 인정한 원심판결에는, 위 조항의 '응급환자'에 관한 법리를 오해하거나 채증법칙에 위배하여 사실을 잘못 인정함으로써 판결 결과에 영향을 미친 위법이 있으므로, 이 점을 지적하는 상고이유의 주장은 이유있다.

다. 위증의 점

원심판결 이유를 기록에 비추어 살펴보면, 원심이 인용한 제1심 채택 증거들에 의하여 피고인 1에 대한 위증의 공소사실을 유죄로 인정한 조치는 옳고, 위증죄에 있어서의 고의에 관한 법리를 오해하거나 채증법칙 위배로 사실을 오인한 위법이 없다.

라. 보건범죄단속에 관한 특별조치법 위반(부정의료업자)의 점

기록에 의하여 살펴보면, 원심이 채택 증거에 의하여 이 부분 판시와 같은 사실을 인정한 다음, 판시 (이름 생략)의원의 원장이자 유일한 의사인 피고인 1가, 의사면허 없는 원심 공동피고인 중 5가 자신이 수술한 환자들에 대해 재수술을 맡아 하고 있다는 사실을 알면서도 월 1,000만 원이라는 급여를 안정적으로 지급받으며 원장으로 계속 근무함으로써 위 원심 공동피고인 중 5의 무면허의료행위가 가능하도록 한 이상, 위 의원을 실질적으로 운영한 피고인 2와 원심 공동피고인 중 4 및 위 원심 공동피고인 중 5와 적어도 묵시적인 의사연결 아래 그 무면허의료행위에 가담하였다고 보아 피고인 1에게 위 무면허의료행위에 대한 공동정범으로서의 죄책이 있다고 판단한 조치는 옳고, 공동정범에 관한 법리를 오해하거나 채증법칙을 위반하여 사실을 오인한 위법이 없다.

2. 피고인 2의 상고이유에 대한 판단(상고이유서 제출기간 경과 후에 제출된 상고이유보충서의 기재는 상고이유를 보충하는 범위 내에서)

가. 사실오인 또는 법리오해의 점

원심판결 이유를 기록에 비추어 살펴보면, 원심이 인용한 제1심 채용 증거들에 의하여 피고인 2에 대한 위증 및 위증교사의 공소사실을 모두 유죄로 인정한 조치는 옳고, 원심판결에 상고이유에서 주장하는 바와 같은 위법이 없다.

다만 원심판결에는, 피고인 2가 항소이유서에 제1심판결의 유죄부분 중 위증죄에 관한 부분에 대한 사실오인 또는 법리오해의 주장을 기재하였음에도 이를 간과하고 위 항소이유에 대하여 판단하지 아니한 잘못이 있으나, 원심이 위 피고인에 대한 제1심판결 중 공소기각 부분을 제외한 나머지 부분을 파기자판하면서 위증의 공소사실을 유죄로 인정한 이상, 위와 같은 잘못이 판결 결과에 영향을 미쳤다고 할 수 없다.

나. 양형부당의 점

피고인 2에게 상고이유서에서의 주장과 같은 정상참작의 사유가 있다 하더라도, 10년 미만의 징역형과 벌금형이 선고된 이 사건에 있어서는 형이 너무 무거워 부당하다는 사유는 적법한 상고이유가 될 수 없다.

3. 피고인 3의 상고이유에 대한 판단

제1심 증인 공소외 3에 대한 제10회 공판에서의 증인신문조서 및 각 검찰 피의자신문조서 등 원심이 유지한 제1심 채택 증거들을 종합하면, 피고인 3이 판시 일시·장소에서 공소외 1의 눈썹부분 교정수술 등의 진료를 하였음에도 이에 대한 진료기록부를 작성하지 아니한 사실을 충분히 인정할 수 있는바, 같은 취지에서 피고인 3에 대한 진료기록부 미작성에 의한 의료법위반의 공소사실을 유죄로 인정한 원심판결의 결론은 정당하고, 상고이유에서 주장하는 바와 같은 채증법칙 위배 또는 심리미진에 의하여 사실을 오인한 위법이 없다.

위 피고인의 변호인이 상고이유에서 들고 있는 대법원 판결은, 제1심 증인들이 각자 증언에 임하는 입장과 진술취지가 명확하여 그 증인신문조서에 기재된 진술의 신빙성 유무에 대한 판단을 토대로 충분히 유·무죄 여부를 판단할 수 있으므로 굳이 위 증인들을 항소심에서 다시 소환하여야 할 특별한 필요가 있다고 보이지 아니하는 이 사건에서는 원용하기에 적절하지 아니하다.

4. 결 론

따라서 원심판결 중 피고인 1에 대한 초진기록 미송부에 의한 의료법위반의 공소사실을 유죄로 인정한 부분은 파기되어야 하고, 위 피고인의 나머지 범죄사실에 대한 상고는 이유 없으나, 위 파기될 부분과 나머지 유죄부분은 형법 제37조 전단의 경합범 관계에 있으므로, 위 피고인에 대한 원심판결을 모두 파기하여 이 부분 사건을 다시 심리·판단하게 하기 위하여 원심법원에 환송하고, 피고인 2, 3의 상고를 모두 기각하며, 피고인 2에 대한 상고 후의 구금일수 중 일부를 징역형에 산입하기로 하여 관여 대법관의 일치된 의견으로 주문과 같이 판결한다.

대법관 이홍훈(재판장) 김영란(주심) 김황식 안대희

1 참고 판례

대법원 1994. 10. 11. 선고 94도1669 판결 【의료법위반】
[공1994.11.15.(980),3028]

【판시사항】

가. 구급환자에 대한 응급조치 불시행으로 인한 의료법위반 피고사건에서 공소장에 필요한 조치로 적시되지 아니한 사항을 의사로서의 필요한 응급조치로 인정하여 이를 근거로 그 의료법위반죄를 인정한 경우, 불고불리의 원칙에 위반되는지 여부

나. 의료법 개정으로 제16조 제2항의 응급조치의무위반에 대한 벌칙조항이 없어졌음에도 구 의료법 시행 당시에 이루어진 행위에 대하여 구 의료법 제67조를 적용한 조치가 형법 제1조 제2항에 위반되는지 여부

다. 구 의료법 제16조 제2항, 제67조, 같은법시행규칙 제10조의 적용이 죄형법정주의에 위배되는지 여부

라. 구 의료법 제16조 제2항 위반에 대한 벌칙조항이 의료법 개정으로 없어진 것이 형사소송법 제383조 제2호 소정의 "판결 후 형의 폐지나 변경"이 있는 경우에 해당하는지 여부

【판결요지】

가. 공소장에 '구급환자인 사실을 알고도 동맥접합수술 등 필요한 조치를 취하지 아니한 채 다른 병원으로 돌려보냄으로써 응급조치를 취하지 아니하였다' 라고 동맥접합수술을 들고 있는 것은 의사로서 동맥이 절단되어 실혈을 한 구급환자에 대하여 취하여야 할 필요한 응급조치의 하나로서 예시적으로 표시한 것에 지나지 아니하고 필요한 응급조치는 위에서 들고 있는 사항 이외에 관하여도 존재한다 할 것이므로, 법원이 증거에 의하여 검사가 지적하지 아니하는 조치 즉 '환자가 우측전완부의 요골동맥이 절단되어 지혈되기 이전에 이미 심한 출혈이 있었으므로 저혈성 쇼크에 대비하여 헤모글로빈 수치측정 등의 검사를 한 후 수혈을 하는 등' 을 필요한 응급조치로 인정하여 이를 근거로 의사에 대하여 의료법위반으로 의율한 조치가 불고불리의 원칙에 위반된다고 할 수 없다.

나. 의료법 개정으로 제16조 제2항 소정의 응급조치시행의무위반에 대하여 제67조의 벌칙조항이 없어졌기는 하나, 부칙 제14조에서 '이 법 시행 전의 행위에 관한 벌칙적용에 있어서는 종전의 규정에 의한다' 고 규정하고 있으므로, 구 의료법(1994.1.7. 법률 4733호로 개정되기 전의 것) 시행 당시에 이루어진 행위에 대하여 구 의료법 제16조 제2항, 제67조를 적용한 조치가 법률의 개정에 따른 신·구법의 적용에

관한 형법 제1조 제2항의 규정에 위반된다고 할 수 없다.

다. 구 의료법 제16조 제2항, 제67조가 그 처벌대상이 되는 행위를 구체적이고 명확하게 규정하고 있지 않다고 볼 수 없을 뿐만 아니라, 같은 법 제16조 제2항의 위임에 따라 보건사회부령인 같은법 시행규칙 제10조에서 규정한 내용이 구급환자의 정의, 구급환자를 다른 의료기관으로 이송할 경우의 조치 등에 관한 일반적인 규정에 지나지 않는 점에 비추어 그것이 형사처벌법규의 구성요건을 법률이 아닌 보건사회부령에 위임한 것으로서 헌법상 죄형법정주의의 원칙에 위배된 것으로 볼 수 없다.

라. 구 의료법 제16조 제2항 위반에 대한 벌칙조항이 의료법 개정으로 없어졌어도, 개정 의료법 부칙 제14조에서 '이 법 시행 전의 행위에 관한 벌칙적용에 있어서는 종전의 규정에 의한다. 다만, 이 법 시행 전의 행위가 이 법시행 후에 걸쳐 이루어진 때에는 이 법 시행 후에 행한 것으로 본다.'고 규정하고 있는 이상 이를 형사소송법 제383조 제2호 소정의 "판결 후 형의 폐지나 변경"있는 경우에 해당한다고 할 수 없다.

【참조조문】

가. 형사소송법 제298조 / 나.라. 의료법부칙 제14조 / 나. 형법 제1조 제2항 / 다. 구 의료법 (1994.1.7. 법률 제4733호로 개정되기 전의 것) 제16조 제2항, 제67조, 의료법 시행규칙 제10조, 헌법 제12조 제1항 / 라. 형사소송법 제383조 제2호

【전 문】

【피 고 인】 피고인 1 외 7인

【상 고 인】 피고인들

【변 호 인】 변호사 이민수 외 2인

【원심판결】 대구지방법원 1994.5.12. 선고 93노2497 판결

【주 문】

상고를 모두 기각한다.

【이 유】

상고이유를 본다.

(1) 피고인 1의 변호인의 상고이유 중 불고불리원칙에 관한 법리오해의 점에 대하여; 피고인 1에 대하여 '피해자가 구급환자인 사실을 알고도 동맥접합수술등 필요한 조치를 취하지 아니한 채 다른 병원으로 돌려 보냄으로써 응급조치를 취하지 아니하였다'는 공소사실에 대하여 제1심은 '피해자가 우측전완부의 요골동맥이 절단되어 지혈되

기 이전에 이미 심한 출혈이 있었으므로 저혈성쇼크에 대비하여 헤모글로빈 수치 측정 등의 검사를 한 후 수혈을 하는 등의 응급조치의 필요성을 판단하여야 함에도 불구하고 협압측정과 지혈상태만을 확인한 후 다른 응급조치 없이 다른 병원에 보내어 응급조치를 시행하지 아니하였다'고 하여 유죄로 인정하고, 원심판결은 이를 그대로 인용하였는바, 공소장에 동맥접합수술을 들고 있는 것은 의사로서 동맥이 절단되어 실혈을 한 구급환자에 대하여 취하여야 할 필요한 응급조치의 하나로써 예시적으로 표시한 것에 지나지 아니하고, 그와 같은 경우 필요한 응급조치는 위에서 들고 있는 사항 이외에 관하여도 존재한다 할 것이므로, 원심과 1심이 증거에 의하여 검사가 지적하지 아니하는 판시의 조치를 이 사건의 경우 필요한 응급조치로 인정하여 이를 근거로 피고인 1에 대하여 의료법위반으로 의율한 조치는 정당하고 거기에 소론과 같은 불고불리의 원칙에 관한 법리오해의 위법이 있다고 할 수 없다.

(2) 피고인 2의 변호인의 상고이유 중 불고불리원칙에 관한 법리오해 등의 점에 대하여;

논지는, 검사가 피고인 2에 대하여 의료법 제67조, 제16조 2항의 이른바 응급환자에 대한 응급조치위반죄만으로 공소하였음에도 원심이 유기치사죄 내지 과실치사죄에 해당하는 범죄사실을 인정한다는 취지를 분명히 함으로써 검사가 공소하지도 아니한 사실을 범죄사실로 인정하고 이것을 전제로 양형을 정하고 있는 것이 분명하게 드러나고 있으며 그 때문에 원심판결은 인정사실과 적용법조에 모순이 있다는 것이나, 이는 원심판결의 취지를 오해하여 이를 비난하는 것에 지나지 아니하여 받아들일 수 없다.

(3) 피고인 2의 변호인의 상고이유 중 위 피고인의 판시 소위에 대한 법령적용문제에 대하여;

(가) 의료법(1994.1.7. 법률 4733호로 개정되기 전의 것, 이하 구 의료법이라 한다)은 제16조 제2항에서 '의료인은 구급환자의 응급조치를 보건사회부령이 정하는 바에 의하여 즉시 시행하여야 한다'고 규정하고, 그 의무위반에 대하여 제67조에서 '3년 이하의 징역 또는 300만 원 이하의 벌금에 처한다'고 규정하였다가 개정되었는데, 개정 후 의료법(1994.1.7. 법률 4733호로 개정되고, 부칙 제1조에 의하여 공포 후 6월이 경과한 날로부터 시행된 것, 이하 개정의료법이라 한다)에 의하면 제16조 제2항이 '의료인은 응급환자에 대하여 응급의료에 관한 법률이 정하는 바에 따라 최선의 조치를 행하여야 한다.' 고 개정되는 한편 그 위반에 대한 벌칙조항이 없어졌기는 하나, 부칙 제14조에서 '이 법 시행 전의 행위에 관한 벌칙적용에 있어서는 종전의 규정에 의한다. 다만, 이 법 시행전의 행위가 이 법 시행 후에 걸쳐 이루어진 때에는 이 법시행 후에 행한 것으로 본다.' 고 규정하고 있으므로 원심이 구 의료법 시행 당시에

이루어진 피고인 2의 판시 소위에 대하여 구 의료법 제16조 제2항, 제67조를 적용한 조치는 정당하고 거기에 소론이 주장하는바 법률의 개정에 따른 신 · 구법의 적용에 관하여 형법 제1조 제2항의 규정에 위반하는 법률적용을 한 위법이 있다고 할 수 없다.

(나) 구 의료법 제16조 제2항에서 '의료인은 구급환자의 응급조치를 보건사회부령이 정하는 바에 의하여 즉시 시행하여야 한다'고 규정하고, 그 의무위반에 대하여 제67조에서 '3년 이하의 징역 또는 300만 원 이하의 벌금에 처한다'고 규정하고 의료법시행규칙 제10조에서 구급환자의 응급조치에 관하여, 제1항에서, 법 제16조 제2항에서 구급환자라 함은 불의의 재해나 기타 위급상태하에서 즉시 필요한 처치를 하지 아니하면 그 생명을 보존할 수 없거나 중대한 합병증을 초래할 것으로 판단되는 환자를 말한다고 규정하고, 제2항에서, 구급환자에 대하여는 의료인은 즉시 진단하고 최선의 처치를 행한 후 당해 의료기관의 능력으로는 그 환자에 대한 충분한 치료를 할 수 없다고 판단될 때에는 지체 없이 별지 제6호 서식에 의한 구급환자처치표를 환자에게 부착하여 충분한 치료를 할 수 있다고 인정되는 다른 의료기관으로 이송하여야 한다고 규정하고, 제3항에서, 의료인은 구급환자에 대하여 생명의 위험한 고비를 넘길 때까지 응급처치를 행하고, 위급한 경지를 넘겼다고 판단될 때에는 이를 일반환자로 취급한다고 규정하고 있는바, 구 의료법 제16조 제2항, 제67조가 그 처벌대상이 되는 행위를 구체적이고 명확하게 규정하고 있지 않다고 볼 수 없을 뿐만 아니라, 구 의료법 제16조 제2항의 위임에 따라 보건사회부령인 같은법시행규칙에서 규정한 내용이 구급환자의 정의, 구급환자를 다른 의료기관으로 이송할 경우의 조치 등에 관한 일반적인 규정에 지나지 않는 점에 비추어 그것이 형사처벌법규의 구성요건을 법률이 아닌 보건사회부령에 위임한 것으로서 헌법상 죄형법정주의의 원칙에 위배한 것으로 볼 수 없다.

(다) 앞서 본 바와 같이 구 의료법 제16조 제2항에서 '의료인은 구급환자의 응급조치를 보건사회부령이 정하는 바에 의하여 즉시 시행하여야 한다'고 규정하고, 그 의무위반에 대하여 제67조에서 '3년 이하의 징역 또는 300만원 이하의 벌금에 처한다'고 규정하였다가 개정되었고 개정의료법에 의하면 제16조 제2항이 '의료인은 응급환자에 대하여 응급의료에 관한 법률이 정하는 바에 따라 최선의 조치를 행하여야 한다.'고 개정되는 한편 그 위반에 대한 벌칙조항이 없어졌기는 하나, 부칙 제14조에서 '이 법 시행 전의 행위에 관한 벌칙적용에 있어서는 종전의 규정에 의한다. 다만, 이 법 시행 전의 행위가 이 법 시행 후에 걸쳐 이루어진 때에는 이 법 시행 후에 행한 것으로 본다.'고 규정하고 있는 이상 이를 형사소송법 제383조 제2호 소정의 "판결 후 형의 폐지나 변경"이 있는 경우에 해당한다고 할 수 없다.

(4) 피고인 1, 3, 2, 피고인 4, 5 학교법인의 변호인들의 상고이유 중 응급조치의무위반의 의료법위반에 대한 원심의 유죄인정조치에 대한 채증법칙 위배로 인한 사실오인 및 법리오해의 점에 대하여;

기록에 의하여 살펴보면, 피고인 1, 3, 2가 공소외 김기문이 구급환자임을 인식하고서도 정당한 이유 없이 이에 대한 응급조치를 다하지 아니한 사실을 인정하고 의료법위반죄의 성립을 긍정한 원심의 조치는 수긍이 가고 거기에 소론과 같은 채증법칙 위배로 인한 사실오인, 법리오해 등의 위법이 있다고 할 수 없다.

(5) 피고인 6, 7, 8, 피고인 4, 5 학교법인의 변호인들의 상고이유 중 진료기록부 미작성의 의료법위반에 대한 원심의 유죄인정조치에 대한 채증법칙 위배로 인한 사실오인 및 법리오해의 점에 대하여;

기록에 의하여 살펴보면, 피고인 6, 7, 8 이 공소외 김기문에 대하여 의료행위를 하고서도 진료기록부를 작성하지 아니한 사실을 인정하고 위와 같은 행위가 사회상규에 위배되지 아니하는 정당행위라는 위 피고인들의 주장을 배척하여 의료법위반죄의 성립을 긍정한 원심의 조치는 수긍이 가고 거기에 소론과 같은 채증법칙 위배로 인한 사실오인, 법리오해 등의 위법이 있다고 할 수 없다.

(6) 피고인 2의 변호인의 상고이유 중 양형부당의 점에 대하여;

피고인 2에 대하여 징역 8월에 집행유예 1년의 형이 선고된 이 사건에 있어서 원심의 양형이 과중하여 부당하다는 것은 적법한 상고이유가 되지 못한다 할 것이다.

(7) 논지는 어느 것이나 이유 없으므로 상고를 모두 기각하기로 하여 관여 법관의 일치된 의견으로 주문과 같이 판결한다.

대법관 이돈희(재판장) 김석수(주심) 정귀호 이임수

Part Ⅲ 쟁점연구

Legal Issues

Q1 응급의료종사자의 응급의료의무의 법적 근거에 대해 공적·법적 의무로 보는 견해와 치료독점권에 대한 반대급부로 보는 견해가 대립하고 있다. 이러한 견해의 내용을 설명하고 자신의 입장을 밝히시오.

Q2 진료인수로 인한 보증인적 지위의 발생시기와 내용을 일반의의 경우와 당직의사 또는 응급의료종사자로 구분하여 설명하시오.

Q3 응급의료법상 응급의료거부죄에 대해 설명하시오.

Q4 응급의료상황에서 응급의료거부가 있다고 하더라도 "정당한 사유"가 있다면 본 죄는 성립하지 않는다. 이러한 "정당한 사유"와 관련하여 대법원은 "우측 전박부 동맥절단상을 입고 야간에 종합병원에 후송되어 온 응급환자가 다량의 출혈로 고도의 미세혈관수술을 신속히 받아야 할 상태였으므로 수련의 1년차인 종합법원의 야간 당직의사로서는 정형외과 당직 의사에게 보고하여 필요한 응급조치 및 수술을 받게 할 책임이 있음에도 불구하고 정형외과 전공의들이 다른 수술 중이어서 수술할 수 없을 것으로 잘못 알고 전원승낙을 받은 다른 정형외과 의원으로 이송시킨 경우, 응급환자의 응급조치를 성실히 이행하지 못한 잘못이 있다고 인정되지만, 그러나 원고의 위 잘못은 수련의 1년차 의사로서 미숙에서 비롯된 것으로 자신으로서는 당시의 상황에서 최선의 처치를 다한다고 판단하여한 조치였다"(대법원 1991. 12. 10. 선고 91누5044 판결) 판시한 바 있다. 이러한 대법원의 입장을 정당한 이유를 인정한 것으로 보는 견해와 이 사건의 경우는 당직의사가 응급환자로 판단하였지만 자신의 의료기관에 적정한 응급조치를 할 수 없다고 판단하여 응급의료법 제11조에 따라 전원한 경우이고 전원의 부분에 대하여는 당시 상황에서 최선의 조치였다고 볼 수도 있지만 응급환자의 전원시 안전한 이송을 위해 필요한 조치, 즉 사안과 같이 고도의 미세혈관수술을 신속히 받아야 할 상황이었다면 수술 이전에 필요한 지혈 등의 조치를 하지 않았다는 점에서는 정당한 이유를 인정하기는 어렵다는 견해가 대립하고 있다. 이러한 두 견해의 타당성을 검토하고 자신의 견해를 제시하시오.

Q5 진료거부죄와 응급의료거부죄는 포괄일죄가 아니라 상상적 경합관계에 있다고 판시한 [도입판례]의 태도가 타당한지 여부를 검토하시오.

Case

S는 1992. 2. 3. 01:40경 서울 송파구 가락동 농수산물도매시장 내 도로상에서 자신이 운전하는 카고트럭에 치어 중상을 입은 A를 영업용 택시에 태워 남서울병원에 도착하였으나 약간의 응급조치만 한 채 수술의료진이 없으니 다른 병원으로 가라고 하여 같은 구 석촌동 서울중앙병원 응급실로 내원하였다. 그러나 그 곳 청원경찰이 이 병원은 교통사고 환자의 보험처리가 되지 않는다고 하여 강동성심병원, 송천병원을 거쳤으나 마찬가지로 보험처리되지 않거나 더 큰 병원으로 가라고 하여 약 1시간 후 다시

서울중앙병원에 내원하게 되었다. 서울중앙병원 응급실 의사인 甲과 같은 병원응급실 간호사 乙은 S가 교통사고 환자를 다시 데리고 왔다며 다급하게 불러 택시로 가서 택시의 열린 조수문을 통하여 위 환자를 들여다보고 심한 외상이나 출혈이 없는 것만을 확인하였다. 환자가 허리가 아프다고 하자 환자를 더 안전하게 옮기기 위하여 진료보조원으로 하여금 응급실로 홑이불을 가지러 가게 한 사이 택시 옆에서 있던 S의 처 손OO이 위 피고인들에게 여기는 보험처리가 되느냐고 묻자 우리 병원은 보험회사와 계약이 체결되어 있지 않아 교통사고 환자의 보험처리가 되지 않으며 응급환자는 처치가 가능하나 보험이 되는 병원보다 진료비가 많이 나온다고 하며 乙이 영동세브란스병원과 한양대학병원은 보험회사와 계약이 되어 있으니 그 병원으로 가 보라고 말한 뒤 아무런 조치를 취하지 아니한 채 그들을 돌려보냈으며, 영동세브란스병원으로 가는 도중 환자 A는 사망하였다.

(1) 甲과 乙의 죄책은? (대판 1993.9.14, 93도1970 참조)

☞ **[평석] 정현미, "의료법상 의사의 진료거부금지와 응급조치의무", 형사판례연구 제5권(97.08), 460-477면.**

Materials for Extensive Reading

배현아, 응급의료법체계에서의 의사의 책임, 연세대학교 대학원 박사학위논문, 2006.
이상돈, 의료형법, 법문사, 1998, 53-87면.
이석배, "응급의료거부죄의 해석과 정책", 형사정책 제21권 제1호(2009. 6), 263-289면.
정현미, "의료법상 의사의 진료거부금지와 응급조치의무", 형사판례연구 제5권(97.08), 460-477면.
조상제, "의사의 응급의료의무와 치료의무", 형사판례연구 제8권(2000.06), 93-110면.

제11장

수혈거부에 따른 형사책임

Part Ⅰ [도입 판례] – 여호와의 증인 수혈거부 사건

대법원 1980. 9. 24. 선고 79도1387 판결 【유기치사 · 의료법위반(예비적 · 업무방해)】 [공1980.11.15.(644),13244]

【판시사항】

의료법상 "의료기관을 점거한 자"의 의미

【판결요지】

생모가 사망의 위험이 예견되는 그 딸에 대하여는 수혈이 최선의 치료방법이라는 의사의 권유를 자신의 종교적 신념이나 후유증 발생의 염려만을 이유로 완강하게 거부하고 방해하였다면 이는 결과적으로 요부조자를 위험한 장소에 두고 떠난 경우나 다름이 없다고 할 것이고 그때 사리를 변식할 지능이 없다고 보아야 마땅한 11세 남짓의 환자본인 역시 수혈을 거부하였다고 하더라도 생모의 수혈거부 행위가 위법한 점에 영향을 미치는 것이 아니다.

【참조조문】

형법 제275조, 의료법 제66조 제2호

【전 문】

【피고인, 상고인】 피고인 1 외 1인

【변 호 인】 변호사 최윤오, 김용채

【원 판 결】 대구고등법원 1979.5.10. 선고 77노933 판결

【주 문】

이 상고를 모두 기각한다.

【이 유】

1. 피고인 1의 상고 이유를 판단한다.

(1) 먼저 변호사 최윤모의 상고 이유중 제 4 점을 제외한 나머지 상고 이유와 변호사 김용채의 상고 이유를 종합하여 살펴본다.

원심판결에 의하면 원심은 피고인 1이 전격성간염에 걸려 장내출혈의 증세까지 생긴 만11세 남짓한 그 딸 을 원판시와 같이 병원으로 데리고 다니면서 치료를 받게함에 있어 의사들이 당시의 의료기술상 최선의 치료방법이라고 하면서 권유하는 수혈을 자신이 믿는 종교인 여호와의 증인의 교리에 어긋난다는 이유로 시종일관 완강히 거부하는 원판시와 같은 언동을 하여 그 딸로 하여금 의학상의 적정한 치료를 받지 못하도록 하여 동인을 유기하고 그로인해 동인으로 하여금 장내출혈 때문에 실혈사하게 한 것이라는 취지의 범죄사실을 인정하여 유기치사죄로 처단하고 있는 바, 동 피고인이 질병으로 인하여 이와 같이 보호를 요하는 딸을 병원에 입원시켜 놓고 의사가 그당시 국내의 의료기술상 최선의 치료방법이라는 수혈을 하려 하여도 이를 완강하게 거부하고 방해하였다면 이는 결과적으로 요부조자를 위험한 장소에 두고 떠난 것이나 다름이 없다고 할 것이어서 그 행위의 성질로 보면 논지가 지적하는 치거에 해당된다고 할 것이고 비록 그 환자의 증세로 보아 회복의 가망성이 희박한 상태(그렇다고 하여 처음부터 회복의 전망이 전혀 없다고 단정하기에 족한 증거자료도 없다)이어서 의사가 권하는 최선의 치료방법인 수혈이라도 하지 않으면 **그 환자가 사망할 것이라는 위험이 예견가능한 경우에 아무리 생모라고 할지라도 자신의 종교적 신념이나 후유증 발생의 염려만을 이유로 환자에 대하여 의사가 하고자 하는 위의 수혈을 거부하여 결과적으로 그 환자로 하여금 의학상 필요한 치료도 제대로 받지 못한 채 사망에 이르게 할 수 있는 정당한 권리가 있다고는 할 수 없는 것이며 그때에 사리를 변식할 지능이 없다고 보아야 마땅할 11세 남짓의 환자 본인이 가사 그 생모와 마찬가지로 위의 수혈을 거부한 일이 있다고 하여도 이것이 피고인의 위와 같은 수혈거부 행위가 위법한 것이라고 판단하는데 어떠한 영향을 미칠만한 사유가 된다고 볼 수는 없으므로 같은 취지에서 피고인의 판시 소위가 유기치사죄에 해당한다고 판단한 원심의 조치에 논지가 지적한 바와 같은 심리 미진, 판단유탈 및 유기치사죄에 대한 법리오해, 치료방법을 선택할 수 있는 자유권의 행사인 정당행위에 관한 법리오해와 종교의 자유를 보장한 헌법위반 등의 위법사유가 있다고 할 수 없으므로** 논지는 모두 이유없음에 돌아간다고 할 것이다.

(2) 다음 변호사 최윤모의 상고이유 4점에 대해서 판단한다.

형법 제275조는 동법 제271조 내지 제273조의 죄를 범하여 사람을 사상에 이르게 한 때에는 상해죄와 비교하여 중한 형으로 처단한다고 규정하고 있어 이건과 같이 형법 제271조 1항의 단순유기죄를 범하여 사람을 사망에 이르게 한 때에는 위의 단순유기죄의 법정형보다 중한 동법 제259조 1항의 상해치사죄에 정한 형으로 피고인을 처단할 것인바, 원심판결의 법령적용을 보면 원심은 피고인의 판시 소위는 형법 제275조, 제271조 1항에 해당하고 정상에 참작할 점이 있어 작량감경한 형기 범위내에서 피고인을 징역 1년6월에 처한다고만 되어 있어 피고인에 대한 법령적용 중 위 상해치사죄에 정한 형으로 처단한다는 것을 명백하게 표시하지 아니한 잘못이 있기는 하나 원심의 판결취지는 그 전후 문맥, 특히 작량감경한 점으로 보아 상해치사죄에 정한 형으로 처단한 것으로 보여지므로 원심의 위 법조 표시누락을 가리켜 판결에 영향을 미친 위법사유가 있다고 할 수 없으니(원판결은 그 법령적용 부분에서 피고인에 대한 법정형 중에는 벌금형이 없고 징역형 뿐인데 소정 형 중 벌금형을 선택한다고 설시하고 있으나 이 부분도 판결이유의 전후관계로 보아 피고인 2에 대한 형의 선택의 오기임이 명백하다) 논지는 이유가 없다할 것이다.

2. 피고인 2의 상고이유를 판단한다.

(변호사 최윤모, 동 김용채의 상고이유를 종합하여 살펴본다) **의료법 제66조 2호의 "......진료를 방해할 목적으로 의료기관을 점거한 자"란 동법 제 3 조의 규정내용과 처벌규정을 둔 입법취지에 비추어 볼때 통상 진료실이나 병실을 사실상 지배하여 의료인의 진료를 방해할 수있는 정도의 물리적 지배를 하는 자를 의미한다고 할 것이나 반드시 논지가 지적한 것처럼 의료기관을 완전히 점거한 자만을 지칭하는 것은 아니고 진료를 방해할 목적으로 진료실이나 병실에서 유형, 무형의 실력행사와 그 외의 방법으로 진료행위를 할려고 하는 의료인의 의료행위를 방해했다면 그와 같은 경우도 위 조항의 "......의료기관을 점거한 자"에 해당된다고 해석해야 할 것이다.**

이러한 관점에서 볼 때 원심이 그 거시의 증거를 종합하여 병실에서 환자에게 수혈을 할려고 하는 의사 김이태의 앞을 가로막고 고함을 지르면서 소란을 피우고 항의하여 결국 위 의사가 수혈을 못하게 한 피고인 2의 소위를 의료법 제66조 2호에 해당된다고 하여 유죄로 처단하였음은 정당하고 거기에 채증법칙을 위배하여 사실을 오인한 흠이 있거나 의료법의 위 법조항을 잘못 해석한 위법이 없으며 그외 논지가 지적한 바와 같은 위법사유도 없다.

또한 피고인에 대한 법령적용에 있어서 형의 선택을 하지 아니한 잘못이 있으나 이는 앞서 설시한 것처럼 피고인 1과 피고인 2의 형의 선택을 착각한 명백한 오기라고 보여지고 이러한 잘못이 원판결에 영향을 미치는 것이 아니라고 인정하므로 논지는 이유없다고 할 것이다.

그러므로 관여법관의 일치된 의견으로 이건 상고를 모두 기각하여 주문과 같이 판결한다.

대법관 라길조(재판장) 한환진 정태원

[관련 기사]

무수혈 치료 요구는 권리다[29)]

▷ 국내선 무수혈 수술 인프라도, 법적 고찰도 부족

수혈 거부에 대한 편견은 의료계뿐만 아니라 법조계에서도 뿌리가 깊다. 1980년 9월, 대법원은 간염에 걸린 11살 딸의 수혈을 거부한 어머니에 대해 유기치사죄를 인정했다. 어머니는 '여호와의 증인' 신도였고, 딸은 사망했다. 언론은 대서특필했다. 여호와의 증인과 수혈 거부, 그리고 매정한 부모로 이어지는 편견은 이때부터 '상식'이 돼버렸다. 환자의 자기결정권에 주목해 수혈 거부 환자를 변호해온 오두진 변호사는 "1·2심에서 무죄를 선고했음에도 여론에 떠밀린 대법원이 논리를 비약시켜 유죄를 인정했다"며 "이후 형법 교과서 유기치사죄 부문의 유일한 판례로 이 사건이 실렸는데, 이를 공부한 법조인들은 아직까지도 수혈 거부라고 하면 '특정 종교인의 미친 짓'이라고 생각한다"고 지적했다.

▷ 무수혈 수술 사망, 1·2심에서 의사 무죄

그나마 최근 들어 환자의 자기결정권에 대한 한국 법조계의 분위기가 조금씩 변하고 있다. 2009년 5월 대법원은 연명치료를 거부하는 김아무개(78) 할머니의 뜻을 의료진이 존중해야 한다고 판결했다. 오 변호사는 "(의료진이 아니라) 환자가 치료 방법을 선택하는 것이 인간 존엄성을 보호하는 길이라는 인식이 이 사건을 통해 법조계에도 조금씩 확산되고 있다"고 말했다.

이와 관련해 대법원 판결을 기다리고 있는 또 다른 사건도 주목된다. 2007년 12월 광주에서 무수혈 고관절 수술을 받다 사망한 70대 환자에 대해 일부 유족이 의사의 책임을 물은 사건인데, 1·2심 모두 의사에게 무죄를 선고했다. 이 판결은 의료진의 권리와 의무를 새롭게 정의 내리는 의미가 있다. 1·2심 판결은 환자의 자기결정권을 중시한 경우 의사에게 환자 사망의 책임이 없다는 내용이었다. 대법원이 1·2심과 같은 결론을 내린다면 무수혈 수술을 요구하는 환자의 자기결정권을 의료진이 흔쾌히 수용할 여지가 더 많아질 것으로 보인다.

1997년 유럽의회가 '유럽생명윤리협약'을 채택한 뒤, 환자의 자기결정권에 대한 존중은 가히 '세계적 상식'으로 통한다. 유럽생명윤리협약에 따르면 "환자가 충분한 설명에 기초한 동의를 한 뒤에만 시술할 수 있"으며, 여기서 충분한 설명이란 "시술의 결과·위험·목적·성격에 대한 정보를 사전에 제공받는 것"을 의미한다. 일본 최고재판소는 2000년 환자가 수혈을 거부했음에도 수술 중 긴급 상황을 이유로 수혈을 한 의사들에게 불법행위에 대한 책임이 있다고 판결했다. 환자의 자기결정권을 의료진이 함부로 침해해서는 안 된다는 것이다. 2010년 유럽인권재판소도 "여호와의 증인 신도는 치료를 완전히 거부하는 것이 아니라 건강이 회복되기를 희망하는 가운데 여러 가지 의료 시술에 대한 선택권을 행사하는 것이므로, 죽음을 앞당기기 위해 치료를 중단하는 것과는 전혀 다르다"며 무수혈 치료 요구를 환자의 자기결정권 행사로 규정했다.

2000년 일본 최고재판소는 환자가 수혈을 거부했음에도 수술 중 긴급 상황을 이유로 수혈을 한 의사들

29) 한겨레21 제847호 2011년 2월 11일자 기사.

에게 불법행위에 대한 책임이 있다고 판결했다. 환자의 자기결정권을 의료진이 함부로 침해해서는 안 된다는 것이다.

논란으로 남는 것은 미성년자다. 성인의 자기결정권을 존중한다 해도, 미성년 환자의 무수혈 치료에 대한 보호자의 요구를 어디까지 인정할지 법학계에서 논쟁이 진행 중이다. 이재승 건국대 법학전문대학원 교수는 이 문제에 대한 독일 판례를 연구했다. 독일에선 환자가 거부했는데도 의사가 치료를 강행하면 의사를 '상해죄'로 처벌한다. 환자의 자기결정권을 가장 중시하는 것이다. 이에 따라 성인은 물론 14살 이상의 '자연적 통찰력을 지닌 미성년'의 수혈 거부를 법적으로 인정한다.

▷ 독일에선 미성년자 수혈 거부에도 촘촘한 판례

다만 14살 미만의 미성년 환자 및 그 부모와 의료진의 의견이 충돌하면, 법원이 '합리적 고찰' 을 통해 이를 조정한다. 이 경우에도 독일 법원은 △수혈 치료 외에는 다른 방법이 없음을 의료진이 입증하도록 하고 △그렇지 않다면 수혈 치료를 의사의 권한 남용으로 규정하며 △수혈 치료로 인해 수술 이후 환자의 종교적·양심적 삶이 침해되지 않는지 살피고 △수혈 치료로 인해 부모의 친권이 함부로 제한되는 것은 아닌지 면밀히 검토한다. 이재승 교수는 "독일 법원이 가장 중시하는 것은 치료 행위가 의사 마음대로 행사하는 권력 행위가 아니라는 점에 있다"고 말했다.

그 결과 독일 법원은 구체적 사안에 따라 서로 다른 결정을 내려왔다. 1994년 독일 법원은 "교육권과 신앙의 자유를 근거로 하는 부모의 친권은 생명과 신체의 불가침성에 대한 어린이의 권리보다 우선하지 않는다"며 "긴급을 요하는 경우에는 필요한 혈액을 공급해야 한다"고 판결했다. 반면 1997년에는 "친권을 가진 부모가 여호와의 증인 신도이고 수혈을 거부한다는 이유로 아동복지가 위태롭게 된다는 것은 비현실적 가정이므로 의료적 친권을 박탈해서는 안 된다"고 판결했다. 1994년에는 긴급한 의료 상황에 대한 검토 끝에 수혈을 지지했고, 1997년에는 긴급하지 않은 시술에서 수혈을 거부하는 부모의 친권을 적극 보호한 것이다.

이 교수가 보기에 한국에서 수혈 거부는 "환자의 자기결정권과 의사의 치료권이 극단적으로 충돌하는 비정상적 파국"으로 곧잘 귀결되지만, 독일에선 미성년의 수혈 치료 거부조차 '합리적 검토'의 대상이 된다. △ 어린이의 생명을 사회적 차원에서 보호하고 △종교적 신념을 과학 또는 의학을 이유로 침해하지 않으며 △ 미성년 자녀에 대한 부모의 친권 제한을 오직 최후의 수단으로 고려한다는 원칙을 두루 포괄해 법적·의학적 판단을 내리는 것이다.

미국의 판례도 독일과 크게 다르지 않다. 미 연방대법원 판결집을 보면 "부모의 결정이… 위험을 수반하고 있다는 이유만으로 그 결정의 권한이 부모로부터 어떤 대리인이나 국가공무원에게 이전되는 것은 아니다"라고 규정하고 있다. 또한 "아동의 생명을 구하기 위한 의사들의 결정은… 의학적으로 위험성이 크지만 부모가 거절하지 않는 방법을 택해야 한다"고 밝혔다.

▷ 아이 치료에 노력하고도 비난받는 부모

한국에서도 2000년 보건의료기본법을 수정하면서 "모든 국민은 보건의료인으로부터 자신의 질병에 대한 치료 방법 등에 관하여 충분한 설명을 들은 후 이에 관한 동의 여부를 결정할 권리를 가진다"고밝혀, 환자의 자기결정권을 명문화했다. 다만 이 법률은 현실에서 종종 무기력하다. 특히 수혈 거부 문제에 이르면 자기결정권은 고려의 대상조차 되지 못한다.

의학적·윤리적 한계 상황도 법률의 논리를 시험한다. 무수혈 수술 분야의 권위자인 이종현 부천세종병원 과장조차 "출혈이 심해 환자가 쇼크에 빠진 응급 상황에선 아직 무수혈 치료를 시도하기 어렵다"고 말한다. 교통사고로 장기가 파열돼 심한 출혈이 시작된 어린이가 의식을 잃은 채 응급실에 실려왔다.

부모는 수혈 치료를 거부했고, 어린이의 '자기결정'은 파악할 방법이 없다. 무수혈센터가 있는 대형병원으로 옮긴다 해도 무수혈 치료는 불가능할 것으로 보인다. 의사는 그리고 법원은 무엇을 할 것인가. 〈무수혈, 새로운 선택〉 을 번역한 백승우 안과전문의는 "미성년 수혈 거부에 대한 국내의 사법적 판례가 거의 없는 것이 문제"라고 지적한다. 자기결정권과 생명권이 충돌하는 복잡하고도 예민한 사안에 대해 한국 사회가 축적한 지혜가 많지 않다는 이야기다.

〈무수혈, 새로운 선택〉 을 번역한 백승우 안과전문의는 "미성년 수혈 거부에 대한 국내의 사법적 판례가 거의 없는 것이 문제"라고 지적한다. 복잡하고도 예민한 사안에 대해 한국 사회가 축적한 지혜가 많지 않다는 이야기다.

지난해 12월, 아이의 수혈 치료를 거부해 사망에 이르게 했다 하여 논란이 됐던 여호와의 증인 신도 이아무개(30)씨 부부도 그중 하나다. 트럭 운전을 하며 가난하게 살던 이씨 부부는 출산 직후부터 1억원에 가까운 비용을 들여 아이의 치료에 나섰다. 아이는 심장・간・장・신장 등에서 복합적인 질환을 앓았다. 현대아산병원은 법원의 결정을 받아 수혈 치료를 결정했다. 부모는 무수혈 수술이 가능한 서울대병원으로 뒤늦게 아이를 옮겼다. 서울대 의료진은 "다른 질환이 호전된 뒤에야 심장수술이 가능하다"는 진단을 내렸는데, 아이는 수술대에 오를 수 있는 상태로 끝내 회복하지 못하고 숨을 거뒀다. 이씨 부부의 변호를 맡았던 오두진 변호사는 "두 병원 모두 (수혈이건 무수혈이건) 아직 심장 수술을 받을 상태가 아니라고 판단했으므로, 수혈 수술 여부가 아이 사망의 직접 원인이 아니었다"며 "그런데도 부모는 수혈을 거부해 아이를 죽인 사람으로 (언론에서) 취급당했다"고 지적했다.

▷ 더 많은 무수혈 치료기관이 있었다면

더 많은 병원에서 무수혈 치료법을 적극적으로 적용하고 있었다면, 처음 찾은 병원에서 무수혈 치료가 가능한 병원을 진작 소개했다면, 부모의 상처는 조금 덜했을 것이다. 결국 수술받을 기회조차 얻지 못할 운명이었다 해도, 부모와 아이는 희망을 품고 두 달을 함께 보냈을 것이다. 그래도 세상에 나와 두 달 동안 우리 곁에 머물렀던 심장병 아이는 가볍지 않은 자취를 남겼다. 소수자에 대해 한국 의료・법조계가 마련한 관용과 배려의 깊이가 어느 정도인지 아이는 한국의 어른들에게 물었다. 무수혈 치료가 우리 모두를 위한 보편적 권리는 아닌지도 함께 물었다.

Part Ⅱ [관련 판례] - 신생아 자녀에 대한 수혈거부 사건

서울동부지법 2010. 10. 21. 자 2010카합2341 결정 【진료업무방해금지등가처분】 [각공2010하,1576]

【판시사항】

[1] 친권자가 존재하지 아니하거나 친권자가 친권을 남용하여 긴급하고 필수적인 진료행위를 거부하는 경우, 의료인이 의사능력이 없는 자녀의 진료행위에 대한 의사를 추정하여 필요한 진료행위를 할 수 있는지 여부(적극)

[2] 부모가 자신들의 종교적 신념에 기초하여 신생아 자녀의 수술에 수반되는 수혈을 거부한 사안에서, 정당한 친권 행사의 범위를 넘어서는 수혈 거부의 의사는 효력을 인정할 수 없고, 수술이 시행되어야 할 필요성이 절실하고 긴급하므로 병원 측은 환자에 대하여 수혈을 시행할 수 있고, 친권자들이 이에 동의하지 않는 경우 이러한 진료행위에 대한 방해의 배제를 구할 수 있다고 한 사례

【결정요지】

[1] 신생아는 자기결정권을 가지고 있으나 문제되는 진료행위를 받을 것인지 여부를 판단하고 그러한 의사를 표시할 수 있는 능력이 없다. 이러한 경우 친권자가 자녀를 대신하여 진료행위에 대한 동의를 하게 되는데, 이러한 친권자의 동의는 자기결정권이 일신전속적인 성격을 갖고 있음을 고려할 때 자녀의 자기결정권을 대리하여 행사하는 것이 아니라 자신의 친권에서 파생되는 것이라고 볼 수 있다. 민법 제912조는 "친권을 행사함에 있어서는 자의 복리를 우선적으로 고려하여야 한다."고 하여 '자녀의 복리'가 친권 행사의 기준이 됨을 명시하고 있고, 민법 제913조는 "친권자는 자를 보호하고 교양할 권리의무가 있다."고 정하고 있으므로, 친권은 자녀를 양육, 보호 및 감호하여 자녀의 복리를 실현하도록 하기 위한 친권자의 권리이자 의무의 성격을 갖는다. 따라서 친권자의 친권 행사가 자녀의 생명·신체의 유지, 발전에 부합하는 것이 아니라면 그러한 내용의 친권의 행사는 존중되어서는 아니 되고, 이는 민법에서 친권의 상실을 허용하고 있는 점에 비추어 보더라도 명백하다. 또한 의사능력이 없는 자녀에 대한 진료행위가 긴급하고 필수적으로 이루어져야 하는 상황에서 친권자가 존재하지 아니하거나 친권자가 친권을 남용하여 그러한 진료행위를 거부하는 경우에는 예외적으로, 의료인은 객관적이고 합리적인 자료에 기초하여 의사능력이 없는 자녀의 진료행위에 대한 의사를 추정하여 제한적이고 필수적인 범위에 한하여 필요한 진료행위를 할 수 있다고 보아야 한다.

[2] 부모가 자신들의 종교적 신념에 기초하여 신생아 자녀의 수술에 수반되는 수혈을 거부한 사안에서, 위 환자의 생명을 유지하기 위하여 현재 시행될 수 있는 가장 적절하고도 필수적인 치료방법은 수혈을

수반하는 수술임에도, 친권자들이 자신들이 믿고 있는 종교의 교리에 반한다는 이유로 수혈을 거부하는 행위는 부모를 자녀의 친권자로 지정한 취지 및 친권 행사의 기준에 비추어 볼 때 정당한 친권 행사의 범위를 넘어서는 것이므로 그 수혈 거부의 의사는 효력을 인정할 수 없고, 수혈을 통한 수술이 시행되어야 할 필요성이 절실하고 긴급하므로 병원 측은 환자에 대하여 수혈을 시행할 수 있고, 친권자들이 이에 동의하지 않는 경우 이러한 진료행위에 대한 방해의 배제를 구할 수 있다고 한 사례.

【참조조문】

[1] 헌법 제10조, 민법 제912조, 제913조 / [2] 헌법 제10조, 제20조 제1항, 민법 제912조, 제913조, 민사집행법 제300조 제2항

【전 문】

【채 권 자】 재단법인 아산사회복지재단 (소송대리인 변호사 신현호외 4인)

【채 무 자】 채무자 1외 1인

【주 문】

1. 채무자들은 채권자 산하 서울아산병원에서 신청외인(주민번호 생략, 주소 생략)에 대하여 구명(구명)을 위하여 행하는 수혈 행위를 방해하여서는 아니 된다.

2. 채권자의 나머지 신청을 기각한다.3. 소송비용은 각자 부담한다.

【신청취지】

주문 제1항 및 주문 제1항 기재 명령에 대한 집행관 공시를 구하는 취지.

【이 유】

1. 인정 사실

기록 및 심문 전체의 취지에 따르면, 다음 각 사실이 소명된다.

가. 채무자들의 딸인 신청외인은 2010. 9. 6. 태어나 대동맥판막의 선천 협착, 양방단실 유입증, 심방심실 중격 결손증 등의 진단을 받고, 채권자 산하 서울아산병원(이하 '채권자 병원'이라고 한다)의 신생아중환자실에서 치료를 받고 있다.

나. 채권자 병원은 2010. 9. 24. 신청외인에게 우선적으로 폐동맥 밴딩술을 시행하였으나, 신청외인의 심장 질환을 완전히 치료하기 위해서는 심장교정 수술인 폰탄 수술(이하 '이 사건 수술'이라고 한다)이 필요하다.

다. 이 사건 수술은 신청외인과 같이 단심실 형태를 가진 심장 기형에 대해 일반적으로 행해지는 수술 방법으로 3단계를 거쳐 행해지는데, 채권자 병원은 이 사건 수술 중 수혈이 필수적인 1단계 수술(Norwood 수술)을 시행할 경우 신청외인의 회복가능성

을 30% 내지 50%로 예상하고 있으며, 1단계 수술이 성공할 경우 나머지 수술은 약간의 위험을 감수한다면 수혈 없이 시행하는 것도 가능하다.

라. 1단계 수술은 무수혈 방법으로 시행될 수도 있으나 채권자 병원은 신청외인의 체중, 혈액량 및 현재 증상에 비추어 볼 때 무수혈 수술이 시행될 경우의 회복가능성을 5% 미만으로 예상하고 있고, 이 사건 수술을 하지 않을 경우 신청외인의 기대 생존기간은 길게 잡아도 3개월에서 6개월 정도로 예상하고 있으나, 예상되는 생존기간 이전에 생명에 위해가 되는 응급 상황이 발생될 가능성도 매우 높은 것으로 보고 있다.

마. 채권자 병원은 이 사건 수술을 시행하기 위하여 채무자들에게 신청외인의 증상, 치료방법의 내용 및 필요성, 발생이 예상되는 위험 등을 설명하고 동의를 구하였으나, 채무자들은 '여호와의 증인' 신도로서 수혈을 금하는 자신들의 종교적 신념에 기초하여 신청외인에 대하여 이 사건 수술에 수반되는 수혈을 거부한다는 의사를 표시하였다. 이에 채권자 병원은 윤리위원회를 개최하여 이 사건 수술과 수술과정에서의 수혈의 필요성을 설명하고 채무자들의 동의를 재차 구하였으나 채무자들은 여전히 이를 거부하고 있다.

2. 판 단

가. 환자의 자기결정권과 진료행위에 대한 동의

의료인은 진료행위를 하는 경우 당시의 의료수준에 비추어 상당하다고 생각되는 사항을 설명하여 당해 환자가 그 필요성이나 위험성을 충분히 비교해 보고 그 진료행위를 받을 것인지의 여부를 선택하도록 함으로써 그 진료행위에 대한 동의를 받아야 한다. 이 때 환자의 동의는 헌법 제10조에서 규정한 개인의 인격권과 행복추구권에 의하여 보호되는 자기결정권을 보장하기 위한 것이므로 환자가 생명과 신체의 기능을 어떻게 유지할 것인지에 대하여 스스로 결정하고 진료행위를 선택하는 것이 원칙이다(대법원 2009. 5. 21. 선고 2009다17417 전원합의체 판결 참조).

그런데 신청외인과 같은 신생아는 자기결정권을 가지고 있으나 문제되는 진료행위를 받을 것인지 여부를 판단하고 그러한 의사를 표시할 수 있는 능력이 없다. 이러한 경우 친권자가 자녀를 대신하여 진료행위에 대한 동의를 하게 되는데, 이러한 친권자의 동의는 자기결정권이 일신전속적인 성격을 갖고 있음을 고려할 때 자녀의 자기결정권을 대리하여 행사하는 것이 아니라 자신의 친권에서 파생되는 것이라고 봄이 상당하다.

민법 제912조는 "친권을 행사함에 있어서는 자의 복리를 우선적으로 고려하여야 한다."고 하여 '자녀의 복리'가 친권 행사의 기준이 됨을 명시하고 있고, 민법 제913조는 '친권자는 자를 보호하고 교양할 권리의무가 있다'고 정하고 있으므로, 친권은 자녀를 양육, 보호 및 감호하여 자녀의 복리를 실현하도록 하기 위한 친권자의 권리이자 의무의 성격을 갖는다. 따라서 친권자의 친권 행사가 자녀의 생명·신체의 유지, 발전에 부합하는 것이 아니라면 그러한 내용의 친권의 행사는 존중되어서는 아니 된다 할 것이고, 이는 민법에서 친권의 상실을 허용하고 있는 점에 비추어 보더라도 명백하다.

또한 의사능력이 없는 자녀에 대한 진료행위가 긴급하고 필수적으로 이루어져야 하는 상황에서 친권자가 존재하지 아니하거나 친권자가 친권을 남용하여 그러한 진료행위를 거부하는 경우에는 예외적으로, 의료인은 객관적이고 합리적인 자료에 기초하여 의사능력이 없는 자녀의 진료행위에 대한 의사를 추정하여 제한적이고 필수적인 범위에 한하여 필요한 진료행위를 할 수 있다고 보아야 한다.

나. 이 사건에 관한 판단

앞서 인정한 사실에 따르면, 이 사건 수술이 시행되지 않거나 무수혈 방법에 의할 경우 회복의 가망성이 희박하여 신청외인의 생명에 중대하고도 심각한 침해결과가 발생할 가능성이 큰 반면, 수혈을 수반하여 이 사건 수술이 시행될 경우 그 회복가능성이 훨씬 높은 것으로 보이고, 현재 임상의학의 수준에서 이와 동일한 수준의 결과를 가져올 수 있는 다른 대체 진료방법이 없다. 따라서 신청외인의 생명을 유지하기 위하여 현재 시행될 수 있는 가장 적절하고도 필수적인 치료방법은 수혈을 수반하는 이 사건 수술이라 할 것이므로, 이를 시행하는 것이 채무자들의 딸인 신청외인의 복리에 부합한다.

그럼에도 신청외인의 친권자인 채무자들은 자신들이 믿고 있는 종교의 교리에 반한다는 이유로 수혈을 거부하고 있는바, 채무자들의 이러한 행위는 부모를 자녀의 친권자로 지정한 취지 및 친권 행사의 기준에 비추어 볼 때 정당한 친권 행사의 범위를 넘어서는 것이므로 채무자들이 표시한 수혈에 대한 거부의 의사는 그 효력을 인정하기 어렵다.

한편 신청외인은 태어난 지 1달 남짓 된 신생아로서 자신에 대한 진료행위에 동의할 것인지 여부를 추정할 수 있는 객관적 자료가 없으나, 앞서 살핀 신청외인의 현재 상태와 치료과정 및 회복가능성과 생명을 유지하고자 하는 것은 인간의 본성인 점을 함께 고려한다면, 진료행위의 긴급성이 충분히 인정되는 현재의 상황에서 신청외인은 수혈을 받는 데 동의하는 의사를 가지고 있다고 봄이 상당하다.

비록 채무자들은 자신의 신앙에 반하는 행위를 강요받지 아니할 종교의 자유를 가지고 있어 자신들이 믿는 종교의 교리에 반하는 수혈에 대한 동의를 강제할 수는 없다

할지라도, 생명권은 인간의 생존본능과 존재목적에 바탕을 둔 선험적이고 자연법적인 권리이고 헌법에 규정된 모든 기본권의 전제로 기능하는 기본권 질서의 가치적인 핵으로서 다른 기본권보다 우선되어야 할 것인 점, 수혈을 통한 이 사건 수술이 시행되어야 할 필요성이 절실하고 긴급한 점 등의 사정을 종합적으로 고려해 본다면, 채권자 병원은 신청외인에 대하여 수혈을 시행할 수 있다고 보아야 할 것이고, 신청외인의 친권자인 채무자들이 이에 동의하지 않는다면 채권자 병원으로서는 채무자들에 대하여 이러한 진료행위에 대한 방해의 배제를 구할 수 있다고 봄이 타당하다.

나아가 앞서 인정한 바와 같이 선천성 심장 기형 질환을 가지고 태어난 신청외인이 이미 1달 이상 필요한 진료를 받지 못한 채 현재에 이르게 된 점, 현재의 상태에 비추어 신청외인의 생존 기간을 섣불리 예상하기 어려워 수혈 및 이 사건 수술이 시급히 시행될 필요가 있는 것으로 보이는 점 등의 사정을 고려할 때, 이 사건 가처분을 발령할 보전의 필요성도 소명된다.

다만 채권자는 이 사건 가처분에서 명하는 내용을 집행관을 통하여 공시할 것도 구하고 있으나, 명령의 내용 및 성격에 비추어 이 부분은 인용하지 아니하기로 한다.

3. 결 론

그렇다면 채권자의 채무자들에 대한 이 사건 신청은 위 인정 범위 내에서 이유 있어 인용하고, 나머지 신청은 이유 없어 기각하며, 이 사건 소송이 제기된 경위 및 당사자들의 의사 등 제반 사정을 고려하여 소송비용은 각자 부담하도록 하여 주문과 같이 결정한다.

판사 이성철(재판장) 이재혁 임정윤

[관련 자료]

수혈의 위험성[30]

종전에 응급환자가 수혈을 거부하는 것은 곧 죽음이라는 단순한 등식이 잘못 받아들여져 온 데다, 생명을 무조건 至上의 가치라고 생각하는 데서 법률 분야에까지 논란의 여지가 생겨난 것이지만, 수혈만이 최상의 유일한 치료책도 아니고 수많은 대체요법이 나와 있고, 최근에는 수혈이 오히려 많은 위험성을 수반한다는 것이 점차 더 밝혀지고 있는 실정이다. 이상에서 논한 법률적 문제를 좀더 이해하기 쉽게 하기 위한 범위 안에서 수혈의 위험성을 간략히 언급하고자 한다.

---

30) 오종권, "수혈에 관한 법적 문제", 의료법학 제2권 제1호, 2001, 498-500면.

1984년에 노벨 의학상을 수상한 덴마크의 과학자 닐스 예르네는 여호와의 증인이 아니면서도 수혈을 거절한 이유를 질문받고 이렇게 대답하였다. "사람의 피는 지문과 같아서, 서로 똑 같은 피란 있을 수 없다." 피는 극히 복잡하다. 19가지의 혈액형에 그 중 한 가지인 Rh 형에만도 300가지가 있으며, 피 안에 들어 있는 갖가지 항체가 사람마다 매우 독특하고 다양하다. 뿐만 아니라 수혈은 일종의 조직 이식이기 때문에, 심장이나 간 기타 기관을 이식할 때, 피이식자의 면역계가 그것이 이질의 조직임을 감지하고 거부 반응을 일으킬 수 있듯이, 적합 판정을 얻은 피도 면역계의 기능을 억압할 수 있다. 30년 전에도 병리학자들과 혈액 은행 관계자들은 이런 충고를 들었다. "혈액은 다이너마이트다. 큰 유익이 될 수도 있고 큰 해를 끼칠 수도 있다. 수혈로 인한 사망률은 에테르 마취나 충수 절제술로 인한 사망률과 대등하다. 대략 1,000회 내지 5,000회의 수혈 중 한 번은 사망이 초래된다" (뉴욕 주 의학지 1960. 1. 15.)

남 캘리포니아 대학교 의사들은 암 수술을 받은 100명의 환자를 대상으로 추적 연구를 실시하였다. "모든 후두암의 재발률이 수혈을 받지 않은 사람의 경우는 14퍼센트, 수혈을 받은 사람의 경우는 65퍼센트였다. 구강암, 인두암, 비암 등의 재발률은 수혈을 받지 않은 사람들이 31 퍼센트, 수혈을 받은 사람들이 71퍼센트였다."(이과학, 비과학, 후두과학 연보, 1989. 3.) 존 S. 스프랫 박사는 '암 치료를 위한 수혈과 수술'에서 '암 수술은 무혈 수술로 할 필요가 있을 것'이라고 결론 내렸다.(미국 외과학 저널, 1986. 9.) '수혈 기법'(1982)은 수혈과 관련된 질병들에 대하여 AIDS, 간염 외에도 매독, 사이토메갈로 바이러스 감염, 말라리아, 헤르페스 바이러스 감염, 샤가스 병, 발진티푸스, 사상충증, 홍역, 살모넬라 병...... 등을 들고 있다.

혈액 전문가 개러트 알렌 박사는 수혈로 인해 매년 미국에서만도 최소 3,500명이 죽고 50,000명이 해를 입는다고 추산하였다. 또 미국의 '남부 의학 잡지'에서는 '3,000건 내지 30,000건의 죽음이 수혈로 말미암는다는 추산은 아마 적게 잡은 것일 것'이라고 하였다.

다음에, 수혈은 피의 산소 운반 능력을 즉시 높여 주지 못한다. '마취'지(1975. 3. 150면)는 이런 중대한 점을 이렇게 지적하였다. "구연산을 포함하고 있는 적혈구의 저장된 헤모글로빈은 수혈 후 약 24시간 전에는 조직에 산소를 운반하는 작용을 온전히 발휘하지 못한다는 것을 기억할 필요가 있다....... 그러므로 급속한 수혈은 첫 단계에는 단순히 혈량 증량제로 간주되어야 한다." 또 사람의 피를 저장할 때에는 응고를 막기 위해 약품을 첨가해야 하는데 후에 그 피를 환자에게 주사하면 그 약품이 환자의 피에 영향을 주어 자연적인 혈액 응고력을 약화시켜 계속적인 출혈을 일으킬 수 있다. 저장된 피 대신 혈장 증량제인 링게르 씨 유액을 사용하면 이 문제를 피할 수 있다.

결론적으로, 코넬 대학교의 조시프 펠데슈 박사는 수혈로 인한 감염률은 10분의 1이라고 하면서 '이것은 약실 10개의 회전식 연발 권총으로 러시안 룰렛을 하는 것과 같다'라고 말하였으며, 경제학자 로스 에커트는 '수혈로 인한 사망자 수는 탑승객을 가득 실은 DC-IO 항공기가 매달 한 대씩 추락하는 것과 맞먹을 것'이라고 말하였다.

그리고 수혈의 위험성을 떠나서 수혈은 너무 남용되고 있다. 파리에 모인 800명의 의사들은, '피가 너무 흔히 기적의 강장제로 인정되어 필요하든 하지 않든 환자에게 주입되고 있다'고 하였다. 특히 이 의사들은 1단위(500cc) 수혈에 이의를 제기하면서 그것은 '100회 중 99회는 불필요하다'고 하였다. 미국에서의 한 연구 보고도 '어떤 지역에서 실시된 72퍼센트의 수혈은 불필요하거나 의심스러운 것'이라고 하였다.

Part Ⅲ 쟁점연구

Legal Issues

Q1 [도입 판례]는 여호와의 증인 신도인 어머니에게 유기치사죄가 성립한다고 판시하고 있다. 이러한 판례의 태도가 타당한지 검토하시오.

Q2 환자가 자기결정권의 행사, 즉 자신의 신념이나 종교의 교리에 따라 치료에 들어가기 전에 의사에게 치료 도중 수혈하지 않을 경우 사망할 수 있게 된다고 하더라도 수혈해서는 안 된다는 뜻을 표시하자 의사가 환자의 뜻을 존중하여 치료 도중 수혈이 필요한 상황이 발생했음에도 수혈을 하지 않음으로써 환자가 사망하게 되는 경우에 의사에게 형법상의 책임, 특히 형법 제268조의 업무상과실치사죄가 성립하는지 여부에 대해 긍정설과 부정설의 견해가 대립하고 있다. 두 견해의 논거를 제시하고 자신의 입장을 밝히시오.

Q3 수혈거부의 의사표시에도 불구하고 의사가 임의로 수혈한 경우 의사에게 어떠한 형사책임을 물을 수 있는가?

Case

甲은 11세 남짓 된 딸의 어머니로서 악성 전격성 간염 및 장내출혈의 증세를 보인 딸을 침례병원에 입원시켰으나, '여호와의 증인'의 교리를 내세워 의사의 수혈치료를 거부하였고, 다음 날 병원 측에서 대학병원으로 옮겨 수혈하려 하였으나 이를 계속 거부하여 딸은 그날 밤에 사망하였다.

(1) 甲의 죄책은? (대판 1980.9.24, 79도1387 참조)

☞ **[평석] 오종권, "종교적 양심과 수혈 거부- 대법원 1980.9.24. 선고 79도1387판결-", 부산법조 제17호 (2000.01), 61-86면.**

Materials for Extensive Reading

김재윤, "생명공학과 의료기술의 발전에 따른 형사법적 쟁점과 과제", 전남대 법학논총 제31집 제2호 (2011.8), 35-63면.

박정수, "의사가 환자의 뜻에 따라 수혈을 하지 않음으로써 사망에 이르게 한 경우 업무상과실치사죄가 성립하는지 여부", 광주지방법원 재판실무연구 2009(2009.01), 381-404면.

이석우 엮음, 환자의 권리와 무수혈 치료, 학영사, 2005.

오종권, "종교적 양심과 수혈 거부- 대법원 1980.9.24. 선고 79도1387판결-", 부산법조 제17호(2000.01), 61-80면.

윤진수, "미국법상 부모의 자녀에 대한 치료 거부에 따르는 법적 문제", 가족법연구 제18권 제1호(2004.03), 9-74면.

최우찬, "유기치사죄와 부작위에 의한 살인죄 및 양심범과의 관계", 형사판례연구 제1권(93.07), 95-112면.

제12장

의사의 허위진단서 작성 및 행사금지의무/ 진료기록부 기재 및 보존의무

Part I [도입 판례] – 국립춘천병원 의사 허위진단서 작성 사건

대법원 2004. 4. 9. 선고 2003도7762 판결 【허위공문서작성 · 허위진단서작성 · 부정처사후수뢰】
[집52(1)형,438;공2004.5.15.(202),842]

【판시사항】

[1] 공무원인 의사가 공무소의 명의로 허위진단서를 작성한 경우의 죄책

[2] 원심의 죄수 평가의 잘못이 판결 결과에 영향을 미쳤다고 보기 어렵다고 한 사례

【판결요지】

[1] 형법이 제225조 내지 제230조에서 공문서에 관한 범죄를 규정하고, 이어 제231조 내지 제236조에서 사문서에 관한 범죄를 규정하고 있는 점 등에 비추어 볼 때 형법 제233조 소정의 허위진단서작성죄의 대상은 공무원이 아닌 의사가 사문서로서 진단서를 작성한 경우에 한정되고, 공무원인 의사가 공무소의 명의로 허위진단서를 작성한 경우에는 허위공문서작성죄만이 성립하고 허위진단서작성죄는 별도로 성립하지 않는다.

[2] 공무원인 의사가 허위의 진단서를 작성한 행위에 대하여 허위공문서작성죄와 허위진단서작성죄의 상상적 경합을 인정한 원심의 판단이 법률 적용을 그르친 잘못이 있다고 할 것이나, 원심이 이와 실체적 경합범 관계에 있으며 형이 중한 부정처사후수뢰죄에 정한 형에 경합범 가중을 하여 처단형을 정하였으므로, 원심의 죄수 평가의 잘못이 판결 결과에 영향을 미쳤다고 보기 어렵다고 한 사례.

【참조조문】

[1] 형법 제227조, 제233조 / [2] 형사소송법 제383조 제1호

【참조판례】

[2] 대법원 1974. 4. 9. 선고 73도2334 판결(공1974, 7861), 대법원 2001. 2. 9. 선고 2000도1216 판결(공2001상, 678), 대법원 2002. 5. 10. 선고 2000도5019 판결, 대법원 2003. 2. 28. 선고 2002도7335 판결(공2003상, 956)

【전 문】

【피 고 인】 피고인

【상 고 인】 피고인

【변 호 인】 변호사 전현희 외 2인

【원심판결】 서울고법 2003. 11. 21. 선고 2003노1942 판결

【주 문】

상고를 기각한다.

【이 유】

1. 원심판결과 원심이 인용한 제1심판결의 채용 증거들을 기록에 비추어 살펴보면, 국립병원의 내과과장 겸 진료부장으로 근무하는 의사로서 보건복지부 소속 의무서기관인 피고인이 공소외인의 부탁을 받고 허위의 진단서를 작성한 사실과 그 사례 명목으로 금품을 수수한 사실을 각각 인정할 수 있고, 원심판결에 상고이유로 주장하는 바와 같이 채증법칙을 위배하여 사실을 잘못 인정하였다거나 부정처사후수뢰죄에 관한 법리를 오해한 위법이 있다고 볼 수 없다.

2. 직권으로 판단하건대, 원심은 공무원이자 의사인 피고인이 허위의 진단서를 작성한 행위에 대하여 형법 제227조 소정의 허위공문서작성죄와 형법 제233조 소정의 허위진단서작성죄가 각 성립하되 두 죄는 상상적 경합의 관계에 있다고 판단하였다.

그러나 **형법이 제225조 내지 제230조에서 공문서에 관한 범죄를 규정하고, 이어 제231조 내지 제236조에서 사문서에 관한 범죄를 규정하고 있는 점 등에 비추어 볼 때 형법 제233조 소정의 허위진단서작성죄의 대상은 공무원이 아닌 의사가 사문서로서 진단서를 작성한 경우에 한정되고, 공무원인 의사가 공무소의 명의로 허위진단서를 작성한 경우에는 허위공문서작성죄만이 성립하고 허위진단서작성죄는 별도로 성립하지 않는다**고 할 것이다.

따라서 위 행위에 대하여 허위공문서작성죄와 허위진단서작성죄의 상상적 경합을

인정한 원심의 판단은 법률 적용을 그르친 잘못이 있다고 할 것이나, 원심은 이와 실체적 경합범 관계에 있으며 형이 중한 위 부정처사후수뢰죄에 정한 형에 경합범 가중을 하여 처단형을 정하였으므로, 앞서 본 원심의 죄수 평가의 잘못은 판결 결과에 영향을 미쳤다고 보기 어렵다(대법원 1974. 4. 9. 선고 73도2334 판결, 2003. 2. 28. 선고 2002도7335 판결 등 참조).

3. 그러므로 상고를 기각하기로 하여 관여 대법관의 일치된 의견으로 주문과 같이 판결한다.

대법관 김용담(재판장) 배기원 이강국(주심)

1 참고 판례

대법원 2001. 6. 29. 선고 2001도1319 판결 【허위공문서작성 · 허위작성공문서행사 · 상해 · 증거인멸 · 허위검안서작성 · 허위작성검안 서행사】
[공2001.8.15.(136),1802]

【판시사항】

[1] 공모공동정범에 있어서 공모관계의 성립 요건

[2] 사체검안의가 빙초산의 성상이나 이를 마시고 사망하는 경우의 소견에 대하여 알지 못함에도 불구하고 변사자가 '약물음독', '빙초산을 먹고 자살하였다.'는 취지로 사체검안서를 작성한 경우, 검안서작성에 있어 허위성에 대한 인식이 있다고 본 사례

[3] 허위검안서작성 등의 공모여부에 관한 심리미진을 이유로 원심판결을 파기한 사례

【판결요지】

[1] 공모는 법률상 어떤 정형을 요구하는 것이 아니고 2인 이상이 공모하여 범죄에 공동가공하여 범죄를 실현하려는 의사의 결합만 있으면 되는 것으로서, 비록 전체적인 모의과정이 없었다고 하더라도 수인 사이에 순차적으로 또는 암묵적으로 상통하여 그 의사의 결합이 이루어지면 공모관계가 성립하고, 이러한 공모가 이루어진 이상 실행행위에 직접 관여하지 아니한 자라도 다른 공모자의 행위에 대하여 공동정범으로서 형사적 책임을 지는 것이다.

[2] **사체검안의가 빙초산의 성상이나 이를 마시고 사망하는 경우의 소견에 대하여 알지 못함에도 불구하고 변사자가 '약물음독', '빙초산을 먹고 자살하였다.'는 취지로 사체검안서를 작성한 경우, 검안서작성에 있어 허위성에 대한 인식이 있다**고 본 사례.

[3] 허위검안서작성 등의 공모 여부에 관한 심리미진을 이유로 원심판결을 파기한 사례.

【참조조문】

[1] 형법 제30조 / [2] 형법 제233조 / [3] 형법 제30조

【참조판례】

[1] 대법원 1998. 3. 27. 선고 98도30 판결(공1998상, 1261), 대법원 1998. 11. 24. 선고

98도2654 판결(공1999상, 81), 대법원 2000. 3. 14. 선고 99도4923 판결(공2000상, 1011), 대법원 2000. 11. 10. 선고 2000도3483 판결(공2001상, 91)

【전 문】

【피 고 인】 피고인 1 외 3인

【상 고 인】 피고인 1 및 검사

【변 호 인】 변호사 김기홍 외 3인

【원심판결】 대구지법 200 1. 2. 15. 선고 2000노4024 판결

【주 문】

원심판결 중 피고인 1, 2, 3에 대한 부분 및 피고인 4에 대한 무죄부분을 각 파기하고, 이 부분 사건을 대구지방법원 본원 합의부에 환송한다.

【이 유】

1. 피고인 1의 상고에 대하여

원심판결과 원심이 채용한 증거들을 기록에 비추어 살펴보면, 피고인 1의 판시 각 상해의 범죄사실을 충분히 인정할 수 있고, 거기에 상고이유에서 주장하는 바와 같은 채증법칙 위배로 인한 사실오인의 위법이 있다고 할 수 없다. 상고이유의 주장은 이유 없다.

그리고 징역 10년 이하의 형이 선고된 이 사건에서 형의 양정이 부당하다는 주장은 적법한 상고이유가 되지 못한다.

2. 검사의 상고에 대하여(피고인 1, 2, 3이 피고인 4와 공모하여 허위공문서를 작성하고 행사하였다는 점과 피고인 1, 2, 3, 4가 공모하여 허위 검안서를 작성하고 행사하였다는 점 및 피고인 2의 증거인멸의 점)

가. 공소사실의 요지

(1) 피고인 1, 같은 피고인 2는 1999. 5. 29. 15:00경 위 피고인 1의 집 지하실에서 피해자가 사망한 것을 발견하고 그 시경 변사 현장을 정리하고, 피고인 3, 같은 피고인 4는 같은 날 21:00경 위 지하실에서 피해자를 검시하면서 빙초산을 마시고 자살한 것으로 처리하기로 결의하여, 사실은 피해자의 우측 흉부, 양측 손등, 안면부 및 양측 하지 등에 무수한 좌상 및 찰과상이 있으며 위 지하실에는 빙초산이 없고 피해자가 빙초산을 마신 사실이 전혀 없으며 위 지하실에서 발견된 플라스틱 우유병에 든 액체는 그 액성이 중성으로 무색, 무취였음에도 불구하고 변사체로 발견된 피해자의 사인

을 은폐하기 위하여 피해자가 빙초산을 마시고 상처 하나 없이 깨끗한 상태로 음독 자살한 것으로 처리하기로 공모하여,

(가) 1999. 5. 29. 20:00경 위 지하실에서 피해자의 사체를 검안한 피고인 3은 사체검안서의 사망의 종류 란에 '자살', 선행 사인 란에 '약물 음독', 사고 종류 란에 '자살, 빙초산을 먹고 죽은 것으로 추정됨'이라고 기재하고 위와 같이 피해자의 우측 흉부, 양측 손등, 팔목, 양측 하지 및 안면부에 다발성 좌상 및 찰과상이 있음에도 불구하고 피해자의 신체에 외상이 전혀 없는 것처럼 위 사체검안서 기타 신체 상황 란에 아무런 기재를 하지 아니하여 피고인 3 명의의 허위사체검안서 1통을 작성하고,

(나) 피고인 4는 같은 날 "1. 발생일시 및 장소 1999. 5. 28. 18:00 - 익일 16:30 어간, 대구에 있는 피고인 1 집 지하 방실 내, 2. 변사자 인적사항 성명: 피해자, 주민등록번호 : 690830-생략, 6. 현장 수사: 플라스틱 우우병 1개를 발견하였으며 내용물이 빙초산 종류로 추정되고 1/5 정도 남아 있는 상태임, 7. 조치: 변사체에 외상이 전혀 없고 타살 혐의점 발견할 수 없으며 유서 등으로 볼 때 자살한 것으로 판단되어 사체를 유족에게 인도코져 합니다. 1999. 5. 29. 형사과 형사계 근무 경사 피고인 4"라는 내용의 허위공문서인 피고인 4 명의의 변사사건 발생보고서 1부를 작성하고, 같은 날 그 정을 모르는 형사반장 서명호에게 결재를 올려 이를 행사하고,

(다) 피고인 4는 위 같은 달 30일 경찰서에에서에서 변사자 피해자 및 방안 내부를 촬영한 사진을 첨부한 피고인 명의의 수사보고서를 작성하면서 "외상은 없는 상태임(사진촬영 4호), 변사자의 상·하의를 모두 벗긴 후 사체를 검시한 바 외상이 없는 상태임(사진촬영 5호), 외상이 없는 깨끗한 상태임(사진촬영 6호), 변사자 침대 밑에 우유병이 1개 떨어져 있는 장면, 빙초산 종류의 냄새로 국립과학수사연구소에 의뢰함(사진촬영 9호)"이라고 기재하여 허위공문서인 피고인 4 명의의 수사보고서 1부를 작성하고, 같은 날 그 정을 모르는 형사반장 서명호에게 결재를 올려 이를 행사하고,

(라) 피고인 4는 1999. 8. 2. 경찰서에서 "1. 발생일시 및 장소 1999. 5. 28. 18:00 - 익일 16:30 어간, 대구에 있는 피고인 1 집 지하 방실 내, 2. 변사자 인적사항 성명: 피해자, 주민등록번호: 690830-생략, 4. 현장상황: 사체는 외상이 전혀 없고 변사자의 머리 위에 유서 3장이 발견되고 플라스틱 우유병 1개를 발견하였으며 내용물이 빙초산 종류로 추정되고 1/5 정도 남아 있는 상태임, 8. 조사자의견: 현장에 임하여 사체 검시한 바, 변사체에 외상이 전혀 없고 타살 혐의점 발견할 수 없으며 유서 등으로 볼 때 미상의 약물(빙초산류)을 마시고 자살한 것으로 판단되며 내사종결처리코져 합니다. 수사과 형사계 근무 경사 피고인 4"라는 내용의 허위공문서인 피고인 4 명의의 변사사건에 대한 수사결과보고서 1부를 작성하고, 같은 날 그 정을 모르는 형사반장 서명호에게 결재를 올려 이를 행사하고,

(마) 피고인 2는 같은 달 30일 대구에 있는 관할동사무소에서 위 동사무소 직원인 함보경에게 위 허위작성검안서를 첨부한 매장, 화장신고서 및 화장장사용신청서를 제출하여 이를 행사하고,

(2) 피고인 2는 1999. 5. 29. 밤 시간 불상경 위 이천동 491의 59 소재 피고인 1의 집에서 피고인 3과 피해자의 사체를 화장하여 피고인 1의 형사 사건에 관한 증거를 인멸하기로 공모하여, 피고인 3은 장의사 김종대에게 피해자의 화장을 의뢰하고, 피고인 2는 같은 날 위 함보경으로부터 발급받은 화장신고증 및 화장장 사용허가증을 위 김종대에게 교부하고 그로 하여금 대구시설관리공단 장묘사업소 담당 직원에게 제출하게 한 다음, 피해자에 대한 상해 및 변사사건과 관련하여 사망원인이 자살인지, 타살인지 여부를 규명할 수 있는 피해자의 사체를 화장하게 하여 피고인 1의 형사 사건에 관한 증거를 인멸하였다.

나. 원심의 판단

원심판결 이유에 의하면 원심은, 그 채용 증거에 의하여, 지하실에서 변사체로 발견된 피해자의 우측 흉부, 양측 손등, 팔목, 안면부 및 양측 하지 등 여러 곳에 좌상 및 찰과상이 있었던 사실이 인정되고, 피해자의 사체 주위에서 발견된 우유병에 담긴 액체는 빙초산이 아닐 뿐만 아니라, 피해자가 그것을 마시고 자살하였다는 것은 객관적 사실에 반하는 것이고, 피해자의 사체는 영양실조라고 생각될 만큼 마른 상태에서 팔뚝 등에는 많은 멍이 들어 있었고, 얼굴은 부어 있는 상태였으며 배변의 흔적이 있었다는 점, 현장에 있던 메모 3장은 피고인들이 유서라고 판단하였으나 메모지 3장의 필체가 조악하고 작성일자가 1999년 1월경으로 되어 있으며 자살하는 사람이 수개월 전에 유서를 작성하여 놓거나 그것도 같은 내용의 유서를 3장이나 작성한다는 것은 작성자가 정신장애자가 아닌 정상인이라 하여도 쉽게 납득하기 어렵다는 점, 의학적으로 빙초산을 먹고 자살하는 경우 식도와 위가 부식되고 사람이 고통 속에서 죽어 간다는 것은 상식에 속하는 것인데 사체에서는 그러한 흔적이 전혀 발견되지 않았다는 점, 국립과학수사연구소의 감정결과에 따르면 현장에서 발견된 우유병 속에 무색, 무취의 액체가 들어 있었을 뿐 빙초산은 물론 다른 독극물도 발견되지 않았다는 점, 여러 개의 빈방이 있는 큰 저택에서 사체가 어두운 지하실에 놓여 있다는 것은 그 자체가 사망에 대한 의문을 불러일으키기에 충분하다는 점 등에 비추어 볼 때, 약 20년 동안 검안 촉탁의로서 연간 40여 건의 검안을 실시한 경험이 있는 피고인 3이 피해자 사체를 검안한 후 빙초산을 음독하고 자살한 것으로 결론을 내렸다는 것은 다소 의문이 드는 것이라고 인정하면서도, 다음과 같은 사정 즉, ① 인적구성의 면에서, 피고인 4와

전재필, 박규식은 경찰서 형사과 형사계에서 같은 조로 근무하는 경찰관들로서 이 사건 이전에 피고인 1과 특별한 인간관계가 생겼다고 볼 만한 자료는 없고, 더욱이 위 검안현장에는 피고인 4뿐만 아니라 전재필, 박규식 그리고 위 피고인 4와 특별한 관계가 있다고는 보이지 아니하는 김상현까지 참석한 상황이었음에 비추어 볼 때, 피고인 4가 피해자의 사인을 은폐하여 피고인 1을 비호하겠다는 의도를 가지고 피고인 1, 2, 3과 공모하여 허위공문서를 작성하고자 하였다는 것은 쉽사리 납득하기 어렵고, 나아가 피고인 3 역시 피고인 4, 전재필, 박규식, 김상현 등이 함께 피해자의 사체 및 그 현장을 살펴보았음에도 그 사인을 은폐하는 데 사용할 목적으로 이 사건 공소사실 기재와 같은 허위의 검안서를 작성하였다는 것은 쉽게 이해하기 어렵고, ② 박규식, 전재필, 김상현의 각 진술에 의하더라도 피고인 3, 4가 피해자의 사인을 빙초산을 먹고 자살한 것으로 결론을 내린 것에 대하여 전재필, 박규식, 이동수, 김상현 중 그 누구도 이의를 제기한 사람이 없었다는 점과 이 사건과 관련하여 최초로 작성된 보고서로서 당시 이동수, 박규식, 피고인 3, 4 등이 의논하여 내린 결론에 따라 작성된 것으로 판단되는 파출소장 이동수 명의의 '변사사건발생보고 및 지휘품신서'에도 피해자가 빙초산을 먹고 자살한 것으로 기재되어 있는 점, 피고인 3, 4가 현장에서 불상의 액체가 담겨 있는 우유병의 냄새를 맡은 사실은 있는 것으로 보이는데, 피고인 3이 피고인 1을 비호하기 위하여 사인을 은폐하고자 하는 범행에 가담할 만한 동기가 부족한 피고인 4와 공모하여 나지도 않는 식초 냄새가 위 우유병에서 났다고 그 현장에서 주장하였으리라고는 보기 어려운 점, 피고인 3, 4가 맡은 냄새가 위 우유병의 내용물에서 나는 것이 아니라 그 우유병의 외부에서 나는 것이었을 수도 있다는 가능성을 완전히 배제하기는 어려운 점, 식초와 초산, 빙초산은 전혀 다른 물질이 아니고 그 희석의 정도에 따라 99%이상의 순도를 가지는 것을 빙초산, 30%이상의 순도를 가지는 것을 초산, 4%-6%의 순도를 가지는 것을 식용식초로 구분하는 것이라는 점, 피고인 4, 피고인 3이 빙초산이 어떠한 물질이고 빙초산을 마시면 어떠한 증상이 나타나는지에 대하여 이 사건 이전에 인식하고 있었다고 볼 만한 자료가 없는 점 등을 종합하여 보면, 과연 피고인 3이 당시 위 우유병에 담긴 액체가 빙초산이 아닐 뿐만 아니라 피해자가 그것을 마시고 자살한 것이 아니라는 사실을 인식하고 있었을까 하는 의문이 드며, ③ 피고인 4는 이 사건 현장에서 수거한 우유병을 국립과학수사연구소에 감정 의뢰하였는데, 위 신창수가 이 사건 범행을 공모하고서도 무색, 무취의 중성 액체가 들어 있는 우유병을 그대로 감정의뢰한다는 것도 납득하기 어려운 것이고, ④ 피해자의 사망현장에서 유서라고 추정한 쪽지 3장이 발견되었으나 그 쪽지가 묶여져 있던 전체의 묶음(공책 종류)은 발견되지 아니하였고, 수사기록에 편철된 현장사진에 비추어 보면, 위 쪽지 3장은 피해자가 사망한 이후에 누군가가 자살을 가장하기 위하여 지하실에 가져다 놓은 것이고, 사체의 바지 또한 피해자가 사망한 이후에 누군가가 갈아입힌 것이라는 의혹이 드는데, 위와 같이 쪽지 3장을 지하실에 가져다 놓거나 피해자의 바지를 갈아 입힌 상황에는 최소한 피고인 1은 관여가 되었다고 보는 것이 경험칙에 부합하고, 위와 같은 피해자의 사망현장 훼손은 그 설시와 같은 이유로 피고인 1, 2이 함께 귀가한 이후에 이루어졌다고 단정할 수 없으며, ⑤ 피고인 3이 사체를 검안하면서 피해자의 사체에 난 외상을 보았음에도 불구하고 사체검안서를 작성하면서 사인과 관계없는 기타 신체상황란에 아무런 기재를 하지 않은 것은, 피고인 3이 다른 변사사건에서 작성한 사체검안서의 기재에 의할 때 피고인 3이 사인을 추정하여 밝힌 사건의 사체검안서의 대부분에는 사인과 관계없는 신체상황에 대하여 기재하지 않았음을 알 수 있어, 피고인 3이 사체검안서 상의 '사인과 관계없는 기타 신체상황란'에 피해자의 사체에 나타난 외상을 기재하지 않았다는 것만으로는 위 피고인에게 허위검안서를 작성하고자 하는 범의가 있었다고 단정하기 어렵다는 점 등에 비추어 볼 때, 첫째, 피고인 3의 허위검안서작성 부분에 대하여, 위 피고인이 사체검안서를 작성함에 있어 국립과학수사연구소의 감정결과 빙초산이 아닌 것으로 나타난 물질을 빙초산이라고 단정하고 나아가 위 피해자가 빙초산을 먹고 자살한 것으로 추정된다고 기재한 것은, 위 피고인이 업무상 기울여야 할 주의를 다하지 아니한 것에서 기인한 것이라고는 인정할 수 있으나, 검사가 제출한 모든 증거들에 의하더라도 위 피고인이 이 사건 사체검안서를 작성하면서 그 내용이 허위임을 인식하고 있었다는 점까지 인정하기에는 부족하고, 둘째, 피고인 1, 2, 4의 허위검안서작성 및 허위작성검안서행사의 점에 대하여, 피고인 3의 허위검안서작성의 범행을 인정할 증거가 없고, 위 피고인 1, 2, 4가 피고인 3과 공모하였음을 인정할 증거가 없으며, 셋째, 피고인 1, 2, 3의 허위공문서작성 및 허위작성공문서행사의 점에 대하여, 피고인 4가 허위공문서를 작성하여 행사한 사실은 인정되나, 앞에서 본 여러 사정에 의하면 피고인 1, 2, 3가 피고인 4와 공모하였음을 인정하기는 어렵고, 넷째, 피고인 2의 증거인멸의 점에 대하여, 검사가 제출한 모든 증거에 의하더라도, 피고인 2가 화장신고를 하여 화장신고증 및 화장장사용허가증을 교부받아 피해자의 사체를 화장하도록 한 사실만 인정될 뿐, 피고인 2가 피고인 1과 함께 피해자의 사체의 옷을 갈아 입히는 등으로 사인을 은폐하기로 공모하고 위 사체를 화장함으로써 위 피고인 1의 형사사건에 관한 증거를 인멸하였다는 점을 인정하기에는 부족하다고 판단하여 각 무죄를 선고하였다.

다. 대법원의 판단

<u>공모는 법률상 어떤 정형을 요구하는 것이 아니고 2인 이상이 공모하여 범죄에 공동</u>

가공하여 범죄를 실현하려는 의사의 결합만 있으면 되는 것으로서, 비록 전체적인 모의과정이 없었다고 하더라도 수인 사이에 순차적으로 또는 암묵적으로 상통하여 그 의사의 결합이 이루어지면 공모관계가 성립하고, 이러한 공모가 이루어진 이상 실행행위에 직접 관여하지 아니한 자라도 다른 공모자의 행위에 대하여 공동정범으로서 형사적 책임을 지는 것이다(대법원 1998. 3. 27. 선고 98도30 판결 참조).

위 법리에 비추어 볼 때 원심의 인정·판단은 다음과 같은 이유로 수긍할 수 없다. 원심은 피고인 3의 허위검안서작성에 있어서의 범의 및 피고인들 사이의 공모관계를 인정하기 어려운 사정으로, 피고인 1과 특별한 인간관계가 있다고 보이지 않는 피고인 4가 피해자의 사인을 은폐하는 데 공모하였다고 보기 어렵고, 검안현장에는 피고인 4 외에 관할경찰서의 경찰인 전재필, 박규식 그리고 관할파출소 순경인 김상현까지 참석한 상황이었으며, 당시 검안현장에 참여한 모든 사람들이 피해자의 사인을 빙초산을 먹고 자살한 것으로 결론을 내린 것에 대하여 이의를 제기한 바 없다는 점을 들고 있다.

그러나 원심판결 이유와 기록에 의하면, 피고인 1은 관할경찰서의 선진질서추진위원회 회장으로 활동하면서 관할경찰서와 공적인 관계를 유지하여 오고 있고, 관할경찰서 교통과장인 신동수는 피해자의 사망 전날 및 그 이후를 비롯하여 수시로 피고인 1의 집에 들러 식사를 할 뿐만 아니라 사체가 발견된 지하방도 청소를 하는 등 피고인 1과 긴밀한 사이임을 알 수 있으며, 또한 관할경찰서장은 관할 파출소장인 이동수가 이 사건 변사사건을 보고하기 이전에 다른 경로를 통하여 이미 그와 같은 사실을 알고 있었던 점에 비추어 피고인 1과 인적교류가 있는 것으로 보인다. 한편, 피고인 4는 관할 파출소의 연락을 받고 현장에 출동하였는데, 현장에서 장모인 피고인 1의 연락을 받고 온 피고인 3을 만나 피해자의 사체에 대한 검안을 요청하여, 피고인 3이 이 사건 검안에 이르게 되었다는 것인바, 이는 피고인 4가 변사사건 발생보고를 받고 현장에 출동하면서 검안의사를 현장에 참여하도록 조치를 취하지 않았음을 나타내는 것으로 누군가의 사전 연락을 받고 이 사건 현장에는 검안의인 피고인 3이 미리 도착하여 있다는 사정을 알고 있었다고 보인다.

이와 같은 피고인 1과 관할경찰서 간부들과의 인적교류관계, 피고인 4가 변사사건의 현장에 출동하여 피고인 3에게 검안을 부탁하게 된 경위가 석연치 않은 점 등에 비추어 피고인 4는 제3자를 통하여 피고인 1과의 사이에 피해자의 사체처리에 관한 암묵적인 의사의 합치가 있었음을 배제할 수 없는 것이고, 피고인 4가 평소 피고인 1과 교류가 없었다는 사정만으로 피고인 1의 공모관계를 부인하기 어렵다.

또한, 이 사건 현장에 피고인 4와 함께 출동한 관할경찰서 소속 경찰인 경장 박규식,

전재필은 그 직급이 경위인 피고인 4의 조원으로서 그의 지시, 감독을 받는 입장에 있고, 순경 김상현은 이 사건 현장의 사진을 찍기 위해 관할파출소에서 파견된 자로 변사사건의 처리에 직접적으로 관여할 입장이 아닌 것으로 보이는바, 이러한 인적 구성하에서 검안의인 피고인 3과 변사사건 처리권자인 피고인 4가 여러 가지 사유를 들어 피해자의 사인을 자살로 판단하였다면, 그 결론이 객관적으로 너무나 명백한 잘못이 있다고 보여지지 않는 한 박규식, 전재필, 김상현 등이 이의를 제기하기 어려운 상황이었음을 능히 짐작할 수 있는 것이고, 따라서 위 박규식, 전재필, 김상현 등이 피해자의 사인에 관하여 별다른 이의를 제기하지 않았다는 점만으로 피고인 3의 허위 검안서작성 및 행사에 있어서의 범의나 피고인 1의 공모관계를 부인하기 어렵다.

원심은 또 피해자의 사망현장은 누군가에 의하여 조작, 변경된 것으로 보이고, 그 조작과 변경에는 최소한 피고인 1의 관여가 있다고 보이나 그 시기는 피고인 1, 2가 함께 귀가한 이후에 이루어졌다고 단정할 수 없다는 점을 들고 있다. 즉 피고인 1, 2가 함께 귀가하기 이전에 최소한 피고인 1의 관여 아래 미리 사망현장이 조작, 변경되었으니, 피고인 4나 피고인 3 등이 사건 은폐를 위한 피고인 1의 의도에 따라 허위공문서나 허위검안서를 작성하게 되었을 뿐 공모한 것으로 볼 수 없다는 취지인 것으로 보인다.

그러나 앞에서 설시한 바와 같이 공모는 2인 이상이 공모하여 범죄에 공동가공하여 범죄를 실현하려는 의사의 결합만 있으면 되는 것으로서, 비록 전체적인 모의과정이 없었다고 하더라도 수인 사이에 순차적으로 또는 암묵적으로 상통하여 그 의사의 결합이 이루어지면 공모관계가 성립하는 것이므로, 가사 원심의 판단과 같이 이 사건 사망현장이 피고인 1의 관여 아래 조작되고 변경되었다고 하더라도, 그 이후 얼마든지 피고인 4나 양문석과 사이에 피해자의 사인을 자살로 처리하기로 하는 내용의 암묵적인 합의 내지 의사의 합치는 가능한 것이므로 원심이 내세우는 사정은 공모관계를 인정할 수 없는 자료로 보기에는 적절치 않다 할 것이다.

한편, 원심도 인정하고 있는 바와 같이, 현장에 있던 메모 3장은 그 필체가 조악하고 작성일자가 1999년 1월경으로 되어 있으며 자살하는 사람이 수개월 전에 유서를 작성하여 놓거나 그것도 같은 내용의 유서를 3장이나 작성한다는 것은 쉽게 납득하기 어렵다는 점, 사체에는 빙초산을 먹고 자살하는 경우에 나타나는 화상이나, 고통의 흔적이 나타나지 않았고, 실제로도 현장에서 수거된 우유병에는 무색, 무취의 액체가 들어 있었을 뿐 빙초산은 물론 다른 독극물도 발견되지 않았다는 점, 사체에 크고 작은 상처가 여러 군데 발견되었고, 배변의 흔적도 있었다는 점과 피고인 3 자신도 누군가가 사체의 옷을 갈아 입혀 놓은 것 같았다고 말하고 있는 점 등에 비추어 보면, 피해자의

사인을 자살이라고 쉽게 단정짓기에는 어려워 보이는바, 그럼에도 불구하고 수없이 변사사건을 처리하였음직한 피고인 4나 피고인 3이 피해자의 사망을 쉽사리 자살로 결론을 내리고, 또한 허위공문서나 허위검안서를 작성하는 등으로 피해자의 사체를 화장하는 데 역할을 하였다는 것은 처음부터 미리 사건을 자살로 처리하기로 결론을 내고 검안은 형식적으로 그 결론에 맞추기 위한 것이었다는 의심을 떨쳐 버리기 어렵고, 피고인 4의 경우 사전에 누군가에 의한 의사연락을 통한 의사의 합치가 있었다고 보는 것 외에는 위와 같이 사건을 처리함에 있어 특별한 동기도 발견되지 않는다.

더욱이 피고인 3은 피고인 1의 사위로서 위 피고인의 연락으로 현장에 도착하여 그 경위를 들은 다음, 사후에 도착한 피고인 4의 요청으로 피해자의 사체를 검안하게 되었고, 이를 기초로 작성한 사체검안서가 객관적인 사실에는 반하는 점은 원심도 인정하는 바이고, 기록에 의하면, **피고인 3은 수사기관에서 '빙초산을 마시고 자살한 사람에게 어떤 소견이 나타나느냐' 는 검사의 질문에 '공부를 하지 않아서 모르겠다.' 고 답변하고, 또 '화상이 생기지 않을 정도의 약한 농도의 초산을 먹어도 사람이 사망하느냐' 는 질문에 대하여 대답을 하지 못하는 등(수 2-1, 317면) 빙초산을 마시고 사망하는 경우의 소견에 대해 잘 모르고 있다는 것을 알 수 있는바, 따라서 빙초산의 성상이나 이를 마시고 사망하는 경우의 소견에 대하여 알지 못함에도 불구하고 '약물음독', '빙초산을 먹고 자살하였다.' 는 취지로 사체검안서를 작성한 것은 그 자체가 허위에 대한 인식이 있는 것이라고 볼 것**이고, 나아가 **20년간 사체검안의로 활동한 위 피고인으로서는 그가 작성한 허위의 사체검안서가 어떠한 목적에 행사되리라는 점도 능히 인식하고 있었다**고 볼 것이다.

그 밖에 피고인 피고인 2는 관할경찰서의 선진질서추진위원회 총무로 활동하여 피고인 1이나 관할경찰서와 밀접한 관계를 유지하여 오고 있고, 이 사건의 피해자의 사체를 최초로 발견한 시점부터 이튿날 화장에 이르기까지 피고인 1의 요청으로 전화연락을 취하거나 화장절차를 진행하고, 사후에도 피해자의 사체가 발견된 지하실 방을 청소하는 등 피고인 1과 함께 행동해 왔다는 점, 피고인 3은 피고인 1의 사위로서 관할경찰서의 촉탁의로 20년 이상 활동해 왔고, 피고인 4와도 10년 이상 알고 지내는 사이이며 피고인 4와 함께 피해자의 사망을 자살로 결론을 내리는 데 주도적 역할을 하였다는 점 등 피고인들의 관계도 공모에 의한 사건 처리라는 의심이 들게 할 충분한 사정이 된다.

따라서 원심으로서는 피고인 1과 관할경찰서 간부들과의 인적 교류관계 등에 비추어 피고인 4와 사이에 제3자에 의한 의사연락의 가능성은 없었는지, 피고인 4가 이 사건 현장에 출동하게 된 경위와 그 출동과정에서 검안의와 관련하여서는 어떠한 조치를 취하였는지 또 피고인 4와 함께 현장에 출동한 박규식, 전재필, 이천파출소의 파견 순경인 김상현 등의 현장에서의 각 역할과 피고인 4가 변사사건에 관한 결론을 내림에 있어서 관여한 정도 및 피고인 4가 허위공문서를 작성하게 된 동기 등을 좀 더 상세히 조사하여 피고인 3의 허위검안서 작성에 관한 범의 및 이 사건 각 범행에 관한 피고인들의 공모여부를 따져 보았어야 할 것임에도 그 판시와 같은 사유만으로 피고인 3이 허위 내용의 사체검안서를 작성함에 있어 허위성에 대한 인식이 없었고, 이 사건 각 범행에 관하여 피고인들이 공모하였다고 볼 수 없다고 판단하고 말았으니, 이는 심리를 제대로 하지 아니한 채 채증법칙을 위반하여 사실을 잘못 인정하였거나 허위검안서작성죄에 있어서의 고의에 관한 법리를 오해한 위법이 있다.

이 점을 지적하는 검사의 상고이유는 이유 있다.

라. 그 밖에 검사의 검시방해의 점에 대한 판단유탈 주장은 공소장변경이 이루어지지 아니한 내용에 대한 주장으로 그 이유 없다.

3. 그렇다면 원심판결 중 피고인 2, 3에 대한 부분과 피고인 1, 4에 대한 무죄부분은 모두 파기를 면하지 못할 것인바, 피고인 1의 유죄부분에 대한 상고가 이유 없음은 앞에서 판단한 바와 같으나, 원심이 피고인 1에 대하여 유죄로 인정한 각 죄와 위에서 본 바와 같이 무죄로 인정한 죄는 형법 제37조 전단의 경합범 관계에 있으므로 피고인 1에 대한 원심판결의 유죄부분도 위에서 본 무죄부분과 함께 파기되어야 할 것이다(피고인 4에 대하여 위 파기되는 무죄부분은 위 피고인에 대한 원심판결의 유죄부분과는 형법 제37조 전단의 경합범의 관계에 있으나, 검사만이 무죄부분에 대하여 상고를 하였으므로 위 피고인과 검사가 상고하지 아니한 유죄부분은 상고기간이 지남으로써 확정되어 상고심에 계속된 사건은 무죄판결 부분에 대한 공소뿐이므로 위 무죄 부분만을 파기할 수밖에 없다).

4. 그러므로 원심판결 중 피고인 1, 2, 3에 대한 부분과 피고인 4에 대한 무죄부분을 각 파기하고 이 부분 사건을 다시 심리 · 판단케 하기 위하여 원심법원에 환송하기로 하여 관여 법관의 일치된 의견으로 주문과 같이 판결한다.

대법관 손지열(재판장) 송진훈 윤재식(주심) 이규홍

Part Ⅱ [관련 판례] - 진료기록부 허위 작성 사건

대법원 2005. 11. 24. 선고 2002도4758 판결 【의료법위반】
[공2006.1.1.(241),65]

【판시사항】

[1] 형벌법규의 해석원칙

[2] 의료인이 진료기록부를 허위로 작성한 경우, 구 의료법 제69조, 제21조 제1항 위반죄에 해당하는지 여부(소극)

[3] 실제보다 더 많은 물리치료 등을 한 것처럼 진료기록부에 허위 사항을 기재한 행위가 구 의료법 제21조 제1항 위반에 해당하지 않는다고 한 원심의 판단을 수긍한 사례

【판결요지】

[1] 형벌법규의 해석은 엄격하여야 하고 명문규정의 의미를 피고인에게 불리한 방향으로 지나치게 확장해석하거나 유추해석하는 것은 죄형법정주의의 원칙에 어긋나는 것으로서 허용되지 않는다.

[2] 구 의료법(2000. 1. 12. 법률 제6157호로 개정되기 전의 것) 제21조 제1항, 제53조 제1항 제3호, 제69조의 규정 등을 고려해 볼 때, 의료인이 진료기록부를 허위로 작성한 경우에는 위 제53조 제1항 제3호에 따라 그 면허자격을 정지시킬 수 있는 사유에 해당한다고 볼 수 있을지언정 나아가 그것이 형사처벌 규정인 제69조 소정의 제21조 제1항의 규정에 위반한 경우에 해당한다고 해석할 수는 없다.

[3] 교통사고로 입원한 환자에 대하여 진료기록부에 물리치료 횟수 및 약품과 주사투여 횟수를 실제 시행횟수보다 과대 기재하는 등 허위의 진료기록부를 작성한 행위가 구 의료법(2000. 1. 12. 법률 제6157호로 개정되기 전의 것) 제21조 제1항 위반에 해당하지 않는다고 한 원심의 판단을 수긍한 사례.

【참조조문】

[1] 헌법 제12조 제1항 / [2] 구 의료법(2000. 1. 12. 법률 제6157호로 개정되기 전의 것) 제21조 제1항, 제53조 제1항 제3호, 제69조 / [3] 구 의료법(2000. 1. 12. 법률 제6157호로 개정되기 전의 것) 제21조 제1항, 제69조

【참조판례】

[1] 대법원 1992. 10. 13. 선고 92도1428 전원합의체 판결(공1992, 3190), 대법원 2002.

2. 8. 선고 2001도5410 판결(공2002상, 724), 대법원 2004. 2. 27. 선고 2003도6535 판결(공2004상, 578)

【전 문】

【피 고 인】 피고인

【상 고 인】 검사

【원심판결】 수원지법 2002. 8. 14. 선고 2001노577 판결

【주 문】

상고를 기각한다.

【이 유】

형벌법규의 해석은 엄격하여야 하고 명문규정의 의미를 피고인에게 불리한 방향으로 지나치게 확장해석하거나 유추해석하는 것은 죄형법정주의의 원칙에 어긋나는 것으로서 허용되지 않는다(대법원 1992. 10. 13. 선고 92도1428 전원합의체 판결, 2002. 2. 8. 선고 2001도5410 판결 등 참조).

구 의료법(2000. 1. 12. 법률 제6157호로 개정되기 전의 것, 이하 같다) 제21조 제1항은 "의료인은 각각 진료기록부·조산기록부 또는 간호기록부를 비치하여 그 의료행위에 관한 사항과 소견을 상세히 기록하고 서명하여야 한다."라고 규정하고 있고, 구 의료법 제69조는 제21조 제1항의 규정에 위반한 자는 300만 원 이하의 벌금형에 처하도록 규정하고 있는바, 문언상 '상세히 기록하여야 한다.'라고만 규정하고 있을 뿐 '허위로 작성하여서는 아니 된다.'라거나 '허위 사항을 기재하여서는 아니 된다.'라고 규정하고 있지 않은 점, 그리고 구 의료법 제53조 제1항 제3호가 면허자격정지사유에 관하여 ' 제21조 제1항에 의한 진료기록부 등을 허위로 작성한 때'라고 규정하고 있어 위 제21조 제1항 및 제69조와 그 내용 및 형식을 서로 달리하고 있는 점 등을 고려해 볼 때, 의료인이 진료기록부를 허위로 작성한 경우에는 위 제53조 제1항 제3호에 따라 그 면허자격을 정지시킬 수 있는 사유에 해당한다고 볼 수 있을지언정 나아가 그것이 형사처벌 규정인 제69조 소정의 제21조 제1항의 규정에 위반한 경우에 해당한다고 해석할 수는 없다.

이와 같은 법리와 기록에 비추어 살펴보면, 원심이 교통사고로 입원한 환자에 대하여 진료기록부에 물리치료 횟수 및 약품과 주사투여 횟수를 실제 시행횟수보다 과대 기재하는 등 허위의 진료기록부를 작성한 행위가 진료기록부를 비치하지 아니하였거나 진료기록부에 그 의료행위에 관한 사항과 소견을 상세히 기록하고 서명하지 아니한 것이라고 볼 수는 없다는 이유로 무죄라고 판단한 조치는 옳고, 거기에 구 의료법 제21조 제1항 및 제69조의 해석에 관한 법리를 오해하는 등의 위법이 있다고 할 수 없다.

그러므로 상고를 기각하기로 하여 관여 법관의 일치된 의견으로 주문과 같이 판결한다.

대법관 김영란(재판장) 손지열 고현철(주심)

[관련 규정]

진료기록부 허위기재죄 신설(의료법 제22조 제3항)

▣ **개정 취지**

- 진료기록부는 의사의 환자에 대한 진단・치료・처방 등에 관한 종합적인 의료기록으로서 의료분쟁이 발생하는 경우 증거자료로 사용되는 것이므로 진료기록부를 거짓으로 작성하거나 고의로 사실과 다르게 추가로 기재하거나 수정한 경우 행정처분 및 법정형을 부과할 수 있는 근거를 마련하려는 것임(의료법 [시행 2012.4.8] [법률 제10565호, 2011.4.7, 일부개정]).[31]

▣ **주요 개정내용**

제22조(진료기록부 등) ① 의료인은 각각 진료기록부, 조산기록부, 간호기록부, 그 밖의 진료에 관한 기록(이하 : "진료기록부등"이라 한다)을 갖추어 두고 그 의료행위에 관한 사항과 의견을 상세히 기록하고 서명하여야 한다.

② 의료인이나 의료기관 개설자는 진료기록부등[제23조제1항에 따른 전자의무기록(電子醫務記錄)을 포함한다. 이하 제40조제2항에서 같다]을 보건복지부령으로 정하는 바에 따라 보존하여야 한다. 〈개정 2008.2.29, 2010.1.18〉

③ 의료인은 진료기록부 등을 거짓으로 작성하거나 고의로 사실과 다르게 추가기재・수정하여서는 아니 된다.〈신설 2011.4.7〉

제66조(자격정지 등) ① 보건복지부장관은 의료인이 다음 각 호의 어느 하나에 해당하면 **1년의 범위에서 면허자격을 정지시킬 수 있다.** 이 경우 의료기술과 관련한 판단이 필요한 사항에 관하여는 관계 전문가의 의견을 들어 결정할 수 있다. 〈개정 2008.2.29, 2009.12.31, 2010.1.18, 2010.5.27, 2011.4.7, 2011.8.4〉

1. 의료인의 품위를 심하게 손상시키는 행위를 한 때
2. 의료기관 개설자가 될 수 없는 자에게 고용되어 의료행위를 한 때
3. 제17조제1항 및 제2항에 따른 진단서・검안서 또는 증명서를 거짓으로 작성하여 내주거나 **제22조 제1항에 따른 진료기록부등을 거짓으로 작성하거나 고의로 사실과 다르게 추가기재・수정한 때**
4. 제20조를 위반한 경우
5. 제27조제1항을 위반하여 의료인이 아닌 자로 하여금 의료행위를 하게 한 때
6. 의료기사가 아닌 자에게 의료기사의 업무를 하게 하거나 의료기사에게 그 업무 범위를 벗어나게 한 때
7. 관련 서류를 위조・변조하거나 속임수 등 부정한 방법으로 진료비를 거짓 청구한 때

31) 국회 의안정보시스템:
http://likms.assembly.go.kr/bill/jsp/BillDetail.jsp?bill_id=PRC_S0D9X1X2J2F8E2P0I4P5X2T8C0L8Y6

8. 삭제 〈2011.8.4〉
9. 제23조의2를 위반하여 경제적 이익등을 제공받은 때
10. 그 밖에 이 법 또는 이 법에 따른 명령을 위반한 때

제88조(벌칙) 제19조, 제21조제1항, **제22조제3항**, 제27조제3항 · 제4항, 제27조의2제1항 · 제2항, 제33조제4항, 제35조제1항 단서, 제59조제3항, 제64조제2항(제82조제3항에서 준용하는 경우를 포함한다), 제69조제3항을 위반한 자 또는 제82조제1항에 따른 안마사의 자격인정을 받지 아니하고 영리를 목적으로 안마를 한 자는 **3년 이하의 징역이나 1천만원 이하의 벌금에 처한다.** 다만, 제19조, 제21조제1항 또는 제69조제3항을 위반한 자에 대한 공소는 고소가 있어야 한다. 〈개정 2009.1.30, 2009.12.31, 2011.4.7〉

[관련 개념]

진료기록부의 의의[32)]

진료기록부란 의사가 그 의료행위에 관한 사항과 소견을 상세히 기록하고 서명한 것이다(의료법 제22조 제1항). 이 진료기록부에는 (가) 진료를 받은 자의 주소 · 성명 · 주민등록번호 · 병력(病歷) 및 가족력(家族歷), (나) 주된 증상, 진단 결과, 진료경과 및 예견, (다) 치료 내용(주사 · 투약 · 처치 등), (라) 진료 일시분(日時分)을 기재하여야 한다(의료법 시행규칙 제14조).

이와 같은 진료기록부는 진료의 개시로부터 완결까지 의사가 환자에 대한 진료시마다 그 진료에 관한 사항과 소견을 기재하여야 할 서류이다. 진료기록부는 진료기록부라고 표시되어 있지 않아도 진료에 관한 사항과 소견이 기재되어 있는 서류는 진료기록부로 보아야 할 것이다. 예를 들면 진료부, 진료록, 진료경과기록, 수술기록 등이 이에 해당한다.

법률상 작성이 요구되는 진료기록부는 의사가 의료를 행함에 있어서 기초자료로서 흠결해서는 아니되는 것인데, 이것만으로는 현대의 복잡다기하고 고도로 과학적인 진료행위를 행함에는 불충분하기 때문에, 일반적으로는 의사 또는 의사 이외의 자가 기재 작성하는 다양한 진료보조기록(각종의 검사기록, 간호사가 작성하는 체온표 등)이 이용되고 있다. 따라서 이들 진료보조기록은 진료기록부에 준하여 취급되어야 한다.

32) 황만성, "진료기록부 부실기재 등의 법적 평가", 의료법학 제4권 제1호(2003.06), 196면.

2 참고 판례

대법원 1998. 1. 23. 선고 97도2124 판결 【의료법위반】
[공1998.3.1.(53),642]

【판시사항】

[1] 의료법 제21조 제1항 소정의 진료기록부 작성의무의 취지

[2] 진료기록부의 작성방법

[3] 진료기록부 작성에 있어서 상세성의 정도

【판결요지】

[1] 의사가 환자를 진료하는 경우에는 의료법 제21조 제1항에 의하여 그 의료행위에 관한 사항과 소견을 상세히 기록하고 서명한 진료기록부를 작성하여야 하며, 진료기록부를 작성하지 않은 자는 같은 법 제69조에 의하여 처벌하도록 되어 있는바, 이와 같이 의사에게 진료기록부를 작성하도록 한 취지는 진료를 담당하는 의사 자신으로 하여금 환자의 상태와 치료의 경과에 관한 정보를 빠뜨리지 않고 정확하게 기록하여 이를 그 이후 계속되는 환자치료에 이용하도록 함과 아울러 다른 의료관련 종사자들에게도 그 정보를 제공하여 환자로 하여금 적정한 의료를 제공받을 수 있도록 하고, 의료행위가 종료된 이후에는 그 의료행위의 적정성을 판단하는 자료로 사용할 수 있도록 하고자 함에 있다.

[2] 의료법에서 진료기록부의 작성방법에 관하여 구체적인 규정을 두고 있지 아니하므로, 의사는 의료행위의 내용과 치료의 경과 등에 비추어 효과적이라고 판단하는 방법에 의하여 진료기록부를 작성할 수 있다. 따라서, 의사는 이른바 문제중심의무기록 작성방법(Problem Oriented Medical Record), 단기의무기록 작성방법, 또는 기타의 다른 방법 중에서 재량에 따른 선택에 의하여 진료기록부를 작성할 수 있을 것이지만, 어떠한 방법에 의하여 진료기록부를 작성하든지 의료행위에 관한 사항과 소견은 반드시 상세히 기록하여야 한다.

[3] 의사는 진료기록부에 환자의 상태와 치료의 경과 등 의료행위에 관한 사항과 그 소견을 환자의 계속적인 치료에 이용할 수 있고 다른 의료인들에게 적절한 정보를 제공할 수 있으며, 의료행위가 종료된 이후에는 그 의료행위의 적정성 여부를 판단하기에 충분할 정도로 상세하게 기록하여야 한다.

【참조조문】

[1] 의료법 제21조 제1항, 제69조 / [2] 의료법 제21조 제1항, 의료법시행규칙 제17조 / [3] 의료법 제21조 제1항, 의료법시행규칙 제17조

【참조판례】

[1][2] 대법원 1997. 8. 29. 선고 97도1234 판결(공1997하, 2987) /[1] 대법원 1997. 11. 14. 선고 97도2156 판결(공1997하, 3916)

【전 문】

【피 고 인】 피고인

【상 고 인】 검사

【변 호 인】 변호사 강금실

【원심판결】 서울지법 1997. 7. 9. 선고 96노7073 판결

【주 문】

상고를 기각한다.

【이 유】

상고이유를 판단한다.

1. 의사가 환자를 진료하는 경우에는 의료법 제21조 제1항에 의하여 그 의료행위에 관한 사항과 소견을 상세히 기록하고 서명한 진료기록부를 작성하여야 하며, 진료기록부를 작성하지 않은 자는 같은 법 제69조에 의하여 처벌하도록 되어 있는바, 이와 같이 의사에게 진료기록부를 작성하도록 한 취지는 진료를 담당하는 의사 자신으로 하여금 환자의 상태와 치료의 경과에 관한 정보를 빠뜨리지 않고 정확하게 기록하여 이를 그 이후 계속되는 환자치료에 이용하도록 함과 아울러 다른 의료관련 종사자들에게도 그 정보를 제공하여 환자로 하여금 적정한 의료를 제공받을 수 있도록 하고, 의료행위가 종료된 이후에는 그 의료행위의 적정성을 판단하는 자료로 사용할 수 있도록 하고자 함에 있다(대법원 1997. 8. 29. 선고 97도1234 판결 참조).

그러나 같은 법에서 진료기록부의 작성방법에 관하여 구체적인 규정을 두고 있지 아니하므로, 의사는 의료행위의 내용과 치료의 경과 등에 비추어 효과적이라고 판단하는 방법에 의하여 진료기록부를 작성할 수 있을 것이다. 따라서, 의사는 이른바 문제중심의무기록 작성방법(Problem Oriented Medical Record), 단기의무기록 작성방법, 또는 기타의 다른 방법 중에서 재량에 따른 선택에 의하여 진료기록부를 작성할 수 있을 것이지만, 어떠한 방법에 의하여 진료기록부를 작성하든지 의료행위에 관한 사항과 소견은 반드시 상세히 기록하여야 한다.

그리고 진료기록부를 작성하도록 한 위의 취지에 비추어 보면, 의사는 진료기록부에 환자의 상태와 치료의 경과 등 의료행위에 관한 사항과 그 소견을 환자의 계속적인

치료에 이용할 수 있고 다른 의료인들에게 적절한 정보를 제공할 수 있으며, 의료행위가 종료된 이후에는 그 의료행위의 적정성 여부를 판단하기에 충분할 정도로 상세하게 기록하여야 할 것이다.

2. 원심판결과 원심이 유지한 제1심판결의 이유에 의하면, 제1심은, 피고인이 (가) 1995. 9. 25.부터 위 병원 101병동 21호실에 비호치킨성임파종, 회음부위 피부궤양 등의 질환으로 입원한 환자 양봉녀(여, 58세)의 주치의로서 위 환자의 치료를 담당하여 오던 중, 같은 달 28. 담당간호사들의 실수로 위 환자에 대한 항암치료제인 엠티엑스(MTX) 45mg이 이중으로 투여되는 투약사고가 발생하였는데 그 후 위 환자에게서 별다른 이상 징후가 발생되지 아니하자, 위 환자의 단기의무기록지 결과란에 "간호사 착오로 3일째 엠티엑스 45mg 대신에 엠티엑스 90mg 투여되었음. 다음번 엠티엑스는 중단하기로 함"라고 기록하고, 위 단기의무기록지에 항문 부위의 피부궤양에 관한 그림을 그려 그 위치와 치료과정을 기록하고, 왼쪽 목 부분에 임파선이 커져 있어 이것도 그림으로 그려 이를 기록한 사실, (나) 또한 같은 해 11. 20. 같은 병원 125동 16호실에 비호치킨성임파종 환자로 항암요법치료를 위해 입원한 환자 이자우(여, 31세)의 주치의로서 위 환자의 치료를 담당하여 오던 중, 입원 당일 위 환자에게 아드리아마이신 60mg을 5% 포도당 100cc와 함께 투여하도록 예정되어 있었는데 담당간호사의 실수로 미톡싼트론 20mg을 5% 포도당 100cc에 연결하여 투여하는 투약 사고가 발생하였는데, 위 환자로부터 부작용이 나타나지 아니하자 위 환자의 단기의무기록지 기타란에 "1일째 아드리아마이신 60mg 대신 미톡싼트론 20mg이 들어 갔음"이라고만 기재한 사실을 인정하였다.

사실관계가 이와 같다면, **피고인이 환자 양봉녀의 단기의무기록지에 그림으로 궤양의 치료과정을 기록하였고, 환자 양봉녀, 이자우의 각 단기의무기록지에 간호사들의 실수로 위 각 투약사고가 발생한 사실을 기록함으로써 각 진료기록부를 상세히 기록하였다고 할 것이고, 위 환자들의 진료기록부에 위 투약사고 후의 경과, 즉 아무런 부작용이 나타나지 않은 사실을 기록하지 않았다고 하여 이를 탓할 수는 없다**고 할 것이다. 같은 취지의 원심의 판단은 정당하고 거기에 상고이유에서 지적하는 법리오해의 위법이 없다. 상고이유는 모두 받아들이지 아니한다.

3. 그러므로 상고를 기각하기로 관여 법관들의 의견이 일치되어 주문과 같이 판결한다.

대법관 정귀호(재판장) 박준서 김형선(주심) 이용훈

3 참고 판례

대법원 1997. 8. 29. 선고 97도1234 판결 【의료법위반】
[집45(3)형,722;공1997.10.1.(43),2987]

【판시사항】

[1] 의료법 제21조 제1항 소정의 진료기록부 작성의무의 취지

[2] 진료기록부의 작성방법

【판결요지】

[1] 의사가 환자를 진료하는 경우에는 의료법 제21조 제1항에 의하여 그 의료행위에 관한 사항과 소견을 상세히 기록하고 서명한 진료기록부를 작성하여야 하고, 진료기록부를 작성하지 않은 자는 같은 법 제69조에 의하여 처벌하도록 되어 있는바, 이와 같이 의사에게 진료기록부를 작성하도록 한 취지는 진료를 담당하는 의사 자신으로 하여금 환자의 상태와 치료의 경과에 관한 정보를 빠트리지 않고 정확하게 기록하여 이를 그 이후의 계속되는 환자치료에 이용하도록 함과 아울러 다른 관련 의료종사자에게도 그 정보를 제공하여 환자로 하여금 적정한 의료를 제공받을 수 있도록 하고, 의료행위가 종료된 이후에는 그 의료행위의 적정성을 판단하는 자료로 사용할 수 있도록 하고자 함에 있다.

[2] 의사는 그 진료기록부를 작성함에 있어서 최선을 다하여 그 의료행위에 관한 사항과 소견을 알기 쉽고 신속 · 정확하게 기록할 수 있는 시기와 방법을 택하여야 할 것이나, 의료법에서 진료기록부의 작성 시기와 방법에 관하여 구체적인 규정을 두고 있지 아니하므로, 의사가 의료행위에 관한 사항과 소견을 위와 같은 목적에 따라 사용할 수 있도록 기재한 것이면 그 명칭의 여하를 불문하고 위 법조에서 말하는 진료기록부에 해당하는 것이고, 그 작성의 구체적인 시기와 방법은 당해 의료행위의 내용과 환자의 치료경과 등에 비추어 그 기록의 정확성을 담보할 수 있는 범위 내에서 당해 의사의 합리적인 재량에 맡겨져 있다고 보아야 할 것이고, 의료법시행규칙 제17조 제1호가 진료기록부에 "가. 진료를 받은 자의 주소 · 성명 · 주민등록번호 · 병력 및 가족력, 나. 주된 증상, 진단결과, 진료경과 및 예견, 다. 치료내용(주사 · 투약 · 처치 등), 라. 진료일시분"을 한글과 한자로 기재하여야 한다고 규정하고 있다고 하여 달리 볼 것은 아니다.

【참조조문】

[1] 의료법 제21조 제1항, 제69조 / [2] 의료법 제21조 제1항, 제69조, 의료법시행규칙 제17조 제1호

【전 문】

【피 고 인】 피고인

【상 고 인】 검사
【변 호 인】 변호사 강금실
【원심판결】 서울지법 1997. 4. 9. 선고 96노8673 판결

【주 문】

상고를 기각한다.

【이 유】

상고이유를 판단한다.

1. 의사가 환자를 진료하는 경우에는 의료법 제21조 제1항에 의하여 그 의료행위에 관한 사항과 소견을 상세히 기록하고 서명한 진료기록부를 작성하여야 하고, 진료기록부를 작성하지 않은 자는 같은 법 제69조에 의하여 처벌하도록 되어 있는바, 이와 같이 의사에게 진료기록부를 작성하도록 한 취지는 진료를 담당하는 의사 자신으로 하여금 환자의 상태와 치료의 경과에 관한 정보를 빠트리지 않고 정확하게 기록하여 이를 그 이후의 계속되는 환자치료에 이용하도록 함과 아울러 다른 관련 의료종사자에게도 그 정보를 제공하여 환자로 하여금 적정한 의료를 제공받을 수 있도록 하고, 의료행위가 종료된 이후에는 그 의료행위의 적정성을 판단하는 자료로 사용할 수 있도록 하고자 함에 있다고 할 것이다.

따라서 의사는 그 진료기록부를 작성함에 있어서 최선을 다하여 그 의료행위에 관한 사항과 소견을 알기 쉽고 신속·정확하게 기록할 수 있는 시기와 방법을 택하여야 할 것이나, 같은 법에서 진료기록부의 작성 시기와 방법에 관하여 구체적인 규정을 두고 있지 아니하므로, 의사가 의료행위에 관한 사항과 소견을 위와 같은 목적에 따라 사용할 수 있도록 기재한 것이면 그 명칭의 여하를 불문하고 위 법조에서 말하는 진료기록부에 해당하는 것이고, 그 작성의 구체적인 시기와 방법은 당해 의료행위의 내용과 환자의 치료경과 등에 비추어 그 기록의 정확성을 담보할 수 있는 범위 내에서 당해 의사의 합리적인 재량에 맡겨져 있다고 보아야 할 것이다. 같은법시행규칙 제17조 제1호가 진료기록부에 "가. 진료를 받은 자의 주소·성명·주민등록번호·병력 및 가족력, 나. 주된 증상, 진단결과, 진료경과 및 예견, 다. 치료내용(주사·투약·처치 등), 라. 진료일시분"을 한글과 한자로 기재하여야 한다고 규정하고 있다고 하여 달리 볼 것은 아니다.

2. 원심판결 이유에 의하면, 원심은, 피고인은 원심 판시의 수혈사고가 있었던 1995. 7. 20. 무렵 서울대학교병원 내과 114병동에 있는 39명 가량의 입원환자를 의사 두진

웅과 함께 주치의로서 진료를 담당하고 있었는데, 두진웅이 1995. 7. 19.부터 같은 달 21.까지 휴가중이어서 위 수혈사고가 발생한 당일 21:00경에는 피고인이 담당하는 환자의 수가 평소보다 2배 가량 많았던 사실, 피고인은 위 수혈사고가 발생하자 그 직후 위 환자 최홍남에 대한 응급검사를 시행하고 신부전방지를 위해 다량의 수액을 투여하고 이뇨제를 사용하는 등 처치를 하면서 위 환자의 경과를 관찰하다가 다음날 01:00경 병원 당직실에서 취침한 사실, 피고인은 같은 날 오전에 기상하여 위 39명의 환자들에 대한 회진 등 진료를 담당하다가 그 업무를 마친 이후인 1995. 7. 21. 밤 늦게부터 두진웅이 휴가를 마치고 출근한 1995. 7. 22. 08:00경 사이에 위 수혈사고가 있었던 환자 최홍남에 대한 의무기록지를 작성하였는데, <u>그 의무기록지에 "간경화, 식도정맥류 하열로 인한 출혈(간성혼수)로 입원, 혼수에 대한 치료 후 의식수준이 명료해졌으나, 7. 19. 다시 출혈이 있어 S-B튜브 삽입 지혈 후, 7. 20. 경화요법시행, 혈색소치 6.8로 수혈하는 과정에서 부적합한 농축적혈구 80cc 가량 수혈됨, 현재 신부전방지를 위해 수액 투여 및 요 알칼리화, 이뇨제 사용중, 주의관찰 요망, 수액투여, 소변량, 전해질 균형, 폐부종발생 여부, 잘 봐 주세요"라고 기재</u>하였으며, 1995. 7. 22. 10:00경 이후에는 두진웅이 주치의로서 위 환자를 치료한 사실을 인정한 다음, 피고인은 위 최홍남에 대한 의료행위에 관한 사항과 소견을 상세히 기록하고 서명한 진료기록부를 작성하였다고 볼 수 있다고 판단하여, **피고인에 대하여 무죄를 선고한 제1심판결을 유지**하였다.

기록에 비추어 살펴보면, 피고인이 1995. 7. 22. 08:00 이전에 위 최홍남에 대한 의무기록지를 작성한 것으로 인정한 조치는 정당하고, 거기에 채증법칙에 위배하여 사실을 오인한 위법이 없으며, 원심이 확정한 피고인의 위 최홍남에 대한 의료행위의 내용과 위 최홍남의 치료경과 등에 비추어 볼 때 피고인이 작성한 위 의무기록지는 그 기록의 정확성을 담보할 수 있는 것으로 같은 법 제21조 제1항에 따라 위 최홍남에 대한 의료행위에 관한 사항과 소견을 상세히 기록한 진료기록부에 해당한다고 할 것이라고 보아야 할 것이므로, 같은 취지의 원심판단은 정당하고, 거기에 상고이유에서 지적하는 법리오해의 위법이 없다. 상고이유는 모두 받아들일 수 없다.

3. 그러므로 상고를 기각하기로 관여 법관의 의견이 일치되어 주문과 같이 판결한다.

대법관 박준서(재판장) 김형선 이용훈(주심)

Part Ⅲ 쟁점연구

Legal Issues

Q1 [도입 판례]는 허위진단서작성죄와 허위공문서작성죄의 관계를 상상적 경합으로 취급하고 있다. 그러나 이러한 판례의 태도와 달리 학설은 양죄의 상상적 경합에 해당한다는 견해, 허위공문서작성죄만 성립한다는 견해, 허위진단서작성죄만 성립한다는 견해로 대립하고 있다. 이러한 견해의 논거를 제시하고 자신의 입장을 제시하시오.

Q2 진료기록부의 기재시기 및 방법, 가치에 대하여 설명하시오.

Q3 진료기록 부실기재와 허위기재의 법적 평가를 판례를 중심으로 설명하시오.

Q4 [관련 판례]는 허위의 진료기록부 작성 행위에 대해 구 의료법 제21조 제1항(현행 의료법 제22조 제1항)의 규정에 위반한 경우에 해당하지 않는다고 판시하고 있다. 이러한 판례의 태도가 타당하지 검토하시오.

Case

국립병원 의사 甲은 A가 교통사고시 보상을 받을 수 있는 각종 보험에 가입한 후 고의로 교통사고를 내어 보험회사로부터 보험금을 편취하기로 친구 B와 공모하여, 1996. 2. 26. 15:00경 하남시 신장1동 소재 장미슈퍼마켓 앞 도로에서 B가 운전하는 에스페로 승용차를 타고 가다가 운전자 C의 경기 5크9169호 베스타 승합차와 경미하게 스치는 정도의 사고를 야기하여 외상 등 상해를 입은 사실이 없음에도 1996. 2. 27.경부터 같은 해 7. 23.까지 甲이 근무하는 국립병원에서 148일간 입원치료를 받은 것으로 위장한 다음 보험금을 청구하여 이에 속은 현대해상화재보험 주식회사로부터 1996. 7. 27. 합의금 명목으로 5,871,350원을 교부받아 편취함에 있어; A가 외상이 전혀 없었으며, 진찰과 각종 검사결과 동인에게 염좌상이 있다고 볼 만한 징후는 발견하지 못하였고, 경·요추부염좌상 등은 1주 내지 3주 이내에는 완치될 뿐 아니라 통원치료에 의해서도 완치가 가능함에도 불구하고, 위와 같이 입원기간이 길어짐에 따라 보험회사로부터 받을 수 있는 보상금이 증가하는 것을 노리고 장기간 입원치료를 요구하자, 실제로 A가 주사와 투약 등 처방에 따른 치료를 받지 않았고, 외출과 외박을 일삼도록 방치하였음에도 1996. 2. 27.부터 같은 해 7. 23.까지 위 OO의원에 입원하여 치료를 받은 것으로 처리하고 148일간 입원하여 치료받은 것처럼 추가진단서와 진료기록부를 작성하여 A에게 교부하여 A로 하여금 위 보험회사에 제출하게 하였고, 그 대가로 2,000,000만원을 받았다. 나아가 甲은 1999. 8. 22.경부터 같은 해 11. 11.까지 자신의 병원에 교통사고로 입원한 환자 D에 대하여 진료기록부에 물리치료 횟수 및 약품과 주사투여 횟수를 실제 시행횟수보다 과대 기재하여 D에게 교부하였다.

(1) 甲의 죄책은? (대판 2005.11.24, 2002도4758; 대판 2004.4.9, 2003도7762 참조)

☞ **[평석] 박경춘, "의료인의 진료기록부 등 허위작성시 형사처벌 가부", 의료법학 제8권 제1호(2007.06), 107-136면.**

Materials for Extensive Reading

민유숙, "허위진단서작성죄와 허위공문서작성죄의 관계", 대법원판례해설 제50호(2004 상반기)(2004.12), 620-644면.

박경춘, "의료인의 진료기록부 등 허위작성시 형사처벌 가부", 의료법학 제8권 제1호(2007.06), 107-136면.

이정원, "허위공문서작성죄의 제문제", 한국형사법학의 새로운 지평: 오선주 교수 정년기념논문집(2001년), 247-262면.

추호경, "허위진단서작성죄에 관한 해석론적 고찰", 법조 제52권 제1호(2003년), 5-20면.

황만성, "진료기록부 부실기재 등의 법적 평가", 의료법학 제4권 제1호(2003.06), 194-221면.

제13장

약사법상 의약품의 개념과 약사법위반에 대한 법률착오

Part I [도입 판례] - '녹동달오리골드' 판매 사건

대법원 2004. 1. 15. 선고 2001도1429 판결 【특정경제범죄가중처벌등에관한법률위반(사기) · 보건범죄단속에관한특별조치법위반(부정의약품제조등)】
[공2004.2.15.(196),368]

【판시사항】

[1] 상품의 허위, 과장광고가 사기죄의 기망행위에 해당하는 경우

[2] 오리, 하명, 누에, 동충하초, 녹용 등 여러가지 재료를 혼합하여 제조 · 가공한 '녹동달오리골드'라는 제품이 당뇨병, 관절염, 신경통 등의 성인병 치료에 특별한 효능이 있는 좋은 약이라는 허위의 강의식 선전 · 광고행위를 하여 고가에 판매한 경우 사기죄의 기망행위를 구성한다고 한 사례

[3] 약사법의 규제 대상이 되는 의약품의 개념 및 그 판단 기준

[4] 오리, 하명, 누에, 동충하초, 녹용 등 여러가지 재료를 혼합하여 제조 · 가공한 '녹동달오리골드'라는 제품이 약사법 제2조 제4항 제2호의 의약품에 해당한다고 한 사례

[5] 법률의 착오에 관한 형법 제16조의 규정 취지

[6] 법조경합의 판단 기준

[7] 형법 제347조 제1항의 사기죄와 무허가 의약품 제조행위를 처벌하는 보건범죄단속에관한특별조치법 제3조 제1항 제2호 위반죄를 실체적 경합관계로 봄이 상당하다고 한 사례

【판결요지】

[1] 일반적으로 상품의 선전·광고에 있어 다소의 과장, 허위가 수반되는 것은 그것이 일반 상거래의 관행과 신의칙에 비추어 시인될 수 있는 한 기망성이 결여된다고 하겠으나 거래에 있어서 중요한 사항에 관하여 구체적 사실을 거래상의 신의성실의 의무에 비추어 비난받을 정도의 방법으로 허위로 고지한 경우에는 과장, 허위광고의 한계를 넘어 사기죄의 기망행위에 해당한다.

[2] 오리, 하명, 누에, 동충하초, 녹용 등 여러가지 재료를 혼합하여 제조·가공한 '녹동달오리골드'라는 제품이 당뇨병, 관절염, 신경통 등의 성인병 치료에 특별한 효능이 있는 좋은 약이라는 허위의 강의식 선전·광고행위를 하여 이에 속은 노인들로 하여금 위 제품을 고가에 구입하도록 한 것은 그 사술의 정도가 사회적으로 용인될 수 있는 상술의 정도를 넘은 것이어서 사기죄의 기망행위를 구성한다고 한 사례.

[3] 약사법의 입법목적과 취지 그리고 의약품을 정의한 약사법 제2조 제4항의 규정내용과 그 취지에 비추어 보면, 약사법에서 말하는 의약품은 제2조 제4항 제1호의 대한약전에 수재된 것 외에 사람 또는 동물의 질병의 진단, 치료, 경감, 처치 또는 예방에 사용됨을 목적으로 하는 것이거나 혹은 사람 또는 동물의 신체의 구조 또는 기능에 약리적 기능을 미치게 하는 것이 목적으로 되어 있는 것을 모두 포함하는 개념(단 기계기구, 화장품 제외)이라고 할 것이고 반드시 약리작용상 어떠한 효능의 유무와 관계없이 그 성분, 형상(용기, 포장, 의장 등), 명칭, 거기에 표시된 사용목적, 효능, 효과, 용법, 용량, 판매할 때의 선전 또는 설명 등을 종합적으로 판단하여 사회일반인이 볼 때 한 눈으로 의약품 아닌 식품에 불과한 것으로 인식되는 것을 제외하고는, 그것이 위 목적에 사용되는 것으로 인식되거나 약효가 있다고 표방된 경우에는 이를 모두 의약품으로 보아 약사법의 규제대상이 된다.

[4] 오리, 하명, 누에, 동충하초, 녹용 등 여러가지 재료를 혼합하여 제조·가공한 '녹동달오리골드'라는 제품이 약사법 제2조 제4항 제2호의 의약품에 해당한다고 한 사례.

[5] 형법 제16조에서 '자기가 행한 행위가 법령에 의하여 죄가 되지 아니한 것으로 오인한 행위는 그 오인에 정당한 이유가 있는 때에 한하여 벌하지 아니한다'라고 규정하고 있는 것은 단순한 법률의 부지를 말하는 것이 아니라, 일반적으로 범죄가 되는 경우이지만 자기의 특수한 경우에는 법령에 의하여 허용된 행위로서 죄가 되지 아니한다고 잘못 인식하고 그와 같이 잘못 인식함에 정당한 이유가 있는 경우에는 벌하지 않는다는 취지이다.

[6] 법조경합은 1개의 행위가 외관상 수개의 죄의 구성요건에 해당하는 것처럼 보이나 실질적으로 1죄만을 구성하는 경우를 말하며, 실질적으로 1죄인가 또는 수죄인가는 구성요건적 평가와 보호법익의 측면에서 고찰하여 판단하여야 한다.

[7] 형법 제347조 제1항의 사기죄와 무허가 의약품 제조행위를 처벌하는 보건범죄단속에관한특별조치법 제3조 제1항 제2호 위반죄를 실체적 경합관계로 봄이 상당하다고

한 사례.

【참조조문】

[1] 형법 제347조 제1항 / [2] 형법 제347조 제1항 / [3] 약사법 제2조 제4항 / [4] 약사법 제2조 제4항 제2호, 제26조 제1항, 보건범죄단속에관한특별조치법 제3조 / [5] 형법 제16조 / [6] 형법 제37조 / [7] 형법 제37조, 형법 제347조 제1항, 보건범죄단속에관한특별조치법 제3조 제1항 제2호

【참조판례】

[1] 대법원 1992. 9. 14. 선고 91도2994 판결(공1992, 2929), 대법원 1993. 8. 13. 선고 92다52665 판결(공1993하, 2417), 대법원 1997. 9. 9. 선고 97도1561 판결(공1997하, 3202), 대법원 2002. 2. 5. 선고 2001도5789 판결(공2002상, 714) /[3] 대법원 1985. 3. 12. 선고 84도2892 판결(공1985, 582), 대법원 1990. 10. 16. 선고 90도1236 판결(공1990, 2346), 대법원 1995. 8. 25. 선고 95도717 판결(공1995하, 3310), 대법원 1998. 2. 13. 선고 97도2925 판결(공1998상, 830), 대법원 2001. 7. 13. 선고 99도2328 판결(공2001하, 1890) /[5] 대법원 2000. 8. 18. 선고 2000도2943 판결(공2000하, 2041), 대법원 2000. 9. 29. 선고 2000도3051 판결(공2000하, 2271), 대법원 2001. 6. 29. 선고 99도5026 판결(공2001하, 1791), 대법원 2002. 1. 25. 선고 2000도1696 판결(공2002상, 621), 대법원 2002. 5. 17. 선고 2001도4077 판결(공2002하, 1468), 대법원 2003. 4. 11. 선고 2003도451 판결(공2003상, 1224) /[6] 대법원 2001. 3. 27. 선고 2000도5318 판결(공2001상, 1064), 대법원 2002. 7. 18. 선고 2002도669 전원합의체 판결(공2002하, 2010), 대법원 2003. 4. 8. 선고 2002도6033 판결(공2003상, 1127)

【전 문】

【피 고 인】 피고인

【상 고 인】 피고인

【변 호 인】 변호사 김수연

【원심판결】 광주고법 2001. 3. 6. 선고 2000노792 판결

【주 문】

상고를 기각한다.

【이 유】

1. 일반적으로 상품의 선전·광고에 있어 다소의 과장, 허위가 수반되는 것은 그것이

일반 상거래의 관행과 신의칙에 비추어 시인될 수 있는 한 기망성이 결여된다고 하겠으나 거래에 있어서 중요한 사항에 관하여 구체적 사실을 거래상의 신의성실의 의무에 비추어 비난받을 정도의 방법으로 허위로 고지한 경우에는 과장, 허위광고의 한계를 넘어 사기죄의 기망행위에 해당한다(대법원 1992. 9. 14. 선고 91도2994 판결, 1993. 8. 13. 선고 92다52665 판결, 2002. 2. 5. 선고 2001도5789 판결 등 참조).

피고인이 원심공동피고인 1, 원심공동피고인 2, 원심공동피고인 3 등과 공모하여, 관광여행사로 하여금 고령의 노인들을 무료로 온천관광을 시켜주겠다고 모집하여 피고인 경영의 삼원농산으로 유치해 오도록 하고, 위 원심공동피고인 1, 원심공동피고인 2가 삼원농산의 이른바 강의실에서 의약에 관한 전문지식이 없음에도 그 분야의 전문가나 의사인 양 행세하면서 삼원농산이 오리, 하명, 누에, 동충하초, 녹용 등 여러가지 재료를 혼합하여 제조·가공한 '녹동달오리골드'라는 제품이 당뇨병, 관절염, 신경통 등의 성인병 치료에 특별한 효능이 있는 좋은 약이라는 허위의 강의식 선전·광고행위를 하여 이에 속은 위 노인들로 하여금 위 제품을 고가에 구입하도록 한 것은 그 사술의 정도가 사회적으로 용인될 수 있는 상술의 정도를 넘은 것이어서 사기죄의 기망행위를 구성한다고 하지 않을 수 없다.

같은 취지로 판단한 원심판결에는 과장, 허위광고와 기망행위 등에 관한 법리를 오해한 위법이 있다고 할 수 없다.

2. 약사법의 입법목적과 취지 그리고 의약품을 정의한 약사법 제2조 제4항의 규정내용과 그 취지에 비추어 보면, 약사법에서 말하는 의약품은 제2조 제4항 제1호의 대한약전에 수재된 것 외에 사람 또는 동물의 질병의 진단, 치료, 경감, 처치 또는 예방에 사용됨을 목적으로 하는 것이거나 혹은 사람 또는 동물의 신체의 구조 또는 기능에 약리적 기능을 미치게 하는 것이 목적으로 되어 있는 것을 모두 포함하는 개념(단 기계기구, 화장품 제외)이라고 할 것이고 반드시 약리작용상 어떠한 효능의 유무와 관계없이 그 성분, 형상(용기, 포장, 의장 등), 명칭, 거기에 표시된 사용목적, 효능, 효과, 용법, 용량, 판매할 때의 선전 또는 설명 등을 종합적으로 판단하여 사회일반인이 볼 때 한 눈으로 의약품 아닌 식품에 불과한 것으로 인식되는 것을 제외하고는, 그것이 위 목적에 사용되는 것으로 인식되거나 약효가 있다고 표방된 경우에는 이를 모두 의약품으로 보아 약사법의 규제대상이 된다고 해석함이 상당하다 (대법원 1995. 8. 25. 선고 95도717 판결, 1998. 2. 13. 선고 97도2925 판결 등 참조).

원심판결 이유에 의하면, 원심은 이와 같은 견해에서 이 사건 '녹동달오리골드'의 성분과 제조방법 및 제조목적, 판매 및 선전방법에 비추어 이는 약사법 제2조 제4항

제2호의 의약품에 해당한다고 판단하였는바, 기록에 비추어 보면 원심의 판단은 정당하고, 여기에 약사법 제2조 제4항 규정의 의약품에 관한 법리를 오해한 위법이 있다고 할 수 없으며, **이 사건 '녹동달오리골드'가 약사법 제2조 제4항 규정의 의약품에 해당하는 이상 약사법 제26조 제1항의 의약품 제조허가를 받지 아니하고 이를 제조한 행위에 대하여 보건범죄단속에관한특별조치법위반죄로 의율, 처단한 원심의 판단 역시 정당하다.**

3. 형법 제16조에서 '자기가 행한 행위가 법령에 의하여 죄가 되지 아니한 것으로 오인한 행위는 그 오인에 정당한 이유가 있는 때에 한하여 벌하지 아니한다.'라고 규정하고 있는 것은 단순한 법률의 부지를 말하는 것이 아니라, 일반적으로 범죄가 되는 경우이지만 자기의 특수한 경우에는 법령에 의하여 허용된 행위로서 죄가 되지 아니한다고 잘못 인식하고 그와 같이 잘못 인식함에 정당한 이유가 있는 경우에는 벌하지 않는다는 취지이다 (대법원 2000. 9. 29. 선고 2000도3051 판결, 2002. 1. 25. 선고 2000도1696 판결, 2003. 4. 11. 선고 2003도451 판결 등 참조).

피고인의 주장 및 기록에 의하면, 삼원농산은 남원시로부터 식품위생법 제22조 제1항, 동법시행규칙 제22조의 규정에 의하여 즉석판매제조가공 영업을 허가받고 이 사건 '녹동달오리골드'를 제조하였다는 것인바, 그와 같은 사유만으로 피고인의 이 사건 무면허 의약품 제조행위로 인한 보건범죄단속에관한특별조치법위반죄의 범행이 형법 제16조에서 말하는 '그 오인에 정당한 이유가 있는 때'에 해당한다고 할 수 없으니, 피고인의 행위가 형법 제16조에 의하여 죄가 되지 않는다는 상고이유의 주장은 이유 없다.

4. 법조경합은 1개의 행위가 외관상 수개의 죄의 구성요건에 해당하는 것처럼 보이나 실질적으로 1죄만을 구성하는 경우를 말하며, 실질적으로 1죄인가 또는 수죄인가는 구성요건적 평가와 보호법익의 측면에서 고찰하여 판단하여야 한다(대법원 2001. 3. 27. 선고 2000도5318 판결, 2002. 7. 18. 선고 2002도669 전원합의체 판결, 2003. 4. 8. 선고 2002도6033 판결 등 참조).

보건범죄단속에관한특별조치법 제3조 제1항 제2호는 약사법 제26조 제1항의 허가를 받지 아니하고 의약품을 제조한 자가 그 가액이 소매가격으로 연간 1천만 원 이상인 경우를 처벌하고 있는바, 위와 같은 무허가 의약품 제조행위 자체를 사기행위라고 볼 수는 없고, 형법 제347조 제1항의 사기죄와 위 보건범죄단속에관한특별조치법위반죄는 각 그 구성요건을 달리하는 별개의 범죄로서, 서로 보호법익을 달리 하고 있어 양죄를 법조경합관계로 볼 것이 아니라 실체적 경합관계로 봄이 상당하다.

같은 전제에 선 원심의 판단은 정당하고, 거기에 죄수에 관한 법리오해의 위법이 없다.

5. 10년 미만의 징역형을 선고받은 피고인으로서는 원심의 양형이 너무 무겁다는 사유를 상고이유로 삼을 수 없다.

6. 그러므로 상고를 기각하기로 하여 관여 법관의 일치된 의견으로 주문과 같이 판결한다.

대법관 이용우(재판장) 조무제 이규홍 박재윤(주심)

1 참고 판례

대법원 1995. 8. 25. 선고 95도717 판결 【약사법위반】
[공1995.10.1.(1001),3310]

【판시사항】

가. 약사법의 규제 대상이 되는 의약품의 개념

나. 여러 한약재를 개별적으로 분리 구분하여 일정량을 소포장한 후 이를 가감삼십전대보초라는 상표가 붙은 상자에 담고 상세한 복용 방법이 기재된 설명서를 첨부하여 '허증'을 근본적으로 보할 수 있는 한방 제재라고 선전, 판매한 경우, 약사법의 규제 대상이라고 본 사례

다. 범행과 동일한 성질의 행위에 대해 이전에 검찰의 혐의 없음 결정을 받은 적이 있다면 법률의 착오에 해당한다고 한 사례

【판결요지】

가. 약사법에서 말하는 의약품은 제2조 제4항 제1호의 대한 약전에 수재된 것 외에는, 사람 또는 동물의 질병의 진단, 치료, 경감, 처치 또는 예방에 사용됨을 목적으로 하는 것(같은 항 제2호)이거나 혹은 사람 또는 동물의 신체의 구조 또는 기능에 약리적 기능을 미치게 하는 것이 목적으로 되어 있는 것(같은 항 제3호)을 모두 포함하는 개념(단 기계 기구, 화장품 제외)이고, 반드시 약리작용상 어떠한 효능의 유무와는 관계없이 그 성분, 형상, 명칭, 거기에 표시된 사용 목적, 효능, 효과, 용법, 용량, 판매할 때의 선전 또는 설명 등을 종합적으로 판단하여, 사회 일반인이 볼 때 한눈으로 식품으로 인식되는 것을 제외하고는, 그것이 위 목적에 사용되는 것으로 인식되거나 약효가 있다고 표방된 경우에는 이를 모두 의약품으로 보아 약사법의 규제 대상이 된다고 해석함이 상당하다.

나. 피고인이 인삼, 영지, 황기, 산약 등 30가지의 한약재를 공급받아 각 약재를 개별적으로 분리 구분하여 일정량을 소포장한 후 이를 가감삼십전대보초라는 상표가 붙은 상자에 담아서 상세한 복용 방법이 기재된 설명서를 그 상자에 첨부하였고, 또한 위 가감삼십전대보초의 설명서 또는 광고지 등에 '동의보감이 전하는 생약 성분 및 식효' 라고 기재되어 있는 제목 아래에 각 한약재의 사진을 싣고, 그 효능을 설명하면서 가감삼십전대보초가 전통 한방 의약에서 음양, 기혈 등 몸을 이루고 있는 기본 요소 중 어느 한 가지가 부족하게 되어 나타나는 부조화 현상인 '허증' 을 근본적으로 보할 수 있는 한방 제제라고 선전, 판매한 것이라면, 그 가감삼십전대보초는 의약품으로서 약사법의 규제 대상이 된다고 본 사례.

다. '나' 항의 가감삼십전대보초와 한약 가지수에만 차이가 있는 십전대보초를 제조하고 그 효능에 관하여 광고를 한 사실에 대하여 이전에 검찰의 혐의없음 결정을 받은 적이 있다면, 피고인이 비록 한의사

약사 한약업사 면허나 의약품판매업 허가가 없이 의약품인 가감삼십전대보초를 '나'항과 같이 판매하였다고 하더라도 자기의 행위가 법령에 의하여 죄가 되지 않는 것으로 믿을 수밖에 없었고, 또 그렇게 오인함에 있어서 정당한 이유가 있는 경우에 해당한다고 한 사례.

【참조조문】

가.나. 약사법 제2조 제4항 / 나. 약사법제26조, 제35조 제2항, 제74조 / 다. 형법 제16조

【참조판례】

가. 대법원 1985.3.12. 선고 84도2892 판결(공1985,582), 1990.10.16. 선고 90도1236 판결(공1990,2346) / 나. 대법원 1995.7.28. 선고 95도1081 판결(공1995,3035)

【전 문】

【피 고 인】 피고인

【상 고 인】 검 사

【원심판결】 서울형사지방법원 1995.2.22. 선고 94노3615 판결

【주 문】

검사의 상고를 기각한다.

【이 유】

검사의 상고이유(그 보충서는 이를 보충하는 범위 내에서)를 본다.

약사법의 입법목적과 취지 그리고 의약품을 정의한 약사법 제2조 제4항의 규정내용과 그 취지에 비추어 보면, 약사법에서 말하는 의약품은 제2조 제4항 제1호의 대한약전에 수재된 것 외에는, 사람 또는 동물의 질병의 진단, 치료, 경감, 처치 또는 예방에 사용됨을 목적으로 하는 것(같은 항 제2호)이거나 혹은 사람 또는 동물의 신체의 구조 또는 기능에 약리적 기능을 미치게 하는 것이 목적으로 되어 있는 것(같은 항 제3호)을 모두 포함하는 개념(단 기계기구, 화장품 제외)이라 할 것이고, 반드시 약리작용상 어떠한 효능의 유무와는 관계없이, 그 성분, 형상(용기, 포장, 의장 등), 명칭, 거기에 표시된 사용목적, 효능, 효과, 용법, 용량, 판매할 때의 선전 또는 설명 등을 종합적으로 판단하여, 사회 일반인이 볼 때 한 눈으로 식품으로 인식되는 것을 제외하고는, 그것이 위 목적에 사용되는 것으로 인식되거나 약효가 있다고 표방된 경우에는, 이를 모두 의약품으로 보아 약사법의 규제대상이 된다고 해석함이 상당하다 (대법원 1985.3.12. 선고 84도2892 판결; 1990.10.16. 선고 90도1236 판결 등 참조).

원심판결의 이유에 의하면 원심은, 피고인이 공소외 김정태로부터 인삼, 영지, 황기, 산약 등 30가지의 한약재를 공급받아 아무런 가공이나 변형을 가하지 아니한 채 각각 약재를 별개로 분리 구분하여 일정량(60g)을 소포장한 후 다시 상자에 담은 사실을 인정한 다음, 위와 같은 개개의 한약재 자체를 의약품으로 보기 어렵고, 또한 위와 같이 한약재를 혼합하지 않고 각각 별개로 구분하여 포장한 후 이를 다시 상자에 담았다고 해서 새로이 의약품으로 제조되었다고 볼 수 없다는 이유로 무죄를 선고하였다.

그러나 기록에 의하면, <u>피고인이 공소외 김정태로부터 인삼, 영지, 황기, 산약 등 30가지의 한약재를 공급받아 각 약재를 개별적으로 분리 구분하여 일정량(60g)을 소포장한 후 이를 가감삼십전대보초(가감삼십전대보초)라는 상표가 붙은 상자에 담아서 이 사건 "가감삼십전대보초"를 만들어서, '각 봉지의 1/10씩을 혼합한 다음 생강을 4-5편 정도 첨가하여 각 혼합한 재료를 약탕기에 넣고, 물의 양은 약탕기 사용방법을 참조하되 1등본으로 커피잔 4잔 정도의 액이 나오도록 2시간 정도 달여야하고, 2첩을 달인 후 찌꺼기를 섞어 중탕해서 달이라' 는 등으로 상세한 복용방법이 기재된 "정성드려 달여드십시요"라는 제목의 설명서를 위 상자에 첨부하였고, 또한 위 "가감삼십전대보초"의 설명서 또는 광고지 등에 '동의보감이 전하는 생약성분 및 식효' 라고 기재되어 있는 제목아래에 각 한약재의 사진을 싣고, 그 효능(위장강장제, 기침, 가래제거, 소화불량 등)을 설명하면서 이 사건 "가감삼십전대보초"가 전통한방의약에서 음양, 기혈 등 몸을 이루고 있는 기본요소 중 어느 한가지가 부족하게 되어 나타나는 부조화현상인 '허증' 을 근본적으로 보할 수 있는 한방제제라고 선전, 판매한 것이라면, 이 사건 "가감삼십전대보초"는 의약품으로서 약사법의 규제대상이 된다고 할 것이다.</u>

따라서 원심이 이 사건 가감삼십전대보초를 구성하는 개개의 한약재 자체를 의약품으로 보기 어렵고, 또한 위와 같이 한약재를 혼합하지 않고 각각 별개로 구분하여 포장한 후 이를 다시 상자에 담았다고 해서 새로이 의약품으로 제조되었다고 볼 수 없다는 이유로 무죄를 선고한 것은 위법하다고 할 것이다.

원심이 인용하고 있는 대법원 1992.9.8. 선고 92도1683 판결은 이 사건과는 사안을 달리하여 이 사건에 원용하기에는 적절하지 아니하다.

그런데 기록에 의하면, <u>피고인은 1993.4.30. 서울지방검찰청으로부터 "당국의 면허 없이 1993. 일자불상경 녹각, 계피, 당귀등 24종의 한약재를 배합하여 십전대보초라는 약품을 제조하고, 같은 무렵 일간신문의 광고 및 전단을 통하여 위 십전대보초가 피로회복에 특효가 있는 듯한 내용의 허위광고를 한 것이다"라는 피의사실(위 "십전대보초"와 이 사건 "가감삼십전대보초"와는 만드는 한약재의 가지수가 24개냐 30개냐, 명칭이 십전대보초인가 가감삼십전대보초인가의 차이만 있을 뿐이다)에 대하여</u> 이 사건 십전대보초는 24종의 한약재를 아무런 가공없이 변형을 가하지 않은 채 따로 따로 다른 용기에 적당량씩 넣어 포장한 다음 이를 별도의 큰 용기에 포장한 것에 불과하고, 일간신문의 광고내용도 중장년의 '허증'을 회복시키는 효과, 즉 피로회복을 위한 자연식품으로서 우리 농민이 재배한 것이라는 내용을 골자로 하는 것으로서 의약품으로 오인될 과대광고를 한 것이라고 단정할 수 없다는 이유로 **혐의없음 결정을 받은 사실을 인정할 수 있는 바, 그렇다면 피고인은 비록 한의사.약사.한약업사 면허나 의약품판매업 허가가 없이 의약품인 이 사건 '가감삼십전대보초'를 판매하였다고 하더라도 이 사건 범행 당시 자기의 행위가 법령에 의하여 죄가 되지 않는 것으로 믿을 수밖에 없었고, 또 그렇게 오인함에 있어서 정당한 이유가 있는 경우에 해당한다**고 보아야 할 것이므로 피고인을 약사법위반으로 처벌할 수는 없다고 하겠다.

결국 원심이 이 사건 가감삼십전대보초를 의약품이 아니라는 이유로 무죄를 선고한 것은 잘못이라고 할 것이나 결론에 있어서는 정당하다고 할 것이므로 원심판결의 위와 같은 위법은 판결 결과에 영향이 없다.

그러므로 검사의 상고를 기각하기로 하여 관여 법관의 일치된 의견으로 주문과 같이 판결한다.

대법관 이용훈(재판장) 박만호 박준서(주심) 김형선

Part Ⅱ [관련 판례] - '약용작물모음전' 제조 사건

대법원 2003. 7. 22. 선고 2003도2432 판결 【약사법위반】
[공2003.9.1.(185),1805]

【판시사항】

[1] 약사법 제26조 제1항 소정의 '의약품의 제조'의 의미 및 서로 다른 약재를 조합·가공하여 의약품을 제조한 것인지 여부를 판단하는 기준

[2] 여러 가지 한약재를 혼합하지 아니하고 별개로 구분하여 포장한 후, 이것들을 모아 종이상자에 넣어 다시 포장·판매한 것만으로는 약사법 소정의 의약품의 제조행위라고 볼 수 없다고 한 사례

【판결요지】

[1] 약사법 제26조 제1항에 규정된 "의약품의 제조"라 함은 일반의 수요에 응하기 위하여 일정한 작업에 따라 약전에 수재된 약품 또는 수재되지 않은 것으로 보건사회부장관의 승인을 받은 약품을 산출하는 행위를 말하는 것으로, 의약품 등의 원료를 화학적 방법에 의하여 변형 또는 정제하는 것은 물론 의약품의 약간량과 다른 의약품의 약간량을 조합하는 등으로 화학적 변화를 가져오지 아니하는 가공까지를 포함하는 것이고, 기존의 각종 의약품을 혼합하지 않고 별개로 구분하여 포장한 후 이것들을 모아 상자에 담아 다시 포장한 것은 위에서 말하는 가공에 해당하지 않으나, 형식적으로 각 약재를 분리 · 포장한 후 이것들을 상자에 모아 담아 다시 포장하였다고 하여 반드시 의약품의 제조 행위에 해당되지 않는다 볼 수는 없고, 당해 제조시설 및 제조방법, 제품의 외관 및 성상, 제품의 용법, 판매할 때의 설명 및 선전내용, 사회 일반인의 인식가능성 등 제반 사정을 종합하여 제조 행위에 해당하는지 여부를 판단하여야 한다.

[2] 여러 가지 한약재를 혼합하지 아니하고 별개로 구분하여 포장한 후, 이것들을 모아 종이상자에 넣어 다시 포장 · 판매한 것만으로는 약사법 소정의 의약품의 제조행위라고 볼 수 없다고 한 사례.

【참조조문】

[1] 약사법 제26조 제1항 / [2] 약사법 제26조 제1항

【참조판례】

[1] 대법원 1986. 5. 27. 선고 83도1715 판결(공1986, 830), 대법원 1992. 3. 31. 선고 91도2329 판결(공1992, 1477), 대법원 1992. 9. 8. 선고 92도1683 판결(공1992, 2926), 대법원 1993. 8. 27. 선고 93도153 판결(공1993하, 2683), 대법원 1995. 7. 28. 선고 95도1081 판결(공1995하, 3035)

【전 문】

【피 고 인】 피고인 1 외 1인

【상 고 인】 피고인들

【원심판결】 춘천지법 2003. 4. 18. 선고 2002노699 판결

【주 문】

원심판결을 파기하고, 사건을 춘천지방법원 본원 합의부로 환송한다.

【이 유】

1. 원심은 그 채용 증거들을 종합하여 **피고인 2가 운영하는 약초음료공장의 공장장인 피고인 1이 식품의약품안전청장의 허가를 받지 아니하고, 1999. 1.경부터 2000. 10.경까지 사이에 태백시 화전동 79 소재 위 공장에서 약초건조기, 절단기, 포장기 등 한약재를 건조 · 가공하여 포장할 수 있는 시설을 갖추고, 황기, 당귀, 천궁, 백출, 복령, 구기자, 하수오, 대추, 갈근, 두충, 산약, 작약 등 12종의 한약재를 종류별로 200g씩 비닐봉지에 포장한 다음 '약용작물모음전'이라는 상품명이 인쇄된 종이상자에 담아 다시 포장하는 방법으로 위 약용작물모음전 총 4,187개 시가 합계 131,963,696원 상당을 제조한 사실을 인정한 다음, 위 약용작물모음전은 약사법 제2조 제4항 소정의 의약품에 해당하므로 위와 같은 피고인들의 각 행위가 약사법상 금지된 무허가 의약품 제조 행위에 해당한다고 판단하여 피고인들을 약사법위반죄로 처단**하고 있다.

2. 그러나 이러한 원심의 판단은 수긍할 수 없다.

가. 약사법 제26조 제1항에 규정된 "의약품의 제조"라 함은 일반의 수요에 응하기 위하여 일정한 작업에 따라 약전에 수재된 약품 또는 수재되지 않은 것으로 보건사회부장관의 승인을 받은 약품을 산출하는 행위를 말하는 것으로, 의약품 등의 원료를 화학적 방법에 의하여 변형 또는 정제하는 것은 물론 의약품의 약간량과 다른 의약품의 약간량을 조합하는 등으로 화학적 변화를 가져오지 아니하는 가공까지를 포함하는 것이고, 기존의 각종 의약품을 혼합하지 않고 별개로 구분하여 포장한 후 이것들을 모아 상자에 담아 다시 포장한 것은 위에서 말하는 가공에 해당하지 않으나(대법원 1992. 9. 8. 선고 92도1683 판결 참조), 형식적으로 각 약재를 분리 · 포장한 후 이것들을 상자에 모아 담아 다시 포장하였다고 하여 반드시 의약품의 제조 행위에 해당되지 않는다 볼 수는 없고, 당해 제조시설 및 제조방법, 제품의 외관 및 성상, 제품의 용법, 판매할 때의 설명 및 선전내용, 사회 일반인의 인식가능성 등 제반 사정을 종합하여 제조 행위에 해당하는지 여부를 판단하여야 한다(대법원 1995. 7. 28. 선고 95도1081 판결 참조).

나. 기록에 의하면, 피고인 1은 약초재배농민들로 구성된 전국 각지의 품목조합들로부터 위 12종의 한약재를 구입하여 이에 별다른 가공이나 변형을 가하지 아니한 채 그 약재 이름이 인쇄된 비닐봉지에 일률적으로 200g씩 넣어 포장한 뒤, 이들을 '약용작물모음전'이라고 상품명이 인쇄된 종이상자에 종류별로 한 봉지씩 분리하여 넣고 다시 포장하여 이를 전국에 산재한 농업협동조합 판매시설들에 판매한 사실, 피고인들은 당초 위 상품을 '십전대보초'라는 명칭으로 판매하고자 그 가부를 보건복지부에 문의하였으나, 위 제품을 식품위생법 소정의 식품으로 제조·판매한다면 같은 법 제11조에 의하여 제품의 명칭·성분 등에 관하여 의약품으로 혼동할 우려가 있는 내용의 표시 등을 할 수 없다는 회신을 받고, 다시 농림부에 질의하여 농림부로부터 위 상품을 전통식품으로 판매하는 것은 가능하나 '십전대보초'와 같은 명칭은 소비자로 하여금 위 상품을 한약재로 오인하게 할 우려가 있다는 취지의 회신을 받게 되자 '십전대보초' 라는 명칭 대신 '약용작물모음전'이라는 명칭으로 이를 판매하게 된 사실, 위 상품을 포장한 종이상자에는 앞면에 피고인 2의 상호와 한국전통식품이라는 내용이, 옆면에 강원도에 의하여 전통식품으로 지정되었고 식품 유형은 기타식품류라는 정도의 내용이 각 인쇄되어 있을 뿐, 어디에도 의약품으로서의 효능, 효과 또는 용법이나 용량 등에 관한 내용이 인쇄되거나 설명문 등이 동봉되어 있지 아니한 사실(다만 "살아있는 태백의 원기를 몸 안 가득 채워드립니다."라는 문구가 상자 앞면에 인쇄되어 있기는 하나, 그러한 문구는 어느 특정한 질병의 치료·예방이나 신체 특정 부위의 기능에 약리학적 영향을 미친다는 의미로 이해될 여지가 없다.)을 알 수 있는 반면, 기록을 살펴보아도 원심이 제1심판결의 일부 설시를 인용하여 인정한 사실, 즉 주식회사 농협부산경남유통 등이 위 제품을 판매함에 있어 '십전대보탕' 기타 약품으로 오인될 수 있는 명칭을 사용하거나, 동의보감 등 한방의서(한방의서)를 인용하여 그 효능을 선전한 사실 또는 피고인들이 위 판매처들로 하여금 위와 같은 행위를 하도록 공모·종용·방조하거나 소극적으로라도 용인한 사실을 뒷받침할 증거를 찾아볼 수 없다.

다. 사정이 위와 같다면 피고인들의 위와 같은 행위는 단순히 여러 가지 한약재를 혼합하지 아니하고 별개로 구분하여 포장한 후 이것들을 모아 종이상자에 넣어 다시 포장한 것에 불과할 뿐 의약품의 제조행위라고는 볼 수 없다고 할 것임에도, 원심은 일부 잘못된 사실 관계를 전제로 위와 같은 행위가 약사법 제26조 제1항 소정의 의약품 제조에 해당한다고 판단하여 피고인들을 약사법위반죄로 처단한 제1심판결을 유지하였으니, 이러한 원심판결에는 채증법칙을 위배하여 사실을 잘못 인정하고, 약사법 소정의 의약품의 제조에 관한 법리를 오해함으로써 판결에 영향을 미친 위법이 있다고 아니할 수 없고, 따라서 이 점을 지적하는 상고이유의 주장은 이유 있다.

3. 따라서 원심판결을 파기하고, 사건을 원심법원에 환송하기로 하여 주문과 같이 판결한다.

대법관 이용우(재판장) 서성 배기원 박재윤(주심)

2 참고 판례

대법원 1995. 9. 15. 선고 95도587 판결 【약사법위반】
[공1995.10.15.(1002),3476]

【판시사항】

가. 약사법의 규제 대상인 의약품 및 한약의 개념과 한약에 해당되는지 여부에 대한 판단 기준

나. 의약품의 판매행위에 관한 법리오해, 채증법칙 위반 등을 이유로 약사법위반죄를 인정한 원심판결을 파기한 사례

【판결요지】

가. 약사법 제2조 제4항, 제5항의 각 규정에 의하면 의약품이라 함은 대한약전에 수재된 것으로서 위생용품이 아닌 것과 사람 또는 동물의 질병의 진단, 치료, 경감, 처치 또는 예방의 목적으로 사용되는 것으로서 기구 기계가 아닌 것, 사람 또는 동물의 구조 기능에 약리학적 영향을 주기 위한 목적으로 사용되는 것으로서 기구 기계나 화장품이 아닌 것을 모두 포함하는 개념이고, 한약이라 함은 동물, 식물 또는 광물에서 채취된 것으로서 주로 원형대로 건조, 절단 또는 정제된 생약을 말하는 것인바, 위와 같은 의약품인 한약에 해당되는지 여부는 그 물의 성분, 형상(용기, 포장, 의장 등), 명칭 및 표시된 사용목적, 효능, 효과, 용법, 용량, 판매할 때의 선전 또는 설명 등을 종합적으로 판단하여 사회 일반인이 볼 때 농산물이나 식품 등으로 인식되는 것을 제외하고 그것이 위 목적에 사용되는 것으로 인식되고 혹은 약효가 있다고 표방된 경우에는 약사법의 규제 대상인 의약품에 해당된다.

나. 원심이 들고 있는 증거만으로는 피고인이 의약품인 한약을 판매한 것이라고 단정하기 어렵고, 피고인이 판매한 물품이 그 성분, 형상(용기, 포장, 의장 등), 명칭 및 표시된 사용 목적, 효능, 효과, 용법, 용량, 판매할 때의 선전 또는 설명 내용 등에 비추어 의약품에 해당한다고 볼 만한 자료가 없음에도 불구하고 의약품 도매업 허가 없이 한약을 판매하였다는 공소사실을 인정하고 이를 약사법위반죄로 의율 처단한 원심판결을 의약품의 판매행위에 관한 법리를 오해하였거나 증거 없이 사실을 인정한 위법이 있다고 하여 파기한 사례.

【참조조문】

약사법 제2조 제4항, 제2조 제5항, 형사소송법 제308조

【참조판례】

가. 대법원 1985.3.12. 선고 84도2892 판결(공1985,582), 1987.2.24. 선고 85도1443 판

결(공1987,585), 1990.10.16. 선고 90도1236 판결(공1990,2346)

【전 문】

【피 고 인】 피고인

【상 고 인】 피고인

【변 호 인】 변호사 박헌기 외 1인

【원심판결】 대구지방법원 1995.2.16. 선고 94노2356 판결

【주 문】

원심판결을 파기하고 사건을 대구지방법원 합의부에 환송한다.

【이 유】

피고인의 변호인의 상고이유를 판단한다.

약사법 제2조 제4항, 제5항의 각 규정에 의하면 의약품이라 함은 대한약전에 수재된 것으로서 위생용품이 아닌 것과 사람 또는 동물의 질병의 진단, 치료, 경감, 처치 또는 예방의 목적으로 사용되는 것으로서 기구 기계가 아닌 것, 사람 또는 동물의 구조 기능에 약리학적 영향을 주기 위한 목적으로 사용되는 것으로서 기구 기계나 화장품이 아닌 것을 모두 포함하는 개념이고, 한약이라 함은 동물, 식물 또는 광물에서 채취된 것으로서 주로 원형대로 건조, 절단 또는 정제된 생약을 말하는 것인바, 위와 같은 의약품인 한약에 해당되는지 여부는 그 물의 성분, 형상(용기, 포장, 의장 등), 명칭 및 표시된 사용목적, 효능, 효과, 용법, 용량, 판매할 때의 선전 또는 설명 등을 종합적으로 판단하여 사회 일반인이 볼 때 농산물이나 식품 등으로 인식되는 것을 제외하고 그것이 위 목적에 사용되는 것으로 인식되고 혹은 약효가 있다고 표방된 경우에는 이를 약사법의 규제대상인 의약품에 해당된다고 할 것이다(당원 1987.2.24. 선고 85도1443 판결; 1990.10.16. 선고 90도1236 판결 각 참조).

원심판결 및 제1심판결 이유에 의하면, 원심은 제1심판결이 들고 있는 증거인 피고인의 공판정에서의 진술과 경찰 작성의 수사보고서 및 보관증의 기재를 그대로 인용하여, **"피고인이 의약품 도매업 허가 없이 1989.4.1.부터 1994.3.17.까지 영천시 완산동 소재 피고인 경영의 상점에서 한약인 황기, 두충지, 향부자 등을 한의원 및 한약방에 월 약 20,000,000원씩 판매하는 등 60개월 동안 금 1,200,000,000원 상당을 판매하였다"는 이 사건 공소사실을 인정한 후 이를 약사법위반죄로 의율 처단**하였다.

그러나 기록에 의하여 살펴보면, **피고인은 제1심 공판정 이래 피고인이 판매한 물품은 자신이 직접 농지를 임차하여 재배한 약초와 산지의 농민들로부터 수집한 한약재료를 단순히 세척, 건조, 절단하여 그대로 한약재 도매상이나 한의원 등에 납품한 것일 뿐, 의약품으로 오인될 수 있는 포장을 하거나**

효능, 효과 등의 표시 또는 그에 대한 선전광고 등을 한 바가 전혀 없다고 진술하면서 이는 한약재료인 농산물을 판매한 것에 불과한 것이지 의약품을 판매한 것은 아니라는 취지로 변소하고 있고, 한편 경찰 작성의 위 수사보고서 및 보관증은 기록상 검사가 이를 증거로 제출하였다거나 제1심 또는 원심이 적법하게 증거로 채택하여 조사한 아무런 흔적도 없이 단지 이 사건 수사기록에 편철되어 있을 뿐인데다가, 그 기재에 의하더라도 위 수사보고서는 단속경찰관이 피고인의 점포에서 판매하기 위해 진열해 둔 한약을 확인하고 피고인으로부터 그 보관증을 제출받았다는 내용에 불과하며, 위 보관증에는 대부분 60kg들이 포대에 들어 있는 황기 7포대, 두충지 4포대, 향부자 6포대, 작약 8포대 등의 물품을 피고인이 보관한다는 내용이 기재되어 있을 뿐이다.

따라서 원심이 들고 있는 증거만으로는 피고인이 의약품인 한약을 판매한 것이라고 단정하기 어렵고, 기록을 살펴보아도 이 사건 물품이 그 성분, 형상(용기, 포장, 의장 등), 명칭 및 표시된 사용목적, 효능, 효과, 용법, 용량, 판매할 때의 선전 또는 설명내용 등에 비추어 의약품에 해당한다고 볼 만한 자료가 없다.

결국 원심판결에는 의약품의 판매행위에 관한 법리를 오해하였거나 증거 없이 사실을 인정한 위법이 있다 할 것이고, 이와 같은 위법은 판결에 영향을 미쳤음이 분명하므로, 이 점을 지적하는 논지는 이유 있다.

그러므로 나머지 상고이유에 대한 판단을 생략한 채 원심판결을 파기하고 사건을 원심법원에 환송하기로 하여 관여 법관의 일치된 의견으로 주문과 같이 판결한다.

대법관 천경송(재판장) 안용득 지창권(주심) 신성택

Part Ⅲ 쟁점연구

Legal Issues

Q1 [도입 판례]와 [참고 참례 1]의 사안에서는 약사법상의 의약품, 한약 등의 개념이 문제되고 있다. 약사법상 의약품에 대하여 설명하시오.

Q2 생물학적 제재(약사법 제53조 제1항), 혈액과 혈액제재(혈액관리법 제2조 제1호, 제8호), 제대혈과 제대혈제제(제대혈 관리 및 연구에 관한 법률 제2조 제1호, 제2호), 조혈모세포와 줄기세포 등은 약사법상 의약품에 해당하는지 검토하시오.

Q3 약사법상의 의약품에 대한 판례의 태도를 설명하시오.

Q4 [도입 판례]에 의하면 의약품은 실제로 질병의 진단・치료・경감・처치 또는 예방에 효능이 있거나 신체의 구조 또는 기능에 대한 약리학적 영향이 의학적으로 검증되어야만 하는 것은 아니고, 다만 그러한 목적으로 사용되거나 인식되는 물품이면 족하다고 보고 있다. 따라서 의약품인지의 판단은 의・약학적인 효능・효과보다는 일반인의 인식에 비추어 볼 때 물품의 용도 내지 목적성 여부에 달려있으며, 그러한 인식에 영향을 미치는 중요한 역할을 하는 것은 그 물질의 성분, 본질, 형상(약제형태, 용기, 포장, 의장 등), 명칭, 거기에 표시된 사용목적, 선전, 설명 등이다. 이처럼 판례는 의약품의 판단기준과 관련하여 일반의 사용목적성 및 인식에 의해 의약품을 판단해야 한다는 주관설을 취하고 있는 반면, 약사법상의 의약품에 해당하는지는 그 물품이 객관적으로 약리작용을 가지고 있는지 아닌지에 의하여 판단하여야 한다는 견해(객관설)이 있다. 이러한 의약품 판단기준과 관련한 주관설과 객관설의 논거를 검토하고 자신의 견해를 제시하시오.

Q5 [도입 판례]와 [참고 참례 1]의 사안에서 '녹동달오리골드'와 '가감삼십전대보초'를 판매하였으나, 대법원은 전자에 대해서는 법률의 착오에 해당하지 않지만 않고 후자에 대해서는 법률의 착오에 해당한다는 상반된 결론에 도달하고 있다. 이러한 대법원의 태도의 타당성을 검토하시오.

Case

甲은 A, B, C 등과 공모하여 관광여행사로 하여금 고령의 노인들을 무료로 온천관광을 시켜주겠다고 모집하여 甲 경영의 삼원농산으로 유치해 오도록 하고, 자신의 삼원농산의 이른바 강의실에서 의약에 관한 전문지식이 없음에도 그 분야의 전문가나 의사인 양 행세하면서 삼원농산이 오리, 하명, 누에, 동충하초, 녹용 등 여러 가지 재료를 혼합하여 제조・가공한 '녹동달오리골드'라는 제품이 당뇨병, 관절염, 신경통 등의 성인병 치료에 특별한 효능이 있는 좋은 약이라는 허위의 강의식 선전・광고행위를 하여 이에 속은 위 노인들로 하여금 위 제품을 고가에 구입하도록 하였다. 그런데 삼원농산은 남원시로부터 식품위생법 제22조 제1항, 동법시행령 제22조의 규정에 의하여 즉석판매제조가공 영업을 허가받고,

이 사건에서 문제가 된 '녹동달오리골드'를 제조하였다.

(1) 甲의 죄책은? (대판 1980.9.24, 79도1387 참조)

☞ **[평석] 정규원, "약사법 위반에 대한 법률의 착오", 의료법학 제5권 제2호(2004.12), 353-365면.**

Materials for Extensive Reading

김천수, "대체의약품과 약사법", 의료법학 제5권 제1호(2004.07), 66-94면.

이진필, "의약품 관련 금지착오 판례 평석", 의료법학 제5권 제2호(2004.12), 366-390면.

이희영, "약사법 소정의 의약품의 정의 및 법률의 착오", 형사재판의 제문제 제1권(97.01), 35-54면.

임광주, "정당한 이유가 있는 법률착오 -약사법규정에 대한 착오와 관련하여-", 의료법학 제4권 제2호 (2003.12), 272-298면.

전병남, "약사법상의 의약품의 개념", 법조 제55권 제7호(2006.07), 193-229면.

정규원, "약사법 위반에 대한 법률의 착오", 의료법학 제5권 제2호(2004.12), 353-365면.

제14장

의료기관 중복개설의 금지

Part I [도입 판례] - 의료인의 3개 병원 운영 사건

대법원 2008. 9. 25. 선고 2006도4652 판결 【뇌물공여 · 약사법위반 · 사기 · 의료법위반】 [공2008하,1492]

【판시사항】

구 의료법 제30조 제2항 제1호를 위반하여 의료인이 의료기관을 중복 개설한 것으로 인정할 수 있는 범위

【판결요지】

의사는 1개소의 의원만을 개설할 수 있도록 한 구 의료법(2007. 4. 11. 법률 제8366호로 개정되기 전의 것) 제30조 제2항 제1호의 입법 취지 등을 고려할 때, 이미 자신 명의로 의원을 개설, 운영하면서 의료행위를 하고 있는 의사가 다른 의사를 고용하여 그 의사 명의로 새로운 의원을 개설하고 그 운영에 직접 관여하는 데서 더 나아가 그 의원에서 자신이 직접 의료행위를 하거나 비의료인을 고용하여 자신의 주관하에 의료행위를 하게 한 경우에는 위 의료법 위반죄의 죄책을 면할 수 없고, 이는 새로운 의원의 개설명의자인 다른 의사가 그 의원에서 직접 일부 의료행위를 하였다거나 위 두 의원이 별도로 개설 신고가 되었을 뿐 외형적으로 서로 분리되지 않고 같은 장소에서 사실상 하나의 의원처럼 운영되었다고 하여 달리 볼 것은 아니다.

【참조조문】

구 의료법(2007. 4. 11. 법률 제8366호로 개정되기 전의 것) 제30조 제2항 제1호(현행 제33조 제2항 제1호 참조), 제66조 제3호(현행 제87조 제1항 제2호 참조)

【참조판례】

대법원 2003. 10. 23. 선고 2003도256 판결(공2003하, 2279)

【전 문】

【피 고 인】 피고인 1외 1인

【상 고 인】 피고인들

【변 호 인】 법무법인 태평양 담당변호사 노영보외 1인

【원심판결】 서울고법 2006. 6. 23. 선고 2006노414 판결

【주 문】

상고를 모두 기각한다.

【이 유】

상고이유를 판단한다.

1. 기망행위를 수단으로 한 권리행사의 경우 그 권리행사에 속하는 행위와 그 수단에 속하는 기망행위를 전체적으로 관찰하여 그와 같은 기망행위가 사회통념상 권리행사의 수단으로서 용인할 수 없는 정도라면 그 권리행사에 속하는 행위는 사기죄를 구성하는 것이므로, 의료기관 운영자가 허위 내용으로 보험금 청구를 하여 이를 진실한 것으로 믿은 보험회사로부터 그 중 일부 금액을 실제 지급받은 이상 이를 편취액으로 하는 사기죄가 성립하는 것이고, 그 보험회사로부터 추가로 더 지급받아야 할 정상적인 보험금 채권이 위 편취액을 초과하는 사정이 있다고 하더라도 달리 볼 것은 아니다.

같은 취지에서, 피고인들이 개설 운영하던 의료기관에서 보험회사에 허위 내용으로 보험금을 청구하여 실제로 지급받은 금액을 편취액으로 한 사기죄를 인정한 원심의 조치는 정당하고, 거기에 사기죄의 성립 여부 및 편취액 등에 관한 법리를 오해한 위법은 없다. 이 부분 피고인들의 주장은 받아들이지 아니한다.

2. 의사는 1개소의 의원만을 개설할 수 있도록 한 구 의료법(2007. 4. 11. 법률 제8366호로 개정되기 전의 것) 제30조 제2항 제1호의 입법 취지 등을 고려할 때, **이미 자신 명의로 의원을 개설 운영하면서 의료행위를 하고 있는 의사가 다른 의사를 고용하여 그 의사 명의로 새로운 의원을 개설하고 그 운영에 직접 관여하는 데서 더 나아가 그 의원에서 자신이 직접 의료행위를 하거나 비의료인을 고용하여 자신의 주관하에 의료행위를 하게 한 경우에는 위 의료법 위반죄의 죄책을 면할 수 없는 것**이고(대법원 2003. 10. 23. 선고 2003도256 판결 등 참조), 이는 **새로운 의원의**

개설명의자인 다른 의사가 그 의원에서 직접 일부 의료행위를 하였다거나 위 두 의원이 별도로 개설 신고가 되었을 뿐 외형적으로 서로 분리되지 않고 같은 장소에서 사실상 하나의 의원처럼 운영되었다고 하여 달리 볼 것은 아니다.

같은 취지에서, 피고인 1이 같은 장소에서 자신의 명의 및 피고인이 고용한 다른 2명의 의사 명의로 모두 3개의 의원 개설 신고를 한 뒤 사실상 하나의 의원처럼 직접 운영하면서 그 환자들에 대한 의료행위를 한 이상 위 의료법 위반죄의 죄책을 면할 수 없다고 본 원심의 판단은 정당하고, 거기에 위 법 조항의 적용 범위 등에 관한 법리를 오해한 위법은 없다. 이 부분 피고인 1의 주장 역시 받아들이지 아니한다.

3. 피고인들의 나머지 상고이유는 결국, 단순히 원심의 증명력 평가 또는 사실인정에 관하여 다투는 취지에 불과하므로 적법한 상고이유에 해당하지 아니한다.

4. 그러므로 상고를 모두 기각하기로 하여 관여 법관의 일치된 의견으로 주문과 같이 판결한다.

대법관 양창수(재판장) 김영란 이홍훈(주심) 안대희

[관련 개념]

의사의 복수 의료기관 개설 금지의 개념과 중복개설의 유형[33)]

의료법 제33조 제8항 제1문은 "의료기관 개설권을 갖는 의료인인 의사·치과의사·한의사 또는 조산사는 어떠한 명목으로도 둘 이상의 의료기관을 개설·운영할 수 없다."고 규정함으로써 의사의 복수 의료기관 개설을 금지하고 있다.

이러한 의사의 복수 의료기관 개설 금지와 관련하여 실제로 문제가 될 수 있는 것으로는 아래와 같은 유형들이 있을 수 있다.

① 자신의 명의로 A의원을 개설한 의사 甲이 다른 의사인 乙의 면허로 B의원을 개설한 후 A의원뿐만 아니라 B의원의 직원들도 직접 채용하여 급료를 지급하고 의사 乙에게도 일정액 또는 성과에 따른 급료를 지급하되 B병원의 영업에서 발생하는 이익은 甲 자신에게 귀속시키는 경우, 즉 B의원의 진료는 乙이 전담하되 甲은 B의원을 자신의 비용과 경제적 부담 아래 운영하고 그 경영상의 이익을 취하는 경우

② ⓐ 甲이 A와 B 의원을 각 개설하되 B의원은 의사 乙의 면허를 차용하여 개설한 후, 의사 乙은 면허증만 대여하였을 뿐, 실제 진료는 하지 않고 B의원에서는 무자격자가 진료를 하는 경우, 또는 ⓑ 乙이 B의원에서 진료를 하기는 하지만 무자격자도 乙과 함께 의료행위를 하는 경우

③ ⓐ 甲이 A와 B 의원을 각 개설하되 B의원은 의사 乙의 면허를 차용하여 개설한 후, 의사 乙은 면허증만 대여하였을 뿐, 실제 진료는 하지 않고 B의원에서도 甲만이 진료를 하는 경우, 또는 ⓑ 乙이 B의원에서 일부 진료를 하기는 하지만 甲도 B의원에서 의료행위를 하는 경우

33) 이하 배광국, "의사의 의료기관 중복개설금지의 범위", 대법원판례해설 제48호(2003 하반기),

[관련 기사]

네트워크병원과 의료법 개정

▣ 네트워크병원 관련 경향신문 기사[34)]

투서 · 비방 난무하는 치과의료계… 네트워크병원 싸고 갈등

요즘 언론사 사회부엔 치과의사들의 전화가 자주 걸려온다. "보도자료 보냈는데 받으셨습니까" "ㅇㅇㅇ 회장의 비리를 고발하려고 합니다" "혹시 저희를 비방하는 자료가 오지 않았나요"…. 도대체 치과의사들 사이에 무슨 일이 일어나고 있는 것일까.

발단은 치과 개원의(병 · 의원)와 치과 네트워크병원 간의 갈등이다. 2개월여 전 치과개원의협의회 신임 회장이 '불법 네트워크치과 척결'을 기치로 내걸면서 양측의 대립이 수면 위로 떠올랐다. 네트워크병원이란 본점이 각 지점의 시설투자와 경영을 맡고 지점 원장들은 진료를 전담하는 대신 수익의 20%를 내는 일종의 프랜차이즈다.

대한치과의사협회는 네트워크병원이 의료법을 위반하고 있다고 지적한다. 현행 의료법 33조 2항은 의사 1명이 의료기관을 중복 개설하지 못하도록 하고 있다. 그러나 네트워크병원은 의사 1명이 여러 병원(체인점)을 운영하면서 월급제 의사를 고용해 불법이라는 것이다.

치과의사협회 · 개원의협의회 측은 네트워크병원이 과잉진료와 무자격 시술을 한다는 의혹도 제기하고 있다. 네트워크치과는 의사나 치위생사에게 기본급 외에 환자 1명당 20%가량의 인센티브를 준다. 건강사회를위한치과의사회 김철신 이사는 "많은 돈을 벌려면 필요 이상의 진료를 부추기게 되고 결국 국민에게 피해를 입힌다"면서 "비의료인이 환자 치아를 뽑을지 결정하는 것은 물론 비보험 고가진료까지 강요하고 있다"고 말했다.

네트워크병원 측은 그러나 "일반 치과보다 의료비가 10~30% 저렴한 편이다. 과잉진료를 한다는 주장을 납득할 수 없다"고 반박한다. 전국에서 120여개 병원을 운영하는 유디치과의 경우 임플란트 시술가격이 국산 재료는 평균 80만~90만원, 외국산은 150만원이다. 반면 일반 치과는 국산 180만원, 외국산 250만원 선이다. 유디치과 관계자는 "공동구매를 통해 재료값을 낮춰 환자 부담을 줄인 병원을 비양심 의료기관으로 몰아가는 것은 심각한 명예훼손"이라고 말했다.

양측 싸움은 이전투구를 넘어 법적 분쟁으로 비화했다. "발치할 필요가 없는 치아를 뽑았다" "치위생사가 충치 치료를 했다" "현금 할인으로 탈세를 했다"는 등 양측의 폭로전이 이어지면서 명예훼손 등으로 상대방을 고소 · 고발한 사건이 40건을 넘고 있다.

보건복지부 관계자는 "인센티브 경영과 할인 시술은 문제가 되지 않지만, 무료 의료를 앞세워 환자를 유인하는 것은 법에 저촉되는 만큼 적정한 조치를 할 것"이라고 밝혔다.

▣ 의료법 일부개정법률안의 제안이유와 주요내용[35)]

ㅇ 제안이유
- 의료의 공공성을 제고하기 위하여 의료인 1인 1 의료기관 개설 원칙을 보다 강화하며, 소위 '사무장 병원'에 대한 단속 강화를 유도하기 위하여 자진신고에 대한 행정처분 감경 제도를 도입하는 등 현행 규정의 미비점 등을 개선 · 보완하고자 함.

ㅇ 주요내용
- 의료인은 어떠한 명목으로도 둘 이상의 의료기관을 개설 · 운영할 수 없도록 함(안 제33조제8항)

2004, 674면.

1 참고 판례

대법원 2003. 10. 23. 선고 2003도256 판결 【의료법위반 · 사기(인정된 죄명: 사기방조)】 [공2003.12.1.(191),2279]

【판시사항】

[1] 의사가 개설할 수 있는 의료기관의 수를 1개소로 제한하고 있는 의료법 제30조 제2항 제1호의 취지

[2] 자신의 명의로 의료기관을 개설하고 있는 의사가 다른 의사의 명의로 개설된 의료기관에서 자신이 직접 의료행위를 하거나 무자격자를 고용하여 자신의 주관하에 의료행위를 하게 한 경우, 중복하여 의료기관을 개설한 경우에 해당하는지 여부(적극)

【판결요지】

[1] 의료법 제30조 제2항 제1호에서 의사가 개설할 수 있는 의료기관의 수를 1개소로 제한하고 있는 법의 취지는, 의사가 의료행위를 직접 수행할 수 있는 장소적 범위 내에서만 의료기관의 개설을 허용함으로써 의사 아닌 자에 의하여 의료기관이 관리되는 것을 그 개설단계에서 미리 방지하기 위한 데에 있다.

[2] 자신의 명의로 의료기관을 개설하고 있는 의사가 다른 의사의 명의로 또 다른 의료기관을 개설하여 그 소속의 직원들을 직접 채용하여 급료를 지급하고 그 영업에 따라 발생하는 이익을 취하는 등 새로 개설한 의료기관의 경영에 직접 관여한 점만으로는 다른 의사의 면허증을 대여받아 실질적으로 별도의 의료기관을 개설한 것이라고 볼 수 없으나, 다른 의사의 명의로 개설된 의료기관에서 자신이 직접 의료행위를 하거나 무자격자를 고용하여 자신의 주관하에 의료행위를 하게 한 경우는 비록 그 개설명의자인 다른 의사가 새로 개설한 의료기관에서 직접 일부 의료행위를 하였다고 하더라도 이미 자신의 명의로 의료기관을 개설한 위 의사로서는 중복하여 의료기관을 개설한 경우에 해당한다.

【참조조문】

[1] 의료법 제30조 제2항 제1호(**현행 '의료법 제33조 제2항 제1호'** 이하 같음), 제66조 제3호(**현행 '의료법 제87조 제1항 제2호'** 이하 같음) / [2] 의료법 제30조 제2항 제1호, 제66조

---

34) 경향신문, 2011년 8월 5일자 기사
(http://news.khan.co.kr/kh_news/art_print.html?artid=201108052149595).

35) 국회 의안정보시스템 (http://likms.assembly.go.kr).

제3호

【참조판례】

[1][2] 대법원 1998. 10. 27. 선고 98도2119 판결(공1998하, 2812)

【전 문】

【피 고 인】 피고인 1 외 1인

【상 고 인】 피고인 1 및 검사

【변 호 인】 법무법인 율촌 담당변호사 소순무 외 4인

【원심판결】 서울지법 2002. 12. 27. 선고 2002노10008 판결

【주 문】

원심판결 중 피고인 1에 대한 부분을 파기하고 이 부분 사건을 서울지방법원 본원 합의부에 환송한다. 검사의 피고인 2에 대한 상고를 기각한다.

【이 유】

1. 검사의 상고이유에 대한 판단

가. 의료법위반의 점에 대한 공소사실의 요지

제1심 공동피고인은 내과·정신과 전문의, 피고인 1, 피고인 2는 각 정신과 전문의인바, 의료인은 1개소의 의료기관만을 개설할 수 있음에도 불구하고, 1994. 3. 12.부터 서울 강남구 신사동 501 소재 정남빌딩 3층에서 '(제1심 공동피고인의 이름 생략) 내과신경과의원'을 개설하여 운영하던 제1심 공동피고인은 1999. 5. 12. 서울 강남구 논현동 1 소재 삼주빌딩 7층 내부 100평 정도에 1억 5,000만 원 정도의 의료기기를 설치하고 의료기관 개설을 준비한 다음,

(1) 제1심 공동피고인과 피고인 1은 공모하여, 1999. 5. 12.부터 2001. 4. 3.까지 사이에 위 삼주빌딩 7층에서, 제1심 공동피고인이 피고인 1에게 월 500만 원을 지급하기로 제안하고, 피고인 1은 이를 받아들여 제1심 공동피고인이 피고인 1의 의사면허로 의료기관인 '홍박의원'(원심이 인정한 사실관계에 의하면 '홍정신과의원'의 오기로 보인다)을 개설하고,

(2) 제1심 공동피고인과 피고인 2는 공모하여, 2001. 4. 4.부터 같은 해 6. 6.까지 사이에 위 같은 곳에서, 제1심 공동피고인이 피고인 2에게 월급으로 600만 원, 총매출액이 월 2,000만 원을 초과할 경우 수입액의 40%를 지급하기로 제안하고, 피고인 2가 이를 받아들여 제1심 공동피고인이 피고인 2의 의사면허로 의료기관인 '홍박의원'을 개설하였다.

나. 원심의 판단

원심은 그 설시의 증거를 종합하여, ① 제1심 공동피고인은 1994. 3. 21. 서울 강남구 신사동 501-1, 5 건물에서 (제1심 공동피고인의 이름 생략) 내과정신과의원을 개설하여 운영하면서 피고인 1에게 월급 500만 원을 지급하기로 하고 피고인 1의 의사면허로 1999. 5. 12. 서울 강남구 논현동 1 소재 삼주빌딩 7층에 홍정신과의원을 개설한 사실, ② 제1심 공동피고인은 2000. 4. 25. 위 내과정신과의원과 홍정신과의원의 소재지를 서로 맞바꾸어 이전한 사실, ③ 제1심 공동피고인은 2001. 4. 4. 홍정신과의원을 폐업신고하고 같은 날 피고인 2에게 월급으로 600만 원, 총매출액이 월 2,000만 원을 초과할 경우 수입액의 40%를 지급하기로 하고 피고인 2의 의사면허로 홍정신과의원이 소재하였던 위 신사동 건물에 홍박의원을 개설한 사실, ④ 제1심 공동피고인은 2001. 5. 15. 위 논현동 소재 위 내과정신과의원을 폐업한 사실, ⑤ 위 신사동 소재 홍박의원은 2001. 6. 7. 피고인 2의 퇴직으로 잠시 폐업되었다가 2001. 6. 15. 제1심 공동피고인이 자신의 의사면허로 다시 신화의원을 개설한 사실, **피고인들은 제1심 공동피고인으로부터 월급 등을 받고 직접 환자를 진료한 사실을 각 인정한 다음, 제1심 공동피고인이 새로 개설된 각 의료기관의 경영에 직접 관여는 하였으나 무자격자를 고용하여 자신의 주관하에 병원에서 진료 업무를 수행하게 한 것은 아니므로, 제1심 공동피고인은 이미 자신의 명의로 병원을 개설한 의사로서 다시 의료기관을 중복하여 개설한 경우에 해당하지 않고, 따라서 피고인들 역시 위 제1심 공동피고인과 공모하여 의료기관을 중복하여 개설한 경우에 해당하지 않는다**고 판단하였다.

다. 이 법원의 판단

(1) **의료법 제30조 제2항 제1호에서 의사가 개설할 수 있는 의료기관의 수를 1개소로 제한하고 있는 법의 취지는, 의사가 의료행위를 직접 수행할 수 있는 장소적 범위 내에서만 의료기관의 개설을 허용함으로써 의사 아닌 자에 의하여 의료기관이 관리되는 것을 그 개설단계에서 미리 방지하기 위한 데에 있다고 할 것이다.**

따라서 자신의 명의로 의료기관을 개설하고 있는 의사가 다른 의사의 명의로 또 다른 의료기관을 개설하여 그 소속의 직원들을 직접 채용하여 급료를 지급하고 그 영업에 따라 발생하는 이익을 취하는 등 새로 개설한 의료기관의 경영에 직접 관여한 점만으로는 다른 의사의 면허증을 대여받아 실질적으로 별도의 의료기관을 개설한 것이라고 볼 수 없으나, 다른 의사의 명의로 개설된 의료기관에서 자신이 직접 의료행위를 하거나 무자격자를 고용하여 자신의 주관하에 의료행위를 하게 한 경우는 비록 그 개설명의자인 다른 의사가 새로 개설한 의료기관에서 직접 일부 의료행위를 하였다고 하더라도 이미 자신의 명의로 의료기관을 개설한 위 의사로서는 중복하여 의료기관을 개설한 경우에 해당한다고 할 것이다(대법원 1998. 10. 27. 선고 98도2119 판결 참조).

(2) 피고인 1의 의료법위반의 점

기록에 의하면, 피고인 1은 1998. 3.경 위 내과정신과의원에 정신과 담당의사로 취직하여 월 400만 원을 지급받는 조건으로 1주일에 월, 수, 금 3일간 근무하여 오다가 1999. 3.경부터는 1주일에 4일(월, 화, 목, 금)을 근무하는 조건으로 월 500만 원을 지급받았는데, 제1심 공동피고인이 1999. 5. 12. 피고인 1의 면허로 강남구 논현동에 홍정신과의원을 개설한 후에는 제1심 공동피고인은 주로 위 홍정신과의원에서 진료를 하고 환자가 없을 때에는 위 내과정신과의원에서도 진료를 하였으며, 피고인 1은 금요일에만 위 홍정신과의원에서 진료를 하고 나머지는 위 내과정신과의원에서 진료를 하였음을 알 수 있는바, 사실관계가 위와 같다면, 제1심 공동피고인은 이미 자신의 명의로 위 내과정신과의원을 개설하였음에도 불구하고 피고인 1의 명의로 홍정신과의원을 개설한 다음 이를 경영한 데에 그치지 아니하고 자신이 직접 홍정신과의원에서도 의료행위를 한 것이고, 이는 의사가 개설할 수 있는 의료기관의 수를 1개소로 제한하는 위 법 규정에 반하여 중복하여 의료기관을 개설한 경우에 해당한다.

그럼에도 불구하고, 원심은 위에서 본 바와 같이 제1심 공동피고인이 무자격자를 고용하여 진료업무를 수행하게 하지 않았다는 이유로 의료기관의 중복개설에 해당하지 않는다고 판단하였으니, 거기에는 의료법 제30조 제2항에 대한 법리를 오해하여 판결에 영향을 미친 위법이 있다.

(3) 피고인 2의 의료법위반의 점

기록에 의하면, 피고인 2는 자신이 매일 진료할 것을 조건으로 하여 그의 명의로 홍박의원의 개설신고를 하였음을 알 수 있고, 기록상 위 제1심 공동피고인이 피고인 2의 명의로 개설한 홍박의원에서 의료행위를 하였다는 점을 인정할 만한 증거가 없다.

그렇다면 제1심 공동피고인은 피고인 2의 명의로 개설한 홍박의원의 영업에 따라 발생하는 이익을 얻는 등 위 병원의 경영에 관여한 것에 불과할 뿐, 위 의료법의 규정에 반하여 의료기관을 중복개설한 경우에 해당한다고 볼 수 없으므로, 원심이 피고인 2의 의료법위반의 점에 대하여 무죄를 선고한 것은 그 결론에 있어 정당하고, 거기에 상고이유의 주장과 같은 의료법 소정의 의료기관 중복개설금지에 관한 법리오해 등의 위법이 없다.

2. 피고인 1의 상고이유에 대한 판단

원심은 그 설시의 증거를 종합하여, 피고인 1이 내원한 환자들에게 일반적인 내과진료만 하고 정신과적인 치료를 한 바가 없음에도 불구하고 제1심 공동피고인의 요청에 따라 진료기록부에 정신과적인 치료를 한 것으로 기재한 사실 등 그 판시와 같은 사실을 인정한 다음, 위와 같은 사실만으로 피고인 1이 제1심 공동피고인과 공모하여 진료비 편취의 범행을 한 것으로 인정되지는 않지만 정범인 제1심 공동피고인의 진료비 편취범행을 용이하게 한 방조행위에는 해당한다고 판단하여 이를 유죄로 인정하였는바, 기록에 의하면 원심의 위와 같은 인정 및 판단은 수긍할 수 있고, 거기에 상고이유의 주장과 같은 판결에 영향을 미친 채증법칙 위배로 인한 사실오인 및 종범에 관한 법리오해 등의 위법이 없다.

3. 그렇다면 원심판결의 피고인 1에 대한 무죄 부분은 파기되어야 할 것이고, 피고인 1의 유죄 부분에 대한 상고가 이유 없음은 위에서 판단한 바와 같으나, 원심이 피고인 1에 대하여 유죄로 인정한 각 죄와 위에서 본 바와 같이 무죄로 인정한 죄는 형법 제37조 전단의 경합범관계에 있으므로, 원심판결의 피고인 1에 대한 유죄 부분도 위에서 본 무죄 부분과 함께 파기되어야 할 것이다.

4. 그러므로 원심판결 중 피고인 1에 대한 부분을 파기하여 이 부분 사건을 원심법원에 환송하고, 검사의 피고인 2에 대한 상고는 기각하기로 하여 주문과 같이 판결한다.

대법관 이용우(재판장) 조무제 이규홍 박재윤(주심)

2 참고 판례

대법원 1998. 10. 27. 선고 98도2119 판결 【약사법위반】
[공1998.12.1.(71),2812]

【판시사항】

[1] 약사법 제5조 제3항이 금지하는 면허증 대여의 의미 및 약사가 개설할 수 있는 약국의 수를 1개소로 제한하고 있는 같은 법 제19조 제1항의 취지

[2] 자신 명의로 약국을 개설하고 있는 약사가 다른 약사 명의로 개설된 약국의 경영에 관여한 데에 그치지 아니하고 자신의 주관 하에 무자격자로 하여금 의약품의 조제 내지 판매 업무를 수행하게 한 경우, 약사법 제19조 제1항에 위반된다고 본 사례

【판결요지】

[1] 약사(약사)의 적정을 기하여 국민보건 향상에 기여함을 목적으로 하는 약사법의 입법취지나 이러한 목적을 달성하기 위하여 약사의 자격에 관하여 엄격한 요건을 정하여 두는 한편, 약사(약사)가 아니면 약국을 개설하거나 의약품을 조제하는 등의 약사에 관한 업무를 할 수 없음은 물론 원칙적으로 약국개설자에 한하여 그 약국을 관리하면서 의약품을 판매할 수 있음을 그 본질적 · 핵심적 내용으로 하는 약사법 관계 규정의 내용 및 면허증이란 '약사로서의 자격이 있음을 증명하는 증명서' 인 점 등에 비추어 보면, 우선 약사법 제5조 제3항에서 금지하고 있는 면허증의 대여라 함은 "타인이 그 면허증을 이용하여 약사로서 행세하면서 약사에 관한 업무를 하려는 것을 알면서도 면허증 자체를 빌려 주는 것"이라고 해석함이 상당하고, 나아가 약사법 제19조 제1항에서 약사가 개설할 수 있는 약국의 수를 1개소로 제한하고 있는 법의 취지는 약사가 의약품에 대한 조제 · 판매의 업무를 직접 수행할 수 있는 장소적 범위 내에서만 약국개설을 허용함으로써 약사 아닌 자에 의하여 약국이 관리되는 것을 그 개설단계에서 미리 방지하기 위한 데에 있다.

[2] 자신 명의로 약국을 개설하고 있는 약사가 다른 약사 명의로 개설된 약국의 경영에 관여한 데에 그치지 아니하고 자신의 주관 하에 무자격자로 하여금 의약품의 조제 내지 판매 업무를 수행하게 한 경우, 약사법 제19조 제1항에 위반된다고 본 사례.

【참조조문】

[1] 약사법 제1조, 제2조, 제5조 제3항(**현행 '약사법 제6조 제3항'** 이하 같음), 제19조 제1항(현행 '약사법 제21조 제1항' 이하 같음) / [2] 약사법 제19조 제1항

【참조판례】

[1] 대법원 1994. 12. 23. 선고 94도1937 판결(공1995상, 737), 대법원 1995. 3. 24. 선고 95도123 판결

【전 문】

【피 고 인】 피고인

【상 고 인】 피고인

【원심판결】 수원지법 1998. 6. 11. 선고 97노2463 판결

【주 문】

상고를 기각한다.

【이 유】

상고이유를 본다.

1. 무자격자에 의한 의약품판매의 점에 대하여

원심판결이 유지한 제1심판결의 이유에 의하면, 제1심은 피고인이 약사가 아닌 공소외 1, 2 등으로 하여금 1996. 4.경부터 같은 해 6. 18.경까지 사이에 피고인 명의로 개설된 약국(이하 '약국 1'이라 한다) 또는 공소외 3 명의로 개설된 약국(이하 '약국 2'라 한다)에서 고객을 상대로 독자적으로 질환에 대한 문진 등을 통하여 병명을 판단하고 그에 대한 치료약을 단독으로 처방·판매하는 방법으로 의약품을 판매하게 한 사실을 인정하고, 피고인의 이러한 소위는 약사법 제74조 제1항 제1호, 제35조 제1항 및 형법 제30조에 해당한다고 판단하였는바, 기록에 의하면, 이러한 사실인정 및 판단은 수긍이 가고, 원심판결에 소론과 같이 판결 결과에 영향이 있는 채증법칙 위배로 인한 사실오인이나 약사법 제35조 제1항에 관한 법리오해의 위법이 있다고 할 수 없다. 논지는 이유 없다.

2. 약국개설의 점에 대하여

원심판결의 이유에 의하면, 원심은, '피고인이 약사로서 이미 약국 1을 개설하였으므로 더 이상 피고인의 명의로 약국을 개설할 수 없게 되자 공소외 3의 약사면허 명의를 빌려 동녀 명의로 약국개설을 하기로 공소외 3과 공모하여, 1996. 6.경 위 약국 1에서 공소외 3은 피고인으로부터 월 급여 120만 원과 면허대여료로 100만 원을 주겠으니 약국 2 개설에 필요한 약사면허 명의를 빌려 달라는 제의를 받아 이를 승낙하고 피고인은 공소외 3 명의로 안산시 본오동에서 당국에 제2약국개설등록을 한 후 성명불상

고객들에게 의약품을 판매하는 등으로 2개소 약국을 개설한 것이다.'라는 공소사실에 대하여, 제1심이 채택한 증거들에 의하면, 피고인이 공소외 3명의로 개설된 약국 2 소속 직원들을 직접 채용하여 급료를 지급하고, 위 약국영업에 따라 발생한 이익을 챙기는 등 위 약국 경영에 직접 관여한 사실을 인정할 수 있으므로, 위 약국의 실질적인 개설자는 피고인이고, 가사 공소외 3과 동업으로 위 약국을 경영하였다는 피고인의 주장이 모두 인정된다고 하더라도, 피고인이 공소외 3에게 약국개설을 위한 자금을 대여하고 공소외 3으로부터 위 대여금에 대한 이자를 지급받았던 것이 아니라 약국 직원을 채용하고 급료를 지급하는 등 위 약국 경영에 직접 관여하고 그 이익금을 분배받았던 것이라면, 피고인 또한 위 약국의 실질적인 개설자라고 보아야 한다는 이유로, 피고인의 이 사건 소위는 약사법 제76조 제1항, 제19조 제1항 소정의 죄에 해당한다고 보아 피고인을 위 약사법위반죄의 공동정범으로 의율, 처단한 제1심 판단을 유지하였다.

살피건대 약사(藥師)의 적정을 기하여 국민보건 향상에 기여함을 목적으로 하는 약사법의 입법취지나 이러한 목적을 달성하기 위하여 약사의 자격에 관하여 엄격한 요건을 정하여 두는 한편, 약사(藥師)가 아니면 약국을 개설하거나 의약품을 조제하는 등의 약사에 관한 업무를 할 수 없음은 물론 원칙적으로 약국개설자에 한하여 그 약국을 관리하면서 의약품을 판매할 수 있음을 그 본질적 · 핵심적 내용으로 하는 약사법 관계 규정의 내용 및 면허증이란 '약사로서의 자격이 있음을 증명하는 증명서'인 점 등에 비추어 보면, 우선 약사법 제5조 제3항에서 금지하고 있는 면허증의 대여라 함은 "타인이 그 면허증을 이용하여 약사로서 행세하면서 약사에 관한 업무를 하려는 것을 알면서도 면허증 자체를 빌려 주는 것"이라고 해석함이 상당하고(대법원 1995. 3. 24. 선고 95도123 판결 참조), 나아가 약사법 제19조 제1항에서 약사가 개설할 수 있는 약국의 수를 1개소로 제한하고 있는 법의 취지는 약사가 의약품에 대한 조제 · 판매의 업무를 직접 수행할 수 있는 장소적 범위 내에서만 약국개설을 허용함으로써 약사 아닌 자에 의하여 약국이 관리되는 것을 그 개설단계에서 미리 방지하기 위한 데에 있다고 할 것이다.

따라서, **피고인이 공소외 3의 명의로 개설된 약국 2 소속 직원들을 직접 채용하여 급료를 지급하고 위 약국영업에 따라 발생하는 이익을 직접 챙기는 등 위 약국의 경영에 직접 관여한 점만으로는 피고인이 공소외 3의 약사면허증을 대여받아 실질적으로 피고인의 약국을 별도로 개설한 것이라고는 볼 수 없으나, 이 사건의 경우, 앞에서 본 바와 같이 피고인이 무자격자를 아울러 고용하여 피고인의 주관 하에 약국 2에서 의약품의 조제 내지 판매의 업무를 수행하게 한 것이므로, 비록 그 개설명의자인 공소외 3이 위 약국 2에서 직접 일정 범위 내의 약사업무를 수행하였다 하더라도 피고인으로서는 이미 자신 명의로**

약국을 개설한 약사로서 위 약국 2를 중복하여 개설한 경우에 해당된다 할 것인바, 원심판단은 그 이유설시에 있어서 다소 미흡하지만 결과에 있어서 정당하고, 거기에 소론과 같은 약사법 제19조 제1항에 대한 법리오인의 위법이 있다고 할 수 없다. 논지도 이유 없다.

3. 그러므로 상고를 기각하기로 하여 관여 법관의 일치된 의견으로 주문과 같이 판결한다.

대법관 이임수(재판장) 박준서(주심) 이돈희 서성

Part Ⅱ [관련 판례] – '세종의원' 사건

대법원 2004. 9. 24. 선고 2004도3875 판결 【의료법위반】
[공2004.11.1.(213),1783]

【판시사항】

의료기관의 개설자격이 있는 의료인이 다른 의료인 또는 의료기관을 개설할 자격이 있는 자의 명의를 빌려 의료기관을 개설한 경우, 의료법 제30조 제2항 위반으로 볼 수 있는지 여부(소극)

【판결요지】

의료법 제30조 제2항 본문 규정의 취지는 의료기관 개설자격을 의료전문성을 가진 의료인이나 공적인 성격을 가진 법인, 기관 등으로 엄격히 제한하여 그 이외의 자가 의료기관을 개설하는 행위를 금지함으로써 의료의 적정을 기하여 국민의 건강을 보호 증진하려는 데 있는 것이므로, 의료기관을 개설할 자격이 있는 의료인이 의료법 제30조 제2항 각 호 소정의 자들로부터 명의를 빌려 그 명의로 의료기관을 개설하더라도 이는 의료기관을 개설할 자격이 없는 자가 의료기관을 개설하는 경우와는 다르다 할 것이어서 의료법 제30조 제2항 본문에 위반되는 행위로 볼 수 없다.

【참조조문】

의료법 제30조 제2항

【전 문】

【피 고 인】 피고인
【상 고 인】 검사
【변 호 인】 법무법인 광장 담당변호사 박우동, 김병재
【원심판결】 서울중앙지법 2004. 6. 2. 선고 2004노1513 판결

【주 문】

상고를 기각한다.

【이 유】

상고이유를 본다.

의료법 제30조 제2항 본문은 "다음 각 호의 1에 해당하는 자가 아니면 의료기관을 개설할 수 없다."고 규정하면서, 그 각 호에서 의료기관을 개설할 수 있는 자로 "1. 의사 · 치과의사 · 한의사 또는 조산사, 2. 국가 또는 지방자치단체, 3. 의료업을 목적으

로 설립된 법인, 4. 민법 또는 특별법에 의하여 설립된 비영리법인, 5. 정부투자기관관리기본법의 규정에 의한 정부투자기관 · 지방공기업법에 의한 지방공사 또는 한국보훈복지의료공단법에 의한 한국보훈복지의료공단"을 제한적으로 열거하고 있는바, 위 규정의 취지는 의료기관 개설자격을 의료전문성을 가진 의료인이나 공적인 성격을 가진 법인, 기관 등으로 엄격히 제한하여 그 이외의 자가 의료기관을 개설하는 행위를 금지함으로써 의료의 적정을 기하여 국민의 건강을 보호 증진하려는 데 있는 것이므로, 의료기관을 개설할 자격이 있는 의료인이 의료법 제30조 제2항 각 호 소정의 자들로부터 명의를 빌려 그 명의로 의료기관을 개설하더라도 이는 의료기관을 개설할 자격이 없는 자가 의료기관을 개설하는 경우와는 다르다 할 것이어서 의료법 제30조 제2항 본문에 위반되는 행위로 볼 수 없다 할 것이다.

원심판결 이유에 의하면 원심은, **의사인 피고인이 비영리법인인 재단법인 한국의학연구소의 대표이사인 공소외인과 공모하여 위 재단법인의 명의를 빌려 '재단법인 한국의학연구소 부설 세종의원'을 개설함으로써 의료법 제30조 제2항을 위반하였다는 이 사건 공소사실**에 대하여, ① 의료인으로서 의료기관의 개설자격이 있다면 다른 의료인 또는 의료기관을 개설할 자격이 있는 자의 명의를 빌려 의료기관을 개설한다 하더라도 의료법 제30조 제2항의 위반으로 볼 수 없다고 전제하고, ② 그 채용증거들에 의하여 피고인이 의사면허증을 취득한 의사로서 적법하게 의료기관을 개설할 자격이 있고, 재단법인 한국의학연구소는 의학분야의 연구개발 사업의 수행으로 국민 의료시혜 및 건강관리 증진에 이바지하는 것을 목적으로 하는 민법에 의한 비영리 재단법인으로서 의료기관을 개설할 자격이 있는 사실, ③ 피고인이 재단법인 한국의학연구소의 명의를 빌려 건강검진 등을 목적으로 하는 분사무소 형태의 의료기관을 개설한 사실을 인정한 다음, **피고인이 위와 같이 재단법인 한국의학연구소의 명의를 빌려 의료기관을 개설하였다 하더라도 이를 의료법 제30조 제2항에 위반되는 행위라고 볼 수 없고, 달리 피고인이 의료법을 위반하였다고 인정할 만한 증거가 없으므로, 피고인에 대한 이 사건 공소사실은 범죄의 증명이 없는 때에 해당한다고 판단하여 유죄를 선고한 제1심판결을 파기하고 무죄를 선고**하였다.

원심판결 이유를 기록과 위 법리에 비추어 살펴보면, **원심의 위와 같은 사실인정 및 판단은 정당한 것으로 수긍**이 가고, 거기에 채증법칙 위반으로 인한 사실오인이나 의료법 제30조 제2항의 해석에 관한 법리오해 등의 위법이 있다고 할 수 없다. 상고이유의 주장은 모두 받아들일 수 없다.

그러므로 상고를 기각하기로 하여 관여 대법관의 일치된 의견으로 주문과 같이 판결한다.

대법관 김용담(재판장) 유지담 배기원(주심) 이강국

3 참고 판례

대법원 1995. 12. 12. 선고 95도2154 판결 【의료법위반 · 근로기준법위반】
[공1996.2.1.(3),455]

【판시사항】

의료인 자격이 없는 자가 유자격 의료인을 고용하여 그 명의로 의료기관 개설신고를 한 행위의 의료법위반 여부

【판결요지】

의료인의 자격이 없는 일반인이 필요한 자금을 투자하여 시설을 갖추고 유자격 의료인을 고용하여 그 명의로 의료기관 개설신고를 한 행위는 형식적으로만 적법한 의료기관의 개설로 가장한 것이어서 의료법 제66조 제3호, 제30조 제2항 위반죄가 성립되고, 그 개설신고 명의인인 의료인이 직접 의료행위를 하였다 하여 달리 볼 것은 아니다.

【참조조문】

의료법 제30조 제2항, 제66조 제3호

【참조판례】

대법원 1982. 12. 14. 선고 81도3227 판결(공1983, 314), 대법원 1987. 2. 24. 선고 86도2742 판결(공1987, 595), 대법원 1987. 10. 26. 선고 87도1926 판결(공1987, 1835)

【전 문】

【피 고 인】 피고인

【상 고 인】 피고인

【원심판결】 창원지방법원 1995. 8. 10. 선고 93노1123 판결

【주 문】

상고를 기각한다.

【이 유】

상고이유를 본다.

원심판결이 채용한 증거들에 의하면 피고인의 이 사건 각 범죄사실을 충분히 인정할 수 있고, 원심판결에 논하는 바와 같이 채증법칙을 위반하여 사실을 오인한 위법이

있다고 볼 수 없으며, 기록을 살펴보아도 피고인이 신속하게 재판을 받을 권리가 침해되었다고 볼 아무런 자료를 찾아볼 수 없다.

또 의료인의 자격이 없는 일반인이 필요한 자금을 투자하여 시설을 갖추고 유자격 의료인을 고용하여 그 명의로 의료기관 개설신고를 한 행위는 형식적으로만 적법한 의료기관의 개설로 가장한 것이어서 의료법 제66조 제3호, 제30조 제2항 위반죄가 성립되고, 그 개설신고 명의인인 의료인이 직접 의료행위를 하였다 하여 달리 볼 것은 아니므로 (당원 1987. 10. 26. 선고 87도1926 판결 참조), 같은 취지로 판단한 원심판결은 정당하고 거기에 논하는 바와 같은 법리오해의 위법이 있다고 볼 수 없다. 결국 논지는 모두 이유가 없다.

그러므로 상고를 기각하기로 하여 관여 법관의 일치된 의견으로 주문과 같이 판결한다.

대법관 정귀호(재판장) 김석수 이돈희 이임수(주심)

[관련 기사]

사무장병원의 폐해 및 의료법 개정 추진

▣ 사무장병원 관련 경향신문 기사[36)]

법인명의 '사무장병원' 실체 들어났다

의협, 원주지청 기소한 H법인사건 계기 척결방안 시급

대한의사협회(회장 노환규)는 최근 춘천지검 원주지청에서 발생한 불법 사무장병원 사건과 관련해 그간 의료계가 끊임없이 문제제기를 해온 법인명의 임대 사무장병원의 실체가 드러난 것이라고 지적했다.

현형 의료법 제33조 제2항은 '의사, 치과의사, 한의사 또는 조산사' 외에 '국가나 지방자치단체', '의료법인', '비영리법인' 등 만을 의료기관 개설권자로 허용해 비의료인의 의료기관 개설은 철저히 차단하고 있음에도 법인의 경우 의료기관을 개설할 수 있다는 현행 의료법상의 허점을 이용해 비의료인인 사무장이 법인 명의를 빌어 의료기관을 개설하고, 해당 법인 명의 의료기관에서 허위청구 등 각종 불법행위가 자행되고 있다.

의협은 "불법 사무장병원들은 국민건강은 뒷전인 채 이익 극대화에 초점이 맞추어져 있기 때문에 의료서비스의 질이 낮을 뿐만 아니라 허위 청구 등으로 건강보험 재정을 갉아먹는 주범"이라며 "불법 사무장 병원으로 인해 선의의 고용 의사들이 공단의 환수조치 등으로 인해 금전적 피해를 입는 것은 물론 스스로 생명까지 끊는 사태마저 발생"하고 있다고 지적했다.

이에 "불법 사무장 병원 문제는 해당 사건만 해결하였다고 만족해서는 절대 안 되며, 향후 우리나라에 존재하고 있는 법인명의 임대 사무장병원을 모두 뿌리 뽑을 수 있는 의료계 · 보건복지부 · 검찰 · 경찰 ·

36) 메디포뉴스, 2012년 8월 31일자 기사 (http://www.medifonews.com/news/article.html?no=84990).

국회 등 상호협력적인 특단의 조치가 강구되어야 한다"고 강조하는 한편, "사무장의 불법적인 감언이설에 속아 벌금, 자격정지, 환수 등의 피해를 당하는 선의의 의사들을 보호할 수 있는 보완책도 마련될 필요가 있다"고 주문했다.

송형곤 의협 대변인 겸 공보이사는 "불법 사무장병원은 허위 청구 등 각종 불법 행위의 온상이며 반드시 근절되어야 하나 그동안 정부의 미온적 대응이 사무장병원의 난립을 부추기고 있다"고 지적한뒤 "한번 사무장병원에 고용될 경우 가정파탄 등 그 흔적과 피해는 평생을 따라다니며 괴롭힐 수 있다"고 의사들의 주의를 당부했다.

한편 지난 28일 춘천지검 원주지청이 돈을 받고 의료기관을 개설할 수 있도록 비영리법인의 명의를 빌려준 H 법인 前·現 대표 배모(58)씨와 정모(50)씨를 의료법 위반 혐의로 불구속 기소하고, 법인 명의를 빌려 의료기관을 개설하여 운영한 사무장 임모(60)씨 등 7명을 불구속 기소한바 있다.

▣ 보건복지부 사무장병원 개설허가 취소·폐쇄 근거마련 등 의료법 개정 추진[37]

ㅇ 보건복지부(장관 임채민)는 「의료법」 개정안을 11월 2일부터 입법예고하고, 12월 12일까지 국민 의견을 수렴한다고 밝혔다.

- 이번 의료법 개정안은, 의료인 국가시험 부정행위자에 대한 제재기준 세분화, 사무장 병원의 개설허가 취소근거 마련 등 의료제도를 합리적으로 개선하고,
- 상급종합병원 지정취소 등 하위법령 위임근거가 불명확한 사항을 보완하는 등 법령체계 정비에 중점을 두고 마련하였다.
- 「의료법 개정안」의 주요내용은 다음과 같으며, 향후 규제심사와 법제처 심사 등을 거쳐 내년 1월 중 국회에 제출될 예정이다.

ㅇ 주요내용

〈의료서비스 개선〉

- 사무장 병원에 대한 개설허가 취소 근거 마련
  - 현재는 사무장병원에 대한 행정처분에 대한 명시적 근거가 없어 수사결과에도 불구하고 의료업을 지속하는 사례 존재
  - 사무장 병원에 대한 신속한 행정조치를 위해 업무정지, 개설허가 취소·폐쇄에 대한 행정처분 근거를 마련

37) 보건복지부 2012년 11월 2일자 보도자료(http://www.mw.go.kr).

Part Ⅲ 쟁점연구

Legal Issues

Q1 의료기관 내에서 의료업은 어떤 요건 하에서 허용되고, 의료기관의 중복개설을 금지한 취지와 중복개설의 범위를 설명하시오.

Q2 현행 의료법 의료법 제33조 제8항 단서는 "다만, 2 이상의 의료인 면허를 소지한 자가 의원급 의료기관을 개설하려는 경우에는 하나의 장소에 한하여 면허 종별에 따른 의료기관을 함께 개설할 수 있다."고 규정하여 복수 면허 의료인에게 중복개설을 예외적으로나마 허용하고 있다. 이 단서조항은 복수면허 의료인은 단수면허 의료인에 비하여 상대적으로 지식 및 능력이 뛰어나다는 점에서 복수면허 의료인에게 하나의 의료기관만을 개설하도록 하는 것은 직업의 자유 및 평등권을 침해한다는 헌법재판소의 결정(헌법재판소 2007.12.27. 2004헌마1021 결정)에 따른 것이다. 이 헌재 결정이 갖는 의미에 대하여 검토하시오.

Q3 의료기관 개설자의 특징을 형식적인 면과 실질적인 면으로 나누어 설명하고, 이러한 기준을 바탕으로 [도입 판례]를 검토하시오.

Q4 의료기관 중복개설여부의 판단기준은 무엇인가, 예를 들어 필요자금의 10% 정도만을 투자한 자를 이중개설에 있어 실제 개설자에 해당한다고 볼 수 있는가?

Q5 [도입 판례] 및 [참고 판례 1]의 사안에서 대법원은 의료기관의 중복개설을 인정하고 있다. 이러한 대법원의 태도의 타당성을 검토하시오.

Case

甲은 내과・정신과 전문의이고, A와 B는 각 정신과 전문의인 바, 甲은 1994. 3. 12.부터 서울 강남구 신사동 501 소재 정남빌딩 3층에서 자신의 이름을 딴 OO내과정신과의원을 개설하여 운영하고 있던 중 1999. 5. 12. 서울 강남구 논현동 1 소재 삼주빌딩 7층 내부 100평 정도에 1억 5,000만 원 정도의 의료기기를 설치하고 의료기관 개설을 준비한 다음, 甲과 A는 공모하여, 1999. 5. 12.부터 2001. 4. 3.까지 사이에 위 삼주빌딩 7층에서,甲이 A에게 월 500만 원을 지급하기로 제안하고, A는 이를 받아들여 甲이 A의 의사면허로 의료기관인 '홍정신과의원'을 개설하였다. 그리고 甲은 또 다시 B와 공모하여, 2001. 4. 4.부터 같은 해 6. 6.까지 사이에 위 같은 곳에서, 甲이 B에게 월급으로 600만 원, 총매출액이 월 2,000만원을 초과할 경우 수입액의 40%를 지급하기로 제안하고, B가 이를 받아들여 甲이 B의 의사면허로 의료기관인 '홍정신과의원'을 개설하였다.

(1) 甲의 죄책은? (대판 2003.10.23, 2003도256 참조)

☞ **[평석] 배광국, "의사의 의료기관 중복개설금지의 범위", 대법원판례해설 제48호(2003 하반기)(2004. 07), 669-680면.**

Materials for Extensive Reading

김국현, "의료법 제2조 등 위헌확인 : 복수 면허 의료인의 복수 의료기관의 개설 여부", 헌법재판소결정해설집 2007(2008.11), 507-524면.

배광국, "의사의 의료기관 중복개설금지의 범위", 대법원판례해설 제48호(2003 하반기)(2004.07), 669-680면.

이상돈 · 김나경, 의료법강의(제1판), 법문사, 2011, 68-97면.

장연화, "의료기관의 이중개설금지에 대한 고찰 -대법원 2008.9.25. 선고 2006도4652 판결을 중심으로-", 인하대학교 법학연구 제12집 제1호(2004.4), 349-374면.

전현희, "한국에서 의료기관 설립과 운영상의 새로운 과제", 의료법학 제6권 제1호(2005.06), 228-256면.

제15장

허위·과장 의료광고 금지

Part Ⅰ [도입 판례] – '국내 최초' 광고 사건

대법원 2009. 2. 26. 선고 2006도9311 판결 【의료법위반】
[공2009상,387]

【판시사항】

[1] 구 의료법 제46조 제1항에 정한 '허위·과대 광고'의 의미

[2] 한의원의 인터넷 홈페이지에 '국내 최초', '국내 최상품', '대표적' 등의 문구를 사용한 광고를 게재한 사안에서, 구 의료법 제46조 제1항에서 금지하는 과대광고에 해당한다고 한 사례

[3] 구 의료법이 약효에 관한 광고를 허용하고 그에 대한 벌칙조항을 삭제하면서 부칙에 그 시행 전의 약효에 관한 광고행위에 대한 벌칙의 적용에 관하여 아무런 경과규정을 두지 않은 것은 약효에 대한 광고행위까지 처벌대상으로 삼은 종전의 조치가 부당하다는 반성적 고려에 의한 것이어서, 범죄 후 법률의 변경에 의하여 그 행위가 범죄를 구성하지 아니하는 경우에 해당하여 형법 제1조 제2항에 따라 신법을 적용하여야 함에도 구법을 적용한 조치가 위법하다고 한 사례

[4] 의료기관이 명칭을 사용할 때 그 고유명칭에 종별 명칭과 혼동할 우려가 있는 명칭을 사용함으로써 구 의료법 제35조 제2항을 위반한 행위를 처벌할 수 있는지 여부(소극)

【판결요지】

[1] 구 의료법(2007. 1. 3. 법률 제8203호로 개정되기 전의 것) 제46조 제1항은 "의료법인·의료기관 또는 의료인은 의료업무 또는 의료인의 경력에 관하여 허위 또는 과대한 광고를 하지 못한다"고 규정하고

있다. 여기서 '허위 또는 과대한 광고'라 함은 진실이 아니거나 실제보다 지나치게 부풀려진 내용을 담고 있어 의료지식이 부족한 일반인으로 하여금 오인·혼동하게 할 염려가 있는 광고를 의미한다.

[2] 한의원의 인터넷 홈페이지에 '국내 최초', '국내 최상품', '대표적' 등의 문구를 사용한 광고를 게재한 사안에서, 구 의료법(2007. 1. 3. 법률 제8203호로 개정되기 전의 것) 제46조 제1항에서 금지하는 과대광고에 해당한다고 한 사례.

[3] 구 의료법(2007. 1. 3. 법률 제8203호로 개정되기 전의 것)이 약효에 관한 광고를 허용하고 그에 대한 벌칙조항을 삭제하면서 부칙에 그 시행 전의 약효에 관한 광고행위에 대한 벌칙의 적용에 관하여 아무런 경과규정을 두지 않은 것은 약효에 대한 광고행위까지 처벌대상으로 삼은 종전의 조치가 부당하다는 반성적 고려에 의한 것이어서, 범죄 후 법률의 변경에 의하여 그 행위가 범죄를 구성하지 아니하는 경우에 해당하여 형법 제1조 제2항에 따라 신법을 적용하여야 함에도 구법을 적용한 조치가 위법하다고 한 사례.

[4] 구 의료법(2007. 1. 3. 법률 제8203호로 개정되기 전의 것)은 제35조 제1항에서 "의료기관은 의료기관의 종별에 따르는 명칭 외의 명칭을 사용하지 못한다."고 한 다음, 제69조에서 이를 위반한 행위를 처벌하도록 규정하고 있다. 그런데 제35조 제2항에서는 "의료기관의 명칭표시에 관하여 필요한 사항은 보건복지부령으로 정한다."고 하고, 구 의료법 시행규칙(2007. 1. 26. 보건복지부령 제382호로 개정되기 전의 것) 제29조 제1항에서 "의료기관의 명칭표시에 있어서는 의료기관의 종별에 따르는 명칭 위에 고유명칭을 붙인다. 이 경우 그 고유명칭은 의료기관의 종별 명칭과 혼동할 우려가 있거나 특정 진료과목 또는 질병명과 유사한 명칭을 사용하지 못한다."고 규정하면서, 이를 위반한 행위에 대하여는 구 의료법 제50조, 제51조 제1항 제6호에서 그에 대한 시정명령 및 불응시의 행정처분에 대하여만 규정하고 있을 뿐, 별도의 처벌규정을 두고 있지 않다. 이와 같은 규정 내용 및 조문체계를 종합하면, 의료기관의 명칭에 있어서는 종별 명칭 이외의 명칭을 사용함으로써 구 의료법 제35조 제1항을 위반한 행위만이 처벌 가능하고, 그 고유명칭에 종별 명칭과 혼동할 우려가 있는 명칭을 사용함으로써 같은 조 제2항을 위반한 행위는 처벌할 수 없다.

【참조조문】

[1] 구 의료법(2007. 1. 3. 법률 제8203호로 개정되기 전의 것) 제46조 제1항(현행 제56조 제3항 참조) / [2] 구 의료법(2007. 1. 3. 법률 제8203호로 개정되기 전의 것) 제46조 제1항(현행 제56조 제3항 참조), 제67조(현행 제89조 참조) / [3] 구 의료법(2002. 3. 30. 법률 제6686호로 개정되기 전의 것) 제46조 제3항, 제69조, 구 의료법(2007. 4. 11. 법률 제8366호로 전문 개정되기 전의 것) 제46조(현행 제56조 참조), 제68조(현행 제89조 참조), 형법 제1조 제2항 / [4] 구 의료법 제35조 제1항, 제2항(현행 제42조 제1항, 제2항

참조), 제50조(현행 제63조 참조), 제51조 제1항 제6호(현행 제64조 제6호 참조), 제69조(현행 제90조 참조), 구 의료법 시행규칙(2007. 1. 26. 보건복지부령 제382호로 개정되기 전의 것) 제29조 제1호(현행 제40조 제1호 참조)

【전 문】

【피 고 인】 피고인 1외 1인

【상 고 인】 피고인들 및 검사

【변 호 인】 변호사 정연욱

【원심판결】 서울중앙지법 2006. 11. 23. 선고 2005노2808 판결

【주 문】

원심판결 중 유죄 부분을 모두 파기하고, 이 부분 사건을 서울중앙지방법원 합의부에 환송한다. 검사의 상고를 모두 기각한다.

【이 유】

1. 원심판결 중 유죄 부분에 관한 판단

가. 피고인 1의 허위 또는 과대광고로 인한 의료법 위반 부분

구 의료법(2007. 1. 3. 법률 제8203호로 개정되기 전의 것, 아래에서 '구 의료법'은 별다른 표시가 없는 한 같은 법률을 가리킨다) 제46조 제1항은 "의료법인 · 의료기관 또는 의료인은 의료업무 또는 의료인의 경력에 관하여 허위 또는 과대한 광고를 하지 못한다."고 규정하고 있는바, 여기서 '허위 또는 과대한 광고'라 함은 진실이 아니거나 실제보다 지나치게 부풀려진 내용을 담고 있어 의료지식이 부족한 일반인으로 하여금 오인 · 혼동하게 할 염려가 있는 광고를 의미한다.

원심이 적법하게 채택한 증거에 의하면, 피고인 1이 그가 운영하는 (명칭 생략) 한의원의 인터넷 홈페이지에 "국내 최초 양 · 한방 협진의원 개설, 국내 최상품 청정한약재 처방, (명칭 생략) Children's Clinic, (명칭 생략) 한의원은 아이질병을 소아과가 아닌 한의원에서 치료할 수 있다는 인식을 최초로 심어 준 대표적 소아전문 한의원입니다"라고 게재한 사실을 알 수 있는바, 이를 앞서 본 법리에 비추어 살펴보면, 위 광고에 포함된 '국내 최초', '국내 최상품', '대표적' 등의 문구는 이를 객관적으로 조사하거나 그에 관한 결정기준을 마련하기 곤란하여 그 자체로 진실에 반하거나 실제보다 과장된 것으로 보일 뿐 아니라 위 피고인 스스로도 명확한 근거를 제시한 바 없으므로, 위 광고는 일반인으로 하여금 오인 · 혼동하게 할 염려가 있는 광고로서, 구 의료법 제46조 제1항이 정하는 '허위 또는 과대한 광고'에 해당한다.

같은 취지에서 원심이 이 부분 공소사실을 유죄로 인정한 것은 정당하고, 거기에 주장하는 바와 같은 구 의료법 제46조 제1항에 관한 법리오해, 심리미진 등의 위법이 없다.

다만, 아래에서 보는 바와 같이 원심판결 중 피고인 1의 나머지 유죄 부분을 직권으로 파기하는 이상, 그와 실체적 경합관계에 있어 하나의 형이 선고된 이 부분 공소사실에 관한 부분도 함께 파기되어야 할 것인바, 이 부분 공소사실에 대하여는 구 의료법 제67조를 적용하였어야 할 것임에도, 원심판결에는 구 의료법 제69조를 적용한 잘못이 있음을 지적해 둔다.

나. 피고인 1의 약효에 관한 광고로 인한 의료법 위반 부분

이 부분 상고이유에 관하여 판단하기에 앞서 직권으로 본다.

원심은, 피고인 1이 약효에 관한 광고를 하였다는 이 부분 공소사실에 대하여 구 의료법 제69조, 제46조 제3항을 적용하여 유죄로 인정하였다.

그런데 구 의료법 제46조는 원심판결 선고 후인 2007. 1. 3. 법률 제8203호로 개정되어, 약효에 관한 광고를 허용하고 그에 대한 벌칙조항을 삭제하였다. 이와 같이 의료법을 개정한 이유는, 헌법재판소 2003헌가3 위헌제청 사건에서 2005. 10. 27. 구 의료법(2002. 3. 30. 법률 제6686호로 개정되기 전의 것) 제46조 제3항 중 특정 의료기관이나 특정 의료인의 기능·진료방법에 관한 광고를 금지하는 부분이 헌법에 위반된다는 결정이 선고됨에 따라, 그 취지에 맞게 의료광고를 제한하는 규정을 보완함과 아울러 보건의료 분야의 효율성 향상 및 의료기관의 경영 효율화를 기하기 위하여 의료광고의 허용범위를 확대하려는 데에 있고, 이러한 개정이유와 함께 위와 같은 의료법 개정 당시 부칙 등에 그 시행 전의 약효에 관한 광고행위에 대한 벌칙의 적용에 관하여 아무런 경과규정을 두지 않은 점에 비추어 보면, 약효에 대한 광고행위까지 처벌대상으로 삼은 종전의 조치가 부당하다는 반성적 고려에서 위와 같이 의료법을 개정한 것으로 보아야 할 것이다.

그렇다면 이는 범죄 후 법률의 변경에 의하여 그 행위가 범죄를 구성하지 아니하는 경우에 해당하여 형법 제1조 제2항에 따라 신법을 적용하여야 하므로, 이 부분 공소사실에 대하여 구 의료법 제69조, 제46조 제3항을 적용한 원심판결은 그대로 유지될 수 없다.

다. 피고인 2의 법정 외 광고로 인한 의료법 위반 부분

이 부분 상고이유에 관하여 살펴보기에 앞서 직권으로 보건대, 원심은 이 부분 공소사실에 대하여 구 의료법 제69조, 제46조 제4항을 적용하여 유죄로 인정하였는바, 원

심판결 선고 후 헌법재판소 2006헌가4 위헌제청 사건에서 2007. 7. 26. 구 의료법 제69조 중 제46조 제4항 부분이 헌법에 위반된다는 결정이 선고되어, 위 법조항은 소급하여 효력을 상실하였으므로, 원심판결 중 이 부분 공소사실을 유죄로 인정한 부분도 그대로 유지될 수 없다.

2. 원심판결 중 무죄 부분에 관한 판단

구 의료법은 제35조 제1항에서 "의료기관은 의료기관의 종별에 따르는 명칭 외의 명칭을 사용하지 못한다."고 한 다음, 제69조에서 이를 위반한 행위를 처벌하도록 규정하고 있는 반면, 제35조 제2항에서는 "의료기관의 명칭표시에 관하여 필요한 사항은 보건복지부령으로 정한다."고 하여, 이에 따른 구 의료법 시행규칙(2007. 1. 26. 보건복지부령 제382호로 개정되기 전의 것) 제29조 제1호에서 "의료기관의 명칭표시에 있어서는 의료기관의 종별에 따르는 명칭 위에 고유명칭을 붙인다. 이 경우 그 고유명칭은 의료기관의 종별 명칭과 혼동할 우려가 있거나 특정 진료과목 또는 질병명과 유사한 명칭을 사용하지 못한다."고 규정한 다음, 이를 위반한 행위에 대하여는 구 의료법 제50조, 제51조 제1항 제6호에서 그에 대한 시정명령 및 불응시의 행정처분에 대하여만 규정하고 있을 뿐, 별도의 처벌규정은 두고 있지 않다. 이와 같은 규정 내용 및 조문체계를 종합하면, 의료기관의 명칭에 있어서 종별 명칭 이외의 명칭을 사용함으로써 구 의료법 제35조 제1항을 위반한 행위만이 처벌될 뿐, 그 고유명칭에 종별 명칭과 혼동할 우려가 있는 명칭을 사용함으로써 같은 조 제2항을 위반한 행위는 처벌할 수 없다.

원심은, 피고인들이 각 '(명칭 생략) 한의원'이라는 명칭을 사용하여 특정 진료과목인 소아과와 유사한 명칭을 사용하였다는 이 부분 공소사실에 대하여, 이는 구 의료법 제35조 제2항을 위반한 것일 뿐 같은 조 제1항을 위반한 것으로는 볼 수 없어, 구 의료법 제69조에 의하여 처벌할 수 없다는 이유로 무죄를 선고하였는바, 이러한 원심의 판단은 앞서 본 법리에 비추어 정당하고, 거기에 주장하는 바와 같은 구 의료법의 관련 규정에 관한 법리오해 등의 위법이 없다.

3. 결 론

그러므로 나머지 상고이유에 대한 판단을 생략한 채 원심판결 중 유죄 부분을 모두 파기하고, 이 부분 사건을 다시 심리·판단하게 하기 위하여 원심법원에 환송하며, 검사의 상고를 모두 기각하기로 하여, 관여 대법관의 일치된 의견으로 주문과 같이 판결한다.

대법관 차한성(재판장) 김지형 전수안(주심)

[관련 규정]

의료법 제56조 및 의료법시행령 제23조

의료법 제56조(의료광고의 금지 등) ① 의료법인·의료기관 또는 의료인이 아닌 자는 의료에 관한 광고를 하지 못한다.

② 의료법인·의료기관 또는 의료인은 다음 각 호의 어느 하나에 해당하는 의료광고를 하지 못한다. 〈개정 2009.1.30〉

1. 제53조에 따른 평가를 받지 아니한 신의료기술에 관한 광고
2. 치료효과를 보장하는 등 소비자를 현혹할 우려가 있는 내용의 광고
3. 다른 의료기관·의료인의 기능 또는 진료 방법과 비교하는 내용의 광고
4. 다른 의료법인·의료기관 또는 의료인을 비방하는 내용의 광고
5. 수술 장면 등 직접적인 시술행위를 노출하는 내용의 광고
6. 의료인의 기능, 진료 방법과 관련하여 심각한 부작용 등 중요한 정보를 누락하는 광고
7. 객관적으로 인정되지 아니하거나 근거가 없는 내용을 포함하는 광고
8. 신문, 방송, 잡지 등을 이용하여 기사(記事) 또는 전문가의 의견 형태로 표현되는 광고
9. 제57조에 따른 심의를 받지 아니하거나 심의받은 내용과 다른 내용의 광고
10. 제27조제3항에 따라 외국인환자를 유치하기 위한 국내광고
11. 그 밖에 의료광고의 내용이 국민건강에 중대한 위해를 발생하게 하거나 발생하게 할 우려가 있는 것으로서 대통령령으로 정하는 내용의 광고

③ 의료법인·의료기관 또는 의료인은 거짓이나 과장된 내용의 의료광고를 하지 못한다.

④ 의료광고는 다음 각 호의 방법으로는 하지 못한다.

1. 「방송법」 제2조제1호의 방송
2. 그 밖에 국민의 보건과 건전한 의료경쟁의 질서를 유지하기 위하여 제한할 필요가 있는 경우로서 대통령령으로 정하는 방법

⑤ 제1항이나 제2항에 따라 금지되는 의료광고의 구체적인 기준 등 의료광고에 관하여 필요한 사항은 대통령령으로 정한다.

의료법시행령 제23조(의료광고의 금지 기준) ① 법 제56조제5항에 따라 금지되는 의료광고의 구체적인 기준은 다음 각 호와 같다. 〈개정 2008.12.3, 2010.1.27, 2012.4.27〉

1. 법 제53조에 따른 신의료기술평가를 받지 아니한 신의료기술에 관하여 광고하는 것
2. 특정 의료기관·의료인의 기능 또는 진료 방법이 질병 치료에 반드시 효과가 있다고 표현하거나 환자의 치료경험담이나 6개월 이하의 임상경력을 광고하는 것
3. 특정 의료기관·의료인의 기능 또는 진료 방법이 다른 의료기관이나 의료인의 것과 비교하여 우수하거나 효과가 있다는 내용으로 광고하는 것
4. 다른 의료법인·의료기관 또는 의료인을 비방할 목적으로 해당 의료기관·의료인의 기능 또는 진료 방법에 관하여 불리한 사실을 광고하는 것
5. 의료인이 환자를 수술하는 장면이나 환자의 환부(患部) 등을 촬영한 동영상·사진으로서 일반인에게 혐오감을 일으키는 것을 게재하여 광고하는 것
6. 의료행위나 진료 방법 등을 광고하면서 예견할 수 있는 환자의 안전에 심각한 위해(危害)를 끼칠 우려가 있는 부작용 등 중요 정보를 빠뜨리거나 글씨 크기를 작게 하는 등의 방법으로 눈에 잘 띄지 않게 광고하는 것
7. 의료기관·의료인의 기능 또는 진료 방법에 관하여 객관적으로 인정되지 아니한 내용이나 객관적인 근거가 없는 내용을 광고하는 것

8. 특정 의료기관·의료인의 기능 또는 진료 방법에 관한 기사나 전문가의 의견을 「신문 등의 진흥에 관한 법률」 제2조에 따른 신문·인터넷신문 또는 「잡지 등 정기간행물의 진흥에 관한 법률」에 따른 정기간행물이나 「방송법」 제2조제1호에 따른 방송에 싣거나 방송하면서 특정 의료기관·의료인의 연락처나 약도 등의 정보도 함께 싣거나 방송하여 광고하는 것

9. 법 제57조제1항에 따라 심의 대상이 되는 의료광고를 심의를 받지 아니하고 광고하거나 심의 받은 내용과 다르게 광고하는 것

② 보건복지부장관은 의료법인·의료기관 또는 의료인 자신이 운영하는 인터넷 홈페이지에 의료광고를 하는 경우에 제1항에 따라 금지되는 의료광고의 세부적인 기준을 정하여 고시할 수 있다. 〈개정 2008.2.29, 2010.3.15〉

[관련 개념]

의료광고 사전심의기관 및 절차[38)]

의료광고의 사전심의는 의료법 제28조에 의해서 설립된 단체인 의사회, 한의사회, 치과의사회가 현재 보건복지부장관으로부터 의료광고 사전심의에 관한 업무를 위탁받아 수행하고 있다. 따라서 의료광고 심의를 받으려는 의료법인 의료기관 의료인(이하 "신청인"이라 한다)은 보건복지부령으로 정하는 신청서에 해당 의료광고 내용을 첨부하여 제24조 제2항 또는 제3항에 따라 의료광고 심의업무를 위탁받은 기관에 제출하여야 한다. 의료광고 심의신청을 받은 심의기관은 30일 이내에 제28조에 따른 의료광고심의위원회(이하 "심의위원회"라 한다)의 심의를 거쳐 심의결과25)를 신청인에게 문서로 통지하여야 한다. 다만, 부득이한 사유로 그 기간에 심의결과를 통지할 수 없는 경우에는 신청인에게 지연사유와 처리예정기간을 통지하여야 한다. 신청인은 통지받은 심의결과에 이의가 있으면 심의결과를 통지받은 날부터 15일 이내에 재심의를 요청할 수 있다. 재심의를 요청받은 심의기관은 심의위원회의 재심의를 거쳐 재심의를 요청받은 날부터 30일 이내에 재심의 결과를 신청인에게 문서로 통지하여야 한다. 이상의 내용을 기초로 의료광고에 대한 심의절차와 방법을 도표로 요약하면 다음과 같다.

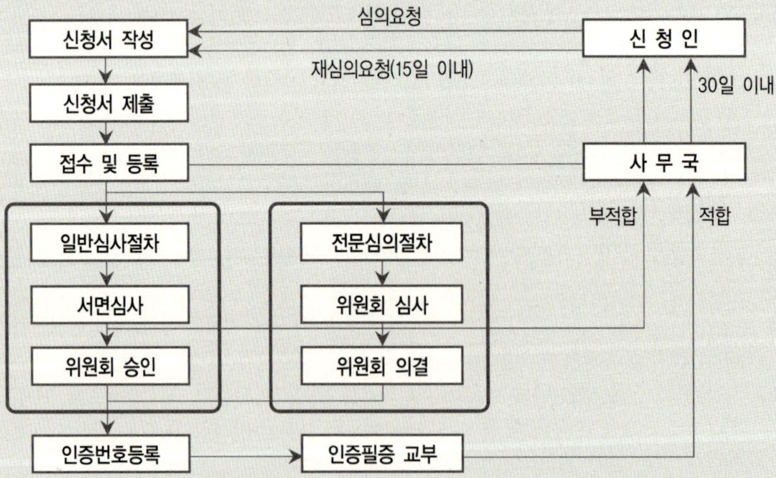

자료: 대한의사협회 홈페이지

〈그림〉 의료광고 심의절차

1 참고 판례

(구) 의료법 제69조 등 위헌제청

(2005. 10. 27. 2003헌가3 전원재판부)

【판시사항】

1. 상업광고의 규제에 관한 위헌심사의 기준

2. "특정의료기관이나 특정의료인의 기능 · 진료방법"에 관한 광고를 금지하는 의료법(2002. 3. 30. 법률 제6686호로 개정되기 전의 것) 제46조 제3항 및 그 위반시 300만 원 이하의 벌금에 처하도록 하는 동법 제69조가 표현의 자유 내지 직업수행의 자유를 침해하는지 여부(적극)

【결정요지】

1. 상업광고에 대한 규제에 의한 표현의 자유 내지 직업수행의 자유의 제한은 헌법 제37조 제2항에서 도출되는 비례의 원칙(과잉금지원칙)을 준수하여야 하지만, 상업광고는 사상이나 지식에 관한 정치적, 시민적 표현행위와는 차이가 있고, 인격발현과 개성신장에 미치는 효과가 중대한 것은 아니므로, 비례의 원칙 심사에 있어서 '피해의 최소성' 원칙은 '입법목적을 달성하기 위하여 필요한 범위 내의 것인지'를 심사하는 정도로 완화되는 것이 상당하다.

2. 의료인의 기능이나 진료방법에 대한 광고가 소비자들을 기만하는 것이거나, 소비자들에게 정당화되지 않은 의학적 기대를 초래 또는 오인하게 할 우려가 있거나, 공정한 경쟁을 저해하는 것이라면, 국민의 보건과 건전한 의료경쟁 질서를 위하여 규제가 필요하다. 그러나 객관적인 사실에 기인한 것으로서 소비자에게 해당 의료인의 의료기술이나 진료방법을 과장함이 없이 알려주는 의료광고라면 이는 의료행위에 관한 중요한 정보에 관한 것으로서 소비자의 합리적 선택에 도움을 주고 의료인들 간에 공정한 경쟁을 촉진하므로 오히려 공익을 증진시킬 수 있다.

비록 의료광고가 전문적이고 기술적인 영역에 관한 것이고, 일반 국민들이 그 가치를 판단하기 어려운 측면이 있다 하더라도, 소비자로 하여금 과연 특정의료인이 어떤 기술이나 기량을 지니고 있는지, 어떻게 진단하고 치료하는지를 알 수 없게 한다면, 이는 소비자를 중요한 특정 의료정보로부터 차단시킴으로써 정보의 효율적 유통을 방해하는 것이며, 표현의 자유와 영업의 자유의 대상이 된 상업광고에 대한 규제가 입법목적의 달성에 필요한 한도 내에서 섬세하게 재단(裁斷)된 것이라 할 수 없다.

또한 의료법(2002. 3. 30. 법률 제6686호로 개정되기 전의 것) 제46조 제3항 중 "특정의료기관이나 특정의료인의 기능 · 진료방법"에 관한 광고금지 및 제69조 중 동 광고금지 위반 부분(이하 이들을 '이

---

38) 박성용 · 오동현, "의료법상 의료광고규제체계 개선방안 연구: 의료법 제56조를 중심으로", 소비자문제연구 제41호(2012.04), 133-134면.

사건 조항'이라 한다)이 아니더라도 의료법 제46조 제1항, 표시 · 광고의공정화에관한법률, 소비자보호법, 독점규제및공정거래에관한법률, 옥외광고물등관리법 등에 의하여 "의료인의 기능이나 진료방법"에 관한 허위 · 기만 · 과장광고를 통제할 수 있다.

그러므로 이 사건 조항이 의료인의 기능과 진료방법에 대한 광고를 금지하고 이에 대하여 벌금형에 처하도록 한 것은 입법목적을 달성하기 위하여 필요한 범위를 넘어선 것이므로, '피해의 최소성' 원칙에 위반된다.

한편 이 사건 조항이 보호하고자 하는 공익의 달성 여부는 불분명한 것인 반면, 이 사건 조항은 의료인에게 자신의 기능과 진료방법에 관한 광고와 선전을 할 기회를 박탈함으로써 표현의 자유를 제한하고, 다른 의료인과의 영업상 경쟁을 효율적으로 수행하는 것을 방해함으로써 직업수행의 자유를 제한하고 있고, 소비자의 의료정보에 대한 알 권리를 제약하게 된다. 따라서 보호하고자 하는 공익보다 제한되는 사익이 더 중하다고 볼 것이므로 이 사건 조항은 '법익의 균형성' 원칙에도 위배된다.

결국 이 사건 조항은 헌법 제37조 제2항의 비례의 원칙에 위배하여 표현의 자유와 직업수행의 자유를 침해하는 것이다.

재판관 윤영철, 재판관 김효종, 재판관 주선회의 반대의견

종래부터 의술(醫術)은 인술(仁術)이라 불리듯이 의료인은 윤리의식과 사명감이 강하게 요청되는 직종이다. 의료행위는 사람의 신체를 치료하고 생명을 다루는 것이므로 일반 상행위와는 본질적으로 다르고, 따라서 의술에 대한 상업적 광고는 일반 상품이나 용역에 대한 것과는 차이가 있을 수밖에 없다. '의료인의 기능과 진료방법'은 의료인에 따라 매우 다양하며, 이에 대한 광고는 전문적이고 주관적인 내용으로 표현될 수 있는 것이고, 의료기술이나 진료방법에 대한 정보는 소비자가 이해하기 어렵거나, 소비자에게 잘못된 기대를 갖게 하거나, 현대의학상 검증되지 않은 것일 수도 있다. 그러므로 의료인의 기능과 진료방법에 관한 광고는 환자의 입장에서는 잠재적으로 기만적인 것이 되기 쉽다. 또한 의료인의 기능과 진료방법에 관한 광고가 무조건 허용될 경우 의료인들 간에 과당경쟁이 발생할 우려가 높아 의료제도의 안정성을 해치고, 국민들과 의료보험공단 등으로 하여금 불필요한 의료비를 지출하도록 하는 문제점도 발생할 수 있다.

다수의견은 객관적 사실에 근거한 것으로서 허위 · 과장 광고가 아닌 의료인의 기능 · 진료방법에 대한 광고는 허용되어야 한다는 것이나, 이를 구분하기는 곤란하고, 과당경쟁으로 인하여 의료인 간의 공정한 경쟁을 더 어렵게 만들 것이 분명하다. 또한 다수의견이 들고 있는 다른 법조항들만으로는 이 사건 조항을 대체할 수 있는 효과적인 수단이 될 수 없다. 따라서 이 사건 조항이 피해의 최소성원칙에 위배된다고 할 수 없다. 이 사건 조항이 아니더라도 현행법상 의료인의 면허의 종류와 전문과목, 진료

과목, 응급의료시설에 관한 사항, 진료인력, 의료인의 경력에 관한 광고가 가능하며, 의료기관의 평가결과도 광고의 허용범위에 포함되므로, 이들을 통하여 의료소비자는 의료인과 시설에 관한 기본정보를 충분히 알 수 있다.

한편 의료인의 기능과 진료방법에 대한 의료광고는 의료인의 직업수행에 있어서 중요한 사항이 아니며, 그러한 광고표현을 하지 못하도록 한다고 해서 의료인의 표현의 자유가 심하게 제한되는 것도 아닌 반면, 의료소비자의 보호, 의료인 간의 공정한 경쟁, 건전한 의료제도의 확립은 중요한 공익에 해당된다. 그러므로 이 사건 조항이 법익의 균형성원칙에 위반한 것으로도 볼 수 없다.

달리 이 사건 조항이 헌법에 위배된다고 볼만한 사정이 없다.

【심판대상조문】

의료법(2002. 3. 30. 법률 제6686호로 개정되기 전의 것) 제46조(과대광고 등의 금지)

①, ② 생략

③ 누구든지 특정의료기관이나 특정의료인의 기능·진료방법·조산방법이나 경력 또는 약효 등에 관하여 대중광고·암시적 기재·사진·유인물·방송·도안 등에 의하여 광고를 하지 못한다.

④ 생략

의료법(2002. 3. 30. 법률 제6686호로 개정되기 전의 것) 제69조(벌칙) 제17조 제1항·제2항, 제18조 제3항·제4항, 제20조 제2항·제3항, 제21조, 제24조, 제25조 제2항, 제30조 제1항·제3항(제61조 제3항에서 준용하는 경우를 포함한다)·제6항(허가의 경우에 한한다), 제31조 제1항 본문, 제34조, 제35조 제1항, 제41조 제3항·제4항, 제46조, 제47조, 제51조 제2항(제61조 제3항에서 준용하는 경우를 포함한다), 제55조 제2항의 규정에 위반한 자 또는 제50조의 규정에 의한 명령에 위반한 자와 의료기관의 개설자가 될 수 없는 자에게 고용되어 의료행위를 한 자는 300만 원 이하의 벌금에 처한다.

【참조조문】

구 의료법(1965. 3. 23. 법률 제1690호) 제36조(전문과목의 표방) ① 의사 또는 치과의사는 보건사회부장관이 인정하는 전문의자격을 받은 자가 아니면 전문과목을 표방하지 못한다.

② 전항의 규정에 의한 전문과목표방 및 비전문의의 진료과목표시에 관하여 필요한 사항은 보건사회부령으로 정한다.

구 의료법(1965. 3. 23. 법률 제1690호) 제37조(의료광고의 금지) ① 의사, 치과의사, 한의사 및 조산원은 그 의료업 또는 조산업에 관하여 전조의 규정에 의한 전문과목의 표방 및 진료과목의 표시 이외에 학위, 기능, 약효, 진료 또는 조산방법, 경력 기타의 광고를 하지 못한다.

② 누구든지 특정의 의사, 치과의사, 한의사 또는 조산원의 기능, 약효, 진료 또는 조산방법, 경력이나 특정의료에 관하여 인쇄물, 방송 또는 대중에 대하여 광고를 하지 못한다.

③ 의료기관의 표식에 관하여 필요한 사항은 보건사회부령으로 정한다.

구 의료법(1973. 2. 16. 법률 제2533호) 제46조(과대광고 등의 금지) ① 의료법인・의료기관 또는 의료인은 의료업무에 관하여 허위 또는 과대한 광고를 하지 못한다.

② 의료법인・의료기관 또는 의료인이 아닌 자는 의료에 관한 광고를 하지 못한다.

③ 누구든지 특정의료기관이나 특정의료인의 기능・진료방법・조산방법이나 경력 또는 약효 등에 관하여 대중광고・암시적 기재・사진・유인물・방송・도안 등에 의하여 광고를 하지 못한다.

④ 의료업무에 관한 광고의 범위 기타 의료광고에 필요한 사항은 보건사회부령으로 정한다.

구 의료법(1973. 2. 16. 법률 제2533호) 제47조(학술목적 이외의 의료광고의 금지) 의료법인・의료기관 또는 의료인이라 하더라도 학술목적 이외의 목적으로 예방의학적・임상의학적 연구결과, 기능, 약효, 진료 또는 조산방법 등에 관한 광고를 하지 못한다.

국민의료법(1951. 9. 25. 법률 제221호) 제41조 의료업자는 명령으로 정한 바에 의하여 주무부장관의 허가 없이 그 전문과목을 표방할 수 없다.

국민의료법(1951. 9. 25. 법률 제221호) 제42조 의료업자는 누구든지 전조의 규정에 의한 전문과목의 표방 이외의 학위・기능・약효・진료방법 또는 경력 기타에 관하여는 광고를 할 수 없다.

의료법시행규칙(2003. 10. 1. 보건복지부령 제261호) 제33조(의료광고의 범위 등) ① 법 제46조 제4항의 규정에 의하여 의료법인・의료기관 및 의료인이 행할 수 있는 의료광고의 범위는 다음 각 호와 같다.

1. 진료담당의료인의 성명・성별 및 그 면허의 종류
2. 전문과목 및 진료과목
3. 의료기관의 명칭 및 그 소재지와 전화번호 및 인터넷 홈페이지 주소
4. 진료일・진료시간
5. 응급의료 전문인력・시설・장비등 응급의료시설 운영에 관한 사항
6. 예약진료의 진료시간・접수시간・진료인력・진료과목등에 관한 사항
7. 야간 및 휴일진료의 진료일자・진료시간・진료인력등에 관한 사항

8. 주차장에 관한 사항

9. 의료인 및 보건의료인의 환자수에 대한 배치비율 및 각 인원수

10. 의료인의 해당 분야에서의 1년 이상 임상경력

11. 법 제32조의3의 규정에 의한 시설 등의 공동이용에 관한 사항

12. 법 제47조의2의 규정에 의한 최근 3년 이내의 의료기관 평가결과

② 제1항의 광고는 텔레비젼과 라디오를 제외한 모든 매체(인터넷 홈페이지를 포함한다)에 의하여 할 수 있다. 다만, 일간신문에 의한 광고는 월2회를 초과할 수 없다.

③ 의료기관이 새로 개설되거나 휴업·폐업 또는 이전한 때에는 제2항 단서의 규정에 불구하고 일간신문에 그 사실을 3회에 한하여 광고할 수 있다.

【참조판례】

1. 헌재 1998. 2. 27. 96헌바2, 판례집 10-1, 118, 124-125
   헌재 2002. 12. 18. 2000헌마764, 판례집 14-2, 856, 867-868
   헌재 2000. 3. 30. 99헌마143, 판례집 12-1, 404, 414-415
   헌재 1990. 9. 3. 89헌가95, 판례집 2, 245, 260
   헌재 1993. 12. 23. 93헌가2, 판례집 5-2, 578, 601

【당 사 자】

제 청 법 원 서울중앙지방법원
제 청 신 청 인 최○미
대리인 변호사 신현호 외 2인
당 해 사 건 2002고단7576 의료법위반

【주 문】

의료법(2002. 3. 30. 법률 제6686호로 개정되기 전의 것) 제46조 제3항 중 "특정의료기관이나 특정의료인의 기능·진료방법"에 관한 광고금지 및 제69조 중 위 광고금지 위반 부분은 헌법에 위반된다.

【이 유】

1. 사건의 개요 및 심판의 대상

가. 사건의 개요

제청신청인은 서울에서 ○○안과를 운영하는 의사로서 2001. 7. 30.경부터 2002. 2. 경까지 위 안과 인터넷 홈페이지에 자신의 진료모습이 담긴 사진과 함께 외국에서

연수한 약력(경력), 라식수술에 대한 진료방법을 게재하는 등 특정의료인의 기능, 진료방법에 관하여 광고를 하였다는 이유로 기소되어 서울중앙지방법원에서 재판을 받던 중 의료광고를 제한한 의료법 제46조 제3항 및 이에 대한 처벌을 규정한 동법 제69조가 헌법에 위반된다고 주장하면서 위헌여부심판의 제청신청(2002초기1479)을 하였고, 위 법원은 이를 받아들여 2003. 2. 19. 헌법재판소에 제청하였다.

나. 심판의 대상

제청법원은 심판대상으로 의료법 제46조 제3항, 제69조를 적시하였으나 당해 사건의 공소사실에 기초할 때 이 사건 심판대상은 의료법(2002. 3. 30. 법률 제6686호로 개정되기 전의 것) 제46조 제3항 중 "특정의료기관이나 특정의료인의 기능 · 진료방법"에 관한 광고금지 및 제69조 중 동 광고금지 위반 부분(이하 이들을 '이 사건 조항'이라 한다)에 한정하는 것이 상당하고, 그 규정 및 관련규정의 내용은 다음과 같다.

의료법(2002. 3. 30. 법률 제6686호로 개정되기 전의 것) 제46조(과대광고등의 금지)

① 의료법인 · 의료기관 또는 의료인은 의료업무에 관하여 허위 또는 과대한 광고를 하지 못한다.

② 의료법인 · 의료기관 또는 의료인이 아닌 자는 의료에 관한 광고를 하지 못한다.

③ 누구든지 특정의료기관이나 특정의료인의 기능(技能) · 진료방법 · 조산방법이나 경력 또는 약효등에 관하여 대중광고 · 암시적 기재 · 사진 · 유인물 · 방송 · 도안등에 의하여 광고를 하지 못한다.

④ 의료업무에 관한 광고의 범위 기타 의료광고에 필요한 사항은 보건복지부령으로 정한다.

제69조(벌칙) … 제46조 … 의 규정에 위반한 자 …는 300만 원 이하의 벌금에 처한다.

(참고로 2002. 3. 30. 법률 제6686호로서 제46조 제1항의 "의료업무"는 "의료업무 또는 의료인의 경력"으로, 제3항의 "경력 또는 약효등에 관하여"는 "약효등에 관하여"로 개정되었다.)

2. 서울중앙지방법원의 위헌제청이유 및 관계기관의 의견

가. 위헌제청이유

의료인의 기능, 진료방법 등에 관한 의료광고를 규제할 공공복리상의 필요성은 허위 또는 과장광고로부터 의료소비자를 보호하고, 현대의학상 안전성이 검증되지 않는 의료인의 기능이나 진료방법에 관한 광고로 인한 불필요한 의료행위나 의료사고를 방지하고, 환자유치를 위한 무분별한 광고의 과당경쟁으로 인한 의료질서의 문란 또는 불필요한 국민적 총 의료비의 증가를 방지하는데 있다 할 것이다.

반면 특정의료인의 기능이나 진료방법 등에 관한 의료광고는 의료기관간 선의의 경쟁을 통한 의료기술 또는 의료기관 선택의 권리행사가 용이해지게 하며, 의료인에게 자신의 기능이나 진료방법 등에 관한 의료광고를 통해 그 영업을 유지, 확장할 헌법상의 권리를 보장해 주게 한다.

이러한 의료광고의 두 가지 측면에 비추어 법률로 특정의료인의 기능이나 진료방법 등에 관하여 허위 내지는 과장광고, 무분별하게 환자를 유치하려는 광고, 현대의학상 검증되지 않은 의료인의 기능, 진료방법에 대한 광고를 금지하거나 광고의 대상이 되는 진료방법의 범위나 광고의 횟수, 방법을 제한하는 등 의료광고를 차별적으로 금지 또는 규제하는 것은 필요하다 할 것이나, 이 사건 조항과 같이 특정의료인의 기능이나 진료방법 등에 관한 의료광고를 전면적, 일률적으로 금지하는 것은 앞서 본 공공복리상 필요한 정도를 넘어서는 과도한 금지규정으로서 헌법 제10조, 제37조에 위배하여 국민의 행복추구권이나 직업의 자유, 의료소비자의 알 권리를 필요한 범위 이상으로 제한하는 위헌적인 규정이라는 의심이 있다.

나. 보건복지부장관의 의견

특정 의료인의 기능이나 진료방법 등에 관한 의료광고의 순기능을 살펴보면 의료기관간 선의의 경쟁을 통한 의료기술 또는 의료서비스의 질 향상과 의료소비자의 알 권리 및 의료기관 선택의 폭을 넓혀주는 역할을 간과할 수는 없다. 그러나 동일 질병이라 하더라도 환자의 질병 감염도, 질환의 증상, 예후 및 예상되는 위험성과 부작용 등 환자가 처해 있는 복합적인 상황 등에 따라 그 기능이나 진료방법이 달리 적용될 수밖에 없어, 이에 대한 획일적인 광고는 오히려 불필요한 의료행위를 유발하여 의료사고의 위험에 노출될 수 있고 또한 무분별한 의료광고로 인한 의료기관간의 과당경쟁으로 의료질서가 무너지며 결과적으로 국민의 건강과 생명을 위협함은 물론 국민의료비를 가중시키는 결과를 초래할 것이다. 의료광고를 규제하는 목적은 무분별한 의료광고의 범람과 허위·과대광고로부터 소비자인 환자를 보호하고 나아가 경쟁 의료기관을 보호하기 위해서이다.

이 사건 조항은 의료소비자인 국민과 의료기관을 보호하기 위한 최소한의 규제로서 헌법 제10조, 제15조, 제21조에서 정하는 직업의 자유 등에 대한 제한과 헌법 제37조에서 정하는 질서유지 또는 공공복리를 위하여 필요한 경우에 한하여 최소한으로 제한하는 법익 침해의 정도 및 국민의 건강권 보장 등 이익형량을 비교해 볼 때 위 헌법의 규정에 위배된다고 볼 수는 없다.

다. 서울지방검찰청 검사장의 의견

'특정 의료인의 기능 및 진료방법'은 매우 전문적이고 주관적이며, 다른 곳으로부터 비슷한 정보를 얻기 어려워 광고내용에 대한 정확한 이해가 어렵고 의료소비자가 자칫 오해할 가능성도 크다고 할 것이어서, 의료소비자가 스스로 기능 및 진료방법에 대한 광고내용의 적정성에 대한 합리적 판단을 하기 어렵다.

의료가 경쟁적 영리추구의 대상일 수 없음에도 불구하고, 만일 특정의료인의 기능 및 진료방법에 관한 의료광고가 허용된다면 많은 의료기관들이 경쟁적 영리추구에 나서게 됨으로써 과잉진료의 증가, 부적절한 진료의 증가, 의료사고의 다발 등으로 이어질 수 있다. 그리고 의료소비자의 진료비부담의 증가와 보험재정의 건전성 악화는 국민경제차원에서도 바람직하지 않다. 또한 의료기관간의 과당경쟁으로 공정경쟁을 해칠 수도 있고 불필요한 병의원의 도산 등으로 이어질 가능성이 크다.

'특정의료인의 기능과 진료방법'에 관하여 일정한 금지유형을 설정하여 소극적으로 규제하는 방식에 의할 경우 그로 인한 부작용을 실효적으로 예방할 것을 기대하는 것은 매우 어렵다. 왜냐하면 '특정의료인의 기능과 진료방법'이란 그 자체가 극히 전문적이고 주관적인 내용이기 때문에 그 내용이 허위 또는 과장된 것인지 또는 현대의학상 검증된 것인지 여부를 판단하게 하여 그 허용 여부를 결정한 경우 판단과정에서 심한 논란이 빚어질 수밖에 없기 때문이다.

따라서 이 사건 조항이 '특정의료인의 기능과 진료방법'에 관하여 일정한 금지유형을 설정하여 규제하지 아니하고 일률적으로 이를 금지하더라도 과잉금지의 원칙에 위배되는 것이라고 보기 어려우며, 행복추구권, 직업의 자유 및 국민의 알 권리를 과도하게 침해하는 것은 아니라고 할 것이다.

3. 판 단

가. 의료광고의 규제 연혁

종전의 국민의료법(1951. 9. 25. 법률 제221호)은 전문과목의 표방 이외의 의료광고를 전면 금지하였고, 전문과목의 표방도 주무부장관의 허가를 받도록 하였다(제41조, 제42조). 구 의료법(1965. 3. 23. 법률 제1690호) 역시 유사하게 전문과목과 진료과목의 표시 외에는 의료광고를 전면 금지하였다(제36조, 제37조).

그 후 개정된 의료법(1973. 2. 16. 법률 제2533호)은 의료업무 또는 의료인(의사 · 치과의사 · 한의사 · 조산사 및 간호사를 말함)의 경력에 관하여 허위 또는 과대광고를 금지하는 규정을 두는 한편 종전의 금지규정을 그대로 유지하면서도 보건사회부령으로 일부 범위의 의료광고를 허용하도록 하였다(제46조, 제47조). 당시 보건사회부령은 의료인의 성명・성별 및 면허종류, 의료기관의 명칭 및 소재지와 전화번호, 진료일・진료시간 등 기본적 사항에 대한 광고를 텔레비전과 라디오를 제외한 모든 매체에 의하여(일간신문 광고는 월 1회 한정) 할 수 있도록 하였다(제33조).

한편 2002. 3. 30. 개정된 의료법은 의료인의 경력 광고를 허용하였고(제46조 제1항・제3항), 2003. 10. 1. 개정된 의료법시행규칙(보건복지부령 제261호)은 인터넷 홈페이지 주소, 의료인의 환자수에 대한 배치비율 및 인원수, 의료기관의 평가결과를 추가로 광고할 수 있도록 허용하였다(일간신문 광고를 월 2회로 함).

현행 의료법상의 의료광고 허용범위는 경력에 대한 사항을 제외하면 위 1973년도 의료법 규정과 같은 것이다.

나. 이 사건 조항의 위헌 여부

(1) 헌법은 제21조 제1항에서 "모든 국민은 언론・출판의 자유 … 를 가진다."라고 규정하여 현대 자유민주주의의 존립과 발전에 필수불가결한 기본권으로 언론・출판의 자유를 강력하게 보장하고 있는바, 광고물도 사상・지식・정보 등을 불특정다수인에게 전파하는 것으로서 언론・출판의 자유에 의한 보호를 받는 대상이 된다(헌재 1998. 2. 27. 96헌바2, 판례집 10-1, 118, 124-125 ; 2002. 12. 18. 2000헌마764, 판례집 14-2, 856, 867-868). 한편 헌법 제15조는 직업수행의 자유 내지 영업의 자유도 보장하고 있는바, 상업광고를 제한하는 입법은 직업수행의 자유도 동시에 제한하게 된다(헌재 2000. 3. 30. 99헌마143, 판례집 12-1, 404, 414-415 참조).

헌법 제37조 제2항에 의하면 국민의 자유와 권리는 국가안전보장, 질서유지 또는 공공복리를 위하여 필요한 경우에 한하여 법률로써 제한할 수 있으므로 기본권을 제한하는 입법은 비례의 원칙에 따라 입법목적의 정당성과 그 목적달성을 위한 방법의 적정성, 피해의 최소성, 그리고 그 입법에 의해 보호하려는 공공의 필요와 제한되는 기본권 사이의 균형성을 모두 갖추어야 한다(헌재 1990. 9. 3. 89헌가95, 판례집 2, 245, 260 ; 1993. 12. 23. 93헌가2, 판례집 5-2, 578, 601).

그런데 상업광고는 표현의 자유의 보호영역에 속하지만 사상이나 지식에 관한 정치적, 시민적 표현행위와는 차이가 있고, 한편 직업수행의 자유의 보호영역에 속하지만 인격발현과 개성신장에 미치는 효과가 중대한 것은 아니다. 그러므로 상업광고 규제에 관한 비례의 원칙 심사에 있어서 '피해의 최소성' 원칙은 같은 목적을 달성하기 위하여 달리 덜 제약적인 수단이 없을 것인지 혹은 입법목적을 달성하기 위하여 필요한 최소한의 제한인지를 심사하기 보다는 '입법목적을 달성하기 위하여 필요한 범위 내의 것인지'를 심사하는 정도로 완화되는 것이 상당하다.

(2) 이 사건 조항은 특정의료기관이나 특정의료인의 기능·진료방법에 관한 광고를 금지하고, 그 위반행위에 대하여 300만 원 이하의 벌금에 처하도록 하고 있다.

의료광고를 규제하는 이유는 소비자(환자)의 보호, 공정거래의 확보, 의료행위의 숭고함의 유지라고 할 수 있다. 의료는 고도의 전문적 지식과 기술을 요하므로 일반 상품이나 용역과는 차이가 있으며 국민의 건강에 직결되는 것이므로 소비자를 보호하고 의료인 간의 불공정한 과당경쟁을 막기 위하여 의료광고에 대한 합리적 규제가 필요하다.

그런데 이 사건 조항이 의료인의 기능(技能), 즉 의료행위를 할 수 있는 기술적인 능력이나 재능 및 진료방법, 즉 진찰과 치료방법에 대한 광고를 일률적으로 금지하고 있는 것은 그러한 규제를 달성하기 위한 필요한 범위를 넘어선 것이다.

의료인의 기능이나 진료방법에 대한 광고가 소비자들을 기만하는 것이거나, 소비자들에게 정당화되지 않은 의학적 기대를 초래 또는 오인하게 할 우려가 있거나, 공정한 경쟁을 저해하는 것이라면, 그러한 의료광고는 허용될 수 없으며, 이에 대해서는 국민의 보건과 건전한 의료경쟁질서를 위하여 강력한 규제가 필요하다. 그러나 객관적인 사실에 기인한 것으로서 소비자에게 해당 의료인의 의료기술이나 진료방법을 과장함이 없이 알려주는 의료광고라면 이는 의료행위에 관한 중요한 정보에 관한 것으로서 소비자의 합리적 선택에 도움을 주고 의료인들 간에 공정한 경쟁을 촉진하므로 오히려 공익을 증진시킬 수 있는 것이다.

일반적으로 상업광고는 불법적인 내용이거나 허위 혹은 기만적인 것이 아닌 한 그 자체가 해로운 것은 아니다. 개인은 충분한 정보가 제공될 경우에 자신들의 최선의 이익을 인식할 수 있으며, 그러한 목적에 가장 좋은 수단은 의사소통을 닫아 놓는 것이 아니라 열어 놓는 것이다. 만일 국가가 소비자 보호를 이유로 허위나 과장된 것이 아닌 사실에 기초한 의료정보의 유통까지 막는다면 소비자는 오히려 무지의 상태에 놓여진다. 자유시장 경제에서 소비자에게 상업적 정보가 충분히 보장되어 소비자가 합리적인 결정을 할 수 있도록 하는 것은 표현의 자유의 중요한 과제에 속한다. 문제는 의료소비자가 현혹되거나 기만될 수 있는 의료광고를 차단하는 것이지, 기능과 진료방법에 관한 모든 의료광고를 차단하는 것이 아니다.

비록 의료광고가 전문적이고 기술적인 영역에 관한 것이고, 일반 국민들이 그 가치를 판단하기 어려운 측면이 있다 하더라도, 소비자로 하여금 과연 특정의료인이 어떤 기술이나 기량을 지니고 있는지, 어떻게 진단하고 치료하는지를 알 수 없게 한다면, 이는 소비자를 중요한 특정 의료정보로부터 차단시킴으로써 정보의 효율적 유통을 방해하는 것이며, 표현의 자유와 영업의 자유의 대상이 된 상업광고에 대한 규제가 입법목적의 달성에 필요한 한도 내에서 섬세하게 재단(裁斷)된 것이라 할 수 없다.

오늘날 이 사건 조항이 제정된 1973년도에 비해 의료정보에 대한 수요가 비약적으로 늘어났으며 의료소비자들이 합리적 선택을 하기 위해서는 의료제공자인 의료인 혹은 의료기관의 기술과 진료방법에 대한 정확한 정보가 필요하게 되었다. 생활수준의 향상으로 질병의 유형과 특성이 변화하여 과거에는 세균성 질병이 주된 치료의 대상이었지만 오늘날에는 암, 비만, 고혈압, 당뇨병과 같은 질환이 주된 치료대상이 되고 있는바, 질병구조의 질적 변화에 따른 의료의 전문화와 기술화는 한편으로 의료정보의 원활한 유통을 더욱 필요로 하게 되었다. 또한 비약적으로 증가되는 의료인 수를 고려할 때, 이 사건 조항에 의한 의료광고의 금지는 새로운 의료인들에게 자신의 기능이나 기술 혹은 진단 및 치료방법에 관한 광고와 선전을 할 기회를 배제함으로써, 기존의 의료인과의 경쟁에서 불리한 결과를 초래할 수 있는데, 이는 자유롭고 공정한 경쟁을 추구하는 헌법상의 시장경제질서에 부합되지 않는다. 그러므로 국가가 소비자 보호와 과당경쟁을 이유로 의료광고를 일률적으로 금지하는 후견적(後見的) 입장을 여전히 견지하는 것은 한계가 있다. 오늘날 이 사건 조항에 의한 의료광고 금지를 회피하기 위한 편법으로 의료에 관한 소위 '기사성 광고' 혹은 '의견성 광고'가 범람하여 이 사건 조항의 취지와 의료경쟁질서가 훼손되고 있는 것이 현실이다. 또한 인터넷의 확산으로 의료인의 기능과 진료방법에 관한 정보를 광고하는 것을 금지할 경우 그 단속의 실효성과 형평성이 심히 문제되는바, 현실적으로는 의료업계의 자율적 규제를 통하여, 즉 의료인의 인터넷 홈페이지에 대해 소속단체나 전문학회별로 일정한 인증제도를 실시하는 등의 방법으로 부당한 광고를 규제하는 것이 보다 효율적인 측면이 있다.

또한 이 사건 조항이 아니더라도 그 입법목적은 다른 규정들에 의하여 충분히 달성될 수 있다는 점에서도 이 사건 조항은 필요한 범위를 벗어난 것이다.

의료법 제46조 제1항은 의료업무에 관한 허위 또는 과대한 광고를 금지하고 있으며, 나아가 표시・광고의공정화에관한법률은 기만적이거나 부당하게 비교하는 표시・광고를 금지하며, 표시・광고 내용에 관한 실증(實證)이 필요할 경우 공정거래위원회가 당해 사업자에게 관련 자료의 제출을 요청할 수 있게 하고 있다(제3조, 제5조). 한편 소비자보호법은 소비자가 오인할 우려가 있는 특정용어 및 특정표현의 사용을 제한할 필요가 있는 경우나 광고의 매체 및 시간대에 대하여 제한이 필요한 경우 국가가 광고의 내용 및 방법에 관한 기준을 정할 수 있도록 하며(제9조), 독점규제및공정거래에관한법률은 부당하게 경쟁자의 고객을 자기와 거래하도록 유인하거나 강제하는 행위를 금지하고 있다(제23조 제1항 제3호). 또한 옥외광고물등관리법은 옥외광고물의 표시장소·표시방법과 게시시설의 설치·유지 등에 관한 사항을 규제하고 있다. 이러한 법조항들에 의하여 이 사건 조항이 규제하고자 하는 의료인의 기능과 진료방법에 관한 허위·기만·과장광고와 같은 부당한 광고를 통제할 수 있다.

이상의 이유에서 이 사건 조항이 의료인의 기능과 진료방법에 대한 광고를 금지하고 이에 대하여 벌금형에 처하도록 한 것은 입법목적을 달성하기 위하여 필요한 범위를 넘어선 것이므로, '피해의 최소성' 원칙에 위반된다.

(3) 한편 이 사건 조항이 보호하고자 하는 공익의 달성 여부는 불분명한 것인 반면, 의료기관이나 의료인의 표현의 자유와 영업의 자유의 제한은 적지 않다. 이 사건 조항으로 인하여 의료소비자가 어느 정도 보호될 것인지, 과잉진료나 부적절한 진료가 얼마나 예방될 것인지, 의료인 간의 불공정 경쟁이 어느 정도 방지될 것인지는 불분명하다. 그러나 이 사건 조항으로 인한 의료인의 기능과 진료방법과 같은 중요한 의료정보의 유통제한은 의료인에게 자신의 기능과 진료방법에 관한 광고와 선전을 할 기회를 전면적으로 박탈함으로써 표현의 자유를 제한하고, 의료인이 다른 의료인과의 영업상 경쟁을 효율적으로 수행하는 것을 방해함으로써 직업수행의 자유를 제한하고 있다. 나아가 이 사건 조항은 소비자의 의료정보에 대한 알 권리를 제약하게 된다.

그러므로 이 사건 조항은 보호하고자 하는 공익보다 제한되는 사익이 더 중하다고 볼 것이므로 이 사건 조항은 '법익의 균형성' 원칙에도 위배된다.

(4) 따라서 이 사건 조항은 비례의 원칙에 위배하여 표현의 자유와 직업수행의 자유를 침해한다.

4. 결 론

그렇다면 이 사건 조항은 헌법에 위반되므로 주문과 같이 결정한다. 이 결정은 재판관 윤영철, 재판관 김효종, 재판관 주선회의 아래 5.와 같은 반대의견이 있는 외에는 나머지 관여 재판관 전원의 일치된 의견에 의한 것이다.

5. 재판관 윤영철, 재판관 김효종, 재판관 주선회의 반대의견

우리는, 이 사건 조항은 헌법에 위반된다고 볼 수 없으므로 다음과 같이 반대의견을 밝힌다.

가. 종래부터 의술(醫術)은 인술(仁術)이라 불리듯이 의료인은 윤리의식과 사명감

이 강하게 요청되는 직종이다. 의료행위는 사람의 신체를 치료하고 생명을 다루는 것이므로 일반 상행위와는 본질적으로 다르고, 따라서 의술에 대한 상업적 광고는 일반 상품이나 용역에 대한 것과는 차이가 있을 수밖에 없다.

또한 의료행위는 복잡한 기술과 전문성을 요하므로 이에 대한 지식과 정보를 갖지 못한 일반 환자들에게 있어서 상업적 의료광고의 메시지는 오해나 기만의 가능성이 크며, 잘못 선택된 의료행위는 환자들의 건강에 심각한 위협을 줄 수 있으므로, 이 점에서도 의료광고는 일반 상업광고와 달리 취급되어야 하는 특성이 있다.

이러한 이유에서 프랑스와 독일과 같은 유럽 국가에서는 의료행위에 대한 상업적 광고가 원칙적으로 금지되고 있는 것이다.

나. '의료인의 기능과 진료방법'은 의료인에 따라 매우 다양하며, 이에 대한 광고는 전문적이고 주관적인 내용으로 표현될 수 있는 것이고, 의료기술이나 진료방법에 대한 정보는 소비자가 이해하기 어렵거나, 소비자에게 잘못된 기대를 갖게 하거나, 현대의 학상 검증되지 않은 것일 수도 있다. 그러므로 의료인의 기능과 진료방법에 관한 광고는 환자의 입장에서는 잠재적으로 기만적인 것이 되기 쉽다.

또한 의료인의 기능과 진료방법에 관한 광고가 무조건 허용될 경우 의료인들 간에 과당경쟁이 발생할 우려가 높아 의료제도의 안정성을 해치고, 국민들과 의료보험공단 등으로 하여금 불필요한 의료비를 지출하도록 하는 문제점도 발생할 수 있다.

다수의견은 객관적 사실에 근거한 것으로서 허위·과장 광고가 아닌 의료인의 기능·진료방법에 대한 광고는 허용되어야 한다는 것이나, 과연 어떤 의료광고가 허위인지 아닌지, 과장된 것인지 아닌지를 구분하기는 곤란하고, 의료인의 기능과 진료방법에 관한 광고가 허용될 경우 나타날 과당경쟁은 환자들로 하여금 더 적절한 진료를 행할 수 있는 의료인을 선택하기 어렵게 할 것이고, 적극적으로 과장해서 자신을 홍보하는 의료인과 광고를 하지 않고 인술(仁術)을 펼치는 의료인 간의 공정한 경쟁을 더 어렵게 만들 것이 분명하다.

특정의료인의 기능과 진료방법에 관해 일정한 금지유형을 설정하여 소극적으로 규제하는 것은 기능·진료방법의 다양성과 전문성을 고려할 때 매우 어려운 일이며, 허용되는 광고인지 여부를 사후에 판단하는 것은 논란의 소지가 클 뿐만 아니라, 그러한 광고로 인해 초래되는 국민들의 피해를 예방하지 못한다. 그러한 측면에서 입법자는 이 사건 조항과 같이 일률적인 제한형식을 택한 것이며, 이는 의료소비자를 보호하고 의료인 간의 과당경쟁을 예방하고 건전한 의료제도의 정착을 위하여 반드시 필요한 것이다.

또한 의료법 제46조 제1항은 "허위 또는 과대한" 광고를 금지하는 규정이므로 이 사건 조항과 그 규율대상을 달리하고, 그 밖에 다수의견이 들고 있는 표시 · 광고의 공정화에관한법률(제3조, 제5조), 소비자보호법(제9조), 독점규제및공정거래에관한 법률(제23조 제1항 제3호), 그리고 옥외광고물등관리법 등에 따른 규제는 이 사건 조항과는 그 입법목적이 다를 뿐만 아니라 규제의 태양과 방법이 다르다는 점에서, "의료인의 기능과 진료방법"에 대한 광고를 제한하여 소비자를 보호하고 합리적인 근거 없는 불공정한 광고로부터 경쟁적인 의료기관을 보호하고 건전한 의료제도를 확립하고자 하는 이 사건 조항을 대체할 수 있는 효과적인 수단이 될 수 없다. 그러므로 이 사건 조항이 피해의 최소성원칙에 위배된 것이라는 다수의견에 동의할 수 없다.

이 사건 조항이 아니더라도 현행법상 의료인의 면허의 종류와 전문과목, 진료과목, 응급의료시설에 관한 사항, 진료인력, 의료인의 경력에 관한 광고가 가능하며, 의료기관의 평가결과도 광고의 허용범위에 포함되므로, 이들을 통하여 의료소비자는 의료인과 시설에 관한 기본정보를 충분히 알 수 있다.

의료인의 기능과 진료방법에 대한 의료광고는 의료인의 직업수행에 있어서 중요한 사항이 아니며, 그러한 광고표현을 하지 못하도록 한다고 해서 의료인의 표현의 자유가 심하게 제한되는 것도 아니다. 반면 이 사건 조항이 추구하는 의료소비자의 보호, 의료인 간의 공정한 경쟁, 건전한 의료제도의 확립은 중요한 공익에 해당된다. 그러므로 이 사건 조항이 법익의 균형성원칙에 위반한 것으로도 볼 수 없다.

한편 이 사건 조항은 금지된 의료광고를 하였을 경우 300만 원 이하의 벌금에 처하도록 하고 있는바, 의료광고 위반에 대한 처벌수준은 기본적으로 입법재량에 속하는 것이라 할 것인바, 위와 같은 법정형이 그 위반행위의 내용이나 성격에 비하여 과도한 것이라고 볼 수 없다.

다. 이상의 이유에서, 이 사건 조항이 비례의 원칙에 위배하여 기본권을 침해한다는 다수의견은 받아들일 수 없으며, 달리 이 사건 조항이 헌법에 위반된다고 볼만한 사정도 없다. 그러므로 우리는 이 사건 조항이 헌법에 위반되지 않는다고 판단하는 것이다.

재판관 윤영철(재판장) 권 성 김효종 김경일(주심) 송인준
주선회 전효숙 이공현 조대현

Part Ⅱ [관련 판례] – '고름광고' 사건

대법원 2010. 5. 27. 선고 2006도9083 판결 【보건범죄단속에관한특별조치법위반(부정의료업자) · 약사법위반 · 의료법위반】
[공2010하,1300]

【판시사항】

[1] 암환자 등을 상대로 통증부위 등에 홍화기름을 바른 후 물소뿔 등으로 피부를 문지르는 괄사요법 유사의 시술행위가 구 의료법 제25조의 '의료행위'에 해당한다고 한 사례

[2] 의료광고가 의료법상의 '허위 또는 과대광고'로서 금지되는 경우

[3] 약침의 효력으로 암의 독이 고름으로 빠져 나온다는 소위 '고름광고'를 한의원의 인터넷 홈페이지에 게재한 행위가, 구 의료법 제46조 제1항의 '과대광고'에 해당하지 않는다고 한 원심판단에 법리오해의 위법이 있다고 한 사례

【판결요지】

[1] 암환자 등을 상대로 통증부위 및 경락부위 등에 홍화기름을 바른 후 물소뿔이나 옥돌 등의 기구로 피부를 문지르는 괄사요법 유사의 시술행위는, 인체의 경혈, 경락, 경피 및 경근에 관한 전문적인 지식 없이 부적절하게 실시할 경우 환자에게 통증과 상처를 남기는 등의 위해가 야기될 수 있으며, 특정한 기구를 사용하여 환자의 통증부위나 경락부위를 집중적으로 긁으면 그 부위의 피부가 약간 붉게 변색되는 경우도 있고, 이를 부적절하게 지속적으로 시행할 경우 위해의 발생이 충분히 예견된다는 점 등을 종합하면, 구 의료법(2007. 1. 3. 법률 제8203호로 개정되기 전의 것) 제25조의 '의료행위'에 해당한다고 한 사례.

[2] 의료광고가 객관적인 사실에 기인한 것으로서 의료소비자에게 해당 의료인의 의료기술이나 진료방법을 과장 없이 알려주는 것이라면, 이는 소비자의 합리적 선택에 도움을 주고, 의료인들 사이에 공정한 경쟁을 촉진시켜 공익을 증진시킬 수 있으므로 허용되어야 할 것이지만, 의료행위가 사람의 생명 · 신체에 직접적이고 중대한 영향을 미치는 것임에 비추어 객관적 사실이 아니거나 근거가 없는, 또는 현대의학상 안전성 및 유효성이 과학적으로 검증되지 않은 내용을 기재하여 의료서비스 소비자에게 막연하거나 헛된 의학적 기대를 갖게 하는 광고는 허위 또는 과대광고로서 금지되어야 한다.

[3] 약침의 효력으로 암의 독이 고름으로 빠져 나온다는 소위 '고름광고'를 한의원의 인터넷 홈페이지에 게재한 행위는, 일정 신체 부위에 집중적으로 주사와 쑥뜸을 반복함으로써 당해 부위에 화상을 입혀 상처를 나게 하고 그곳에 고약을 바르면 고름이 나오는 것은 당연한 현상이므로 실제와 달리 과장하여

표현한 '과대광고'에 해당함에도, 이를 무죄로 인정한 원심판단에 구 의료법(2007. 1. 3. 법률 제8203호로 개정되기 전의 것) 제46조 제1항의 '과대광고'에 관한 법리오해의 위법이 있다고 한 사례.

【참조조문】

[1] 구 의료법(2007. 1. 3. 법률 제8203호로 개정되기 전의 것) 제25조 제1항(현행 제27조 제1항 참조), 제66조 제3호(현행 제87조 제1항 제2호 참조), 구 보건범죄단속에 관한 특별조치법(2007. 4. 11. 법률 제8366호로 개정되기 전의 것) 제5조 / [2] 구 의료법(2007. 1. 3. 법률 제8203호로 개정되기 전의 것) 제46조 제1항(현행 제56조 제3항 참조), 제67조(현행 제89조 참조) / [3] 구 의료법(2007. 1. 3. 법률 제8203호로 개정되기 전의 것) 제46조 제1항(현행 제56조 제3항 참조), 제67조(현행 제89조 참조)

【참조판례】

[1] 대법원 1999. 3. 26. 선고 98도2481 판결(공1999상, 818), 대법원 2004. 10. 28. 선고 2004도3405 판결(공2004하, 1989), 대법원 2009. 5. 14. 선고 2007도5531 판결(공2009상, 906) / [2] 대법원 2009. 2. 26. 선고 2006도9311 판결(공2009상, 387)

【전 문】

【피 고 인】 피고인

【상 고 인】 피고인 및 검사

【변 호 인】 법무법인 위너스 담당변호사 이마리

【원심판결】 서울중앙지법 2006. 11. 23. 선고 2006노681 판결

【주 문】

원심판결을 파기하고, 사건을 서울중앙지방법원 합의부로 환송한다.

【이 유】

1. 검사의 상고이유에 대한 판단

가. 보건범죄단속에 관한 특별조치법 위반(부정의료업자) 부분

의료행위라 함은 의학적 전문지식을 기초로 하는 경험과 기능으로 진료, 검안, 처방, 투약 또는 외과적 시술을 시행하여 하는 질병의 예방 또는 치료행위 및 그 밖에 의료인이 행하지 아니하면 보건위생상 위해가 생길 우려가 있는 행위를 의미한다(대법원 1999. 3. 26. 선고 98도2481 판결 참조).

원심은 그가 채택한 증거를 종합하여, ① 피고인에게 고용된 공소외 1이 피고인의 한의원을 찾아온 암환자나 신부전증환자들을 상대로 통증부위 및 경락부위 등에 홍화

기름을 바른 후 물소뿔이나 옥돌 등의 기구로 피부를 문지르는 시술행위(이하 '이 사건 시술행위'라 한다)를 한 사실, ② 피고인의 한의원을 찾아온 환자들은 진료를 받기 위하여 피고인의 한의원을 찾아올 때 뿐만 아니라 수시로 이 사건 시술행위만을 받기 위하여 피고인의 한의원을 찾아오기도 하였고 그 시술의 대가로 1회당 2만 원 내지 3만 원을 지급한 사실을 인정한 다음, 위 **공소외 1의 이 사건 시술행위가 의료법 제25조 소정의 '의료행위' 에 해당하는지에 관하여,** ① 대한한의학회는 위 시술행위를 한국한의표준의료행위 분류상 코드번호 3201.55의 괄사요법, 3102.00의 지침술, 4505.05의 마사지법, 4510.25의 마찰요법들에 속하는 포괄적 한방의료행위로 볼 수 있다는 의견을 개진하고 있으나, 한의외치체형학회에서는 한국한의표준의료행위에 속하는 괄사술에 해당하기 위하여는 괄사도구를 사용하고 경락의 유주에 따른 기술이 필요한데, 이 사건 시술행위는 경락의 유주에 따른 전문적인 기술이 결여되어 위 괄사술과 같은 것이라고 볼 수 없다는 의견을 개진하고 있는 점, ② 환자들이 이 사건 시술행위를 받은 경우 피부가 약간 붉게 되기는 하지만 그 흔적이 곧 사라지고 달리 상처를 남기거나 통증을 동반하지는 않았던 점, ③ 이 사건 시술행위는 전래적으로 내려오는 민간요법에서 유래한 것으로 그 시술에 물리적 요소가 가미되기는 하지만 위와 같은 이 사건 시술행위의 내용에 비추어 사람의 생명 · 신체나 일반공중의 위생에 위험을 야기한다고 보기는 어려운 점, ④ 이 사건 시술행위에 사용된 기구가 신체에 위해를 줄 만한 특별한 기구라고 보이지는 않는 점, ⑤ 피고인은 자신의 한의원을 찾아오는 환자들을 상대로 탕약치료 · 약침치료 및 뜸치료를 하면서 부수적으로 이 사건 시술행위를 병행하게 한 점, ⑥ 공소외 1은 이 사건 시술행위를 하면서 환자들을 문진하거나 촉진한 바 없고 모든 환자들을 상대로 동일한 방법으로 시술한 점, ⑦ 피고인도 이 사건 시술행위가 환자의 통증완화에 도움이 되지만 그 자체로 치료효과는 없다고 진술하고 있는 점 등과 같은 사정을 고려하여 볼 때, 이 사건 시술행위가 의료인이 행하지 아니하면 보건위생상 위해가 생길 우려가 있는 행위라고 단정하기 어렵고, 비록 피고인의 한의원을 찾아오는 환자들 중 일부가 이 사건 시술행위가 치료행위의 일환으로 시술되는 것으로 착각하였고, 그 착각이 피고인이나 공소외 1에 의하여 유발된 면이 있다고 하더라도 그것만으로는 **이 사건 시술행위가 보건위생상 위해가 생길 우려가 있는 행위라고 보기는 어렵다는 이유로 의료행위에 해당하지 않는다고 판단**하였다.

그러나 **원심의 위 판단은 수긍하기 어렵다.**

먼저 원심 판시에 의하더라도 공소외 1은 병약한 환자들을 상대로 통증부위 및 경락부위 등에 홍화기름을 바른 후 물소뿔이나 옥돌 등의 기구로 피부를 문지르는 시술행위를 하였다는 것으로서, 그러한 시술행위는 한국한의표준의료행위 분류상 코드번호

3201.55의 괄사요법, 3102.00의 지침술, 4505.05의 마사지법, 4510.25의 마찰요법들에 속하는 포괄적 한방 의료행위에 속한다는 대한한의학회의 회신이 있을 뿐 아니라, 그 회신에 의하면 이와 같은 시술행위를 인체의 경혈, 경락, 경피 및 경근에 관한 전문적인 지식 없이 부적절하게 실시할 경우 환자에게 통증과 상처를 남기는 등의 위해가 야기될 수 있다는 것인데(공판기록 제94쪽), 위 공소외 1은 특정한 기구를 사용하여 환자의 통증부위나 경락부위를 집중적으로 긁어 그 부위의 피부가 약간 붉게 변색되는 경우도 있었다는 것이니 이를 부적절하게 지속적으로 시행할 경우 위 회신이 지적하는 위해의 발생이 충분히 예견되는 시술행위로 보일 뿐 아니라 그 대상이 면역력이나 신체기능이 떨어진 환자들임을 감안하면 그러한 위해의 우려는 더욱 크다 할 것이어서, 앞에서 본 법리에 비추어 볼 때 공소외 1의 이 사건 시술행위는 의료행위에 속한다고 봄이 상당하다 할 것이다. 원심은 한국한의표준의료행위에 속하는 괄사술에 해당하기 위해서는 괄사도구를 사용하고 경락의 유주에 따른 기술이 필요한데, 이 사건 시술행위는 경락의 유주에 따른 전문적인 기술이 결여되어 위 괄사술과 같은 것이라고 볼 수 없다는 한의외치체형학회의 의견을 그 판단의 한 근거로 삼고 있으나, 이 사건 시술행위가 정통적 괄사요법으로서의 수준에 미달한다 하여 위해의 우려가 없다고 볼 수는 없고(오히려 전문지식이 없는 미숙한 기술에 의한 시술이 더 큰 위해를 가져올 위험이 있다), 그 밖에 원심이 드는 사정은 이 사건 시술행위가 보건위생상 위해가 생길 우려가 없다는 근거로 삼기에 매우 부족하다. 따라서 이 사건 시술행위가 의료행위에 해당하지 않는다고 본 원심의 판단에는 의료행위에 관한 법리를 오해한 위법이 있어 이 점을 지적하는 상고논지는 이유 있다.

나. 일부 과대광고에 따른 구 의료법 위반 부분

구 의료법(2007. 1. 3. 법률 제8203호로 개정되기 전의 것, 이하 '구 의료법'이라 한다) 제46조 제1항은 "의료법인 · 의료기관 또는 의료인은 의료업무 또는 의료인의 경력에 관하여 허위 또는 과대한 광고를 하지 못한다."고 규정하고 있는바, 여기서 '허위 또는 과대한 광고'라 함은 진실이 아니거나 실제보다 지나치게 부풀려진 내용을 담고 있어 의료지식이 부족한 일반인으로 하여금 오인 · 혼동하게 할 염려가 있는 광고를 의미한다(대법원 2009. 2. 26. 선고 2006도9311 판결 참조).

원심은 피고인의 인터넷 홈페이지에 게재된 광고로서, "약침요법이라는 특별한 치료법으로 암환자들을 치료하는 ○○한방병원이다"(이하 '약침광고'라 한다), "우선 치료실로 들어가면 말기암 환자들이 몸 어느 부위엔가 커다란 구멍이 뚫려 있고, 그곳에서 고름이 흘러내리고 있다..., 고름이 흘러나오는 것은 소위 내장에 있는 암의 독이 약침의 효력으로 몸 밖으로 빠져 나오고 있는 것이라는 게 원장의 설명"(이하 '고름광고'라 한다)이라는 내용에 대해, ○○한의원에서 약침요법이라는 치료법으로 암환자들을 치료한 이상 그 치료효과에 관계없이 약침광고가 과대광고라 볼 수 없고, 고름광고에 대해서도, 검사 제출의 증거만으로는 그 내용이 실제와 달리 과장하여 표현한 것이라 인정하기에 부족하다는 이유로 무죄로 판단하였다.

의료광고가 객관적인 사실에 기인한 것으로서 의료소비자에게 해당 의료인의 의료기술이나 진료방법을 과장 없이 알려주는 것이라면, 이는 소비자의 합리적 선택에 도움을 주고, 의료인들 사이에 공정한 경쟁을 촉진시켜 공익을 증진시킬 수 있으므로 허용되어야 할 것이지만, 의료행위가 사람의 생명 · 신체에 직접적이고 중대한 영향을 미치는 것임에 비추어 객관적 사실이 아니거나 근거가 없는, 또는 현대의학상 안전성 및 유효성이 과학적으로 검증되지 않은 내용을 기재하여 의료서비스 소비자에게 막연하거나 헛된 의학적 기대를 갖게 하는 광고는 허위 또는 과대광고로서 금지되어야 한다.

이러한 법리에 비추어 살펴보면, 우선 이 사건 **약침광고**는 피고인이 실제로 자신 운영의 ○○한의원에 내원하는 환자들을 상대로 약침요법을 사용하여 치료한 사실이 있으므로 위 약침광고 문구는 사실의 적시에 불과하고, 그것이 사실이 아니라거나 내용이 부풀려진 것이라고 보기 어려워 원심의 위와 같은 판단에 과대광고에 대한 법리오해의 위법이 있다고는 할 수 없다.

그러나 한편, 이 사건 고름광고와 관련하여서는 현대의학의 기준에서 보면, 암환자가 아닌 일반인의 경우에도 일정 신체 부위에 집중적으로 주사와 쑥뜸을 반복함으로써 당해 부위에 화상을 입혀 상처를 나게 하고 그곳에 고약을 바르면 고름이 나오는 것은 당연한 현상이고, 이러한 증상이 피고인의 시술로 인하여 그 치료 효과로서 나타나는 특별한 현상이라고 보기는 어렵다. 그럼에도 불구하고 원심은 검사가 제출한 증거로는 이 사건 고름광고가 실제와 달리 과장하여 표현한 것이라 인정하기에 부족하다는 이유로 무죄로 판단하였는바, 이러한 원심의 판단에는 과대광고에 관한 법리를 오해한 위법이 있다.

2. 피고인의 상고이유에 대한 판단

약사법 제21조 제1항에서 말하는 '조제'라고 함은 일정한 처방에 따라 두 가지 이상의 의약품을 배합하거나 한 가지의 의약품을 그대로 일정한 분량으로 나누어 특정한 용법에 따라 특정인의 특정된 질병을 치료하거나 예방하는 것 등을 목적으로 사용되도록 약제를 만드는 것을 말하는 것으로서, 한약을 혼합하여 특정인의 특정된 질병에 대한 약제를 만드는 것도 일반적으로는 위와 같은 조제의 개념에 포함된다(대법원 1991. 12. 10. 선고 91도2348 판결 참조).

그런데 원심은 공소외 2가 피고인이 작성한 처방전을 복사하여 그에 따라 피고인의 집에서 한약재를 저울에 달아 계량한 뒤 이를 혼합하여 약탕기로 끓이고 그 약을 진공포장한 행위는 피고인이 작성한 처방전에 따라 두 가지 이상의 의약품을 배합하는 방법으로 피고인의 한의원을 방문한 환자들의 약재를 만든 것으로서 약사법에서 정한 조제라고 봄이 상당하다고 하였는바, 원심의 위와 같은 판단은 정당하고, 거기에 피고인이 주장하는 바와 같은 의약품의 조제행위에 대한 법리오해의 위법이 있다고는 볼 수 없다.

그리고 '한약'이라 함은 동물, 식물 또는 광물에서 채취된 것으로서 주로 원형대로 건조, 절단 또는 정제된 생약을 말하는 것인바, 의약품인 한약에 해당되는지 여부는 그 물의 성분, 형상(용기, 포장, 의장 등), 명칭 및 표시된 사용 목적, 효능, 효과, 용법, 용량, 판매할 때의 선전 또는 설명 등을 종합적으로 판단하여, 사회 일반인이 볼 때 농산물이나 식품 등으로 인식되는 것을 제외하고 그것이 사람이나 동물의 질병 진단, 치료, 경감, 처치 또는 예방의 목적으로 사용되는 것으로 인식되고 혹은 약효가 있다고 표방된 경우에는 이를 약사법의 규제대상인 의약품에 해당된다고 할 것인바(대법원 2007. 2. 9. 선고 2006도7109 판결 참조), 공소외 2가 달인 이 사건 탕약의 목적은 피고인이 진료한 환자의 질병을 치료하기 위한 것이었으므로 이는 약사법의 규제대상인 의약품에 해당한다고 할 것이다. 이 부분 피고인의 상고는 이유 없다.

3. 파기의 범위

이상에서 본 바와 같이 이 사건 공소사실 중 피고인이 무면허의료업자인 공소외 1과 공모하여 영리를 목적으로 이 사건 시술행위와 같은 의료행위를 업으로 하였다는 구 보건범죄단속에 관한 특별조치법 위반(부정의료업자)의 점과 피고인 운영의 강남 ○○한의원에서 인터넷 홈페이지에 고름에 관한 내용을 게재하여 의료업무에 관한 과대한 광고를 하였다는 구 의료법 위반의 점은 충분히 유죄로 인정될 수 있음에도 불구하고, 원심은 이 부분 공소사실에 관하여 무죄로 판단한 잘못이 있는바, 이 부분은 원심이 유죄로 인정한 약사법 위반의 범죄사실과 형법 제37조 전단의 경합관계에 있어 하나의 형을 선고하여야 할 경우이므로, 결국 원심판결은 전부 파기를 면할 수 없다.

4. 결론

그러므로 원심판결을 파기하고, 사건을 다시 심리 · 판단하게 하기 위하여 원심법원으로 환송하기로 하여 관여 대법관의 일치된 의견으로 주문과 같이 판결한다.

대법관 전수안(재판장) 양승태(주심) 김지형 양창수

[관련 용어]

괄사요법(刮痧療法)

괄사요법(刮痧療法)은 민간요법의 하나로 오랜 기간 동안 중의학의 한 분야를 차지하고 있는 치료방법이다. 괄사의 괄(刮)이라는 것은 도구로 긁는다는 의미이고, 사(痧)는 곽란(霍亂), 홍역(紅疫) 등에서 나타나는 피부발진을 의미하는데, 괄사치료 후 반복적인 자극에 의해 환자의 피부 상에 나타나는 자홍색(紫紅色)의 피하출혈 및 충혈 반응을 말한다.

괄사요법의 정확한 기원은 알 수가 없으나 최초의 기록인 사기를 살펴보면 춘추전국시대에 이미 시행되고 있었음을 알 수 있으며, 그 후 여러 한의학 문헌에서 점차로 발전해 왔음을 알 수 있다. 사(痧)라는 것은 곽란의 의미로 사(沙)나 교(絞) 등으로 원대(元代)에 사용되었고, 명 · 청대(明 · 淸代)에 이르러 사증(痧證) 및 괄사요법이 의가(醫家)들에게 보편적으로 중시되었다. 사증(痧證)의 치료에 있어 약물(藥物), 방혈(放血, 放痧), 괄사(刮痧) 등이 제시되었고, 괄사에 대한 방법과 도구 등이 많이 연구되었다. 현재는 괄사반을 우각(牛角)으로 만들고 소경활락(疏經活絡), 소염진통(消炎鎭痛)의 윤활제(潤滑劑)를 사용하여 환자의 병변(病變)과 체질(體質)에 따라 수기법(手技法)을 운용하여 경락(經絡)이 조체(阻滯)되어 발생하는 질병을 치유하는 방법이 가장 널리 사용되고 있다.

근래에 이르러, 과학문명의 발달로 개발이 진행되면서 환경이 오염되고 생태가 평형을 잃게 되고, 화학합성약물의 독성으로 인하여 인체에 미치는 폐해가 많아지면서 무독성의 치료법인 자연요법이 주시되고 있는데, 괄사요법은 그 중에서 각광을 받고 있다. 민간에서 전래되던 괄사요법이 순경개념(循經槪念)이 도입된 괄사요법으로 발전하여 치료효과가 더욱 좋아지게 되었으며, 시술방법이 익히기 쉽고 효과가 비교적 신속하여 내복약(內服藥)이나 침구치료(鍼灸治療) 외에 예방보건과 질병치료에 널리 시행되고 있는 상황이다.[39]

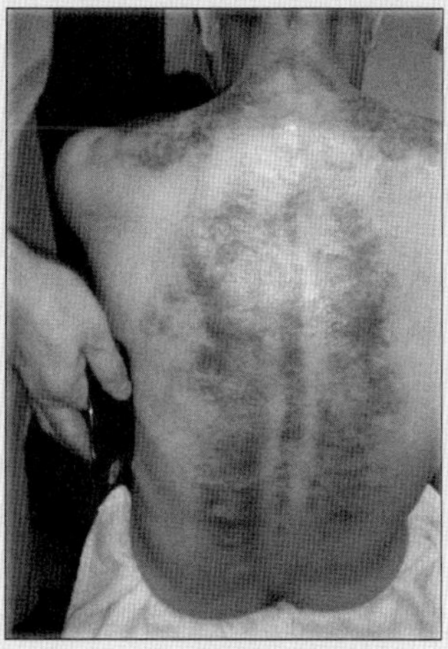

〈그림 1[40]〉

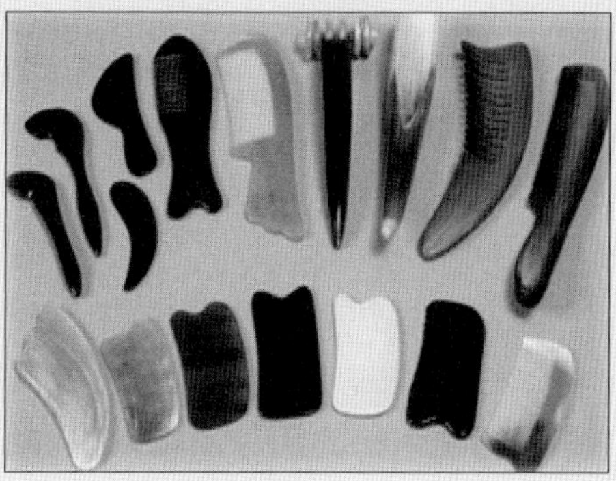

〈그림 2[41]〉

39) 유진호 · 고형균 · 강성길, "괄사요법에 대한 고찰", 대한침구학회지 제17권 제3호(2000.9), 45면.

40) 출처: 세계자연요법연구협회 홈페이지(http://wnc.or.kr).

41) 출처: 光明社 홈페이지(www.kmhealth.co.kr/).

2 참고 판례

대법원 2009. 11. 12. 선고 2009도7455 판결 【의료법위반】 [공2009하,2116]

【판시사항】

[1] 의료법 제56조에서 금지하는 '의료에 관한 광고'에 해당하기 위한 요건 및 그 증명책임자(=검사)

[2] 의료인이 아닌 피고인이 일간지에 '키 성장 맞춤 운동법과 그 보조기구'에 관한 광고를 게재한 사안에서, 의료법 제56조에서 금지하는 '의료에 관한 광고'에 해당하지 않는다고 한 사례

【판결요지】

[1] 의료법은 의료인의 자격 요건을 엄격히 규정하고, 의료인이 아닌 자의 '의료행위'를 금지하는 한편, 의료법인 · 의료기관 또는 의료인이 아닌 자의 '의료에 관한 광고'를 금지하고, 그 위반자에 대한 형사처벌을 규정하고 있다. 의료광고에 관한 이러한 규제는 의료지식이 없는 자가 의학적 전문지식을 기초로 하는 경험과 기능으로 진찰 · 검안 · 처방 · 투약 또는 외과적 시술을 시행하여 하는 질병의 예방 또는 치료행위 및 그 밖에 의료인이 행하지 아니하면 보건위생상 위해가 생길 우려가 있는 행위에 해당하는 의료행위를 시행하는 내용의 광고를 함으로써 발생할 수 있는 보건위생상의 위험을 사전에 방지하기 위한 것으로 이해할 수 있다. 따라서 의료인 등이 아닌 자가 한 광고가 '의료에 관한 광고'에 해당한다고 하기 위해서는 그 광고 내용이 위에서 본 의료행위에 관한 것이어야 한다. 한편, 형사재판에서 공소가 제기된 범죄의 구성요건을 이루는 사실에 대한 증명책임은 검사에게 있으므로 위 광고내용이 의료행위에 관한 것이라는 점도 검사가 증명하여야 한다.

[2] 의료인이 아닌 피고인이 일간지에 '키 성장 맞춤 운동법과 그 보조기구'에 관한 광고를 게재한 사안에서, 광고의 내용, 실제 피고인이 행한 영업의 내용 등에 비추어 볼 때 비정상인 혹은 질환자에 대한 진단 · 치료 등을 내용으로 하는 광고라기보다는 고유한 의료의 영역이라고 단정하기 어려운 체육 혹은 운동생리학적 관점에서 운동 및 자세교정을 통한 청소년 신체성장의 촉진에 관한 광고이므로, 의료법 제56조에서 금지하는 '의료에 관한 광고'에 해당하지 않는다고 한 사례.

【참조조문】

[1] 의료법 제56조 제1항, 제89조 / [2] 의료법 제56조 제1항, 제89조

【전 문】

【피 고 인】 피고인

【상 고 인】 검사

【변 호 인】 법무법인 대륙아주 담당변호사 김선중외 1인

【원심판결】 서울중앙지법 2009. 7. 16. 선고 2009노1220 판결

【주 문】

상고를 기각한다.

【이 유】

상고이유를 본다.

의료법은 의료인의 자격 요건을 엄격히 규정하고(제2조, 제4조 내지 제11조), 의료인이 아닌 자의 '의료행위'를 금지하는 한편(제27조), 의료법인·의료기관 또는 의료인(이하 '의료인 등'이라고 한다)이 아닌 자의 '의료에 관한 광고'를 금지하고(제56조), 그 위반자에 대한 형사처벌을 규정하고 있다. 의료광고에 관한 이러한 규제는 의료지식이 없는 자가 의학적 전문지식을 기초로 하는 경험과 기능으로 진찰·검안·처방·투약 또는 외과적 시술을 시행하여 하는 질병의 예방 또는 치료행위 및 그 밖에 의료인이 행하지 아니하면 보건위생상 위해가 생길 우려가 있는 행위에 해당하는 의료행위 (대법원 2004. 10. 28. 선고 2004도3405 판결 참조) 를 시행하는 내용의 광고를 함으로써 발생할 수 있는 보건위생상의 위험을 사전에 방지하기 위한 것으로 이해할 수 있다. 따라서 의료인 등이 아닌 자가 한 광고가 '의료에 관한 광고'에 해당한다고 하기 위해서는 그 광고 내용이 위에서 본 의료행위에 관한 것이어야 한다. 한편 형사재판에서 공소가 제기된 범죄의 구성요건을 이루는 사실에 대한 증명책임은 검사에게 있으므로 위 광고내용이 의료행위에 관한 것이라는 점도 검사가 증명하여야 한다.

원심이 그 채택 증거들을 종합하여 인정한 바에 의하면, 주식회사 키네스(이하 '키네스'라고 한다)는 '맞춤운동 처방 서비스 제공, 맞춤 운동 처방 장비 개발, 제조, 판매, 임대' 등을 목적으로 설립된 법인으로, 위 회사의 대표이사이자 운동생리학 전공자인 피고인은 그 판시 빌딩 6층에 러닝머신 8대, 자전거 5대, 매트 8장, 워킹트랙션 6대, 바이오시스 2대, 심폐측정기 1대, 유연성 검사기 1대, 비만도 검사기 1대, 키·체중 측정기 1대, 샤워장, 라커룸을 구비하고, 상담 실장 1명, 지도 교사 6명, 체형 검사 교사 1명을 고용하여 이를 운영하면서 고객들에게 키 성장 맞춤 운동법을 지도하고, 그 운동보조기구인 '바이오시스'와 '워킹트랙션' 등을 판매한 사실, 피고인이 2008. 8. 13. 일간지에 게재한 공소사실 기재 광고 문구는, "초경 후에도 키 10㎝ 더 클 수 있어

요. 키 작은 아이들의 키 크는 비결 키네스(KINESS) 성장법 화제"라는 제목 하에 "자연성장에서는 초경을 하고 나면 키가 5~6㎝ 정도 자라고 성장이 멈추지만 초경 직후에도 키네스 성장법을 실시하면 키가 13~15㎝ 정도를 더 키워준다. 왜냐하면 키 성장을 방해하고 있는 다리와 허리의 약화된 근기능을 회복시켜주는 특수장비 바이오시스를 통해 신체 기능을 향상시켜 주면서 성장점을 자극하여 성장호르몬 분비를 25배 이상 촉진시키고, 워킹트랙션을 사용한 비중력 보행으로 걷는 자세를 바르게 도와주고, 신체의 균형을 담당하는 골반의 안정성을 높여 자세의 틀어짐을 막아주어서 몸을 편안하게 만들어 주기 때문이다."라는 내용으로 되어 있는 사실을 알 수 있다. 그밖에 기록에 의하면, 위 광고 및 피고인의 영업 내용을 문제삼은 의료단체의 수사기관 제보에 따라 이루어진 위 회사 본점에 대한 관할 보건소 및 수사기관의 방문확인 결과, 진찰·검안·투약·문진·시진·청진 등 의료적 치료행위의 시술사실은 발견되지 않고, 위 영업 현장은 몸의 균형과 유연성 등을 검사하여 자세를 교정하여 주는 운동을 시행하면서 이것을 성장성판 검사라고 부르고 있고, 거기에 비치된 운동기구는 모두 특허청에서 특허를 취득한 후 정상적으로 설치, 이용되고 있다는 결론을 내린 사실을 알 수 있다.

원심은, 의료인 등이 아닌 피고인이 게재한 이 사건 광고는, 거기서 언급한 성장정밀검사의 시행 및 운동방법의 제공이 의학적인 전문지식을 기초로 하는 경험과 기능에 기한 진단의 정도에 이른다거나, 위 운동기구와 운동방법을 통한 운동과정에 의료인이 관여하지 아니할 경우 신체에 상당한 부작용이 발생하는 등 보건위생상 위해가 생길 우려가 있다고 보이지 아니하고, 달리 검사가 제출한 증거만으로는 그것이 의료행위에 해당한다거나 이 사건 광고가 의료행위에 관한 광고에 해당한다고 인정하기 부족하다는 이유로 피고인에게 무죄를 선고하였다.

앞서 본 법리와 이 사건 광고의 내용 및 피고인이 영업장소에서 실제로 행한 영업의 내용 등 원심의 인정사실에 비추어 보면, 위 광고의 전체적인 취지는 비정상인 혹은 질환자에 대한 진단·치료 등을 내용으로 하는 광고라기보다 고유한 의료의 영역이라고 단정하기 어려운 체육 혹은 운동생리학적 관점에서 운동 및 자세교정을 통한 청소년 신체성장의 촉진에 관한 광고라고 볼 여지가 더 많을 뿐만 아니라 실제 피고인이 행한 영업의 내용에 비추어 보더라도 그와 다른 취지의 광고라고 보기 어렵다.

그렇다면 피고인이 한 이 사건 광고가 의료법 제56조에서 금지하는 '의료에 관한 광고'에 해당한다고 하는 이 사건 공소사실에 관한 증명은 결국 부족하다고 볼 것이다. 같은 취지에서 피고인에게 무죄를 선고한 원심판단은 정당하다.

원심판결에는 상고이유에서 주장하는 바와 같이 의료광고에 관한 법리를 오해하는 등의 위법이 없다.

한편 법원이 검사에게 공소장 변경을 요구할 것인지 여부는 특별한 사정이 없는 한 재량에 속한다 할 것인데, 상고이유의 주장과 같이 원심이 이 사건 광고 내용에 대하여 허위표시위반의 죄로 공소장을 변경하도록 검사에게 요구하지 아니한 것이 기록상 위법하다고 보이지 않는다.

그러므로 상고를 기각하기로 하여, 관여 대법관의 일치된 의견으로 주문과 같이 판결한다.

대법관 양창수(재판장) 양승태 김지형(주심) 전수안

Part Ⅲ 쟁점연구

Legal Issues

Q1 의료광고란 무엇이고, 의료광고와 의료정보서비스는 어떻게 구별되는가?

Q2 의료광고를 규제하는 근거로는 크게 소비자보호의 측면과 과다한 광고자인 의료인 또는 의료기관의 보호 측면으로 나눌 수 있다. 이러한 근거에 대해 설명하고, 향후 의료광고는 어떠한 방향으로 규제되어야 하는가?

Q3 의료법에서 의료광고의 법제적 변천은 전면적 배제 시기(1951-1973), 제한적 허용시기(1973-2003), 확대허용시기(2003-현재)로 구별할 수 있다. 이러한 의료광고의 법제적 변천에 대하여 설명하시오.

Q4 현행 의료법상 의료광고 규제의 주요 내용을 설명하시오.

Q5 현행 의료법상 의료광고 규제제도의 문제점과 개선방안에 대하여 설명하시오.

Q6 의료광고 사전심의 업무는 의료법 및 의료법 시행령에 근거하여 대한의사협회, 대한치과의사협회, 대한한의사협회에서 담당하고 있다. 이와 관련하여 일부 언론 및 학계에서 의료광고 사전심의가 헌법 제21조 제2항에 따른 사전검열금지 원칙에 위배될 수 있다는 주장을 하고 있다. 이러한 논란은 2008년 6월 26일 헌법재판소가 의료광고 사전심의제도와 유사한 입법형태를 취하고 있는 방송광고 사전심의에 대하여 위헌 결정(헌법재판소 2008. 6. 26. 선고 2005헌마506 결정)을 함에 따라 가열되고 있는 상황이다. 의료광고 사전심의가 사전검열금지 원칙에 위배되는지 여부를 검토하고 자신의 견해를 제시하시오.

Case

甲은 OO한의원을 운영하던 한의사인바, 무면허의료업자인 A와 공모하여, 2001. 9.경부터 2002. 9. 14.경까지 사이에 서울 강남구 소재 甲 운영의 OO한의원에서 A로 하여금 말기암환자인 C 등 677명을 상대로 통증부위 및 경락부위 등에 홍화기름을 바른 후 물소뿔로 만든 기구로 피부를 긁어내어 경혈을 압박하고, 진동을 주어 몸속의 어혈을 표피로 밀어내고, 표피의 비듬이나 기름때를 떨어내어 임파선의 분비기능을 향상시켜 병을 치료하는 괄사요법의 치료를 하게하고, 치료비 명목으로 환자 1인당 2만 원 내지 3만 원씩을 지급받았다. 그리고 甲은 약사·한약사·한의사 자격이 없는 B와 공모하여, 2002. 3. 4.경부터 같은 해 9. 30.경까지 사이에 서울 성동구 소재 甲의 집 지하실 15평 규모의 넓이에 한약재 창고 3개, 약탕기 8개, 밀봉 포장기 2대 등의 시설을 갖추고, B로 하여금 甲이 위 OO한의원에서 보내 준 처방전에 따라 만성신장염 환자인 D에게 인진오령탕을 조제하여 주는 등 약 210명의 환자들에게 위와 같은 방법으로 소시호탕·인진오령탕 등을 조제하게 하고 합계 2억 6,656만 4,000원을 받았다. 나아가 甲은 2002. 8.경부터 같은 해 10. 17.경까지 사이에 자신이 운영하는 OO한의원에서 인터넷 홈페이지에 "세계 최고 수준의 말기암 치료 효율을 실현하고 있는 OO한의원", "약침요법이라는 특별한 치료법으로 암환자들을 치료하는 OO한방병원이다", "우선 치료실로 들어가면 말기암 환자들이 몸 어느 부위엔가 커다란 구멍이 뚫려 있고, 그곳에서 고름이 흘러내리고 있다...., 고름이 흘러나오는 것은 소위 내장에 있는 암의 독이 약침의 효력으로 몸 밖으로 빠져 나오고 있는 것이라는 게 피고인 원장의 설명"이라는 내용을 게재하여 의료업무에 관한 광고를 하였다.

(1) 甲의 죄책은? (대판 2010.5.27, 2006도9083 참조)

☞ **[참고 문헌] 이호용, "의료광고의 규제완화가능성에 대한 법적 검토", 인권과 정의 제317호(2003.01), 103-120면.**

Materials for Extensive Reading

곽명섭, "의료광고 관련 의료법 개정과정의 문제점과 의료광고 사전심의제도 등의 개선방안", 법과 정책연구 제10집 제1호(2010.4), 197-228면.

박성용 · 오동현, "의료법상 의료광고규제체계 개선방안 연구: 의료법 제56조를 중심으로", 소비자문제연구 제41호(2012.04), 125-141면.

장 욱, "의료광고 법제 변화와 개선 방향", 연세대학교 법학연구 제19권 제1호, 2009, 279-308면.

정정일, "의료광고의 허용한계와 법률적 쟁점", 법조 통권 제619호(2008.4), 149-186면.

이명웅, "의료법 제69조 등 위헌제청 : 의료광고 제한", 헌법재판소결정해설집 2005(2006.11), 473-502면.

이상돈 · 김나경, 의료법강의(제1판), 법문사, 2011, 98-121면.

이호용, "의료광고의 규제완화가능성에 대한 법적 검토", 인권과 정의 제317호(2003.01), 103-120면.

부록 1

무면허 대체의료행위의 형사법적 책임*

- 대법원 2005.4.29, 2004도7412 판결 -

김 재 윤

목 차

[판결요지]

세계침구학회연합회와 중국 국제침구고시원이 각 주관하는 자격시험에 합격해 각기 면허증을 교부받은 후 위 학회의 부속기구인 국제의료봉사위원회의 단원으로 활동하면서 침술행위를 했다면 그러한 자격을 가진 피고인을 의료법 제2조 제1항 소정의 '의료인'이라거나 같은법 제25조제1항 소정의 '외국의 의료인 면허를 소지한 자'라고 보기 어렵다.

[이 유]

1. 상고이유 제1점에 대한 판단

의료법 제2조 제1항은 "이 법에서 '의료인'이라 함은 보건복지부장관의 면허를 받은 의사·치과의사·한의사·조산사 및 간호사를 말한다"라고 규정하고 있고, 같은 법 제25조 제1항은 "의료인이 아니면 누구든지 의료행위를 할 수 없으며 의료인도 면허된 이외의 의료행위를 할 수 없다. 다만, 다음 각호의 1에 해당하는 자는 보건복지부령이 정하는 범위 안에서 의료행위를 할 수 있다. 1. 외국의 의료인의 면허를 소지한 자로서 일정한 기간 국내에 체류하는 자(이하 생략)"라고, 같은법시행규칙 제20조는 "법 제25조 제1항 제1호의 규정에 따라 외국의 의료인의 면허를 소지한 자로서 다음 각호의 1에 해당하는

* 이 글은 원래 「비교형사법연구」 제8권 제1호, 한국비교형사법학회(2006.7), 355-378면에 게재된 것이다.

업무를 수행하기 위하여 국내에 체류하는 자는 그 업무수행을 위하여 필요한 범위 안에서 보건복지부장관의 승인을 얻어 의료행위를 할 수 있다. (1 내지 3호 생략) 4. 국제의료봉사단의 의료봉사업무"라고 각 규정함으로써, 의료인 아닌 자의 무면허의료행위를 전면적으로 금지하되 다만 외국면허의료인의 의료행위를 일정범위에서 허용하고 있다.

기록에 의하면, 피고인이 세계침구학회연합회와 중국 국제침구고시원이 각 주관하는 침구사 자격시험에 합격하여 각기 면허증을 교부받은 다음 위 학회의 부속기구인 국제의료봉사위원회의 단원으로서 활동하면서 공소사실 기재와 같은 침술행위를 한 사실은 인정되나, 그러한 자격을 가진 피고인을 의료법 제2조 제1항 소정의 '의료인'이라거나 같은 법 제25조 제1항 소정의 '외국의 의료인 면허를 소지한 자'라고는 보기 어려우므로, 피고인의 이 사건 침술행위는 형사처벌의 대상이 되지 아니하는 의료법시행규칙 제20조 제4호 소정의 '국제의료봉사단의 의료봉사업무'에 해당하지 않는다고 할 것이다.

같은 취지에서 원심이, 피고인의 이 사건 침술행위는 의료법 및 같은법시행규칙에서 정하고 있는 국제의료봉사단의 의료봉사업무로서 법령에 정한 정당한 행위에 해당한다는 피고인의 주장을 받아들이지 아니한 것은 옳고, 거기에 상고이유에서 주장하는 바와 같이 의료법 제25조 제1항 및 같은법시행규칙 제20조 제4호에 관한 법리를 오해한 위법이 있다고 할 수 없다.

2. 상고이유 제2점에 대한 판단

형법 제20조 소정의 '사회상규에 위배되지 아니하는 행위'라 함은 법질서 전체의 정신이나 그 배후에 놓여 있는 사회윤리 내지 사회통념에 비추어 용인될 수 있는 행위를 말하고, 어떠한 행위가 사회상규에 위배되지 아니하는 정당한 행위로서 위법성이 조각되는 것인지는 구체적인 사정 아래서 합목적적, 합리적으로 고찰하여 개별적으로 판단되어야 할 것인바, 이와 같은 정당행위를 인정하려면 첫째 그 행위의 동기나 목적의 정당성, 둘째 행위의 수단이나 방법의 상당성, 셋째 보호이익과 침해이익과의 법익균형성, 넷째 긴급성, 다섯째 그 행위 외에 다른 수단이나 방법이 없다는 보충성 등의 요건을 갖추어야 할 것이고, 한편, 일반적으로 면허 또는 자격 없이 침술행위를 하는 것은 의료법 제25조의 무면허 의료행위(한방의료행위)에 해당되어 같은 법 제66조에 의하여 처벌되어야 하는 것이며, 그 침술행위가 광범위하고 보편화된 민간요법이고, 그 시술로 인한 위험성이 적다는 사정만으로 그것이 바로 사회상규에 위배되지 아니하는 행위에 해당한다고 보기는 어렵다고 할 것이며, 다만, 그 침술행위의 위험성의 정도, 일반인의 시각, 시술자의 시술의 동기, 목적, 방법, 횟수, 시술에 대한 지식수준, 시술경력, 피시술자의 나이, 체질, 건강상태, 시술행위로 인한 부작용 내지 위험발생 가능성 등을 종합적으로 고려하여 법질서 전체의 정신이나 그 배후에 놓여 있는 사회윤리 내지 사회통념에 비추어 용인될 수 있는 행위에 해당한다고 인정되는 경우에만 형법 제20조 소정의 사회상규에 위배되지 아니하는 행위로서 위법성이 조각된다고 할 것이다(대법원 2002.12.26, 2002도5077 판결 참조).

원심판결 이유에 의하면, 원심은 제1심판결의 채용증거들을 인용하여 피고인이 세계침구학회연합회 등에서 침구사자격을 취득하였으나, 국내에서 의사의 처방 없이 침술행위를 할 수 있는 면허나 자격을 취득하지는 못한 사실, 이러한 피고인이 단순히 수지침 정도의 수준에 그치지 아니하고 환자 박정엽 등의 몸 부위에 체침을 시술한 사실, 환자 김성심은 나이가 많은 노인으로서 시술행위로 인한 부작용 내지 위험발생 가능성이 높아 보이는 사실 등을 인정한 다음, 이러한 피고인의 침술행위는 의료법을 포함한 법질서 전체의 정신이나 사회통념에 비추어 용인될 수 있는 행위에 해당한다고 볼 수는 없다 할 것이어서 위법성이 조각되지 아니한다고 판단하였는바, 관계 증거들을 위 법리와 기록에 비추어 살펴보면, 원심의 위와 같은 판단은 수긍이 가고, 거기에 형법 제20조 소정의 정당행위에 관한 법리를 오해한 위법이 있다고 할 수 없다.

3. 상고이유 제3점에 대한 판단

생략

4. 결론

그러므로 상고를 기각하기로 하여 관여 대법관의 일치된 의견으로 주문과 같이 판결한다.

[연 구]

Ⅰ. 머리말

70년대 초반부터 서구에서 '질병 중심의 의학'인 서양의학의 한계에 대한 인식이 대두하였고, 그 대안의 하나로 인간의 온갖 질병과 고통을 약물과 수술이 아닌 자연치유능력에 맞추어 조율하고 복원하는 '대체의학'(alternative medicine)[1]에 많은 관심이 고조되었

---

1) 영어권에서 사용되는 'alternative medicine'을 처음에는 '대체의학'이라 번역했으나 이 말이 지닌 기존의 의학을 대체한다는 부담감 때문에 의사사회에서는 '보완의학'(complementary medicine)을 주로 사용한다. 하지만 개념의 정확한 의미에서 대체의학과 보완의학은 말 그대로 서로 차별성을 갖는다. 참고로 대체의학의 중심지라 할 수 있는 독일에서는 'Naturmedizin', 즉 '자연치료의학'이라는 표현을 사용한다.

다. 이러한 관심에도 불구하고 대체의학이 무엇이고 어떠한 종류가 이에 해당하는가에 관해 아직까지 명확하게 정립하지는 못한 실정이다.

대체의학과 관련하여 가장 큰 문제점은 전문의료인이 아닌 비의료인들이 수지침시술, 안마, 지압, 척추교정, 활법, 기(氣)치료, 명상치료 등을 대체요법이라는 이름으로 무책임하게 사이비 의료행위를 하고 있으며, 한국적 사회풍토가 이를 일정부분 옹호하거나 눈감아주고 있다는 점이다. 이는 대체의학에 대한 올바른 이해를 저해할 뿐만 아니라 국민건강을 위협하는 요인이 될 수 있다. 이런 상황에서 2000년 대법원은 수지침 시술행위에 대해 "수지침 시술행위도 침술행위의 일종이기 때문에 면허나 자격 없이 수지침 시술행위를 하는 것은 무면허 한방의료 행위에 해당하지만, 수지침이 시술 부위나 방법 등에 있어서 동양의학으로 전래된 체침의 경우와 차이가 있고 일반인들도 관용하는 입장이기 때문에 종합적으로 고려하여 구체적인 경우에 있어서 개별적으로 보아 법질서 전체의 정신이나 그 배후에 놓여 있는 사회윤리 내지 사회통념에 비추어 용인될 수 있는 행위에 해당한다고 인정되는 경우에는 형법 제20조 소정의 사회상규에 위배되지 아니하는 행위로서 위법성이 조각된다."[2]고 판시하여 무면허 대체의료행위가 정당화되기 위한 하나의 기준을 제시하고 있다.

대상판례도 2000년 4월 25일 대법원 판례를 기준으로 하여 판시하고 있으나, 무면허 대체의료행위에 대한 이와 같은 일련의 판례가 다음과 같은 이유로 과연 타당한 것인지 검토할 필요가 있다. 우선 어느 행위까지를 대체의료행위에 포함시켜 의료법의 적용을 받게 할 것인가의 문제이다. 이는 현행 의료법과 보건범죄단속에관한특별조치법에서 의료행위에 대한 명확한 개념조항을 두고 있지 않기 때문에 문제가 될 수밖에 없다. 다음으로 비의료인이 아닌 의료인에 의한 대체의료행위도 의사에 의한 치료행위의 일종이기 때문에 그 법적 성질을 통설과 판례의 태도와 같이 위법성조각설로 보아야 하는지, 아니면 구성요건배제설로 파악해야 하는지가 문제된다. 마지막으로 대상판례는 비의료인의 무면허 대체의료행위의 위법성조각을 판단함에 있어 형법 제20조의 '사회상규에 위배되지 아니하는 행위' 여부로 논증하고 있는 바, 이러한 방식이 타당한 것인지, 그리고 이 경우에도 '사회상규에 위배되지 아니하는 행위'의 핵심요건으로서 법질서 전체의 정신 내지 사회통념 등과 같은 추상적 기준 이외에 사회상규위배 여부의 구체적 판단기준은 없는 것인지에 관해 살펴보고자 한다. 다만 대상판례에서 상고이유 제3점에 대한 판단은 형법 제16조의 법률의 착오문제도 다투고 있으나, 이는 연구범위의 한정을 위해 다음 연구과제로 남겨두고자 한다.

---

2) 대판 2000.4.25, 98도2389.

Ⅱ. 대체의료행위에 대한 법적 평가

1. 대체의료행위의 문제점

대체의학상 어떤 치료법까지를 대체요법으로 인정할 수 있는지의 문제는 별개의 논의로 하더라도 현재 우리나라에서 비의료인에 의해 행해지고 다수의 대체요법이 과연 의료법상의 의료행위로 인정될 수 있는지가 문제된다. 현행 의료법은 의료인이 아니면 누구든지 의료행위를 할 수 없으며 의료인도 면허된 이외의 의료행위를 할 수 없도록 하고 있고(동법 제25조 제1항), 보건범죄단속에관한특별조치법(이하 보건범죄특별법) 제5조는 의료법 제25조의 규정을 위반하여 영리를 목적으로 의사가 아닌 자가 의료행위를, 치과의사가 아닌 자가 치과의료행위를, 한의사가 아닌 자가 한방의료행위를 업으로 한 자는 무기 또는 2년 이상의 징역에 처한다고 규정하고 있기 때문에 대체의료행위를 의료행위로 인정할 수 있어야만 이들 무면허 대체의료행위를 형사처벌할 수 있다.[3)]

의료법은 의료행위에 대해 '의료인이 행하는 의료 · 조산 · 간호등 의료기술의 시행행위'를 의료행위로 이해(동법 제12조 제1항)하고 있을 뿐 이에 대한 개념 정의규정을 두고 있지 않고 있다.[4)] 다만 의료계에서는 의료행위의 개념에 대해 크게 (i) 사람의 질병의 진찰, 치료 혹은 예방을 목적으로 하는 행위라는 견해, (ii) 현대의학을 기본으로 하여 그 이론을 임상에 응용하는 행위로서 사람의 질병의 진찰, 혹은 예방을 목적으로 행하는 행위라는 견해, (iii) 의사의 의학적 판단 및 시술로써 행하는 것이거나 보건위생상 위해를 발생시킬 우려가 있는 행위라는 견해 등으로 나뉘고 있다.[5)] 그러나 의료행위의 실질적 내용은 의학 및 의료기술의 발달과 사회통념에 따라 변화되므로 쉽게 확정할 수 있는 성질의 것이 아니라 본다.[6)] 판례도 처음에는 의료행위를 '의료인이 의학의 전문적 지식

---

3) 헌법재판소는 무면허 의료행위를 일률적 · 전면적으로 금지하고 이에 위반할 경우 처벌하는 규정이 과잉금지의 원칙에 위배되는지 여부에 대하여 "의료행위는 인간의 존엄과 가치의 근본인 사람의 신체와 생명을 대상으로 하는 것이므로 ... 科學的으로 검증되지 아니한 방법 또는 무면허 의료행위자에 의한 약간의 不作用도 존엄과 가치를 지닌 인간에게는 回復할 수 없는 致命的인 危害를 가할 수 있는 것이다. 또 무면허 의료행위를 일률적, 전면적으로 금지하고 이를 違反하는 경우에는 그 치료결과에 관계없이 刑事處罰을 받게 하는 이 법의 규제방법은 과잉금지의 원칙에 위반된다고 할 수 없다"고 결정한 바 있다(헌법재판소 1996.10.31, 94헌가7 결정).

4) 헌법재판소는 현행 의료법이 의료행위에 관한 정의규정을 두고 있지 않은 점에 대해 명확성원칙에 반하지 않는 것으로 결정을 내린 바 있다(헌법재판소 1996.12.26, 93헌바65 결정). 이러한 헌재결정에 대한 비판과 의료행위 개념정의의 필요성에 관한 자세한 분석으로는 류지태, "의료행위의 개념", 고려법학 제39호, 고려대학교 법학연구원, 2002, 65면 이하 참조.

5) 최재천 · 박영호 · 홍영균 공저, 앞의 책, 196면.

6) 예컨대 성형수술의 의료행위 해당여부와 관련하여 대법원은 과거 "곰보수술, 쌍눈꺼풀, 콧날세

을 기초로 하여 경험과 기능으로써 진찰, 검안, 처방, 투약 또는 외과수술 등 질병의 예방과 치료행위'로 파악했으나,[7] 의학의 진보와 의료기술의 혁신 및 새로운 의료행위에 대한 사회적 수용에 따라서 의료행위를 점점 확대하여 '질병의 예방 또는 치료행위 이외에도 의료인이 행하지 아니하면 보건위생상 위해가 생길 우려가 있는 행위'도 의료행위의 범주에 포함시키고 있다.[8]

생각건대 안락사·인공임신중절수술·인공수정·성전환수술·장기이식술 등 '새로운 영역의 의학'이 계속해서 등장하고 있으며, 침술, 뜸, 안마, 지압, 마사지 등과 같은 한의학적 치료법뿐만 아니라 식이요법, 약초요법, 향기요법, 생체자기요법, 수(水)치료법, 동종요법, 척추교정요법 등과 같은 대체의료행위가 점점 증가하고 있고 대체의료행위 자체의 위험성도 무시하기 어렵기 때문에 의료행위의 개념은 의사의 의학적 판단 및 시술로써 행하는 것이거나 보건위생상 위해를 발생시킬 우려가 있는 행위라는 견해로 파악하는 것이 타당하다고 여겨진다. 판례도 수지침 및 체침과 같은 침술행위, 뜸요법, 자석요법, 벌침요법, 부항 시술행위, 안마, 지압, 척추교정, 활법 등과 같은 행위가 생리상 또는 보건위생상 위험이 있을 수 있는 경우에는 의료행위에 해당한다고 판시한 바 있다.[9] 따라서 침구술 등과 같은 한의학적 치료법뿐만 아니라 식이요법, 약초요법, 향기요법, 생체자기요법, 수(水)치료법, 동종요법, 척추교정요법 등과 같은 대체의료행위가 보건위생상 위해가 발생할 우려가 있다면 의료법상의 의료행위에 해당한다. 결국 보건위생상 위해가 발생할 우려가 있는 무면허 대체의료행위는 의료법 제25조의 무면허 의료행위의 금지규정에 의하여 규제되며, 이와 같은 무면허 대체의료행위를 한 자가 영리를 목적으로 업으로 의료행위를 행한다면 보건범죄특별법 제5조를 위반한 것이 되어 처벌된다고 볼 수 있다.[10]

우기등 미용성형수술이 질병의 예방 또는 치료행위가 아니기 때문에 의학상 의료행위에 속하지 않는다"고 판시하였으나(대판 1972.3.28, 72도342), 그 후 입장을 변경하여 "코높이기 등 성형수술도 질병의 치료행위의 범주에 넣어 의료행위에 해당한다"고 판시하고 있다(대판 1974.11.26, 74도1114).

7) 대판 1972.3.28, 72도342; 대판 1985.5.28, 84도2135.

8) 대판 2002.6.20, 2002도807 전원합의체 판결.

9) 대판 1978.5.9, 77도2191; 대판 1992.10.13, 92도1892; 대판 1993.7.27, 93도1352; 대판 1999. 3.26, 98도2481; 대판 2000.4.25, 98도2389; 대판 2000.2.25, 99도4542; 대판 2002.5.10, 2000도2807; 대판 2002.6.20, 2002도807; 대판 2004.10.28, 2004도3405. 그러나 판례는 "지압서비스업소에서 근육통을 호소하는 손님들에게 엄지손가락과 팔꿈치 등을 사용하여 근육이 뭉쳐진 허리와 어깨 등의 부위를 누르는 방법으로 근육통을 완화시켜 준 행위는 의료행위에 해당하지 않는다"고 판시한 바 있다(대판 2000.2.22, 99도4541).

10) 같은 취지로 최재천·박영호·홍영균 공저, 앞의 책, 196-197면.

2. 대체의료행위의 법적 성질

대다수의 대체의료행위는 약물치료, 수술 등을 전제로 하는 통상의 의료행위와는 달리 인체 내의 자연적 생명력을 보강하고 활성화하는 방법을 그 치료법으로 택하고 있기 때문에 인체에 대한 침해(Eingriff in den Körper)[11]를 수반하는 경우가 드물다. 그러나 대체의료행위도 경우에 따라서는 신체의 생리적 기능변화를 초래할 수 있기 때문에 이러한 상해를 수반하는 '좁은 의미의 대체의료행위'와 관련하여, 이를 형법적으로 어떻게 평가할 수 있는가에 대하여 살펴볼 필요가 있다. 다만 그 동안의 학설과 판례가 대체의료행위가 아닌 의사의 치료행위를 중심으로 논하여져 왔기 때문에 의사의 치료행위의 법적 성질을 간략히 정리하고, 이를 바탕으로 대체의료행위의 특수성을 감안하여 대체의료행위의 법적 성질에 관해 고찰해 보기로 한다.

의사의 (대체)의료행위가 치료의 목적을 갖고 있지 않으며 의료행위 결과 신체에 상해를 초래한 경우라면 당연히 형법상 상해죄의 구성요건에 해당하나, 주관적으로 치료의 목적을 갖고 객관적으로는 의술의 법칙에 따라 행하여진 경우에는 가벌성이 부정된다는 데 견해가 일치하고 있다. 그러나 가벌성 조각의 근거에 대해 종래의 통설적 견해[12]와 판례[13]에 의하면 치료행위로 인하여 환자의 신체에 상해의 결과가 발생하여 상해죄의 보호법익이 침해되었기 때문에 상해죄의 구성요건이 충족되었지만 형법 제20조의 업무로 인한 행위로서 정당행위에 해당하여 위법성이 조각된다고 한다(소위 '업무로 인한 행위로서의 위법성조각설'). 이 견해에 따르면 의료침습에 의료기술의 정당성과 의학적 적응성이 인정되면 환자의 동의가 없더라도 그것이 주관적으로 치료의 목적을 가지고 객관적으로 의술의 법칙에 따라 행하여지는 한 의료행위는 적법하다고 한다. 이러한 종래의 통설・판례에 대하여 치료행위의 목적은 밝혔으나 방법이나 치료행위의 대상이 되는 환자의 의사를 고려하지 않았으며, 이에 따라 어떤 방법으로 치료해야 하는가를 문제삼지 않았고, 환자의 동의가 없는 치료행위도 위법하지 않다고 보게 되어 환자의 신체를 단지 행위의 객체로만 보는 문제점이 있다는 비판이 제기되고 있다.[14]

---

11) 이를 의료침습(醫療侵襲, Heileingriff)으로 표현하기도 한다. 다만 '침습'이란 단어가 우리 국어사전에 찾아봐도 존재하지 않고, 더욱이 의학사전 등에도 존재하지 않은 용어임을 지적하면서 '침해'(侵害) 내지 '손상'(損傷)이란 용어가 더 적절하다는 주장에 대해서는 김경화, 의료행위의 형법적 한계, 법학박사학위논문, 동아대학교, 2001, 36면 각주 89); 문국진, 의료의 법이론, 고려대학교 출판부, 1982, 157-158면 참조.

12) 강구진, 형법강의 각론 I, 박영사, 1983, 62면; 남흥우, 형법총론, 박영사, 1980, 154면; 유기천, 개정 형법학(형법강의), 일조각, 1980, 193면; 정영석, 형법총론, 법문사, 1987, 145면; 황산덕, 형법각론, 방문사, 1983, 176면; 정성근, 형법총론, 법지사, 1996, 270면; 배종대, 형법총론, 홍문사, 2004, 265면.

13) 대판 1976.6.8, 76도144; 대판 1978.11.14, 78도2388.

다음으로 치료행위는 상해죄나 업무상과실치사상죄의 구성요건에 해당하지만 피해자의 승낙 또는 추정적 승낙에 의하여 위법성이 조각된다고 보는 견해가 있다(소위 '피해자의 승낙에 의한 위법성조각설').[15] 이 견해는 환자의 자기결정권(Selbstbestimmungsrecht)을 중심으로 의사의 치료행위를 형법적으로 파악하려는 것이기 때문에 환자의 명시적인 반대의사에도 불구하고 치료행위를 하였다면 위법성이 조각되지 않으나(소위 '전단적인 치료행위'[16]), 환자에게 승낙능력이 없는 상태였다면 추정적 승낙 또는 긴급피난에 해당하는지 여부를 검토할 수 있다고 한다. 독일 판례의 일관된 태도이며,[17] 대법원도 이 견해를 지지한 판례가 있다.[18] 이 견해는 의료에 있어서 환자의 주체성과 관련한 자기결정권의 보호라는 측면에서 타당하지만 환자의 승낙을 결여한 전단적 치료행위라도 성공하여 건강이 유지되거나 증진된 경우에도 상해죄 등이 성립하게 된다는 난점이 있다.[19]

앞의 두 견해와는 달리 의사의 치료행위는 의학적 적응이 있고 치료의 목적으로 의술의 법칙에 따라 행해지는 한 환자의 승낙의 유무를 불문하고 생리적 기능을 침해하는 행위인 상해죄의 구성요건해당행위는 없다고 하는 견해가 있다(소위 '구성요건해당성배제설').[20] 현재 독일의 통설적 입장[21]이며, 우리나라에서도 오늘날 점차 많은 학자들의 지지를 받고 있다. 이 견해의 근저에는 상해는 사람의 생리적 기능을 훼손하려는 것으로서 치료는 본래 건강의 회복 · 유지에 적합한 행위인 점에서 양자는 본래 사회적 · 법적

14) 이재상, 형법총론, 박영사, 2001, 274면; 김일수, 형법학원론, 박영사, 1988, 600면; 김영환, "의료형법에 관한 형법적 고찰", 성시탁 교수 화갑기념논문집, 1993, 276면 이하.

15) 임웅, 형법총론, 법문사, 2004, 207면; 박상기, 형법총론, 박영사, 1999, 148면; 박광민, "형법상 의사의 치료행위의 본질", 성균관법학 제12호(2000), 147-148면 참조.

16) 이에 관한 자세한 분석으로는 이재석, "의료행위의 형법적 평가", 대구법학 제4호(2001.8), 대구대학교, 80면 이하; 신동일, "형법상 의료행위와 설명의무", 형사정책연구 제14권 제1호(2003 · 봄호), 한국형사정책연구원, 233면 이하 참조.

17) RGSt 25, 375; RGSt 38, 34; RGSt 74, 91, 92; BGHSt 11, 111, 112; BGHSt 12, 379; BGHSt 16, 309; OLG Hamm MDR 1963, 520; OLG Hamburg NJW 1975, 603.

18) 대판 1993.7.27, 92도2345.

19) 정현미, 의료과오의 형사법적 책임, 한국형사정책연구원, 1998, 28면; 위법성조각설의 비판점에 대해 자세히는 김경화, 앞의 책, 43면 참조.

20) 김일수, 새로쓴(제8판) 형법총론, 박영사, 2000, 333면; 유기천, 앞의 책, 183면; 이재상, 앞의 책, 275면; 이형국, 형법총론, 법문사, 1991, 170면; 독일에서 이 견해를 주장하는 학자로는 H. Welzel, Das Deutsche Strafrecht, 11. Aufl., 1969, S. 289.

21) Dreher/Tröndle, StGB, § 223 Rn. 9b; Eser, in: Schönke/Schröder, StGB, § 223 Rn. 32 ff.; Hirsch, LK, vor § 223 Rn. 3-6; Horn, SK, § 223, Rn. 30 ff.; Lackner, StGB, § 223 Rn. 8; Maurach/Schroeder/Maiwald, BT I, 8 IV Rn. 26 ff.; Blei, BT, 14 IV; Bockelmann, Strafrecht des Arztes, S. 66 ff.; Krey, BT I, Rn. 215 ff.; Schmidhäuser, BT, 1/5; Welzel, Strafrecht, S. 289; Wessels, BT I, 6 I 2; 이와 같은 독일의 통설적 입장에 대한 자세한 분석으로는 박광민, 앞의 논문, 150면 이하 참조.

의미를 달리한다고 하는 인식에 근거하고 있다. 이 견해는 치료행위의 개념을 어떻게 보느냐에 따라 다음과 같이 두 견해로 다시 나뉜다. 일부 견해[22]는 원칙적으로 치료행위는 구성요건 해당성이 없다고 보아야 하지만 신체에 중대한 침해가 되는 치료행위는 예외적으로 취급하여 통상적 치료행위와는 달리 상해죄의 구성요건에 해당하지만 피해자의 승낙에 의하여 비로소 위법성이 조각된다고 본다. 또 다른 일부 견해[23]는 성공한 치료행위(치유된 경우)와 실패한 경우(환자의 생명 · 건강을 악화시킨 경우)로 나누어 성공한 치료행위는 신체적 건강이 전체적으로 증진되었거나 유지되었기 때문에 환자의 승낙유무와 관계없이 상해죄의 구성요건에 해당하지 않으나, 실패한 치료행위는 결과불법을 부정할 수 없지만 의술의 법칙에 따른 행위라면 발생한 결과에 대한 고의가 없으므로 상해의 고의를 인정할 수 없고 주의의무위반이 없기 때문에 과실도 인정할 수 없으나 의술의 법칙에 반하는 경우에는 상해죄 또는 업무상과실치사상죄의 구성요건해당성과 위법성을 조각할 수 없다고 한다. 그러나 이 견해에 따르면 대다수의 의사의 치료행위가 상해죄와는 무관하게 되므로 결국 환자의 자기결정권을 침해하는 전단적 치료행위로 흐를 때는 감금죄나 강요죄 등에 의해 불충분하게 보호될 수밖에 없다는 단점이 생긴다.[24]

생각건대 오늘날 의사의 치료행위는 다음과 같은 두 가지 관점이 고려되어야 한다. 한편으로 의사와 환자의 관계에 있어 환자는 더 이상 의료행위의 객체로서가 아닌 주체로서 평가되어야 하며, 치료행위도 의사의 일방적인 행위가 아닌 환자와의 협력관계에서 이루어지는 공동행위라는 점이다. 이러한 관계를 고려할 때 환자의 자기결정권을 보호하는 법익이 강조되어야 함은 부인할 수 없다. 다른 한편으로 의사의 치료행위에 대한 형법적 통제는 가장 최후수단으로 기능해야 한다는 점이다. 지나치게 사전단계에서 의사의 치료행위를 형법적 수단으로 통제했을 경우 의사의 치료행위는 위축되고 소극적 · 방어적 치료만을 할 것이므로 궁극적으로는 환자의 권리를 침해할 가능성이 높기 때문이다. 따라서 현행 형법처럼 환자의 자기결정권을 침해한 전단적 치료행위에 관한 독자적인 구성요건이 없는 상황에서 형법 해석론상 의사의 치료행위는 원칙적으로 다음과 같이 사례를 나누어 해결하는 방식이 타당하고 여겨진다.[25] 첫째, 본질적인 신체나 건강의

---

22) 김영환, 앞의 논문, 279면 이하; 하태훈, "의사의 치료행위", 고시계(2001.8), 36면 이하; 독일의 견해로는 Eser, in: Schönke/Schröder, StGB, § 223 Rn. 31, 33; Horn, SK, § 223, Rn. 35 ff.; Krauβ, in: Bockelmann-FS, S. 557, 574 ff.; Schröder, NJW 1961, 952.

23) 이재상, 앞의 책, 275면; 독일의 견해로는 Blei, BT, 14 IV 1c; Bockelmann, in: Ponsold, Lehrbuch, S. 35; Engisch, ZStW 58(1939), 9; Hardwig, GA 1965, 163; Hirsch, LK, vor § 223 Rn. 3 ff.; Kohlrausch/Lange, Strafgesetzbuch, 223 III; Maurach/Schroeder/Maiwald, BT I, 8 IV Rn. 30, 34, 35.

24) 김상호 · 김경화, "의료행위와 형사책임의 유형", 동아논총 제38집(2001.12), 동아대학교, 127면.

25) 같은 취지로 김영환, 앞의 논문, 290-294면.

침해가 없는 성공한 치료행위는 이미 결과불법이 없으므로 상해죄의 구성요건에서 배제된다. 다만 행위불법이 극단적으로 문제되는 예외적인 경우, 즉 '의술의 법칙'과의 합치성이나 '피해자의 양해'가 없는 경우는 각각의 문제되는 구성요건해당성의 여부부터 검토한다. 둘째, 본질적인 신체나 건강의 침해가 있는 경우, 즉 실패한 의료행위에는 ① 의학적 적응사유에 합당한 치료의 필요성, ② 의술의 법칙과의 합치성, ③ 의사의 '설명의무'(Aufklärungspflicht)를 전제한 환자의 유효한 승낙, ④ 의사의 치료목적이나 치료경향이라고 하는 네 가지 요건이 동시에 충족되는 경우에만 상해죄의 구성요건에서 배제할 수 있다. 이상과 같은 요건들을 충족하는 의료행위는 그 근거가 무엇이 되었건 형사처벌의 대상이 되지 않는다고 보는 것이 타당하다. 이에 반해 네 가지 요건중 하나의 요건이라도 충족되지 않는 경우에는 일단은 상해죄 내지 업무상과실치사상죄의 구성요건해당성을 인정하고 그 위법성조각여부를 판단하면 될 것이다.

이와 같은 입장은 의사의 대체의료행위에도 동일하게 적용될 수 있다. 다만 대체의료행위의 경우에는 사람의 생명·신체에 대한 위험이 더욱 높고 보건위생상 중대한 부작용이 발생할 수 있으므로 상해죄 내지 업무상과실치사상죄의 가벌성 심사에 있어 엄격한 기준이 요구된다. 따라서 현재 대체의료행위에 대한 통일적인 규제입법이 없고 충분한 과학적·객관적 임상실험이 담보되지 않은 상황에서 대체의료행위의 위법성조각은 엄격하여야 한다고 본다.[26]

3. 대상판례의 검토

대상판례는 면허 또는 자격 없이 침술행위를 하는 것은 의료법 제25조의 무면허 의료행위(한방의료행위)에 해당되어 같은 법 제66조에 의하여 처벌되어야 한다는 기존 판례의 입장을 유지하고 있다. 특히 대상판례는 비록 세계침구학회연합회[27]와 중국 국제침구고시원이 각 주관하는 자격시험에 합격해 각기 면허증을 교부받은 후 위 학회의 부속기구인 국제의료봉사위원회의 단원으로 활동하면서 침술행위를 했다고 하더라도 그러한 자격을 가진 피고인을 의료법 제2조 제1항 소정의 '의료인'이라거나 같은 법 제25조제1항 소정의 '외국의 의료인 면허를 소지한 자'라고 보기 어렵다는 점을 인정하고 있다. 대상판례의 피고인 이외에도 대법원은 자격기본법에 의한 민간자격관리자로부터 대체의학자격증을 수여받은 자,[28] 외국에서 침구사자격을 취득하였으나 국내에서 침술행위를 할 수 있는 면허나 자격을 취득하지 못한 자,[29] 정부 공인의 체육종목인 '활법'의 사회체육지도

---

26) 같은 취지로 최재천·박영호·홍영균 공저, 앞의 책, 198면.

27) 1987년 북경에서 설립된 세계침구학회연합회에 관한 자세한 내용은 http://www.chim.or.kr/ 참조.

28) 대판 2003.5.13, 2003도939.

자 자격증을 취득한 자[30] 등의 의료행위를 모두 금지된 무면허 의료행위(의료법 제25조)로 보고 있다. 결국 대법원은 침술행위와 같은 한의학상의 대체의료행위는 한의과대학을 나온 한의사만이, 식이요법과 같은 서양의학상의 대체의료행위는 의과대학을 졸업한 의사만이 할 수 있다는 입장이다. 이러한 판례의 태도는 한편으로 비의료인들이 비과학적이고 의학상 검증되지 않는 의료행위를 대체의료행위라는 이름 하에 무책임하게 행하는 것을 방지함으로써 국민건강을 보호하려는 취지로 보이고, 다른 한편으로 누구나 오래전부터 민간요법으로 간단하게 할 수 있는 대체의료행위라 할지라도 생리상 또는 보건위생상 위험이 있을 수 있는 경우에는 의료행위로 보고 이때에는 전문의료인에 의해 의료행위가 행해져야 함을 강조한 것으로서 타당하다고 여겨진다.

Ⅲ. 무면허 대체의료행위의 위법성조각사유로서 형법 제20조의 '사회상규에 위배되지 않는 행위'

1. '사회상규에 위배되지 아니하는 행위'의 의의

형법 제20조는 정당행위라는 표제 아래 "법령에 의한 행위 또는 업무로 인한 행위 기타 사회상규에 위배되지 아니하는 행위는 벌하지 아니한다"고 규정하여 위법성조각사유의 하나로 보고 있다. 그런데 다른 위법성조각사유와는 달리 형법 제20조의 '사회상규에 위배되지 아니하는 행위'라는 위법성조각사유는 독일형법[31]이나 일본형법[32]에서 찾아볼 수 없는 우리나라 형법에 특유한 것으로 평가된다. 나아가 동 규정의 실질적 의의는 한편으로 "사회상규라고 하는 초실정법적 정당성 기준을 법규화함으로써 법관이 실정법 이외에 사회윤리나 선량한 풍속 등 일련의 도덕적 가치들에 의해 구성요건에 해당하는 행위의 위법성 실질을 판단할 수 있는 근거를 마련"[33]한 데 있고, 다른 한편으로 "비록 행위

---

29) 대판 2002.12.26, 2002도5077.

30) 대판 2002.5.10, 2000도2807.

31) 독일형법은 위법성조각사유로서 정당방위(제32조), 과잉방위(제33조), 정당화적 긴급피난(제34조), 면책적 긴급피난(제35조)에 관한 규정만을 두고 있고, 제226조의 a에 피해자의 승낙이라는 표제 아래 "피해자의 승낙 하에 상해를 한 자는 그 상해행위가 승낙에도 불구하고 선량한 풍속(die guten Sitten)에 반하는 때에는 위법이다"고 규정하여 상해죄에 대해서만 개별적인 위법성조각사유로서 피해자의 승낙에 관한 규정을 두고 있다.

32) 일본형법은 정당행위(제35조), 정당방위(제36조), 긴급피난(제37조)을 위법성조각사유로 규정하면서, 특히 제35조의 정당행위에 대해서는 "법령 또는 정당한 업무로 인한 행위는 벌하지 아니 한다"고 규정하고 있다.

33) 양화식, "형법 제20조의 '사회상규에 위배되지 아니하는 행위'에 관한 고찰", 형사법연구 제19호, 한국형사법학회, 2003, 176면.

유형상 구성요건에 해당될 수 있는 행위일지라도 사회적으로 용납되는 행위를 대폭 허용함으로써 형식적 범죄개념으로 인해 야기될 수 있는 전 국민의 전과자화를 막고 형법의 근본원리인 관용주의 내지 보충성의 원리를 심화"[34]시킨 데 있다.

그러나 문제는 위법성조각사유로서 규정된 형법 제20조의 '사회상규'라는 개념이 지나치게 모호하고 추상적이라는 점이다. 그럼에도 불구하고 판례[35]와 다수견해[36]는 사회상규의 개념을 적극적으로 규명하고 그 형법상의 기능을 인정하고 있는 바, '사회상규에 위배되지 아니하는 행위'의 핵심적 개념요소 내지 그 판단원리로 사회정의, 사회윤리(도덕률) 및 선량한 풍속 등을 언급하고 있다.

반면에 소수견해는 형법 제20조는 법이론적 근거를 가지고 있지 않으며, 사회상규라는 용어의 내용이 지나치게 모호하고 추상적이어서 법원의 자의적 적용에 대한 우려를 갖게 하며, 사회상규를 포함한 정당행위 규정이 위법성조각사유의 체계에 관하여 논리적 모순을 일으킨다는 등의 이유를 들어 이 조항의 폐지를 주장하는 견해[37]와 사회상규 개념을 적극적으로 확정하는 것을 포기하고 '사회상규에 위배되지 않는 행위'의 유형화를 시도함으로써 이 조항의 적용에 구체적인 지침을 마련하자는 견해[38]로 나뉘고 있다.[39]

---

34) 허일태, "형법 제20조의 '사회상규에 위배되지 아니하는 행위'의 재조명", 비교형사법연구, 한국비교형사법학회, 제4권 제1호, 2002, 4면.

35) 판례는 이미 1950년대에 사회상규를 "그 입법정신에 비추어 국가질서의 존중성의 인식을 기초로 한 국민일반의 건전한 도의감"(대판 1956.4.6, 4289형상42)이라고 판시한 바 있으나, 1997년 이후 최근까지 판례는 다음과 같은 입장을 유지하고 있다: "형법 제20조 소정의 '사회상규에 위배되지 않는 행위'라 함은 법질서 전체의 정신이나 그 배후에 놓여 있는 사회윤리 내지 사회통념에 비추어 용인될 수 있는 행위를 말하고, 어떠한 행위가 사회상규에 위배되지 아니하는 정당한 행위로서 위법성이 조각되는 것인지는 구체적인 사정 아래서 합목적적, 합리적으로 고찰하여 개별적으로 판단되어야 할 것인 바, 이와 같은 정당행위를 인정하려면 첫째, 그 행위의 동기나 목적의 정당성 둘째, 행위의 수단이나 방법의 상당성 셋째, 보호이익과 침해이익과의 법익권형성 넷째, 긴급성 다섯째, 그 행위 외에 다른 수단이나 방법이 없다는 보충성 등의 요건을 갖추어야 한다"(대판 1997.11.14, 97도2118; 대판 2000.4.25, 98도2389; 대판 2003.5.13, 2003도939; 대판 2004.8.20, 2003도4732).

36) 대표적으로 이재상 교수는 "사회상규란 국가질서의 존엄성을 기초로 한 국민 일반의 건전한 도의감 또는 공정하게 사유하는 일반인의 건전한 윤리감정을 의미하는 것으로, 따라서 사회상규에 위배되지 않는 행위란 법질서 전체의 정신이나 사회윤리에 비추어 용인될 수 있는 행위"라고 정의하고 있다(이재상, 앞의 책, 277면).

37) 김영환, "형법 제20조 정당행위에 관한 비판적 고찰", 김종원교수화갑기념논문집, 법문사, 1991, 143면; 이정원, 형법총론, 문영사, 1997, 210면; 임웅, 앞의 책, 189면; 전지연, "안락사에 대한 형법적 고찰", 한림법학Forum, 제4권, 1994/1995, 147면; 천진호, "사회상규에 위배되지 아니하는 행위에 대한 비판적 고찰", 비교형사법연구, 한국비교형사법학회, 제3권 제2호, 2002, 161면.

38) 배종대, 앞의 책, 271면; 신동운, 형법총론, 법문사, 2001, 316-317면; 오영근, 형법총론, 박영사, 2005, 327면; 허일태, 앞의 논문, 23면.

39) 형법제정 전후부터 최근까지 사회상규의 의미에 관한 판례와 학설의 시대적 변화에 대한 자세

생각건대 형법 제20조에 규정된 '사회상규'라는 개념은 그 자체가 실질적 개념이 아니라 시대와 사회의 변화에 따라 내용충족을 필요로 하는 열린 형식적 개념의 성격을 갖고 있기 때문에 다수설과 판례와 같은 개념정의의 시도는 일반인의 건전한 도덕감, 법질서 전체의 정신, 사회통념 등과 같은 여전히 추상적이고 막연한 그리고 동어반복적인 내용으로 대치될 수밖에 없다. 따라서 사회상규에 대해 누구나 수긍가능하고 통일된 개념정의는 불가능해 보인다. 다만 사회상규의 개념요소로서 일반인의 건전한 도덕감, 법질서 전체의 정신, 사회윤리 내지 사회통념, 선량한 풍속 등이 천진호 교수의 지적처럼 "지극히 정서적인 용어"이지만 "법과 도덕이 완전히 분리될 수 없고, 도덕원리도 법의 존재와 내용을 결정하는 근거로 사용된다"[40]는 측면에서는 허용될 수 있다고 여겨진다. 그러나 '사회상규'의 개념정의가 어렵다고 하여 일부 소수견해가 주장하는 것처럼 위법성조각사유로서의 형법 제20조의 형법적 기능을 부정하고 폐지하자는 데에는 찬성할 수 없다. 왜냐하면 '사회상규'라는 개념의 추상성과 불확정성에도 불구하고 이 규정의 제정당시 엄상섭 의원이 의도했던 입법취지인 위법성의 조각을 통해 형법 각칙에 의한 범죄의 성립범위를 축소시키고자 하는 독자적 기능은 여전히 수행되고 있으며,[41] 나아가 이미 지난 수십 년 간 이에 따른 규범적 판단이 내려져왔음을 도외시할 수 없기 때문이다. 그리고 일부 소수견해가 주장하는 법관의 자의적 판단에 의한 남용의 우려도 낙태사건[42]이나 대상판례와 같은 무면허 대체의료행위사건에서 볼 수 있듯이 대법원은 '사회상규에 위배되지 아니하는 행위'를 지나치게 신중할 정도로 인정하고 있기 때문에 이 규정의 남용의 우려는 현실적이지 않다고 판단된다.[43] 결국 형법 제20조의 '사회상규'와 관련해서는 '사회상규'의 개념정의가 가능한지 여부의 문제보다 어떤 행위유형이 '사회상규에 위배되지 아니하는 행위'에 속하는지, 그 구체적인 판단척도를 어떻게 법이론적으로 구체화할 것인가의 문제가 더욱 중요하다고 생각된다.

2. '사회상규에 위배되지 아니하는 행위'의 법적 성질

'사회상규에 위배되지 아니하는 행위'의 법적 성질[44]에 대한 오늘날 통설적 입장은 구성요건해당성배제사유가 아닌 위법성조각사유로 보고 있다. 다만 이를 위법성조각사

한 분석으로는 이상용, 형법 제20조 정당행위 규정 중 사회상규에 관한 연구, 서울대학교대학원 법학박사학위논문, 2002, 53면 이하 참조.

40) 같은 취지로, 양화식, 앞의 논문, 179면.

41) 형법 제20조의 법제사적 연혁에 관해 자세히는 이상용, 앞의 논문, 166면 이하 참조.

42) 대판 1985.6.11, 84도1958.

43) 같은 견해로 이상용, 앞의 논문, 188면.

44) 이에 대한 체계적 분석으로는 양화식, 앞의 논문, 181면 이하; 허일태, 앞의 논문, 14면 이하; 천진호, 앞의 논문, 162면 이하 참조.

유로 보더라도 판례[45]와 다수견해[46]는 정당방위나 긴급피난 등과 같은 개별적인 위법성조각사유와는 달리 일반적 · 포괄적 위법성조각사유로 파악한다. 다만 논리적으로 볼 때 형법 제21조 이하의 위법성조각사유들은 형법 제20조에 비해 특별법의 지위를 갖고 있으므로 구성요건에 해당하는 행위의 위법성을 판단할 때에는 먼저 이들 위법성조각사유들의 성립여부를 검토하여야 하며, 이들 사유가 적용될 수 없을 때 비로소 형법 제20조가 적용되므로 '사회상규에 위배되지 아니하는 행위'는 보충적 성격을 갖는다고 한다.

이에 반해 소수견해[47]는 "사회상규를 초법규적으로 이해하면 사회상규의 이중적 지위를 인정해야 한다"[48]거나 "사회상규에 위배되지 아니하는 행위라는 유개념(Gattungsbegriff)과 정당방위 · 긴급피난 · 피해자의 승낙 등과 같은 종개념(Artbegriff)을 동의어로 사용하면서 동시에 유개념이 종개념을 포괄한다고 보는 점에서 사고논리에 배치된다"[49] 등의 근거를 제시하면서 '사회상규에 위배되지 아니하는 행위'를 일반적 · 포괄적 위법성조각사유가 아닌 개별적 위법성조각사유라고 본다. 다만 사회상규의 독자적 기능은 위법성조각의 일반원리를 정하는 데 있는 것이 아니라, 현존하는 위법성조각사유 이외에 그 정당성을 인정해야 할 경우를 포괄적으로 그리고 보충적으로 규정하는 성격을 갖고 있다고 한다.

생각건대 다수견해는 추상적이고 불확정적인 '사회상규'라는 개념을 설명하기 위해 사회윤리나 사회통념과 같은 일반적이고 포괄적인 용어를 그 개념요소로서 사용하고 있는 데, 이러한 개념요소가 비록 일반적 · 포괄적 성격을 갖고 있다하여 우리 형법이 규정하고 있는 위법성조각사유의 체계적 구조를 간과한 채, 곧바로 위법성조각사유의 법적 성질도 일반적이고 포괄적인 성격을 갖는 것으로 보는 것은 타당하지 않다고 본다. 왜냐하면 이미 배종대 교수가 적절히 지적했듯이,[50] 우리나라 형법의 위법성조각사유의 체계적 구조상 '사회상규에 위배되지 아니하는 행위'는 형법이 규정한 정당행위 · 정

---

45) 1976.7.13, 75도1205; 1989.12.12, 89도875; 1993.6.8, 93도766; 1994.6.14, 94도778; 1999.12.28, 98도138.

46) 김일수, 한국형법 I(총론 상), 박영사, 1996, 596면; 신동운, 앞의 책, 240면; 안동준, 형법총론, 학현사, 1998, 134면; 이재상, 앞의 책, 269면, 277면; 이형국, 앞의 책, 173면; 임웅, 앞의 책, 1999, 182면.

47) 김영환, 앞의 논문, 1991, 140면; 박상기, 앞의 책, 153면; 배종대, 앞의 책, 267면; 허일태, 앞의 논문, 17면 이하; 천진호, 앞의 논문, 168면 이하. 특히 이러한 소수견해에 대해 다수설의 입장에서 비판을 가한 최근의 글로는 양화식, 앞의 논문, 182면 이하.

48) 배종대, 앞의 책, 271면.

49) 천진호, 앞의 논문, 169면.

50) 배종대, 앞의 책, 271면. 보다 자세히는 배종대, "형법 제20조 정당행위에 있어서 '기타 사회상규'의 의미", 월간고시(1991/9), 89-90면.

당방위 · 긴급피난 · 자구행위 · 피해자의 승낙이라는 5가지 위법성조각사유의 하나인 정당행위의 세 번째 요건에 불과하고, 나아가 정당행위에서 차지하는 비중 또한 1/3에 지나지 않는 것으로 보아야 하기 때문이다. 따라서 '사회상규에 위배되지 아니하는 행위'는 일반적 · 포괄적 위법성조각사유라기 보다는 다른 위법성조각사유와 마찬가지로 정당행위중의 하나의 요건에 불과한 개별적 위법성조각사유로서 다른 모든 개별적 위법성조각사유가 적용될 수 없을 때 한하여 검토되는 지극히 제한적 의미와 기능을 갖고 있는 것으로 파악함이 타당하다고 여겨진다. 또한, 이러한 논증구조가 다수견해와 같이 '사회상규에 위배되지 아니하는 행위'의 일반적 · 포괄적 위법성조각사유를 인정하면서도 특별법지위를 거론하며 다른 개별적 위법성조각사유가 적용될 수 없을 경우에 비로소 적용되는 보충적 성격을 갖고 있다는 다소 논리모순적인 설명보다 비교우위에 있다고 본다.

3. 사회상규위배 여부의 구체적 판단기준

앞서 언급한 바와 같이 '사회상규에 위배되지 아니하는 행위'라는 형법 제20조의 위법성조각사유와 관련해서는 '사회상규'의 개념정의가 가능한지 내지 그 법적 성질이 무엇인가의 문제 보다 어떤 행위유형이 '사회상규에 위배되지 아니하는 행위'에 속하는지, 그 구체적인 판단척도를 어떻게 법이론적으로 구체화할 것인가의 문제가 더욱 중요하다고 본다.

우선 '사회상규에 위배되지 아니하는 행위'로 그동안 판례와 학설은 다양한 행위유형을 제시하고 있다.[51] 이를 다시 유사한 행위유형으로 한정하여 크게 분류하면 법적으로 징계권 있는 자의 체벌이나 징계권 없는 자의 징계행위, 소극적 저항행위, 경미한 법익침해 내지 법익충돌 행위, 일반인의 간단한 치료행위, 허용된 위험행위, 동가치적 이익충돌 내지 의무충돌의 경우, 국가 및 공공기관이나 회사 등에서 수년에 걸쳐 내려온 관행(관례)적 행위, 의례적인 선물제공 내지 기부행위와 같은 경미한 선거법위반행위 등이 있다. 특히 일반인의 간단한 치료행위와 관련해서는 대법원의 '수지침사건'에 대한 판결[52]이 대표적이며, 학설로는 "의료법에 위배되지 않는 범위 내에서의 일반인의 치료행위"[53] 또는 "간단한 치료행위"[54]와 "치료유사행위"[55]를 언급하고 있다.

---

51) 판례와 학설이 인정한 '사회상규에 위배되지 아니하는 행위'의 구체적 유형에 대한 자세한 분석으로는 천진호, 앞의 논문, 173면 이하 참조.

52) 대판 2000.4.25, 98도2389.

53) 정성근, 앞의 책, 271면.

54) 손해목, 형법총론, 법문사, 1996, 433면.

55) 정성근, 앞의 책, 271면.

문제는 일반인의 간단한 치료행위를 포함한 이러한 행위유형이 개별적 위법성조각사유이자 다른 위법성조각사유를 검토한 후 마지막 위법성 판단으로서 '사회상규에 위배되지 아니하는 행위'에 포섭되기 위한 구체적 기준이 무엇이냐에 있다고 본다. 이에 대해 판례는 사회윤리 내지 사회통념이란 추상적 기준을 보다 구체화하기 위하여 일관되게 사회상규위배 여부의 구체적 판단기준으로 다음과 같은 기준을 제시하고 있다: "형법 제20조 소정의 '사회상규에 위배되지 아니하는 행위'라 함은 법질서 전체의 정신이나 그 배후에 놓여 있는 사회윤리 내지 사회통념에 비추어 용인될 수 있는 행위를 말하고, 어떠한 행위가 사회상규에 위배되지 아니하는 정당한 행위로서 위법성이 조각되는 것인지는 구체적인 사정 아래서 합목적적, 합리적으로 고찰하여 개별적으로 판단되어야 할 것인바, 이와 같은 정당행위를 인정하려면 첫째 그 행위의 동기나 목적의 정당성, 둘째 행위의 수단이나 방법의 상당성, 셋째 보호이익과 침해이익과의 법익권형성, 넷째 긴급성, 다섯째 그 행위 외에 다른 수단이나 방법이 없다는 보충성 등의 요건을 갖추어야 한다.[56) 학설도 판례의 이러한 기준을 받아들이고 있다. 그러나 판례가 제시한 이러한 구체적 기준으로 앞서 언급한 다양한 행위유형의 사회상규 위배여부를 판단하기에는 어려움이 따를 수밖에 없으며, 나아가 구체적 기준을 자세히 들여다보면 이 기준이 정당행위의 성립여부를 판단하기 위한 독자적 기준이라기보다는 이론적 논증을 생략한 채 긴급피난의 성립요건을 차용하고 있다는 점을 발견할 수 있다. 따라서 아래에서는 대상판례를 중심으로 이러한 문제점을 보다 자세히 살펴보고자 한다.

4. 대상판례의 검토

대상판례는 "피고인의 침술행위는 의료법을 포함한 법질서 전체의 정신이나 사회통념에 비추어 용인될 수 있는 행위에 해당한다고 볼 수는 없다 할 것이어서 위법성이 조각되지 아니한다"고 판시하고 있는 데, 법질서 전체의 정신이나 사회통념을 보다 구체화하기 위하여 기존 판례에서 적용하고 있는 사회상규 위배여부의 구체적 기준, 즉 ① 그 행위의 동기나 목적의 정당성, ② 행위의 수단이나 방법의 상당성, ③ 보호이익과 침해이익과의 법익권형성, ④ 긴급성, ⑤ 그 행위 외에 다른 수단이나 방법이 없다는 보충성 등을 그대로 따르고 있다. 대상판례를 포함하여 대법원이 이러한 구체적 기준을 마련한 것은 다른 위법성조각사유와는 달리 위법성조가사유로서 '사회상규에 위배되지 아니하는 행위'의 성립요건을 충족시킬 만한 구체적 내용이 형법 제20조에는 규정되어 있지 않으며, 그와 동시에 사회윤리 내지 사회통념과 같은 추상적 기준을 보다 구체화하기 위한 불가피한

---

56) 대판 1986.10.28, 86도1764; 1994.4.15, 93도2899; 1999.1.26, 98도3029; 대판 2000.3.10, 99도4273; 2000.4.25, 98도2389; 2002.12.26, 2002도5077.

선택으로 보인다. 다만 이러한 구체적 기준을 토대로 다시 법관이 "합목적적 · 합리적으로 판단" 하거나 "종합적 관점에서 총체적 판단"을 내려야 하기 때문에 법관의 자의적 판단을 구속할 수 없을 것이라는 비판이 제기되고 있다.[57] 그러나 "법관은 헌법과 법률에 의하여 그 양심에 따라 독립하여 심판한다"라고 규정한 헌법 제103조와 이에 근거하여 "증거의 증명력은 법관의 자유판단에 의한다"라고 규정한 형사소송법 제308조에 의하여 법관의 자의적 판단은 일정한 한계 속에서 허용되는 것으로 보아야 하기 때문에 이러한 비판에 수긍할 수 없다. 따라서 법관이 사회상규 위배여부의 구체적 기준과 관련하여 공정성과 합리성에 바탕한 법해석을 직무로 하는 자의 법조적 양심인 법리적 확신에 기초해서 논리적 규칙이나 수학적 공리를 가리키는 사고법칙(Denkgesetz)과 사회생활상의 경험이 아닌 자연법칙과 예외를 허용하지 않는 경험법칙(Erfahrungsgesetz)에 위배되지 않고 증거자료를 최대한 활용하였다면[58] 이러한 내재적 한계 속에서 법관의 자의적 판단은 허용될 수 있다고 본다.

생각건대 문제의 소재가 사회상규 위배여부의 구체적 기준에 관한 법관의 자의적 판단에 있다기보다는 판례가 원용한 그 구체적 기준의 내용에 있다고 여겨진다. 즉 사회상규 위배여부와 관련하여 기존의 판례와 대상판례는 ① 그 행위의 동기나 목적의 정당성, ② 행위의 수단이나 방법의 상당성, ③ 보호이익과 침해이익과의 법익권형성, ④ 긴급성, ⑤ 그 행위 외에 다른 수단이나 방법이 없다는 보충성 등을 언급하고 있으나, 이는 정당행위의 성립여부를 판단하기 위한 독자적 기준이라기보다는 이론적 논증을 생략한 채 긴급피난의 성립요건중 일부(②:실질적 상당성의 원리, ③:우월성의 원리, ⑤:보충성의 원리 등)와 범죄성립요소와 관련 없는 양형조건중 일부(①:범행의 동기 · 수단과 결과)를 혼합 · 차용하고 있다는 점을 발견할 수 있다.

더 나아가 이러한 5가지 요건으로 앞서 언급한 '사회상규에 위배되지 아니하는 행위'의 모든 행위유형의 사회상규 위배여부를 판단할 수도 없다. 이에 대법원은 대상판례와 같은 무면허 대체의료행위라는 행위유형의 사회상규 위배여부를 판단하기 위해 다시 "그 침술행위의 위험성의 정도, 일반인의 시각, 시술자의 시술의 동기, 목적, 방법, 횟수, 시술에 대한 지식수준, 시술경력, 피시술자의 나이, 체질, 건강상태, 시술행위로 인한 부작용 내지 위험발생 가능성 등을 종합적으로 고려하여"라는 기준을 제시하고 있다. 그러나 이러한 기준은 대체의료행위에 있어 과실인정을 위한 일반적 · 객관적 기준을 수평적으로 나열한 것에 지나지 않는다. 따라서 이러한 기준보다는 무면허 대체의료행위의 엄격한 제한이라는 측면에서 상해를 수반하는 '좁은 의미의 대체의료행위'는 물론이고, 보건위생상 위해를 발생시킬 우려가 있는 '넓은 의미의 대체의료행위'까지도 ① 의료면허나

57) 배종대, 앞의 논문, 88-90면.

58) 권영성, 헌법학원론, 법문사, 2002, 1009면; 배종대, 형사소송법, 홍문사, 2004, 673-674면.

자격의 소지여부, ② 의학적 적응사유에 합당한 치료의 필요성, ③ 의술의 법칙과의 합치성, ④ 설명의무를 전제한 환자의 유효한 승낙, ⑤ 치료의 목적 등과 같은 (대체)의료행위의 적법요건으로 해결하는 것이 보다 바람직하다고 본다. 이런 관점에서 대상판례 역시 "국내에서 의사의 처방 없이 침술행위를 할 수 있는 면허나 자격을 취득하지는 못한 사실, 이러한 피고인이 단순히 수지침 정도의 수준에 그치지 아니하고 환자 박정엽 등의 몸 부위에 체침을 시술한 사실, 환자 김성심은 나이가 많은 노인으로서 시술행위로 인한 부작용 내지 위험발생 가능성이 높아 보이는 사실 등을 인정한 다음, 이러한 피고인의 침술행위는 의료법을 포함한 법질서 전체의 정신이나 사회통념에 비추어 용인될 수 있는 행위에 해당한다고 볼 수는 없다 할 것이어서 위법성이 조각되지 아니한다"고 하여 의료면허나 자격의 소지여부, 의학적 적응사유에 합당한 치료의 필요성, 의술의 법칙과의 합치성, 치료의 목적 등을 부분적으로 검토하였으나 환자의 동의여부, 시술자의 설명의무 이행여부 등은 판시내용에서 생략하였다. 따라서 향후 무면허 대체의료행위의 사회상규 위배여부를 판단할 때에는 이에 대한 검토도 판시내용에 포함시키는 것이 바람직하다고 여겨진다.

Ⅳ. 맺음말

최근 국·내외 의료계에서는 서양의학의 대안의 하나로서 인간의 자연치유능력에 초점을 맞추어 조율하고 복원하는 대체의학에 대한 관심이 고조되고 있다. 그러나 아직까지 의료계 내부에서 조차 대체의학의 개념과 그 종류에 대해 학문적 체계가 갖추어져 있지 않고 있으며, 대체의학이 갖는 비과학적 요소로 인해 많은 지지를 받지 못하고 있다. 이러한 현실 속에서 전문의료인이 아닌 비의료인이 수지침 시술, 안마, 지압 등을 대체요법이란 이름 하에 무책임하게 행함으로써 대체의학에 대한 올바른 이해를 저해함은 물론 국민건강을 심각히 위협하고 있다. 이러한 문제의식 아래 본 논문에서는 무면허 대체의료행위의 형사법적 책임의 문제를 대법원 2005.4.29, 2004도7412 판결을 중심으로 고찰해 보았다. 중심내용을 간략히 요약하면 다음과 같다.

먼저, 대상판례는 기존 판례와 마찬가지로 침술행위가 보건위생상 위해를 발생시킬 우려가 있는 이상 의료법상의 의료행위로 파악하고 있으며, 비록 피고인이 세계침구학회연합회와 중국 국제침구고시원이 주관하는 자격시험에 합격해 각기 면허증을 교부받았다고 하더라도 의료법 제25조 제1항의 '외국의 의료인 면허를 소지한 자'로 보기 어려워 의료법 제25조의 무면허 의료행위로 처벌이 불가피하다고 판시하고 있다. 이러한 판례의 태도는 비의료인에 의한 무분별한 무면허 대체의료행위를 처벌함으로서 국민건강을 보호하려는 취지로서 타당하고 본다.

다음으로 대상판례는 비의료인의 무면허 대체의료행위의 위법성조각을 판단함에 있어 형법 제20조의 '사회상규에 위배되지 아니하는 행위' 여부로 판단하고 있다. 이와 관련하여 '사회상규'에 대한 개념정의가 가능한지 혹은 그 법적 성질이 일반적 · 포괄적 위법성조각사유인지, 아니면 형법이 인정하고 있는 5가지 위법성조각사유중 하나인 정당행위의 세 번째 요건에 불과한 개별적 위법성조각사유인지의 문제보다 어떤 행위유형이 '사회상규에 위배되지 아니하는 행위'에 속하는지, 그 구체적 판단척도를 어떻게 법이론적으로 구체화할 것인가의 문제가 더욱 중요함을 지적하였다. 그리고 대상판례의 침술행위와 같은 무면허 대체의료행위를 논증대상으로 하였다. 대상판례는 법질서 전체의 정신이나 사회통념을 보다 구체화하기 위하여 기존 판례에서 적용하고 있는 사회상규 위배여부의 구체적 기준, 즉 ① 행위의 동기 · 목적의 정당성, ② 행위의 수단 · 방법의 상당성, ③ 보호이익과 침해이익과의 법익권형성, ④ 긴급성, ⑤ 보충성 등을 그대로 따르고 있다. 이는 법질서 전체의 정신이나 사회통념과 같은 추상적 기준을 보다 구체화하기 위한 불가피한 선택으로 보인다. 그러나 이러한 구체적 기준은 정당행위의 성립여부를 판단하기 위한 독자적 기준이라기보다는 이론적 논증을 생략한 채 긴급피난의 성립요건과 양형조건 중 일부를 혼합 · 차용한 것에 지나지 않고, 모든 행위유형의 사회상규 위배여부를 판단할 수도 없다. 이에 대상판례는 무면허 대체의료행위라는 행위유형의 사회상규 위배여부를 보다 구체적으로 판단하기 위해 다시 그 침술행위의 위험성의 정도, 일반인의 시각, 시술자의 시술의 동기, 목적, 방법, 횟수, 시술에 대한 지식수준, 시술경력, 피시술자의 나이, 체질, 건강상태, 시술행위로 인한 부작용 내지 위험발생 가능성 등이라는 기준을 제시하고 있다. 하지만 이러한 기준은 대체의료행위에 있어 과실인정을 위한 일반적 · 객관적 기준을 수평적으로 나열한 것에 불과하다. 따라서 이러한 기준보다는 무면허 대체의료행위의 엄격한 제한이라는 측면에서 상해를 수반하는 '좁은 의미의 대체의료행위'는 물론이고, 보건위생상 위해를 발생시킬 우려가 있는 '넓은 의미의 대체의료행위'까지도 ① 의료면허나 자격의 소지여부, ② 의학적 적응사유에 합당한 치료의 필요성, ③ 의술의 법칙과의 합치성, ④ 설명의무를 전제한 환자의 유효한 승낙, ⑤ 치료의 목적 등과 같은 (대체)의료행위의 적법요건으로 해결하는 하는 것이 타당하다고 여겨진다.

* 주제어: 대체의학, 대체의료행위, 의료행위, 정당행위, 사회상규

부록 2

안락사 허용론에 대한 고찰*

김 재 윤

목 차

I. 머리말

현대의학과 의료기술의 급진적 발전으로 말미암아 인위적으로 인간의 생명을 조절 내지 연장할 수 있는 현실에서 "나는 환자의 건강과 생명을 첫째로 생각하겠노라"(The health and life of my patient will be my first consideration)고 히포크라테스 선서[1])를 한 의사는 심각한 딜레마에 빠지곤 한다. 왜냐하면 의사는 극심한 고통에 시달리고 있는 시한부 루게릭병 환자가 자신의 진지한 요청으로 독극물을 직접 투여해 달라고 했을 경우, 뇌출혈 · 무항문증 · 식도폐색 등 복합장애를 갖고 태어난 신생아의 부모가 "그냥 죽도록 내버려두는 것이 더 인간적이다"고 하면서 응급수술거부와 치료중단을 강력히 요구하는 경우 등 의료현장에서 발생하는 수많은 사례에서 한 인간의 생명을 두고 곤혹스러운 결정을 내려야 하는 어려움에 처하기 때문이다. 이와 같은 사례에서 의사가 안락사라는 이름아래 환자의 죽음에 일정부분 관여를 한다면 형법상 촉탁 · 승낙에 의한 살인죄 또는 자살관여죄로 형사처벌[2])을 받을 수 있는 우리나라의 법 현실에서는 더욱 그러하다.

1997년 보라매병원 사건을 계기로 우리 사회에 촉발된 안락사 허용여부에 관한 논쟁은

---

* 이 글은 원래 「형사법연구」 제26호 특집호, 한국형사법학회(2006.12), 597-614면에 게재된 것이다.

1) 이에 관한 자세한 분석으로 반덕진, 히포크라테스 선서, (주)사이언스북스, 2006 참조.

2) 형법 제252조 (촉탁, 승낙에 의한 살인등) ① 사람의 촉탁 또는 승낙을 받어 그를 살해한 자는 1년 이상 10년 이하의 징역에 처한다.
② 사람을 교사 또는 방조하여 자살하게 한 자도 전항의 형과 같다.

현재까지 의료계는 물론이고 법조계에서도 뜨거운 논의대상이 되고 있다. 특히 보라매병원 사건과 관련하여 2004년 6월 24일 대법원이 "보호자의 강청에 따라 치료를 요하는 환자에 대하여 치료중단 및 퇴원을 허용하는 조치를 취함으로써 환자를 사망에 이르게 한 담당 전문의와 주치의에게 살인방조죄가 성립한다"[3]고 판시함으로써 형법학계에서 다시 논란이 가열되고 있다. 이처럼 안락사 허용여부는 환자 입장에서는 '인간에게 자연스럽게 죽을 권리'(Recht auf einen natürlichen Tod)의 문제이고, 의료인 입장에서는 '환자에 대한 치료의무가 언제·어떤 조건하에서 면제 되는가'의 문제라 하겠다.

따라서 본 논문에서는 안락사 허용여부와 관련한 지금까지의 국내 논의를 종합적으로 고찰함으로써 적극적 내지 소극적 안락사의 허용론에 반대하는 견해를 도출하고자 한다. 이를 위해 우선 안락사의 개념정의를 새롭게 시도해 보고(II), 다음으로 안락사 허용의 위험성을 바탕으로 적극적 안락사 허용론과 소극적 안락사 허용론에 대해 검토를 하고자 한다(III, IV). 마지막으로 이러한 논의를 바탕으로 입법적 차원에서 안락사를 허용하기보다 일차적으로 사회정책의 일환으로서 호스피스 활동의 장려 등과 같이 말기암 환자가 존엄하게 자신의 죽음을 맞이할 수 있도록 하는 선진적 의료복지정책의 마련과 그 시행이 더욱 시급함을 강조하고자 한다(V).

Ⅱ. 안락사의 새로운 개념정의 시도

안락사(Euthanasia,[4] Sterbehilfe)란 일반적으로 "아름답고 존엄한 죽음", "행복하고 품위 있는 죽음", "고통이 없는 빠른 죽음", "잠자는 것과 같은 평화로운 죽음", "가벼운 죽음", "깨끗한 죽음" 등의 다양한 의미를 내포하고 있지만,[5] 형법학계에서는 대체로 "심한 육체적 고통에 시달리며 사기(死期)가 임박한 불치 또는 난치의 환자의 촉탁·승낙을 받아 그 고통을 제거하거나 완화하기 위한 의료적 조처가 생명의 단축을 가져오는 경우"로 정의하고 있다.[6] 이러한 정의는 1962년 일본에서 안락사의 허용조건을 밝힌 나고야고등

3) 대판 2004.6.24, 2002도995. 이에 대한 자세한 판례평석으로 손동권, "정범과 공범, 작위범과 부작위범의 구별", 인권과정의 Vol. 346 (2005.6.), 101면 이하; 이정원, "의학적 권고에 반한 퇴원으로 사망한 환자에 대한 형사책임", 비교형사법연구 제6권 제2호, 2004, 361면 이하 참조.

4) 안락사를 뜻하는 Euthanasia라는 용어는 어원학적으로 볼 때, 그리스어인 eu(아름다운, 행복한)와 thanatos(죽음)라는 말의 합성어이다. 즉 불치의 질병으로 죽음이 임박한 고통 받는 환자를 도와서 고통이 없는 편안한 죽음을 맞이하게 한다는 뜻이다(이에 대한 자세한 설명은 이상용, 치료중단과 안락사, 한국형사정책연구원, 2001, 23-24면 참조).

5) 이덕환, 의료행위와 법, 문영사, 1998, 331면.

6) 박상기, 형법각론(제6판), 박영사, 2005, 26면; 배종대, 형법각론(제6전정판), 홍문사, 2006, 68면; 손동권, 형법각론(개정판), 율곡출판사, 2005, 13면; 오영근, 형법각론, 박영사, 2005, 26면; 이재상, 형법각론(제5판), 박영사, 2006, 22면; 임웅, 형법각론, 법문사, 2003, 23면; 정영일, 형법각

법원의 판결내용을 토대로 한 것으로, 그에 따르면 안락사는 ① 현대의학의 견지에서 환자가 불치의 질병에 걸려있고 사기가 임박해 있을 것, ② 환자의 육체적 고통이 격심할 것, ③ 안락사가 오로지 환자의 육체적 고통을 완화할 목적으로 행해질 것, ④ 환자의 의사표명이 가능한 경우에는 환자의 진지하고도 명시적인 촉탁 또는 승낙이 있을 것, ⑤ 안락사를 시행하는 자는 원칙적으로 의사일 것, ⑥ 안락사 시행의 방법이 윤리적으로 타당할 것이라는 요건을 갖추었을 때 적법하다는 것이다.7)

그러나 이러한 기존의 안락사에 대한 개념정의는 예를 들어 '지속적 식물상태'(Persistent Vegetative State, PVS)8)에 있는 환자의 경우에는 극심한 육체적 고통으로 괴로워하고 있는 상황은 아니기 때문에 이와 같은 환자의 생명유지장치를 차단하는 것을 뜻하는 소극적 안락사를 포함할 수 없다는 문제점을 가진다.9) 이와 관련하여 안락사의 개념에서 환자의 '육체적 고통'의 요소를 제거하는 동시에 '존엄하게 죽을 환자의 권리'에 초점을 두어야 함을 지적하면서, 안락사 개념을 "사기가 임박한 불치 또는 난치의 환자로 하여금 인간다운 죽음을 맞이하도록 하는 의료적 조처가 생명의 단축을 가져오는 경우"로 새롭게 정의해야 한다는 견해가 있다.10)

생각건대 이러한 견해 역시 한편으로 의학과 의료기술이 급속히 발전한 현시점에서도 대표적 불치의 질환인 암의 경우에 그 고통을 완벽하게 약물로써 진정시킬 수 없다고 보는 것이 일반적이므로 안락사의 개념에서 '육체적 고통'의 요소를 제외하는 것은 지나치게 성급한 판단이 아닌가하는 점, 다른 한편으로 지속적 식물상태에 있는 환자의 경우에는 '사기가 임박'한 것으로 볼 수 없는 경우도 있을 수 있다는 점 등에서 문제의 소지를 여전히 가지고 있다고 본다. 따라서 이러한 관점을 고려하여 안락사의 개념을 "심한 육체적 고통에 시달리며 사기가 임박하거나, 지속적 식물상태 등으로 인해 의식의 회복가능성이 희박한 불치 또는 난치의 환자로 하여금 인간다운 죽음을 맞이하도록 하는 의료적 조처가 생명의 단축을 가져오는 경우"로 새롭게 정의를 시도하고자 한다.

론, 박영사, 2006, 18면.

7) 名古屋高判 昭和 37. 12. 22. 高集 15券 19號 674頁; 손동권, 앞의 책, 13-14면.

8) '지속적 식물상태'(PVS)는 1989년 9월에 개최된 제41차 WMA(세계의사협회) 총회에서 채택된 성명에 따르면 다음과 같은 상태를 뜻한다. 의식상실이 몇 주 이상 지속될 경우에 신체가 식물적 생존유지에 필요한 기능만을 유지할 수 있기 때문에 PVS라고 하는데, 식물상태로부터의 회복은 그 상태가 시작된 지 처음 2-3일이나 몇 주 동안에 가능하지만, 식물상태에 있는 많은 사람들이 수개월이나 수년간 영양과 그 밖의 치료를 제공받아야만 살아갈 수 있다고 한다(이에 대한 자세한 설명은 문국진, 생명윤리와 안락사, 여문각, 1999, 211-213면 참조).

9) 같은 취지로 이상용, "안락사, 그 용어의 재음미", 비교형사법연구 제5권 제2호, 2003, 각주 19) 참조. 특히 이상용 교수는 일본 판례에 따른 현재의 안락사 개념정의를 폐기하는 대신에 치료중단과 의사조력자살의 용어를 사용할 것을 주장한다(이상용, 같은 논문, 170-171면).

10) 임웅, "안락사 허용론", 형사법연구 제16호 특집호, 2001, 224면.

Ⅲ. 적극적 안락사 허용론에 대한 검토

1. 적극적 안락사의 개념

'적극적 안락사'(aktive Sterbehilfe)란 환자의 고통완화·제거를 목적으로 하지만 그 시술방법이 "적극적인 처치", 즉 작위에 의하여 행해지는 안락사를 말하는 것으로, 고통완화·제거를 위하여 행해지는 안락사가 환자의 생명단축을 직접적인 목적으로 해서 시술되는 측면을 강조하여 '직접적 안락사'(direkte Sterbehilfe)라고도 한다.[11] 예를 들어 암의 말기단계에서 환자의 고통이 참을 수 없는 정도에 이르렀을 때 치명적인 용량의 모르핀을 환자에게 주사함으로써 생명을 마감케 하는 의사의 적극적인 처지가 이에 해당한다. 우리가 보통 안락사라고 부르는 것은 이와 같은 직접적인 적극적 안락사를 의미한다.[12]

생명단축을 직접적 목적으로 하는 적극적 안락사는 환자의 명시적인 요구가 있다고 하더라도 ① 형법상 절대적 생명보호의 원칙에 위배되고 생명보호의 상대화를 초래하게 되며, ② 생명의 신성불가침이 무너지고, ③ 안락사 남용의 위험을 방지한다는 관점에서 위법하다고 보아 허용하지 않으려고 하는 것이 우리 형법학계의 통설적 견해[13]이고 판례[14]의 태도이다. 다만 최근에 이를 비범죄화의 차원에서 예외적으로나마 허용하자는 견해가 제기되고 있다.[15]

---

11) 적극적 안락사의 유형에는 환자의 고통을 완화·제거하기 위한 적극적인 처치가 불가피하게 부작용을 수반하여 환자의 생명단축을 초래한 경우인 '간접적 안락사'(indirekte Sterbehilfe)가 포함된다. 그러나 간접적 안락사는 환자의 반대의사가 없는 한 ① 형법 제20조의 기타 사회상규에 위배되지 아니하는 행위로서, 또는 ② 피해자의 승낙과 긴급피난으로서, 또는 ③ 형법 제20조의 업무로 인한 행위로서 위법하지 않다거나, ④ 허용된 위험으로서 인정된다(이상용, 앞의 책, 50-51면).

12) 안락사의 유형은 그 개념만큼이나 다양하게 분류되고 있다. 예를 들어 허일태 교수는 형법상 의미 있는 안락사를 우선 그 허용성과 관련하여 어떠한 작용을 하는지에 따라 도태적 안락사, 존엄사, 협의의 안락사 그리고 진정안락사로 구별하고, 둘째로 시술방식에 따라 (직접적)적극적 안락사, (직접적)소극적 안락사, 간접적 안락사, 방조적 안락사 등 4가지 유형으로 구별하고, 셋째로 임의성의 여부에 따라 임의적 안락사, 비임의적 안락사, 강제적 안락사로 구별하고 있다(허일태, "안락사에 관한 연구", 형법연구 I, 세종출판사, 1997, 390-398면).

13) 김일수, "안락사 문제의 실정법적 연구", 현대사회, 1984년 봄호, 187면; 박상기, 형법총론, 박영사, 2002, 160면; 배종대, 앞의 책, 70면; 이재상, "안락사의 형태와 허용한계", 김종원교수화갑기념논문집, 1991, 578면; 전지연, "현행형법에 따른 안락사의 허용여부에 대한 검토", 명형식교수화갑기념논문집, 1998, 163면; 허일태, 앞의 논문, 428, 436면.

14) 대판 1957.7.26, 4290형상126.

15) 임웅, 앞의 논문, 228면 이하; 임웅, 앞의 책, 25-27면; 한상훈, "안락사의 허용성에 대한 비교법적 고찰", 형사법연구 제21호(2004 여름), 179-182면 참조. 특히 한상훈 교수는 의사조력자살을 허용하는 동일한 요건과 절차의 맥락에서 직접적 안락사를 배제할 이유는 없다고 하면서 초기

2. 적극적 안락사 허용론의 근거

적극적 안락사의 비범죄화의 논거로 우선 한국과 독일에 있어서 안락사 논쟁의 '배경', 즉 법률적 배경, 문화적 배경, 역사적 배경이 다르기 때문에 독일형법학계의 지배적 경향을 그대로 답습하여 적극적 안락사는 항상 위법하다고 하여 허용하지 않으려는 종래 다수견해는 문제가 있다고 한다. 보다 구체적으로 법률적 배경의 차이에 있어서는 독일형법이 촉탁살인죄는 처벌하나 자살과 자살관여를 처벌하는 규정을 두지 않음으로써, 촉탁살인죄와 함께 자살관여죄의 처벌규정이 있는 우리 형법과는 다르다는 것을 지적한다. 즉 독일에서는 이미 환자 스스로가 의사, 약사의 도움을 받아서 "안락한 방법으로 자살"할 수 있는 길이 형법상 허용되어 있으나, 우리나라에선 환자가 의료인의 도움을 받아 스스로 안락하게 자살하는 것이 막혀있으므로 오히려 고층빌딩에서 투신한다든가 깊은 물속에 몸을 던진다든가 하는 경우와 같은 비인도적인 사례들이 발생하고 있다는 것이다. 이외에도 문화적 배경의 차이로는 생사관(生死觀)에 대한 기독교문화권과 불교, 유교문화권의 차이를 들며, 역사적 배경상의 차이로는 독일이 나치시대에 안락사라는 명분으로 저지른 집단살해의 사실을 지적한다. 이 때문에 독일인들은 안락사에 대하여 의식적으로 강한 저항감을 보이고 있지만, 우리나라는 안락사의 위험성에 대해 경계는 하되, 이성적 접근을 해야 하고 또 그래야 한다고 한다.[16)]

다음으로 적극적 안락사를 허용한다면 절대적 생명보호의 원칙과 생명의 불가침성이 무너지고 안락사 남용의 위험성이 크다는 주장(소위 '안락사 위법설')에 대해서는, 우리 사회에서도 생명의 보호는 이미 "상대화"되어 있을 뿐만 아니라 생명보호에 있어서도 "절대성"은 타당하지 않으며, 과학의 발전은 인간생명도 이제는 신이 다룰 일(神事)이 아니라 인간이 다룰 일(人事)로 만들었음을 지적한다. 또한 그 남용의 우려에 대해서는 환자 본인의 의사가 그 가족이나 친족에 의해 왜곡될 가능성 및 환자 자신의 진의가 경솔하게 형성되거나 외부의 영향으로 자율성이 의심되는 사례를 제시하는데, 이에 대해서는 제도적인 보완장치를 통해 남용의 위험성을 방지할 수 있다고 주장한다. 그리고 오히려 적극적 안락사의 비범죄화론이 환기하는 죽음에 대한 진지한 성찰과 죽음의 인간다운 수용이 생명의 엄숙함과 삶에 대한 책임감을 각성케 한다고 주장한다.[17)]

이러한 논거를 바탕으로 적극적 안락사 허용론은 생명에 대한 자기결정권의 관점에서 적극적 안락사의 예외적 허용을 숙고해야 하며, 그 허용요건과 한계를 명백히 하기 위해

에는 보다 엄격하게 안락사를 허용하고, 시행경과를 주시하여 간접적 안락사, 소극적 안락사(치료중단), 자살조력, 직접적 안락사의 순서로 점진적으로 확대하는 방안도 검토해볼 필요가 있다고 한다.

16) 임웅, 앞의 논문, 228-231면.

17) 임웅, 앞의 논문, 231-234면.

서는 입법적 조치에 의해 정면으로 합법화하는 것이 낫다는 결론을 도출하고 있다.[18]

3. 적극적 안락사 허용론에 대한 검토

앞서 언급한 적극적 안락사의 비범죄화의 논거는 다음과 같은 점에서 많은 문제점을 노출하고 있다고 본다.

우선 적극적 안락사 허용론은 한국과 독일의 안락사 논쟁의 '배경'이 다르기 때문에 우리나라에서 적극적 안락사의 법률적 허용을 신중히 논의할 필요가 있다고 주장하고 있으나, 이 논거는 다음과 같은 점에서 문제의 소지를 안고 있다. 첫째로 이 견해는 한국 형법과는 달리 독일형법이 자살관여죄를 처벌하는 규정이 없으므로 환자 스스로가 의사, 약사의 도움을 받아서 "안락한 방법으로 자살"할 수 있는 길을 형법상 허용하고 있음을 지적하고 있다. 이것은 환자의 자살에 "도움을 주는 정도"에 관여한 의사, 약사의 불가벌, 즉 '의사조력자살'(Physician-Assisted Suicide, PAS)[19]의 정당화를 논증하는 데는 적합할지 모르나, 환자 자신의 적극적 안락사를 돕는 의사의 행위가 환자의 생명단축에 독극물을 투여하는 것과 같은 적극적 안락사까지 허용할 수 있다는 논거로는 타당하지 않다. 그리고 자살관여자의 가벌성은 각국의 형사정책적 입장에 따라 다를 수 있는 것이며,[20] 이를 처벌한다고 하여 환자가 투신자살하는 등의 비인도적 사례가 발생한다는 주장은 아직 검증되지 않은 사실로서 막연한 추측에 불과하다. 뿐만 아니라 환자의 고통을 완화·제거한다는 미명하에 독극물을 투입하는 의사의 행위가 더 비인도적인 행위가 아닐까한다. 둘째로 문화적 배경이 다름을 지적하고 있으나, 불교에서도 "살생하지 말라"는 계는 오계(五戒)[21]의 핵심사항으로 적게는 육식을 하면서 죄를 짓지 말고, 크게는 낙태를 하면서 죄를 짓지 말며, 더 크게는 전쟁에 참가하여 살생의 죄를 짓지 말라는 것이다. 따라서 환자의 자살에 도움을 주는 행위는 허용될 수 없다. 그리고 "유가에서 명예를 지키기 위한 자결을 숭상하였다"는 점을 지적하고 있으나, 일찍이 공자는 "신체발부(身體髮膚)는 수지부모(受之父母)하니 불감훼상(不敢毁傷)이 효지시야(孝之始也)요"라 하여 부모님이

---

18) 임웅, 앞의 논문, 237-240면.

19) 미국의 오레곤주 존엄사법(Oregon Death with Dignity Act)은 일정한 요건 하에서 의사조력자살을 합법화하였다. 이에 대한 자세한 설명은 한상훈, 앞의 논문, 166-168면 참조.

20) 우리나라가 자살방조를 처벌하는 규정을 입법화하고 있는 형사정책적 이유로는 첫째, 자살방조를 처벌하지 않으면 자살방조의 형식을 이용한 일반 살인을 할 가능성이 많으므로 이를 억제하기 위해서 요구된다는 점 둘째, 생명이라는 법익침해는 당해 가족뿐만 아니라 사회적·국가적으로 큰 이해관계를 갖기 때문에 이를 그것들의 보호차원에서 자살방조를 처벌한다는 점을 들 수 있다(김경화, 의료행위의 형법적 한계, 동아대학교 법학박사학위논문, 2001, 131면).

21) 불교에서 계(戒)란 '마음이 착한 습관성'이 그 원뜻으로 규칙을 지키려고 맹세하는 결의를 말하는데, 살(殺)·도(盜)·사음(邪淫)·망언(妄言)·음주(飮酒)로부터 벗어날 것을 맹세하는 오계(五戒)가 대표적이다(http://100.naver.com/100.nhn?docid=114766 2006.8.21. 검색).

주신 육체를 감사히 여겨 작은 것 하나라도 함부로 자르지 않음을 강조했는데, 하물며 자신의 목숨을 끊는 자살은 불효중의 불효라 할 수 있다. 따라서 우리 국민의 생사관의 뿌리인 불교와 유교에서도 사람의 생명을 소중히 여기고 있음을 직시해야 한다. 셋째로 역사적 배경과 관련해서도 '생존가치 없는 생명'(lebensunwertes Leben)은 훼멸해도 좋다는 명분아래 자행됐던 독일 나치시대의 쓰라린 역사적 경험을 "안락사의 위험성을 경계는 할지언정 알레르기반응을 보일 필요는 없다"는 식으로 인식하기보다 안락사 남용의 위험성을 다시금 일깨우는 인류의 소중한 역사적 교훈으로 진지하게 받아들여야 한다.

다음으로 안락사 위법설의 논거에 대한 적극적 안락사 허용론의 반박논거에 대해서도 다음과 같은 비판을 제기할 수 있다. 먼저 사형제도, 정당행위, 정당방위, 정당화적 의무의 충돌, 면책적 긴급피난을 언급하며 "형법상 생명보호의 절대성을 인정할 수 없고, 생명의 보호가 상대화되어 있음을 인정하지 않을 수 없다"고 주장하고 있으나, 우리 헌법과 형법은 여전히 인간의 생명존중과 그 보호를 최고의 가치로 여기고 있음을 부인할 수 없다. 다만 사형제도와 정당행위 등의 여러 위법성조각사유를 인정한 것은 생명보호의 상대성을 인정한 것이 아니라 특수한 상황에서 타인의 법익침해에 대한 정당화사유를 예외적으로 인정한 것으로 파악해야 한다. 그리고 생명의 신성불가침이 생명공학기술의 발달로 동요되고 있음은 사실이나, 아직까지 적극적 안락사 허용론의 주장처럼 "경이롭고 자연스럽게 받아들여지고" 있기보다 생명윤리에 대한 끝임 없는 문제가 제기되고 있는 상황이다. 예를 들어 황우석 교수의 줄기세포연구 성과에 전 세계가 놀라워했지만, 그 이면에서는 줄기세포연구의 생명윤리 문제에 대한 논의가 더욱 거칠게 일고 있음을 인식해야 한다.[22)]

마지막으로 안락사 남용의 위험성에 대해서도 '안락사심사위원회'의 신설과 같은 제도적 보완장치를 통해 남용의 위험성을 방지할 수 있다고 주장하고 있다. 그러나 '장기등이식에관한법률'에 의해 설치된 뇌사판정위원회가 있음에도 여전히 우리 사회에서 불법 장기매매가 끊이질 않는 현실을 본다면 과연 안락사심사위원회의 설치와 같은 제도적 보완장치만으로 안락사 남용문제가 해결될지 의문이다. 또한 적극적 안락사의 허용으로 말미암아 현재와 같은 열악한 의료체계 하에서 경제적 약자인 환자가 안락사라는 미명아래 죽음으로 내 몰릴 수 있음을 직시해야 한다.

필자는 이와 같은 입장에서 적극적 안락사의 예외적 허용 내지 비범죄화에 반대한다.

---

22) 보건복지부는 2006년 3월 16일 황우석 교수팀의 연구논문조작에 따른 사이언스지의 2004년 논문취소 및 그에 따라 '생명윤리및안전에관한법률'에 의한 연구 승인 요건에 흠결이 발생하여 황우석 교수의 체세포복제배아연구 승인을 취소하였다. 이에 따라 황우석 교수는 체세포이식행위를 할 수 없으며, 이를 위해 난자를 제공받는 것도 금지된다(보건복지부 2006년 3월 16일 보도자료 참고).

단에 의하여 환자가 얻는 이익과 손실을 형량하여 치료중단 여부를 결정하는 이익판단 내지 이익형량에 의한 방법[34] 등에 의해 소극적 안락사가 허용된다고 한다.

3. 소극적 안락사 허용론에 대한 검토

소극적 안락사의 허용론과 관련하여 우선 의사능력 있는 환자가 치료중단을 원하는 의사표시를 명시적이고 진지하며 자유로운 상태에서 진의에 합치하여 하거나 이에 관한 의사를 생전유언, 사전지시, 사전처분 등의 객관적 자료에 의해 추정할 수 있는 경우에 의사는 환자의 자기결정권 내지 치료거부권을 존중하여 치료를 중단할 수 있다. 뿐만 아니라 의사는 그에 구속을 받으며, 빈사상태의 환자로부터 치료를 중단함으로써 죽음을 자연적이고 인간의 존엄에 상응하는 과정에 맡기는 것이 인도적이다. 그리고 형법상으로도 환자의 명시적 의사 내지 추정적 승낙에 따른 치료중단은 환자의 양해에 의하여 구성요건이 탈락하므로 더 이상 형사처벌이 문제되지 않는다.[35]

따라서 치료중단에 의한 소극적 안락사의 허용여부와 관련한 논의 중점은 환자가 지속적 식물상태와 같이 의식상실 상태에 있고 그의 의사를 추정할 수 없는 경우에 안락사를 허용할 수 있는지, 있다면 어떠한 허용요건을 갖추어야 하는가에 있다고 여겨진다. 이와 관련하여 앞서 언급한 바와 같이 우선 대리결정의 방법이 있다. 그러나 이 방법은 보라매 병원 사건과 유사하게 환자와 대리인의 사이가 좋지 않거나 과도한 치료비를 회피하려는 경우에 환자의 생명이 대리인에 의하여 손쉽게 희생되는 등 대리권 남용의 우려를 극복할 수 없다는 문제가 있어 찬성하기 어렵다.

다음으로 일정한 의학적 사유에 따른 방법도 치료행위의 무의미성이나 목적상실의 의미가 불명확하고, 이를 판단할 주체가 누구인가의 문제가 언급되고 있지 않으며, 비가역적 의식상실 여부도 지속적 식물상태의 환자가 간혹 의식을 회복하는 사례가 있다는 점에서 신뢰성이 문제될 수 있으므로 지지하기 어렵다.[36]

마지막으로 환자의 의사를 추정할 객관적 자료가 없는 경우에 환자에게 최선의 이익이 무엇인가를 판단하여 치료중단 여부를 결정해야 한다는 이익형량에 의한 방법이 있다.[37]

---

33) Roxin, "An der Grenze von Begehung und Unterlassung", FS-Engisch, 1969, S. 398; Lackner, StGB, vor § 211 Rn. 8; SK-Horn, § 212 Rn. 26c; Dreher/Tröndle, StGB, vor § 211 Rn. 16.

34) 김재봉, 앞의 논문, 169면.

35) 예컨대 프랑스의 '환자의 권리와 임종에 관한 법률'과 벨기에의 '안락사에 대한 법률'도 환자의 자기결정권에 기하여 이러한 치료중단을 불가벌로 규정하고 있다(김혁돈, 앞의 논문, 127면).

36) 같은 취지로 김재봉, 앞의 논문, 168-169면.

37) 김재봉, 앞의 논문, 167면. 김재봉 교수는 의사능력 없는 환자의 치료중단에 의한 소극적 안락사 자체를 반대하는 견해는 찾아보기 힘들다고 하며, 단지 그 허용요건이나 판단방법에 다양한 견해의 대립이 있음을 지적하고 있다.

이에 따르면, 치료중단의 의사표시가 불가능한 경우에 소극적 안락사가 허용되기 위해서는 죽음의 임박이나 의식회복의 불가능성이 합리적인 의심이 없을 정도로 의학적으로 확정될 것이 원칙적으로 요구되며, 이를 바탕으로 관계이익의 형량이 이루어져야 한다. 이때 고려해야 할 것으로 제시하는 관계이익은 환자의 고통제거, 인간의 존엄성 보장과 함께 치료가능성, 의식회복가능성, 예상수명의 정도, 치료기간 등이며, 가족 등의 유산상속이나 경제적 부담 등은 고려대상에서 제외되어야 한다고 한다.[38] 하지만 이러한 이익형량의 방법은 다음과 같은 두 가지 문제점을 안고 있다고 생각된다. 하나는 "죽음의 임박이나 의식회복의 불가능성이 합리적인 의심이 없을 정도로 의학적으로 확정될 것"이란 요건과 관련해서 지속적 식물상태의 환자는 죽음의 임박이라 볼 수 없고, 의식회복의 불가능성이 곧 의식회복의 가능성이 제로(zero)일 것을 요구하는 것은 아닐 지라도 현대 의학에서 어느 정도까지를 의식회복이 불가능한 것으로 보아야 하는지를 일률적으로 결정하기란 매우 어려울 수밖에 없다. 그리고 이러한 결정을 할 주체도 언급되고 있지 않은데, 의학적으로 확정될 것이라 하여 공정성과 객관성을 확보한 제3의 기관이 아닌 환자가족과 해당 병원의 관련 의료진에 의한 결정만으로는 공정성과 객관성을 유지하기 곤란할 것이다. 다른 하나는 "환자의 최선의 이익을 판단함에 있어 관계이익으로 가족 등의 유산상속이나 경제적 부담 등은 고려대상에서 제외되어야 한다"고 하지만 지속적 식물상태에 있는 환자 등의 치료기간은 수년에 이를 수밖에 없다. 치료비를 전적으로 부담해야 하는 가족의 정신적 · 경제적 고통은 극에 달할 수밖에 없는 현재의 의료현실에서 유산상속이나 경제적 부담이란 요인은 가장 큰 고려대상이 될 수밖에 없다. 그 결과 지속적 식물상태에 있는 환자 등에 대한 치료중단의 판단에 있어 인간의 존엄성 보장과 같은 요인은 허울에 지나지 않고 유산상속이나 경제적 부담에 의한 치료중단이 남용될 위험성이 있다. 나아가 앞서 언급한 관계이익도 인간의 생명을 포기할 만큼 우월하다고 볼 수 없기 때문에 이익형량의 원칙에도 부합할 수 없다. 이러한 이유로 이익형량에 의한 방법 역시 소극적 안락사 허용론의 근거로는 미흡하다고 본다.

따라서 지속적 식물상태에 있는 환자라 할지라도 아직은 살아있는 생명으로서 그의 추정적 의사를 확인할 수 없는 경우에 인위적 치료중단을 통해 생명을 단축시키는 소극적 안락사는 절대적 생명보호의 원칙에 부합되지 않으므로 원칙적으로 허용되어서는 안된다. 다만 이미 치료중단이 의료현장에서 일정한 범위 내에서 사회적 관행으로 묵인되고 있는 상황에서 법 이론만을 앞세워 형사처벌을 강행한다면 의사는 법적 책임을 회피하기 위해 '방어적 진료'(defensive medicine)를 할 수밖에 없는 의료왜곡현상이 발생할 수 있다.[39] 뿐만 아니라 병원의 중환자실에 가면 불의의 사고로 지속적 식물상태에 있는

38) 김재봉, 앞의 논문, 167-170면.

39) 이상돈 교수는 치료중단의 절차적 정당화가 이루어지지 않는다면 시민들의 심정윤리적 타락,

환자, 기계장치에 의지해 심장만 뛰고 있을 뿐 다시 살아날 가망이 거의 없는 환자, 현대의학으로도 치유할 수 없는 불치병으로 사망선고만 기다리고 있는 환자, 살아 있다고 한들 지독한 고통에 시달리기만 할 뿐 죽지도 못하는 상황에 처해 있는 환자들을 쉽게 볼 수 있는데, 현대의학의 한계에 부딪쳐서 회복의 희망을 잃고 치료를 포기하는 가족이나 이에 응한 의료진의 행위를 모두 위법하다고 보는 것은 형법이 개인에게 불가능한 것을 요구하는 것에 지나지 않는다. 이 때문에 환자의 의사를 추정할 수 없는 경우에 치료중단에 의한 소극적 안락사는 원칙적으로 살인죄의 구성요건에 해당하지만 일정한 요건을 충족한 경우에 형법 제20조의 '기타 사회상규에 위배되지 아니하는 행위'로 위법성이 조각되거나 의사의 생명유지의무의 소멸로 인해 살인죄의 부작위범이 성립될 수 없는 것으로 보아야 한다. 그렇다면 소극적 안락사의 허용여부에 대한 논의 중점은 환자의 의사를 추정하기 불가능한 경우에 치료중단 행위가 사회상규에 위배되지 않거나 의사의 생명유지의무가 소멸되기 위해 어떠한 요건과 절차를 갖추어야 하는가라는, 즉 절차적으로 정당화될 수 있는 현실적 대안의 마련에 놓여져야 한다.

4. 치료중단에 의한 소극적 안락사의 절차적 정당화 시도

이상의 논의를 통해 치료중단에 의한 소극적 안락사는 원칙적으로 허용될 수 없지만, 그렇다고 이를 살인죄로 처단함으로써 의사의 생명유지의무를 무조건적으로 강화하려 한다면 이는 의료현실을 무시한 맹목적인 형사정책에 지나지 않음을 알 수 있다. 그렇다면 치료중단이 법 이론상 살인죄의 구성요건에 해당한다 할지라도 사회상규에 위배되지 아니하여 정당화될 수 있는 현실적 대안의 마련이 필요하다. 다만 형법 제20조의 사회상규에 위배여부가 자의적으로 해석될 여지가 있으므로[40] 그 위배여부를 명확하게 하기 위해서는 치료중단의 절차적 정당화의 시도가 이루어져야 하며, 보다 궁극적으로는 가족과 의사를 잠재적 범죄인으로부터 벗어나게 할 수 있는 의료체계의 개선이 요구된다.

이와 같은 치료중단의 절차적 정당화와 관련하여 ① 치료중단을 결정하는 주체는 의사와 보호자이어야 하며, ② 보호자는 의사에게 치료중단을 요구하기 위해서는 의사의 환자상태에 대한 의학적 의견서를 바탕으로 관련 종교인과 사회상담원의 상담을 필수적으로 거치게 하여야 하며, ③ 상담절차를 거친 후에도 보호자가 의사에게 환자에 대한 치료

의료체계의 기능장애, 의료윤리의 타락과 같은 왜곡현상이 발생할 수 있음을 적절히 지적하고 있다(이상돈, 의료형법, 256-257면 참조).

40) 이에 관한 적절한 지적으로는 김영환, "형법 제20조 정당행위에 관한 비판적 고찰", 김종원교수 화갑기념논문집, 법문사, 1991, 143면; 천진호, "사회상규에 위배되지 아니하는 행위에 대한 비판적 고찰", 비교형사법연구 제3권 제2호, 2002, 161면 참조.

중단을 요구하면 의사는 일정 수의 같은 전공분야의 동료의사와 의학적 협의를 거치고, 병원의 경영진과 경제적 협의를 거쳐야 하며, ④ 의사는 협의 후에 치료중단에 대하여 자율적인 결정을 내릴 수 있어야 하며, ⑤ 보호자와 의사는 각자가 거친 상담과 협의 및 결정의 내용을 기록해 두어야 하며, ⑥ 치료중단의 절차를 준수할 의무를 의사에게 부여하고 그 위반에 대하여 행정형벌 정도의 형법적 제재를 가해야 한다는 견해가 제시되고 있다.[41)]

그러나 이러한 치료중단의 절차적 정당화는 다음과 같은 문제점을 가지고 있다. 먼저 치료중단을 결정하는 주체로 의사와 환자의 가족만을 언급하고, 나아가 동료의사와 의학적 협의 및 병원의 경영진과 경제적 협의를 마친 후 치료중단에 대한 결정을 의사 단독의 자율적 결정에 맡겨야 한다고 하는데, 공정성과 객관성을 확보한 제3의 기관에 의한 적절한 통제절차가 없다면 환자의 치료에 대한 경제적 부담에 시달리는 가족과 병원의 경영난을 우려하는 의사의 이익이 결합할 경우에 너무나도 쉽게 치료중단의 합의가 이루어질 가능성이 있고, 그 결과 치료중단을 가장한 합법적 살인이 자행될 위험성을 배제할 수 없다.

따라서 치료중단의 결정을 공정하고 객관적으로 결정할 수 있게 하기 위해서는 의료법에 의한 의료인, 변호사의 자격을 가진 자, 공무원, 교원, 종교인, 기타 학식과 사회적 덕망이 풍부한 자 등으로 구성된 '치료중단윤리위원회'[42)]와 같은 제3의 공적 기구를 설치하여 이 틀 속에서 환자가족의 종교인 및 사회상담원과의 상담결과와 담당의사 및 병원의 소명을 바탕으로 치료중단의 여부가 결정되는 것이 바람직하다.[43)] 그러나 이러한 치료중단윤리위원회가 설치된다고 할지라도 뇌사판정위원회의 예에서 보듯이 소극적 안락사의 남용문제가 완벽히 해결될 수 없다는 비판은 불가피하지만 이러한 절차적 정당화의 과정을 밟으면서 사회상규에 위배여부에 대한 판명이 자연히 이루어질 수 있

---

41) 이상돈, 의료형법, 260-261면.

42) 예컨대 2002년 안락사법(정식 법명칭은 '요청에 의한 생명단절과 조력자살의 심사절차 및 형법과 장례법 개정법률'-Review procedures of termination of life on request and assisted suicide and amendment to the Penal Code and the Brurial and Cremation Act-)이 의회를 통과하여 시행되고 있는 네덜란드의 경우에 의사는 안락사를 시술한 후, 지역병리학자에게 안락사시술에 관한 종합보고서를 제출해야 하며, 지역병리학자는 다시 이를 의사, 법률가, 윤리전문가 등 3인의 위원으로 구성된 '지역심사위원회'(regional review committee)에 보고해야 한다(안락사법 제21조 이하 참조). 지역심사위원회는 의사가 안락사법상의 주의요건을 모두 충족하는지 심사하며, 요건을 충족시키지 못한다고 판단되면 검찰에 통지하여 의사는 처벌되게 된다. 이에 대한 자세한 설명은 한상훈, 앞의 논문, 170-171면 참조.

43) 이와 달리 일차적으로 병원윤리위원회의 결정과 그 결정에 대한 정당성이 의심스러울 경우에 독일식 후견법원제도를 도입하여 해결하자는 견해로 김혁돈, 앞의 논문, 134면. 그러나 병원마다 각기 다른 병원윤리위원회가 얼마나 공정하고 객관적인 결정을 할 수 있을지에 관해서는 의문시되고, 독일식 후견법원제도의 도입도 쉽지 않은 문제이기 때문에 이 견해를 지지할 수 없다.

다고 본다.

다른 한편으로 치료중단에 의한 소극적 안락사의 문제를 절차적 정당화의 시도로 해결하는 것도 중요하지만 보다 궁극적으로는 말기암 환자나 지속적 식물상태에 있는 환자가 마지막 순간까지 존엄하게 죽을 권리를 보장하는 의료체계의 개선에 대한 사회적 합의도출과 함께 이를 위한 선진적 의료복지정책의 마련과 그 시행이 우선시되어야 할 것이다.[44)]

V. 맺음말

이상으로 국내에서 전개되고 있는 안락사 허용론을 중심으로 우선 안락사의 개념정의를 새롭게 시도해 보았고, 그 동안 논의되었던 적극적 안락사와 소극적 안락사 허용론의 논거를 간략히 소개하는 동시에 인간의 생명존중과 안락사 허용의 위험성을 바탕으로 적극적 안락사와 소극적 안락사를 허용하는 입법화에 반대하는 입장을 표명했다. 다만 적극적 안락사와 달리 치료중단에 의한 소극적 안락사의 경우 원칙적으로 허용되지 않지만 일정한 상황에서 형법 제20조의 '기타 사회상규에 위배되지 아니하는 행위'로 위법성이 조각될 수 있어야 함을 언급했다. 그리고 치료중단 행위가 사회상규에 위배되지 않을, 예컨대 치료중단윤리위원회라는 제3의 공적 기구에 의한 사전 심사절차의 구축과 같이 절차적으로 정당화될 수 있는 현실적 대안의 마련과 함께 말기환자가 존엄하게 자신의 죽음을 맞이할 수 있도록 하는 선진적 의료복지정책의 마련이 필요함을 강조하였다.

지금까지 살펴본 안락사 허용여부에 관한 논쟁은 일도양단(一刀兩斷)의 결론이 도출될 수 있는 사안은 아니라고 본다. 안락사의 문제는 현대의학으로도 치유가 불가능한 병으로 고통 받고 있는 환자와 그 가족, 그리고 그를 치료하는 의사와 병원 등 여러 사회주체의 다양한 이익이 고려되어야 하기 때문에 섣불리 안락사를 허용하는 법률을 제정해서는 안 된다. 전 세계적으로도 네덜란드와 미국의 오레곤주만이 안락사를 허용하고 있는데, 이는 안락사 허용의 입법화가 안고 있는 여러 위험성 때문이라고 여겨진다. 따라서 안락사 허용여부에 대한 소모적 논쟁보다는 실질적으로 말기암 환자나 의식회복가능성이 희박한 환자 등이 숨을 거두는 그 순간까지 인간의 존엄성을 유지할 수 있도록 하는 선진적 의료복지정책의 마련과 그 시행이 더욱 강조되어야 할 것이다. 그렇게 되었을 때만이

44) 예를 들어 말기암 환자에 대해 호스피스 시설을 확대하는 것이 안락사에 대한 대안으로 의미를 지닐 수 있다는 지적으로 홍완식, 사회적 쟁점과 법적 접근, 건국대학교출판부, 2006, 177면.

회생 가능성이 여전히 남아 있음에도 불구하고 가족들의 경제적 부담을 덜어주기 위해 죽음을 선택할 수밖에 없는, 즉 환자의 '자연스럽게 죽을 권리'가 아주 쉽게 '죽어야 할 의무'로 바뀌는 냉혹한 현실을 극복할 수 있을 것이라고 여겨진다.

* 주제어: 안락사(Sterbehilfe), 적극적 안락사(direkte aktive Sterbehilfe), 소극적 안락사(passive Sterbehilfe), 치료중단(Abbruch der lebenserhaltenden Maßnahmen)

부록 3

생명공학과 의료기술의 발전에 따른 형사법적 쟁점과 과제*

김 재 윤

목 차

Ⅰ. 들어가는 말

생명공학과 의료기술의 발전은 인류에게 빛과 어둠을 동시에 선사하고 있다. 즉 불임부부에게 인공수정시술에 의한 생명의 탄생, 최첨단의료기기에 의한 질병의 조기발견과 불치·난치병의 치유, 뇌사자로부터 장기이식에 의한 생명의 연장 등은 인간의 삶을 더욱 풍요롭게 하는 빛으로 다가오는 반면, 복제인간의 출현을 가능케 하는 인간개체복제, 손쉬운 낙태, 장기의 불법매매, 수많은 형태의 식물인간 등은 어둠의 그림자가 아닐 수 없다. 이러한 빛과 어둠을 공존케 하는 생명공학과 의료기술의 급속한 발전은 윤리학과 철학의 영역에서 인류에게 생명이란 무엇인가, 삶이란 무엇인가, 죽음이란 무엇인가라는 근원적 질문을 던지는 것을 넘어 법, 특히 형법은 인간의 생명보호를 위해 어느 정도까지 개입해야 하는가라는 새로운 문제를 제기한다.

주지하듯이 형법은 법이 보호할 가치가 있는 인간의 이익이라고 정의되는 법익(대표적으로 생명, 신체의 건재 내지 건강, 의사결정의 자유, 재산, 명예 등)[1]을 침해한 행위를

* 이 글은 원래 「법학논총」 제31집 제2호, 전남대학교 법학연구소(2011.8), 35-63면에 게재된 것이다.

1) 법익(Rechtsgut)의 개념과 그 생성 및 전개에 대한 상세한 설명으로는 김재윤, 현대형법의 위기와 과제, 전남대학교출판부, 2009, 162면 이하 참조.

범죄로 규정하고 이에 대해 형벌을 부과하는 가장 강력한 법적 규제수단이다. 그런데 생명공학과 의료기술의 남용에 따른 위험성이 있어, 그에 따라 일정 정도 법적 규제가 필요할지라도 최후수단성과 단편적 성격을 갖는 형법이 이러한 새로운 의료 영역에 적극 개입하여 효율적 문제 해결에 도움이 되는지, 개입의 한계는 어디까지인지가 지속적으로 문제되고 있다. 단적인 예로 형법상 낙태죄는 태아의 생명권을 보호하기 위한 규정이나 이미 사문화되었다는 비판이 오래 전부터 있어왔고, 소극적 안락사에 대한 명확한 관련 법률이 없는 상황에서 보호자인 부인의 강청에 따라 치료를 요하는 환자에 대하여 치료 중단 및 퇴원을 허용하는 조치를 한 의료진에게 작위에 의한 살인방조죄를 묻는 것이 타당한가라는 의문이 지속적으로 제기되고 있기 때문이다.

따라서 발표문에서는 생명공학과 의료기술이 급속히 발전함에 따라 형법의 영역에서 해결해야 할 여러 법적 쟁점을 검토하고 몇 가지 착안점을 제시하고자 한다. 우선 생명의 시작 단계에 있어 생명공학의 발달로 인간생명이 무엇이고 언제부터 인간생명이 시작되는지가 문제되는데, 형법에서 생명보호는 자궁에 착상 이전 단계인 배아보호와 착수 후 출산에 이르기까지 단계인 태아보호로 나누어 문제되는 쟁점을 살펴보고자 한다(Ⅱ). 다음으로, 우리의 삶 속에 깊숙이 놓여 있는 여러 의료행위 가운데 성전환수술에 따른 성전환자가 강간죄의 객체가 되는지, 여호와의 증인으로서 자신의 종교적 신념에 따라 무수혈 치료를 요구하고 수혈을 거부하다 환자가 사망할 경우 보호자와 의료진에게는 어떠한 형사책임을 물을 수 있는지를 검토하고(Ⅲ), 생명의 마지막 단계에 있어 뇌사와 장기이식의 허용성의 문제와 소극적 안락사(존엄사)는 누구에 의해, 또 어떤 방법에 의해 허용될 수 있는가를 살펴보고자 한다(Ⅳ). 마지막으로, 제기된 쟁점을 정리하고 형법은 인간의 생명보호를 의해 개입이 불가피하지만 최후수단성과 단편적 성격을 감안하여 개입을 가능한 자제하고 생명윤리 및 안전에 관한 법률, 장기 등 이식에 관한 법률, 존엄사법(안) 등 관련 법률에서 생명보호를 위한 효율적 규율방식과 세부적인 절차적 규정을 마련하는 것이 필요함을 결론으로 도출하고자 한다(Ⅴ).

Ⅱ. 생명의 시작 단계에 있어 의료와 형사법

1. 배아연구 - 배아보호의 형법적 법익은 무엇인가?

생명공학의 발전, 특히 배아연구와 관련된 최근의 발전은 무엇이 인간인가, 언제부터 인간생명은 시작되는가, 복제된 배아를 인간으로 볼 수 있는가 등 (법)철학과 윤리학의 영역에서 근원적 물음을 제기하고 있다.[2] 이러한 근원적 물음은 헌법에서 배아의 인간존

2) 이에 대해 자세히는 박은정, “생명공학시대의 법윤리”, 법철학의 문제들, 박영사, 2007, 261면.

엄과 생명권 인정 여부,[3] 민법학에서 배아의 권리주체 및 권리객체의 인정 여부,[4] 형법에서 배아보호의 형법적 법익이 무엇인가[5] 등 법학 전반에 걸쳐 확대·재생산되고 있다. 특히 배아연구에 종사하는 연구자, 의료인 및 이와 관련된 사람은 2004년에 제정된 '생명윤리 및 안전에 관한 법률'(이하 '생명윤리법'이라 함)에 따라 일정한 위반 내용이 있을 경우 형벌이 부과될 수 있으므로,[6] 이들에게 있어 이러한 물음은 단순히 철학적 사변으로 끝나지 않는 실질적 문제이다. 따라서 배아연구의 가벌성을 인정하고 있는 생명윤리법이 정당하기 위해서는 배아보호에 형법적 법익이 인정될 수 있는가를 검토할 필요가 있다.

우선 생명윤리법은 인간배아복제[7] 중에서 인간개체복제를 전면적으로 금지하는 동시에 임신외의 목적으로 배아생성까지도 원칙적으로 금지하고 이를 위반할 경우에 형벌을 부과하고 있는데, 이는 배아보호에 일정한 형법상 법익이 있음을 전제로 한 것이다. 왜냐하면 형벌을 부과할 수 있는 범죄란 법익을 침해한 행위로 정의되기 때문이다.[8] 그렇다면 배아보호에 대한 형법상 법익이 구체적으로 무엇인지가 문제되는데, 이에 대해서는 배아를 생명권의 주체로 파악하여 배아의 생명권이 법익이 된다는 견해가 지배적이다.[9]

이하 참조.

3) 대표적으로 김수갑, "인간배아복제의 허용여부에 관한 법적 쟁점과 과제", 충북대 법학연구 제20권 1호, 2009, 1면 이하; 김명재, "배아연구의 법적 규제의 헌법적 문제", 공법연구 제34집 제3호, 2006, 203면 이하 참조.

4) 대표적으로 이은영, "민법에 있어서 권리주체 및 권리객체 개념의 변화 -의료기술 및 생명공학의 발전에 따른 변화를 중심으로-", 전북대 법학연구 통권 제30집, 2010, 69면 이하 참조..

5) 대표적으로 최민영, "배아연구와 형법적 보호법익", 고려법학 제57호, 2010, 59면 이하; 김일수/서보학, "착상이전단계에서 배아생명보호", 형사법연구 제16호, 2001, 17면 이하 참조.

6) 예를 들어 누구든지 체세포복제배아를 자궁에 착상시켜서는 아니되며, 착상된 상태를 유지하거나 출산하여서는 아니되며, 이를 위반하여 체세포복제배아를 자궁에 착상시키거나 착상된 상태를 유지 또는 출산한 자는 10년 이하의 징역에 처하고(생명윤리법 제11조 제1항, 제49조 제1항), 누구든지 임신외의 목적으로 배아를 생성하여서는 아니되며, 이를 위반하여 임신외의 목적으로 배아를 생성한 자는 3년 이하의 징역에 처하도록 하고 있다(생명윤리법 제13조 제1항, 제51조 제1항 3호).

7) 인간배아복제란 사람의 정자와 난자의 수정을 통하지 않고, 인공으로 수정란을 분할하거나 혈액·살점 등의 체세포만을 이용해 사람의 난자에 핵이식하여 복제해낸 배아를 말한다. 통상 '배아복제' 또는 '인간배아복제'는 난자에서 핵을 제거한 다음, 그 핵이 제거된 난자에 복제하려는 사람의 체세포의 핵을 이식하여 실험실에서 조작을 하면 정자와 난자가 만난 수정란처럼 배아단계로 발전하게 되는데, 이를 '핵이식에 의한 체세포복제'(SCNT)라고 한다. 이러한 인간배아복제는 복제된 배아를 자궁에 착상하여 인간을 출생케 하는 '인간개체복제'(reproductive cloning)와 치료의 목적으로 행해지는 '치료복제'(therapeutic cloning)로 구분되며, 인간개체복제는 생명윤리법에 의해 전면적으로 금지되고 있다(김수갑, 앞의 논문, 6-7면).

8) 대표적으로 이재상, 형법총론(제6신판), 박영사, 2010, 68-69면.

9) 그밖에도 배아의 생명권이 아니라 개별적인 인간의 존엄성 또는 독자성이 인간배아복제 금지가 추구하는 법익이라는 견해, 사회체계의 기능유지 자체를 법익으로 파악하여 인간배아복제의

이는 형법상 생명보호를 기존의 보호객체인 출생한 인간과 태아(fetus)를 넘어 그 이전 단계인 발생학상 수정한 때로부터 원시선(primitive streak)이 생기는 14일까지의 존재인 '초기배아'(pre-embryo)와 2주부터 모든 장기가 형성되는 8주까지의 존재인 '후기배아'(post-embryo) 단계까지 확장한다는 의미이다. 이와 관련하여 다시 헌법적 차원에서 배아의 생명권을 언제부터 인정하여 기본권의 주체 내지 국가의 보호의무를 부과할 수 있는가와 형법적 차원에서 낙태죄의 규정도 사문화되었다는 비판이 끊임없이 제기되는 마당에 생명공학의 영역에까지 가벌성을 확대하는 것이 타당한가라는 의문이 제기된다.

전자의 문제와 관련하여 헌법 학계에서는 생명의 시기를 정자와 난자가 합쳐진 때로부터 생명체로 보아야 한다는 '수정시설', 배아가 원시선이 형성되어 하나의 정체성을 갖는 시점인 수정후 14일부터 생명체로 보아야 한다는 '수정후14일설', 자궁에 착상되기 전의 인간배아는 단순한 세포덩어리에 불과하여 공여자의 소유물로 취급될 뿐이라는 '재산권대상설'의 견해가 대립하고 있다.[10] 나아가 최근 헌법재판소는 "초기배아는 수정이 된 배아라는 점에서 형성 중인 생명의 첫걸음을 떼었다고 볼 여지가 있기는 하나 아직 모체에 착상되거나 원시선이 나타나지 않은 이상 현재의 자연과학적 인식 수준에서 독립된 인간과 배아 간의 개체적 연속성을 확정하기 어렵다고 봄이 일반적이라는 점, 배아의 경우 현재의 과학기술 수준에서 모태 속에서 수용될 때 비로소 독립적인 인간으로의 성장가능성을 기대할 수 있다는 점, 수정 후 착상 전의 배아가 인간으로 인식된다거나 그와 같이 취급하여야 할 필요성이 있다는 사회적 승인이 존재한다고 보기 어려운 점 등"을 논거로 하여 수정 후 원시선이 생기기 전 초기배아에 한하여 인간존엄과 생명권의 기본권 주체성을 부정하여 '수정후14일설'의 입장을 취하고 있다. 그러나 헌법재판소는 "인간으로 발전할 잠재성을 갖고 있는 초기배아라는 원시생명체에 대하여도 위와 같은 헌법적 가치가 소홀히 취급되지 않도록 노력해야 할 국가의 보호의무가 있음"을 분명히 하고 있다.[11]

생각건대, 수정이후 배아는 인간으로 발전할 잠재적 가능성이 있는데 이를 단순히 세포덩어리로 보는 재산권대상설은 우선적으로 지지할 수 없다. 뿐만 아니라 헌법재판소의 태도에 따르면 원시선이 생기기 전인 14일 미만의 배아는 단순한 세포군에 불과하기 때

허용과 그에 따른 남용은 인적 동일성에 바탕을 둔 사회체계 자체를 위협할 수 있다는 견해, 인간의 위협감정을 법익으로 파악하여 인간배아복제가 폭넓게 허용되면 자기 자신도 언제가 복제될 수 있는 위협감정을 느낄 수 있는데, 이러한 위협감정은 '평온한 감정'이라는 법익을 침해하는 것으로 파악하여 인간배아복제를 형법적으로 금지할 수 있다는 견해 등이 제시되고 있다고 한다. 이에 대한 자세한 분석과 논증으로는 양천수, "인간배아복제 연구를 둘러싼 논쟁의 논증분석 -법철학의 관점에서-", 조선대 법학논총 제15집 제2호, 2008, 374면 이하 참조.

10) 이에 대해 자세히는 김수갑, 앞의 논문, 11-13면; 조홍석, "생명복제와 인간의 존엄", 공법연구 제30집 제1호, 2001, 27-29면.

11) 헌법재판소 2010.5.27. 선고 2005헌마346 결정.

문에 연구나 실험의 객체 내지 물건으로 인정할 수 있다는 결론에 도달하나 원시선이 인간성의 여부를 결정하는 기준이 될 수 있는지 의문이다. 따라서 착상 이전의 초기배아도 원시선의 출현단계 이전·이후를 불문하고 수정된 때로부터 모두 인간의 잠재성을 지닌 개체라고 보고 인간으로서의 생명권이 인정된다고 보는 수정시설이 타당하다고 본다.[12] 수정시부터 초기배아에게 생명권인 인정된다고 하더라도 그것은 절대적으로 보호받아야 하며, 결코 희생될 수 없다는 의미는 아니다. 형법상 살인죄, 영아살해죄, 낙태죄가 인간생명의 발달단계에 따라 법적 보호수준을 달리하고 있는 것은 생명권은 인간의 존엄과 가치와 달리 인간생명의 발달단계에 따라 그 보호를 단계적으로 달리할 가능성을 법률적 차원에서 인정하고 있기 때문이다. 이는 통상적인 배아, 잔여배아, 복제된 배아 모두 생명권의 주체가 되지만 일정한 경우 제한될 수 있음을 의미한다. 결국 생명윤리법이 인간개체복제를 전면적으로 금지하는 동시에 영아살해죄(형법 제251조)와 동일한 형인 10년 이하의 징역으로 강력히 처벌하여 보호하고자 하는 형법상 법익은 일차적으로 배아의 생명권이며 부수적으로 복제인간의 출현에 따른 공공의 안녕질서에 중대한 위해발생을 방지하기 위함이라고 보여진다. 생명윤리법 제13조 제1항의 임신외의 목적으로 한 배아생성금지도 마찬가지이다. 다만 임신목적의 배아생성과 생명윤리법 제17조의 잔여배아연구, 동법 제22조에 따른 희귀·난치병의 치료를 위한 연구목적의 체세포이식행위(소위 '치료복제')를 예외적으로 허용함은 그 목적의 정당성, 원칙적 금지·예외적 허용이라는 규범구조상 규율방법의 적정성과 침해의 최소성이 인정되며, 불치·난치병 등의 치료를 위한 연구는 현재 세대뿐만 아니라 장래 세대를 위하여도 절실하게 필요하므로 법익의 균형성까지 갖추었다고 판단된다.

그러나 후자의 문제와 관련하여 헌법상 배아의 생명권이 인정된다고 하더라도 그 보호를 위해 현행 생명윤리법과 같이 형법적 규제수단을 우선적으로 사용하는 것이 바람직한지는 다음과 같은 이유에서 의문이다. 하나는, 형법은 사회문제, 특히 최첨단의 생명과학의 영역에서 발생하는 문제해결의 만병통치약이 아니라 최후수단이라는 점을 언제나 상기해야 한다. 배아의 생명권을 보호법익으로 파악하여 원칙적으로 인간개체복제와 임신외의 목적으로 한 배아생성을 금지하고 있지만 치료목적을 위한 잔여배아 및 체세포복제배아의 연구와 임신목적의 배아생성을 허용하는 예외를 두고 있으나, 생명공학의 발달로 인해 치료와 개선을 구분하기가 어렵고 생명윤리법 시행령 제11조에서 나열된 17가지 질병목록[13]에 해당하는 연구가 아니어도 생명과학 연구자에 의해 이러한 목록에 해당하

12) 같은 견해로는 정현미, "배아의 생명권과 착상전 유전자진단", 비교형사법연구 제5권 제2호, 2003, 265-266면.

13) 생명윤리 및 안전에 관한 법률시행령 제11조는 희귀병으로 다발경화증, 헌팅톤병(Huntington's disease), 유전성운동실조, 근위축성측삭경화증, 뇌성마비, 척수손상, 선천성면역결핍증, 무형성빈혈, 백혈병, 골연골형성이상을 들고, 난치병으로 심근경색증, 간경화, 파킨슨병(Par-

는 연구로 손쉽게 변질될 가능성이 있으므로 원칙은 사라지고 예외만이 남을 가능성이 높다. 따라서 생명윤리법이 원칙적으로 형법에서 낙태죄를 엄격히 처벌하고자 하나 예외적으로 모자보건법에서 허용하는 사유를 나열하여 태아의 생명보호는 어디론가 사라져버린 전철을 밟지 않기 위해서는 형법적 규제는 가능한 최후수단으로 머물러야 한다. 다른 하나는, 형법적 규제를 인정한다고 하더라도 그 형량은 범죄와 비례하여 적정성을 갖출 필요가 있다. 그런데 인간개체복제 행위는 영아살해죄(형법 제251조)와 동일한 형인 10년 이하의 징역형으로, 임신외의 목적으로 한 배아생성은 3년 이하의 징역형으로 규정하고 있는데, 1년 이하의 징역형 또는 200만원 이하의 벌금형으로 규정된 낙태죄(형법 제269조 제1항)보다 중한 형벌이다. 배아의 생명권을 보호법익으로 인정할지라도 배아는 영아나 태아보다 전단계임을 고려하면 그 형법적 보호수준은 이들보다 낮아야 한다는 측면에서 형벌의 적정성의 원칙에 위배되는 것은 아닌지 의문이다. 따라서 이들 규정의 형벌이 범행에 비례하고 전체 형사법의 체계와 조화를 이를 수 있도록 보다 하향될 필요가 있다고 본다.

2. 인공임신중절 - 낙태는 자유인가 살인인가?

최근 헌법재판소의 결정과 같이 후기배아에게까지도 생명권이 인정된다면 그 이후의 단계인 태아에게 생명권이 인정됨은 당연하다. 국가는 태아의 생명권을 보호하기 위해 형법 제269조(낙태)와 제270조(의사 등의 낙태, 부동의낙태)에 의해 "태아를 자연 분만기에 앞서 인위적으로 모체 밖으로 배출하거나 태아를 모체 안에서 살해"하는 낙태를 형벌로 금지하고 있다. 그리고 모자보건법 제14조와 동시행령 제15조는 일정한 허용사유가 인정될 경우에 임신 24주일 이내에 인공임신중절의 시행이 가능하도록 하여 낙태죄의 위법성을 조각하고 있다. 앞서 언급한 생명보호법과 같이 낙태금지 원칙, 허용 예외의 구조는 현실에 있어 사실상 예외가 원칙으로 전환되어 현재 우리나라에서 형법상 낙태죄는 모자보건법에 의해 사실상 사문화되어 현실과 법의 괴리가 가장 큰 영역의 하나로 언급되고 있으며,[14] 이러한 괴리를 제거하여 "살아 있는 법" 내지 "기능하는 법"으로 만드는 것이 "형법학자의 사명"이라고까지 표현되고 있다.[15]

그렇다면 사문화된 낙태죄 적용 현실의 충실한 반영, 즉 "원치 않는 어머니가 되지

---

kinson's disease), 뇌졸중, 알츠하이머병(Alzheimer's disease), 시신경손상, 당뇨병을 열거하고 있다.

14) 연간 행해지는 낙태의 건수가 최소 34만 6000건에서 최대 200만건까지 추정되나 법원행정처가 발생한 2008년도 사법연감에 따르면 2007년도 7건(집행유예 4명, 선고유예 3명), 2008년 3건(집행유예 2건, 선고유예 1건)뿐이라는 통계는 이를 잘 나타내고 있다(박찬걸, "낙태죄의 합리화 정책에 관한 연구", 한양대 법학논총 제27집 제1호, 2010, 200면).

15) 임웅, "낙태죄의 비범죄화에 관한 연구", 성균관법학 제17권 2호, 2005, 374면.

않을 자유, 임신과 출산의 과정상 특별한 희생을 강요당하지 않을 자유"를 의미하는 여성의 자기결정권을 존중하면서도 태아의 생명권이라는 기본권을 조화롭게 보호할 수 있는 합리적 낙태규제 방안은 무엇일까?[16] 이 물음에 대해서는 물론 다양한 견해를 제시할 수 있겠지만, 두 가지 쟁점만을 언급하고자 한다.

하나는, 모자보건법 제14조의 인공임신중절수술의 허용사유에 "사회적 · 경제적 사유"를 인정해야 하는지 여부이다. 사실 이 쟁점은 낙태 논쟁의 핵심사항이라고 할 수 있다. 낙태의 이유에 대해 기혼여성은 자녀불원이 70.0%, 미혼여성은 사회적 · 경제적 이유가 93.7%라는 통계에서 보듯이,[17] 우리나라에서 행해지는 대부분의 불법 인공임신중절수술은 사회적 · 경제적 사유에 의한 것이므로 이러한 허용사유의 도입은 임신 24주일 이내라는 기한의 제한이 있지만 여성의 자기결정권을 보호하여 합법적 인공임신중절수술이 대폭 가능해질 수 있다. 이에 대해 사회 · 경제적 제반 여건을 개선하여 해결할 문제이지, 사회적 · 경제적 사유로 낙태를 허용할 수 있다는 생각은 문제해결을 회피할 뿐만 아니라 해결의 방법이 될 수 없으며, 이는 결과적으로 무제한적 낙태허용의 결과만을 초래한다는 이유로 부정적 입장도 제시되고 있다.[18] 하지만 전체 낙태사유의 90% 이상을 차지하는 주된 이유가 사회적 · 경제적 사유임을 고려한다면 이를 불허하는 것은 국가가 규범수범자인 시민으로 하여금 지켜질 수 없는 규범을 형벌로 강제하는 것에 지나지 않는다. 1919년 미국의 금주법(the prohibition law)의 예에서 보듯이,[19] 엄격한 낙태법은 현실을 외면함으로써 낙태의 양산을 가져오고, 낙태의 재범을 더 이상 통제할 수 없을 뿐이다. 나아가 임신 · 출산이 사회적 공동책임임을 감안하면 미성년자의 임신, 혼인 외의 임신, 기혼 여성의 원치 않는 임신, 이혼 후 전 남편의 아이임신, 임신 후 남편이 사별한 경우, 다자녀인 상태에서의 임신, 재혼으로 이미 성장한 자녀가 있는 경우, 배우자가 행방불명이나 실종된 경우 등의 사회적 사유와 개인파산, 개인회생결정을 받은 경우, 임부가 기초생활수급자인 경우, 다산자녀로 인한 생계유지곤란 등의 경제적 사유로 인해 절망적인

---

16) 이에 대한 최근의 논의로 김태계, "낙태죄에 관한 문제점과 입법론", 경상대 법학연구 제18권 제1호, 2010, 233면 이하; 이인영, "출산정책과 낙태규제법의 이념과 현실", 페미니즘연구 제10권 1호, 2010, 35면 이하; 신현호, "낙태죄에 관한 제문제", 저스티스 통권 121호, 2010, 370면 이하; 정현미, "낙태죄, 유기 · 학대죄, 협박죄, 강요죄 규정의 개정방안", 형사법개정연구(Ⅳ): 형법각칙 개정안, 형사정책연구원, 2009, 49면 이하 참조.

17) 김해중 외 12, 인공임신중절실태조사 및 종합대책수립, 고려대학교/보건복지부, 2005, 57면.

18) 김학태, "낙태에 관한 형법적 법철학적 고찰", 외법논집 제3집, 1996, 400면; 배종대, 형법각론(제6전정판), 홍문사, 2006, 162면.

19) 금주법은 알카포네가 대표적인 조직폭력배의 주류 밀거래, 무허가 술집 개업, 주류 사업 이익을 노린 폭력조직간의 살인사건 등의 부작용을 낳았고, 결국 1933년 미국 서민의 환영 속에 수정헌법 21조로 폐지되었다고 한다
(http://ko.wikipedia.org/wiki/%EA%B8%88%EC%A3%BC%EB%B2%95 검색일 2011.2.17.)

위기상황에 처한 임부에게 모든 책임을 전가시키고 형벌로 출산과 양육을 강제하는 것이 과연 법치국가 형법인지 의문이다.[20] 따라서 인공임신중절수술의 허용사유로 "사회적·경제적 사유"를 도입해야 한다고 본다. 다만 이 경우 태아의 생명보호를 결정적으로 위태롭게 할 우려가 있으므로 상담과 확인의사와 시술의사의 분리 등의 엄격한 절차적 요건을 마련할 필요가 있다고 본다.

다음으로, 앞서 언급한 절차적 제한과 관련하여 낙태 전 상담과 확인의사와 시술의사의 분리가 필수적인가의 여부이다. 일부에서는 낙태 전 상담과 확인의사와 시술의사의 분리가 의료를 행하는 전제에서 의사들을 배제한 채 제3의 상담요원에 의해서 상담의 절차를 실시하는 것은 실효성이 떨어지고, 절차의 운영에 대한 비용이 많아 경제성이 떨어진 복잡하고 번거로운 절차라는 이유로,[21] 확인의사와 시술의사를 나누는 기준이 모호하고 낙태시술을 숨기고 싶은 임부의 프라이버시 침해가능성이 있다는 이유로 반대한다. 그러나 낙태가 지금보다 자유롭고 안전하게 이루어지기 위해서는 그 전제조건으로 폭넓은 허용에 따른 명확한 절차규정이 반드시 필요하다. 그러한 낙태허용 절차규정 중에서 의무적 상담절차와 확인의사와 시술의사의 분리는 양보할 수 없는 사안이다.[22] 즉 한편으로 의무적 상담절차는 태아의 생명권과 임신한 여성의 자기결정권과 행복추구권이라는 기본권의 충돌을 조정하기 위한 절차적 수단으로서 요구된다. 낙태행위 전에 여성은 의사로부터 임신 여부의 진단, 의학적 소견, 낙태수술시의 수술의 의학적 의미와 낙태수술로부터 초래할 수 있는 위험한 결과에 관하여 설명을 듣고 상담의사로부터 상담확인서를 교부받을 필요가 있다. 여성의 자기결정권은 독자적 판단에 의한 것이 아니라 임신을 지속하거나 중단하는 결정에 도움이 될 수 있는 중요한 정보를 의사로부터 충분히 제공 받은 경우에 그 정보를 바탕으로 자유롭게 이루어졌을 때 유효한 의사표시로서 법적 의미를 획득할 수 있기 때문이다. 또한 상담 후 7일 이내의 기간 동안 임부가 숙고해 볼 수 있는 낙태유보기간을 갖는 것도 고려할 필요가 있다. 이러한 의무적 상담의 절차와 관련해서 임부에게 낙태시술 3일전 공식임신갈등상담소에서 상담을 받고 그 사실을 명시한 증명서를 의사에게 제시를 요구하는 독일 형법 제218조a 제1항 및 제219조와 "낙태시술 전에 의사가 개인적으로 임산부와 상세한 대화를 하고 상담하고, 시술의 건강상 위험에 관하여 고지하고 그리고 임산부의 서명을 받아 ① 무료상담소의 목록, ② 도덕적 그리고 물질적 조력을 제공하는 단체와 기관의 목록, ③ 출산한 아이를 입양시킬 수 있는

---

20) 같은 견해로 이인영, 앞의 논문, 71면; 신현호, 앞의 논문, 387-393면; 정현미, 앞의 보고서, 62-63면.

21) 배종대, "낙태에 대한 형법정책", 고려법학 제50호, 2008, 250-251면. 다만 배종대 교수는 확인의사와 시술의사의 분리는 필요한 것으로 본다.

22) 같은 견해로 김태계, 앞의 논문, 252-254면; 박찬걸, 앞의 논문, 216-218면; 신현호, 앞의 논문, 408-409면; 정현미, "낙태와 관련한 입법론", 형사법연구 제22권 특집호, 2004, 704-705면.

기회에 관한 정보가 기재된 지침서를 전달하지 않은 경우에 과료"에 처하는 스위스 형법 제120조 내용을 참조할 필요가 있다. 다른 한편으로, 상담의사와의 상담을 거치고 낙태유보기간이 지난 후에 상담의사와 시술의사를 분리해야 한다. 현행 모자보건법은 낙태 허용사유의 확인을 시술의사에게 전적으로 맡겨 둠으로써 낙태를 원하는 부녀와 경제적 관심을 가진 의사의 담합이 가능한 구조로 되어 있다. 이러한 손쉬운 담합구조를 깨어 무분별한 낙태와 상업적 진료행위를 막기 위한 하나의 방법은 상담의사와 시술의사를 분리하는 것이다. 그리고 시술의사는 낙태시술병원에서 합법적으로 시술한 낙태에 관한 기록을 남겨 일정기간의 업무를 보건복지부에 보고하여 사후적인 통제를 받을 수 있도록 할 필요도 있다. 이와 같은 의무적 상담과 상담의사와 시술의사의 분리를 통해 임부와 낙태시술의사가 불법의 음지에서 합법의 양지로 나오도록 해야 한다.

결국, 임신과 출산에 관한 여성의 자기결정권의 보다 충실한 보호는 낙태의 자유가 확대되는 반면에 태아의 생명권 보호가 소홀해진다는 것을 의미한다. "의무 없는 자유는 없다"라는 점을 상기할 때 낙태 자유의 확대를 위한 필요 전제조건으로 낙태허용과 관련한 상세한 절차규정의 마련이 무엇보다 요구된다고 본다.

Ⅲ. 삶 속에서 의료와 형사법

1. 성전환자 - 성전환자는 강간죄의 객체인가?

성전환과 관련한 형법적 쟁점으로 하나는 성전환수술이 치료행위로서 적법성을 인정받기 위한 요건은 무엇인가이고, 다른 하나는 형법상 강간죄의 객체는 '부녀', 즉 여성으로 한정되어 있는데 MTF(Male to Female) 성전환자자에 대하여도 강간죄가 성립할 수 있는가를 언급할 수 있다.

우선 의사의 치료행위는 형법상 상해죄의 구성요건에 해당하지만 의학적 적응성, 의술의 법칙, 설명의무에 기초한 환자의 동의, 치료목적의 요건을 갖추었을 경우 업무로 인한 행위로서 위법성이 조각된다고 한다는 것이 형법학계의 종래 통설[23]이었다. 성전환증(transsexualism)[24] 환자에 대한 성전환수술은 현대의 의료기술로도 아직까지 생식능력까

23) 배종대, 형법총론(제9 개정판), 홍문사, 2008, 318면; 정영석, 형법총론(제5 전정판), 법문사, 1987, 145면; 진계호, 신고 형법총론, 대왕사, 1984, 205면; 황산덕, 형법총론(제7 정판), 방문사, 1982, 170면.

24) 일반적으로 성정체성장애(Sexual Identity Disoder)의 가장 심한 형태로서 사추기 이후에도 자신의 선천적 성에 대해 지속적으로 불편감과 부적절함을 느끼며 2년 이상 일차 및 이차적 성징을 제거하고 반대성징을 획득하려는 집착에 사로잡혀 있는 상태로 정의된다고 한다(최병무, "성전환증의 진단 및 치료", 신경정신의학 32권 4호, 1993, 464면).

지 가능하게 하는데 이르지 못하였기 때문에 생식불능이란 생리적 기능을 훼손하므로 상해죄의 구성요건해당성을 인정할 수 있다. 그런데 성전환수술은 마음과 몸의 불일치로 고민하는 성전환증 치료를 위해서는 정신치료만으로 별 다른 실효성이 없고, 몸을 마음에 맞추어 바꾸어 주는, 즉 성전환수술만이 그러한 고충을 해소시키는 유일한 방법일 수 있다. 반면에 성전환수술은 해부학적으로 다른 성으로 유사하게 변경시키는 것으로 생식능력을 부여하지 못하고, 나아가 성염색체까지도 바꿀 수 있는 것은 아니므로, 결국 남자도 여자도 아닌 제 3 의 인간으로 바꾸는데 그친다. 또한 이 수술은 근본적인 인격의 영속적 변경을 수반하므로 의학윤리상으로도 허용되지 않는다는 비판이 제기될 수 있다. 생각건대, 사람의 성별은 확실히 그 생물학적인 성의 특징이나 생식능력 여부에 의해 판단되는 것이 상식이지만, 사회 집단 가운데 지적 존재로서 살아가는 인간의 경우에 반드시 생물학적 특징만이 결정적인 요인이라 할 수 없으며, 사회생활을 함에 있어 성적 역할이나 정신적 요인도 고려하고, 젠더(정신적 · 사회적인 성의 특징)로서의 관점을 고려하여 결정할 수 있어야 한다. 그리고 진정한 성전향증 환자에 대해서는 본래 마음과 몸의 불합치라고 하는 이변이 있고, 그 때문에 성전환수술은 그것을 일치시켜 환자에게 진정한 인격을 되찾게 한다고 하는 의미를 가지기도 한다. 그러므로 성전환수술은 제3의 성을 인위적으로 만들어 낸다거나 생명윤리에 반한다고 하기보다 오히려 거기에 합치하는 것이라고 본다.

그렇다면 성전환수술이 치료행위로서 적법성을 인정받기 위해서는 어떠한 요건과 절차에 따라 성전환수술이 행해져야 하는가라는 의학적 적응성이 중요한 문제로 부각된다. 이와 관련하여 1990년 대한비뇨기학회에서는 성전환증에 대한 성전환수술의 허용기준으로서 '성전환증의 외과적 치료의 적응증'이란 제목으로 12가지 조건을 제시하였고,[25] 세브란스병원의 성전환증 크리닉에서도 성전환수술에 관한 지침을 정하여 사용하고 있다.[26] 하지만 이러한 두 기준은 해당 관련 학회와 의료기관의 자율적인 기준이라는 점을 인정하더라도 납득하기 어려운 부분이 있다. 우선 연령이 21세 이상과 20세 이상으로

---

25) ① 정확한 정신과적 진단, ② 상당한 정신과적 치료에도 불구하고 성과가 없어야 함, ③ 수술 전에 바뀌고자 하는 성에 대한 정신사회학적 적응이 이루어져 있을 것, ④ 다른 정신질환이나 우울증이 없을 것, ⑤ 수술 전에 원하는 성에 대한 호르몬 지료를 상당기간 지속해 왔고 이에 대한 부작용이 없어야 함, ⑥ 연령이 21세 이상으로 사춘기가 지나야 함, ⑦ 신체외형이 원하는 성에 어울려야 함, ⑧ 가족의 성전환에 대한 승낙이 있어야 함, ⑨ 불임에 대한 배우자나 친가족의 동의가 있어야 함, ⑩ 약물이나 술에 대한 습관성이 없어야 함, ⑪ 범법기록이 없어야 하며 범죄에 이용될 가능성이 없어야 함, ⑫ 환자에 대한 추적조사가 잘 이루어질 수 있는 상황이어야 함.

26) ① 2년 이상의 성전환증에 해당하는 생활양상을 보이고 있을 것, ② 6개월 이상의 정신치료과정을 거친 후에도 지속적으로 성전환증세를 유지하고 있을 것, ③다른 정신질환이 없을 것, ④ 만 20세이상의 성년으로 자기 의사결정능력이 있을 것, ⑤ 보호자의 동의서가 있을 것.

차이를 보이고 있다. 개정 민법(일부개정 2011.05.19, 법률 10645호)상 만 19세로 성년이 됨을 고려(민법 제4조)하면 만 19세 이상으로 통일하는 것이 타당하다고 본다. 나아가 성년이 된 자가 혼인을 하여 배우자가 있는 경우에는 배우자의 동의가 필요하겠지만 그러하지 않은 경우 가족이나 보호자의 동의가 필요하지 의문이다. 또한 대한비뇨기학회의 기준은 신체외형이 원하는 성에 어울려야 한다거나 범법기록의 없음과 원활한 환자에 대한 추적 조사를 요구하고 있으나 이는 성전환증과 관련이 없는 사항일뿐더러 환자의 프라이버시권을 상당 부분 침해할 염려가 있는 것으로 타당하지 않다고 본다. 따라서 진단기준과 수술의 기준을 나누어 요구하는 미국의 성주체성장애협회(HBIGDA) 지침[27)]이나 제1단계 정신요법, 제2단계 호르몬요법의 치료, 제3단계 수술요법 등 단계별로 나누어 구체적 기준을 정하고 있는 일본정신신경학회의 '성동일성장애에 관한 답신과 제언'[28)]을 참고하여 보다 합리적인 성전환수술의 기준과 절차를 새롭게 정하고, 이러한 기준과 절차를 충족하였을 경우에 성전환수술의 적법성을 인정해야 한다고 본다.

다음으로, MTF(Male to Female) 성전환자에 대한 강간죄 성립 여부와 관련하여 주목할 만한 대법원의 두 판례가 있다. 먼저, 대법원은 1995년에 몇몇의 남성들이 서울○○호텔 부근에서 호객행위를 하던 피해자(36세로 3년 전 남성에서 여성으로 성전환수술을 하였음)를 승용차에 납치하여 골목길로 끌고 간 후 폭행 · 협박으로 피해자의 반항을 억압한 채 차 안에서 차례로 피해자를 강간하고 이로 인하여 피해자에게 전치 1주를 요하는 안면부 타박상을 입힌 사안에 대해, "피고인이 어릴 때부터 정신적으로 여성에의 성귀속감을 느껴 왔고 성전환 수술로 인하여 남성으로서의 내 · 외부성기의 특징을 더 이상 보이지 않게 되었으며 남성으로서의 성격도 대부분 상실하여 외견상 여성으로서의 체형을 갖추고 성격도 여성화되어 개인적으로 여성으로서의 생활을 영위해 가고 있다 할지라도, 기본적인 요소인 성염색체의 구성이나 본래의 내 · 외부성기의 구조, 정상적인 남자로서 생활한 기간, 성전환 수술을 한 경위, 시기 및 수술 후에도 여성으로서의 생식능력은 없는 점, 그리고 이에 대한 사회 일반인의 평가와 태도 등 여러 요소를 종합적으로 고려하여 보면 사회통념상 여자로 볼 수는 없다."[29)]고 판시하여 강간치상죄를 인정하지 않았다. 반면에 대법원은 2008년 부산에 거주하는 피해자(58세로 24세이던 1974년경에 남성에서 여성으로 성전환수술을 하였음)의 주거에 침입하여 특수강도를 하고 식칼로 위협하여 반항을 억압하고 1회 간음한 사안에 대해, "피해자가 성장기부터 남성에 대한 불일치감과 여성으로의 성귀속감을 나타냈고, 성전환 수술로 인하여 여성으로서의 신체와 외관

27) 이에 대해 상세히는 김민규, "성전환(증)자에 대한 법학과 의학의 가교 -대법원 2006.6.22. 2004스42 결정을 계기로-", 법과 사회, 2006, 321-322면 참조.

28) 이에 대해 상세히는 김민규, 위의 논문, 322-323면 참조.

29) 대판 1996.6.11, 96도791.

을 갖추었으며, 수술 이후 30여 년간 개인적·사회적으로 여성으로서의 생활을 영위해 가고 있는 점 등을 고려할 때, 사회통념상 여성으로 평가되는 성전환자로서 강간죄의 객체인 '부녀'에 해당한다."[30]고 판시하여 성폭력범죄의 처벌 및 피해자 보호 등에 관한 법률상의 주거침입강간죄를 인정하였다.

두 판례는 동일한 MTF 성전환자에 대해 서로 상반된 결론을 내리고 있으나, 2009년 대법원 판례 역시 MTF 성전환자를 '부녀'로 볼 수 있는지에 대하여 기본적으로 생물학적인 요소를 기초하여 판단하되 정신적·사회적인 요소를 종합적으로 고려하여 사람의 성을 결정해야 한다는 2006년 대법원 판례의 입장을 그대로 따르고 있으나, 2009년의 사안은 2006년의 사안과 달리 피해자가 30여 년간 개인적·사회적으로 여성으로서의 생활을 영위해 가고 있는 점 등을 고려하여 부녀로 인정한 것에 지나지 않는다. 그러나 이러한 대법원의 태도는 형법상 '성적 자기결정권'을 보호법익으로 하는 강간죄의 객체를 남성과 여성이 모두 포함된 사람으로 규정하지 않고 여성인 '부녀'로 한정하고 행위도 남성과 여성간의 질성교만을 의미하는 '간음'으로 한정한 데서 비롯된 측면이 있다. 그렇지만 강간죄에 대한 외국의 입법례는 우리에게 많은 시사점을 준다. 우선 미국 모델형법전(Model Penal Code)는 § 213.0에서 강간죄에서의 성교(sexual intercourse)에는 구강 또는 항문성교(per os or per anum)를 포함한다고 명시하고 있다. 영국은 1994년 '형사사법 및 공공의 질서에 관한 법률'(Criminal Justice and Public Oder Act)를 제정하여 사람간의 질성교 또는 항문성교(vaginal or anal intercourse)를 강간죄로 규정하고, 이에 따라 1996년 형사법원(Crown Court)은 한 남성이 자신의 성기를 MTF 성전환자의 질 속에 삽입한 행위가 강간죄에 해당한다고 판시하였다.[31] 그리고 독일은 1997년 제33차 형법개정을 통해 성적 강요죄와 강간죄의 객체도 남성 및 배우자를 모두 포함시키고 행위도 간음(Beischlaf) 뿐만 아니라 기타의 유사한 성적 행위(änliche sexuelle Handlung)를 포함하도록 개정하였다.[32] 이처럼 강간죄에 대한 외국의 입법례는 남성과 남성의 구분을 전제로 하여 질성교에 국한하여 강간죄를 규정하는 전통적 방식에서 벗어나 중성적 입장에서 사람의 성적 자기결정권을 충실히 보호하는 방향으로 강간죄를 규정하고 있다. 따라서 대법원은 강간죄에 대한 형법개정이 이루어지기 전이라도 성전환자에 대한 생물학적·신체적 성(sex)이 아니라 자신을 여성으로 여기고 현실적으로 여성으로서 생활하는 피해자의 정신적·사회적 성(gender)을 기준으로 여성 여부를 결정하는 것이 바람직하다고 본다.[33]

---

30) 대판 2009.9.10, 2009도3580.

31) I.v. The United Kingdom, judgement of 11. July 2002, § 29 참조.

32) 이러한 독일형법전의 개정 내용에 대한 상세한 분석으로 한상훈, "최근 독일의 성폭력범죄에 대한 입법과 성적 자기결정권의 보호성", 인도주의적 형사법과 형사정책(우범 이수성선생 화갑기념논문집), 2000, 189면 이하 참조.

2. 수혈거부 - 여호와의 증인의 수혈거부에 따른 형사책임은?

1980년 9월 대법원은 여호와의 증인[34] 신도인 어머니가 전격성간염에 걸려 장내출혈의 증세까지 생겨 사망의 위험이 예견되는 자신의 만 11살 딸에 대하여 수혈이 최선의 치료방법이라는 의사의 권유를 자신의 종교적 신념이나 후유증 발생의 염려만을 이유로 거부하여 딸이 사망한 사안에서 어머니에게 유기치사죄(형법 제275조)가 성립한다[35]고 판시하여 우리나라에서 처음으로 수혈거부에 대해 사회의 큰 관심을 갖게 하였다. 그리고 지난해 말 심장만이 아니라 신장, 간 등 여러 다른 장기에서도 부족한 부분을 안고 태어난 생후 2개월의 영아가 여호와의 증인 신도인 부모의 종교적 신념에 따라 수혈 방식의 심장수술을 거부하다 사망한 사건[36]을 계기로 또 다시 수혈거부에 따른 형사책임의 문제가 세상의 주목을 끌게 되었다. 특히 우리나라에서 수혈거부에 따른 환자의 사망과 관련된 형사책임의 문제는 환자의 자기결정권[37]에 따른 무수혈 치료와 의사의 치료의무가 극단적으로 충돌하는 비정상적 파국으로 곧잘 치닫고 있어 문제의 심각성이 크다. 이에 수혈거부 사건에 대해 누가, 어떠한 형사책임을 지어야 하는지를 79도1387 판결과 2011년도 경찰 무혐의 사건을 중심으로 살펴볼 필요가 있다.

한편으로, 두 사안에서 부모에게 유기치사죄가 성립하는지 여부가 문제된다. 두 사안 모두 환자가 만 11세와 생후 2개월의 영아라는 점에서 환자 본인의 무수혈 치료에 대한 자기결정권을 인정할 수 없다고 본다. 다만 전자의 사안에서 대법원은 사리를 변별할

---

33) 같은 의견으로 김태명, "성전환을 둘러싼 법적 문제점에 대한 검토", 저스티스 통권 제71호, 2003, 42-43면.

34) 여호와의 증인은 1870년 Charles Russel에 의해 설립되었으며, 1931년부터 '여호와의 증인'이라는 이름을 사용하기 시작했는데, 이 종교단체는 종교적 신념을 이유로 정치참여 거부, 집총거부, 수혈거부 등을 하고 있다. 이들의 신도 수는 전세적으로 약 1천 5백만 명 정도로 추산되고, 국내에서는 1969년 약 1만 명에서, 1975년 약 3만 명, 1990년 약 6만 명으로 증가하였다가, 2004년 약 9만 명으로 추산되고 있다고 한다(노상엽, "의료행위 자기결정권과 그 한계", 가톨릭대학교 법학연구, 2010, 74면).

35) 대판 1980.9.24, 79도1387. 이 판결에 대한 상세한 평석으로는 최우찬, "유기치사죄와 부작위에 의한 살인죄 및 양심범과의 관계", 형사판례연구 제1권, 박영사, 1993, 95면 이하 참조.

36) 그러나 2011.1.3일 경찰은 이 사건의 부모에 대해 '무혐의'로 결론을 내렸다. 경찰 조사 결과 영아의 사망 원인은 논란이 됐던 수혈 거부와 직접상관이 없는 세균 감염에 의한 패혈성 쇼크인 점, 영아의 부모는 임신 당시부터 영아가 심장 기형이라는 점을 알고도 자녀를 낳아 기르려고 한 점, 그리고 트럭 운전으로 가계를 꾸려나가는 등 어려운 경제적 여건에도 불구하고 최선의 치료를 위해 출산 직후부터 1억원에 가까운 막대한 비용을 감내한 점 등이 고려되었다고 한다(메디컬투데이 2011.1.4.일자 기사, http://www.mdtoday.co.kr/mdtoday/index.html?no= 147595 2011.2.20. 검색).

37) 보건의료기본법 제12조는 "모든 국민은 보건의료인으로부터 자신의 질병에 대한 치료 방법, 의학적 연구 대상 여부, 장기이식 여부 등에 관하여 충분한 설명을 들은 후 이에 관한 동의 여부를 결정할 권리를 가진다."고 규정하여 환자의 자기결정권을 명문으로 인정하고 있다.

지능이 없다고 보아야 마땅할 11세 남짓의 환자 본인이 수혈을 거부한 일이 있다고 하여도 이것이 피고인의 수혈거부 행위가 위법한 것이라고 판단하는 데 어떠한 영향을 미칠 만한 사유는 되지 않는다고 보아 만 11세인 자는 마치 일률적으로 동의권 내지 결정권이 없는 것으로 볼 여지가 있으나, 환자의 나이, 전반적인 정신 능력, 죽음에 대한 인식 정도, 종교적인 요인이 작용하는 경우 믿음의 정도 등을 종합적으로 고려하여 미성숙한 미성년자에 대해서는 자기결정권을 부정하고 성숙한 미성년자에 대해서는 친권자의 동의를 전제로 이를 긍정하는 것이 타당하다고 본다.[38] 다음으로, 미성년자인 환자 본인의 자기결정권이 부정될 경우 친권자인 부모가 환자에 대한 의료행위에 대하여 동의권을 갖는지가 문제된다. 친권자는 민법 제913조에 의하여 자를 보호할 권리의무가 있으므로 이에 기초하여 미성년자에 대한 의료행위에 대하여 동의권을 갖는다. 하지만 이러한 친권자의 동의권은 미성년자를 보호하기 위한 것으로 미성년자의 객관적 이익을 위해서만 행사될 수 있을 뿐이다. 따라서 두 사안에 있어 친권자의 동의권은 미성년자의 생명과 신체의 유지, 발전이라는 이익과 상반되는 것(민법 제921조)으로 인정될 수 없다. 셋째, 부모가 유기죄에 있어서의 유기, 특히 보호자가 보호의무에 반하여 요부조자가 있는 곳으로 돌아오지 않는 경우뿐만 아니라 장소적 격리없이 요부조자에게 보호에 필요한 조치를 하지 않은 경우를 포함하는 '부작위에 의한 치거'를 인정할 수 있는가이다. 이와 관련하여 2011년도 사안은 부모가 종교적 신념에 따라 수혈이 아닌 무수혈 치료를 요구했을 뿐 요부조자인 영아의 생명보호에 필요한 모든 조치를 하였으므로 치거를 인정할 수 없다고 본다. 반면 79도1387 판결 사안에서 생모는 의사가 당시 무수혈 치료가 도입되지 않은 상황[39]에서 최선의 치료방법이라고 판단한 수혈을 완강하게 거부하고 이를 방해하였으므로 부작위에 의한 치거가 인정될 수 있다. 이때 부작위에 의한 치거 인정의 전제조건으로 응급상황에서 수혈 치료가 최선의 치료방법으로서 달리 선택의 여지가 없어야 한다. 하지만 79도1387 판결 사안과 달리 응급상황도 아니고 무수혈 치료가 가능한 상황에서라면 수혈 치료가 언제나 최선의 치료방법인지는 의문이다. 왜냐하면 전 세계적으로 여호와의 증인 신자들이 수혈 거부를 함에 따라 수혈을 하지 않고도 안전하게 수술을 할 수 있는 방법들이 개발되었고, 현재 국내에서도 무수혈 센터와 무수혈 치료 프로그램을 운영하는 병원들이 지속적으로 증가하고 있기 때문이다.[40] 따라서 응급상황을 제외하고 환자 본인 내

---

38) 오종권, "수혈에 관한 법적 문제", 의료법학 제2권 제1호, 2001, 478면.

39) 한국의 경우 1986년 부천세종병원이 무수혈센터를 처음 만든 이후, 순천향대, 인제대, 서울대, 영남대, 동아대, 조선대, 충남대, 을지대 부설 병원 등 15개 의료기관에 무수혈 치료 전문센터가 만들어졌다고 한다(출처: 한겨레 21[2011.02.11 제847호], "무수혈 수술은 종교가 아니라 의학이다" 기사 - http://h21.hani.co.kr/arti/special/special_general/28991.html 2011.8.11. 검색).

40) 박정수, "의사가 환자의 뜻에 따라 수혈을 하지 않음으로써 사망에 이르게 한 경우 업무상과실치사죄가 성립하는 지 여부", 재판실무연구, 광주지방법원, 2010, 392면.

지 친권자의 무수혈 치료 요구는 존중되어야 하고, 의료진으로서는 무수혈 치료가 가능한 병원으로 전원의무를 이행하는 것이 타당하다. 넷째, 수혈 거부와 환자 사망 간의 상당인과관계가 인정되어야 한다. 후자의 사안에서 영아의 사망은 부모의 수혈거부에 의해서가 아니라 패혈성 쇼크에 의한 것으로 상당인과관계조차 인정되지 않는다. 다만 전자의 사안에서 생모의 수혈거부와 환자의 사망 간의 상당인과관계를 판단하고 있지 않으나, 응급상황에서 수혈거부로 인해 환자가 사망할 수밖에 없었는지, 아니면 무수혈 치료를 요구하고 이에 적합한 병원으로 전원하는 사이 환자의 병증이 악화되어 사망한 것인지 여부에 대해 신중한 판단이 요구된다. 마지막으로, 전자의 사안에서 생모에게 유기의 고의가 인정되는지가 문제된다. 이와 관련하여 일부 견해는 피고인은 자신의 유기행위로 인해 피해자에게 적어도 생명의 위험을 초래시킬 수 있다는 구체적 위험을 인식한 경우에 해당하고, 이를 넘어 부작위에 의한 살인의 고의까지 인정할 수 있다고 한다.[41] 그러나 피고인인 생모는 종교적 신념만을 일반인과 달리할 뿐 자식을 향한 모정은 다른 어머니와 다르지 않을뿐더러 자식의 생명을 구하는 치료 방법을 선택함에 있어 수혈 치료를 거부하고 무수혈 치료를 요구했을 뿐이므로 이를 두고 치거의 고의 내지 살인의 고의를 인정하는 것은 타당하지 않다.[42] 결국, 수혈거부에 다른 부모의 형사책임으로서 유기치사죄는 응급상황에서 무수혈 치료가 불가능함에도 종교적 신념에 따라 수혈 치료를 거부하고 이를 적극적으로 방해하는 제한된 경우에 한하여 인정될 필요가 있다고 본다.

다른 한편으로, 문제를 전형적인 경우로 한정하고 판단 능력이 있는 성인 환자가 응급상황에서 자신의 종교적 신념에 따라 생명의 위험을 돌보지 않고 수혈을 거부하는 경우에 의사로서는 그러한 환자의 자기결정권을 존중해야 하는가, 반대로 환자의 생명 보호가 최우선이라고 생각하여 전단적으로 수혈을 강행한 의사는 어떠한 형법상의 책임을 져야 하는지가 문제된다. 먼저, 환자의 수혈 거부의 명시적 의사표지가 있었음에도 불구하고 전단적으로 수혈을 강행하였을 경우에 환자의 몸에 물리력을 행사하였다면 폭행죄(형법 제260조 제1항), 수혈로 인하여 환자가 감염되었거나 정신적 상처를 입었다면 상해죄(형법 제257조 제1항), 또한 상황에 따라 체포죄 또는 감금죄(형법 제276조 제1항), 강요죄(형법 제324조) 등에 해당할 수 있다. 하지만 이러한 의사의 행위는 환자 본인의 생명 위험이라는 현재의 위난을 피하기 위한 행위로서 수혈강제가 유일한 수단이라는 피난의 보충성, 생명 대 신체의 완전성 등의 충돌에 있어 본질적으로 우월한 이익인 생명의 보호를 위한 것으로 피난의 균형성, 수혈강제가 생명의 위험을 방지하기 위한 적합한 방법이라는 피난의 적합성 등의 긴급피난의 상당성 요건도 충족시키므로 긴급피난(형법 제22

41) 최우찬, 앞의 논문, 100면 이하.

42) 같은 취지로 오종권, 앞의 논문, 480면.

조)이 인정되어 위법성이 조각된다. 다음으로, 의사가 환자의 수혈거부에 따른 위험성을 충분히 사전에 설명하였음에도 불구하고 자신의 종교적 신념에 따라 수혈을 계속해서 거부하거나, 치료도중 수혈하지 않은 경우 사망할 수 있게 된다고 하더라도 수혈해서는 안 된다는 뜻을 사전에 표시하자 의사가 환자의 자기결정권을 존중하여 치료 도중 수혈이 필요한 상황이 발생했음에도 수혈을 하지 않음으로써 환자가 사망한 경우 의사에게 업무상과실치사죄(형법 제268조)가 성립하는지가 문제된다. 이와 관련하여 환자의 수혈거부도 유효한 자기결정권의 범위에 포함되는 것으로 보아 의사에게 업무상과실치사죄를 부정하는 견해와 긍정하는 견해의 대립이 있다. 업무상과실치사죄 부정설의 논거는 ① 환자는 의료행위에 있어 대상이 아닌 주체로서 치료의 방법, 내용, 범위 등을 스스로 결정할 권리가 있고, 이러한 환자의 자기결정권의 범위 내에 수혈거부도 포함된다는 점,[43] ② 여호와의 증인 환자는 수혈을 영적 순결을 빼앗기는 행위로 받아들이는데, 의사가 환자의 영적, 정신적 생명을 아랑곳하지 않는 처사야말로 의료인으로서 궁극적인 실패라는 점,[44] ③ 환자의 수혈거부에 따른 위험의 발생과 증대는 환자의 자율적인 자기위태화에서 비롯된 것이기 때문에 의사에게 그 책임을 귀속시킬 수 없다는 점,[45] ④ 여호와의 증인 환자들로 인해 무수혈 치료가 발전하는 등 이들의 수혈거부는 공공의 이익에 기여하였으므로 받아들여져야 한다는 점,[46] ⑤ 의사가 환자를 치료함에 있어 성실한 설명을 통하여 환자가 합리적으로 판단할 수 있도록 도와주는 데 그쳐야지 환자에게 합리적인 판단을 강요하거나 합리적이지 않다는 이유로 환자의 자기결정권을 침해해서는 안 된다는 점[47] 등이 제시되고 있다. 반면에 업무상과실치사죄 긍정설의 논거로는 환자의 자기결정권은 생명 · 신체 · 건강의 유지라는 자신의 복지에 이익이 되는 방향으로 행사되어야 하는데, 수혈거부는 이에 반하는 것으로 환자의 자기결정권의 범위 내에 포함될 수 없으므로 의사로서는 주의의무를 다하여 환자를 치료하여야 한다[48]는 점을 제시하고 있다. 생각건대, 환자가 의사로부터 무수혈 치료의 위험성에 대한 충분한 의학적 정보를 제공받았음에도 불구하고 종교적 신념에 따라 수혈을 거부하고 무수혈 치료를 선택하여 생명에 위험이 발생할 가능성이 생긴다고 하더라도 이는 환자의 자율적인 자기위태화의 결과인 동시에 자기결정권의 범위에 속하는 것으로 의사로서는 환자의 결정을 존중할 필요가 있다. 따라서 환자의 명시적 의사표시에 의한 수혈거부에 따라 환자가 사망하거

---

43) 오종권, 앞의 논문, 490면.

44) 백승우, "미성년자의 수혈거부", 환자의 권리와 무수혈 치료, 학영사, 2005, 98면.

45) 이상돈, "수혈거부와 무수혈 치료의 법적 책임", 환자의 권리와 무수혈 치료, 학영사, 2005, 148면.

46) 이남석, "사회적 소수자의 집단적 권리보장을 위한 일 시론", 환자의 권리와 무수혈 치료, 학영사, 2005, 241면.

47) 권오승, "의사의 설명의무", 민사판례연구(11), 박영사, 1989, 245면.

48) 김천수, 환자의 자기결정권과 의사의 설명의무, 서울대 박사학위논문, 1994, 29면 이하.

나, 수술 도중 대량출혈이 발생하자 의사가 환자의 뜻에 따라 수혈 치료를 제외한 다른 모든 가능한 치료방법을 시도하였으나 결국 환자가 사망한 경우에 의사의 진료는 형법 제24조의 피해자의 승낙에 의한 행위에 해당하여 업무상과실치사죄가 성립하지 않는다고 보는 것이 타당하다.[49)]

Ⅳ. 생명의 마지막 단계에 있어 의료와 형사법

1. 뇌사와 장기이식 - 뇌사자는 죽은 자인가?

1999년 2월에 제정되고 2010년 5월 31일 전부개정되어 2011년 6월 1일 시행을 앞둔 '장기등 이식에 관한 법률'(이하 '장기이식법'이라 함)은 뇌사를 사망으로 인정함을 여전히 엄격하고 좁은 범위로 한정하고 있다.[50)] 장기이식법에서 사망은 종래와 같이 심폐사 척도에 의해 인정하지만, 뇌사 상태로부터 장기적출이라고 하는 이식의료에 길을 열어 주기 위해 '살아 있는 자', '뇌사자' 그리고 '사망한 자'로 구분[51)]하여 필요한 한도 내에서 예외적으로 뇌사를 사망으로 인정한다. 바로 여기서 살아는 있으나 불가역적으로 죽어가고 있는 자인 뇌사자를 형법상 어떻게 보호해야 하는가의 문제가 제기된다. 예를 들어 타인이 뇌사자의 장기를 임의로 적출하여 그를 최종적으로 사망케 했을 경우 그를 살아 있는 사람의 생명을 보호법익으로 하는 살인죄(형법 제250조)로 처벌해야 할지, 아니면 사자(死者)에 대한 사회일반인의 숭경의 감정을 보호법익으로 하는 사체등오욕죄(형법 제159조)로 처벌해야 할지 문제되기 때문이다.

뇌사(Hirntod)는 이미 생에는 다시 되돌아올 수 없다고 하는, 회귀불능점(point of no return)이 되는 시점을 경계로 하여 생명의 양과 질 모두 지극히 축소된, 통상의 생과는 다른 생명체가 되므로 거기에 대응하여 본인의 자기결정권에 의한 생명의 포기를 인정해도 괜찮다고 하는 만큼 형법적 보호도 후퇴해도 무방하다. 하지만 뇌사자는 죽어 버린, 즉 사망한 것은 아니므로 본래 형법적 및 규범적 판단으로는 양과 질 모두 축소된 생명이라 할지라도 타인으로부터의 침해에 대해서는 통상의 생명과 완전히 동일한 형법적 보호가 이루어져야 한다는 점은 헌법과 형법의 사명으로서 당연하다. 따라서 앞서 언급한

---

49) 같은 취지로 박성수, 앞의 논문, 399-403면.

50) 전부개정된 장기이식법은 장기등기증자에 대한 차별대우를 금지하고 이를 위반한 자에 대하여 국가 등이 시정을 요구할 수 있도록 하며 시정 요구를 따르지 아니한 자에게는 500만원 이하의 과태료를 부과하고, 뇌사판정위원회 구성을 기존 6명 이상 10인 이하의 위원에서 4명 이상 6명 이하의 위원으로 축소 등을 주요 내용으로 한다(주요 개정 내용은 국회의안정보시스템, 제안이유 및 주요 내용 참조, http://likms.assembly.go.kr/bill/jsp/BillDetail.jsp?bill_no= 1808289).

51) 장기이식법 제4조 5호.

형법적 보호의 후퇴도 이러한 헌법과 형법의 사명을 침범하지 않고, 그것을 능가하는 것보다 우월한 실재론적 가치가 있는 경우로 한정되게 된다. 이러한 우월한 실재론적 가치로는 생명윤리적 관점에서 장기 기증자의 타인의 생명을 구한다는 이타적 정신을, 사회적 관점에서 장기기증은 심장, 폐, 소장, 신장, 췌장 이식 등에 길을 열게 하므로 말기의 장기부전 환자들에 대한 불법적인 장기매매의 근절을 언급할 수 있다. 이러한 우월한 실재론적 가치가 긍정되는 경우에게만 생명의 포기를 인정할 수 있다. 이러한 한도 내에서 본인 또는 유가족에게 얼마 남겨지지 않은 생명의 포기를 인정하는 것이므로 보호되어야 할 법익도 그러한 한도 내에서만 존재하고, 이에 따라 뇌사자의 신체로부터의 장기이식법이 정하고 있는 요건과 절차에 따라 장기적출을 한 의사에게는 살인죄는 물론이고 촉탁·승낙살인죄(형법 제252조 제1항)의 구성요건해당성이 부정된다. 특히 시행을 앞둔 장기이식법 제21조 제2항은 "뇌사자의 사망시각은 뇌사판정위원회가 제18조 제2항에 따라 뇌사판정을 한 시각으로 한다."고 규정하고 있으므로 뇌사판정시 이미 사망한 자가 되어 더 이상 뇌사자로부터의 장기적출 행위가 살인죄 내지 촉탁·승낙살인죄의 구성요건에 해당할 수 없다. 이에 따라 뇌사판정을 받은 뇌사자에 대한 장기적출은 이제 살아 있는 자가 아닌 사체로부터의 장기적출이 되고, 장기들이 오로지 죽음이 선언된 기증자에게서만 떼 낼 수 있게 하는 Dead-Donor rule,[52] 즉 장기 기증자는 죽은 사람으로 파악하는 데에도 합치한다. 따라서 장기이식법은 뇌사를 죽음으로 간주하여 장기이식이 전제가 되는 경우에 한정되고, 장기이식과 관계가 없는 법영역에까지 미치지 않는다. 예를 들면 장기이식을 위해서 뇌사를 선택한 뇌사자를 단도로 찔러 임의로 장기를 적출한 행위를 가정할 경우에 그러한 행위는 장기이식 의료와 전혀 관계가 없는 것이고, 뇌사자 본인도 단도로 찔리는 데에 동의하여 법익을 포기한 것은 아니다. 그러므로 이는 형법의 일반 해석에 영향을 미치지 않고, 뇌사자의 생명은 여전히 살아 있는 사람으로서 형법적 보호를 받아 그러한 행위는 살인죄가 성립한다는데 의문이 없다.

나아가 시행될 장기이식법의 내용과 관련하여 뇌사판정위원회의 존치 여부가 무엇보다 쟁점이 되었다. 사실 뇌사판정이 날 때 까지 소요되는 시간이 길수록 장기의 기능이 저하되고, 관리에 따른 비용이 증가함으로써 뇌사자나 수혜자 모두에게 불리하므로 뇌사판정의 정확성과 동시에 신속성이 요구된다. 그러나 종전까지는 충실한 생명보호의 입장에서 뇌사판정의 신속성보다 정확성을 강조하여 전문의사 2인 이상과 진료를 담당한 의

52) The "dead-donor rule" refers to two widely accepted ethical norms that govern practices of organ procurement for transplantation: (1) vital organs should be taken only from dead patients, and (2) living patients should not be killed for or by organ procurement(출처: http://www.ascensionhealth.org/index.php?option=com_content&view=article&id=135&Itemid=172).

사가 함께 작성한 뇌사조사서를 바탕으로 전문의사 3인 이상을 포함한 6명 이상 10인 이하의 위원으로 구성된 뇌사판정위원회의 전원일치의 판정을 요구하였다.[53] 이러한 엄격한 뇌사판정 절차에 따라 뇌사자가 발생한 시점에서부터 장기이식까지 시간이 많이 소요되고, 그로 인해 뇌사자 장기기증이 활성화되지 못하고 있다[54]는 비판과 함께 뇌사판정위원회를 폐지하고 독일과 같이 장기기증자를 상호 독립하여 진단할 수 있도록 권한을 부여받은 2명의 의사에 의하도록 간소화하자는 주장이 의료계를 중심으로 지속적으로 주장되어 왔다.[55] 그리고 실제로 이러한 주장은 2009년 이애주의원이 대표발의한 장기이식법 전부개정법률안에 의해 반영되기도 하였다.[56] 하지만 이러한 의료계의 주장과 이애주의원 대표발의안은 시행을 앞둔 장기이식법에서 뇌사판정위원회를 존속시키되, 다만 뇌사판정위원회 구성을 기존 6명 이상 10인 이하의 위원에서 4명 이상 6명 이하의 위원으로 축소하는 선에서 절충되었다.[57] 생각건대, 장기이식 대기자는 계속 증가하고 있으나 장기 기증자가 부족하여 장기수급 불균형이 심각한 실정이므로 뇌사자 장기기증 활성화 방안을 마련할 현실적 필요성을 감안하더라도 형법과 장기이식법이 사람의 사망에 대한 법적 척도로서 뇌사설을 명백하게 취한 것이 아니라는 점, 뇌사판정은 "반드시 곧" 죽을 예정이지만 아직은 살아 있는 자에 대한 사망선고를 하는 것이라는 점 등을 고려하면 그 판정 절차는 가능한 엄격하고 정확해야 한다고 본다. 따라서 현 시점에서 뇌사판정위원회 자체를 폐지하는 것은 바람직하지 않다고 본다. 다만 장기적으로 뇌사자 장기기증의 국민적 공감대가 충분히 형성된 시점에서는 뇌사판정위원회를 폐지하고 신경과 전문의를 포함한 전문의사 2명이 1차 뇌사조사를 하고, 2차 조사를 하기 전에 뇌사자 장기기증의 동기, 뇌사 판정의 기준의 적합성, 동의서 등을 병원윤리위원회에서 전반적으로 검토하여 최종 판정하는 방안[58]을 고려해 볼 수 있겠다.

---

53) 현행 장기이식법 제14조 제3항 및 제16조 제1항, 제2항.

54) 실제로 뇌사기증자의 현황은 2006년 141명, 2007년 148명, 2008명 256명, 2009년 261명, 2010명 268명으로 매년 채 300명이 되지 않는다(국립장기이식센터 홈페이지, 뇌사자의 장기이식 현황 참조http://www.konos.go.kr/jsp/front/m05/sub_01.jsp)

55) 독일 장기이식법에 대한 상세한 분석으로는 주호노, "독일의 「장기의 기증, 적출 및 이식에 관한 법률」", 경희법학 제33권 제1호, 1998, 349면 이하 참조.

56) 동 법률안 제18조 ① 뇌사판정기관의 장은 제16조제1항에 따른 뇌사판정 신청을 받으면 제15조제4항의 자격을 갖춘 신경과 등의 전문의사 2인 이상(이하 "뇌사판정의사"라 한다)으로 하여금 지체 없이 현장에 출동하여 뇌사판정대상자의 상태를 파악한 후 대통령령으로 정하는 바에 따라 뇌사판정을 실시하도록 하여야 한다. 이 경우 뇌사판정의 기준은 대통령령으로 정한다.

57) 장기이식법 제16조 ③ 제2항에 따른 뇌사판정위원회는 대통령령으로 정하는 바에 따라 전문의사 2명 이상과 「의료법」 제2조제1항에 따른 의료인(이하 "의료인"이라 한다)이 아닌 위원 1명 이상을 포함한 4명 이상 6명 이하의 위원으로 구성한다.

58) 이러한 방안의 제안은 한성숙·홍현자·전희옥, "장기등이식에관한법률"의 내용 및 시행상의 문제점 및 개선점", 한국의료윤리교육학회지 제7권 제11호, 2004, 11면 참조.

2. 소극적 안락사(존엄사) - 누구에 의해, 어떤 방법에 의해 무의미한 연명치료를 중단해야 하는가?

2004년 대법원의 보라매병원 사건의 판결[59]로 불거진 소극적 안락사 논쟁은 2009년 대법원이 김 할머니 사건에서 환자의 무의미한 연명치료 강요는 '인간의 존엄성'을 해친다는 이유로 소극적 안락사(존엄사)를 인정하는 판결[60]을 계기로 하여 재 점화되고 있다.[61] 이러한 논란 가운데 제18대 국회에서는 존엄사 관련 법안들이 제출되었고,[62] 대한의사협회, 대한의학회, 대한병원협의회가 주축이 된 연명치료중지에 관한 지침제정위원회에서는 2009년 9월 연명치료중지에 관한 지침(이하 '지침'이라 함)[63]을 공표하였다.

필자는 이미 선행연구에서 환자의 의사를 추정하기 어려운 경우에 소극적 안락사(존엄사)는 원칙적으로 허용될 수 없지만 절차적 정당화를 통해 예외적으로 허용될 수 있으며, 이러한 절차적 정당화의 핵심 요소로서 연명치료 중단의 최종적 결정을 환자나 의사가 아닌 가칭 '치료중단윤리위원회'와 같은 제3의 공적 기구를 설치하여 이 틀 속에서 환자 가족의 종교인 및 사회상담원과의 상담결과와 담당의사 및 병원의 소명을 바탕으로 치료중단의 여부가 결정되는 것이 바람직하다는 견해를 제시한 바 있다.[64] 신상진 의원 대표발의 "존엄사법안" 제2장에서도 '국가의료윤리심의위원회'와 '기관의료윤리심의위원회'를 구성하여 결정하도록 하고 있어 같은 입장이라고 보여진다. 하지만 지침에 따르면 임종

---

59) 대판 2004.6.24, 2002도995. 이 판결에서 대법원은 "보호자의 강청에 따라 치료를 요하는 환자에 대하여 치료중단 및 퇴원을 허용하는 조치를 취함으로써 환자를 사망에 이르게 한 담당 전문의와 주치의에게 살인방조죄가 성립한다."고 판시하였다. 이 판결에 대한 대표적인 평석으로는 손동권, "정범과 공범, 작위범과 부작위범의 구별", 인권과정의 Vol. 346 (2005.6.), 101면 이하; 이정원, "의학적 권고에 반한 퇴원으로 사망한 환자에 대한 형사책임", 비교형사법연구 제6권 제2호, 2004, 361면 이하 참조.

60) 대판 2009.5.21, 2009다17417. 이 판결에 대한 대표적인 평석으로는 이석배, "연명치료중단의 기준과 절차 -대법원 2009.5.21. 선고 2009다17417 판결이 가지는 문제점을 중심으로-", 형사법연구 제21권 제2호, 2009, 147면 이하; 정철, "연명치료중단 판결의 헌법적 검토 -대법원 2009.5.21. 선고 2009다17417 판결-", 서울대학교 법학 제50권 제4호, 2009, 111면 이하 참조.

61) 소극적 안락사(passive Sterbehilfe)란 사기가 임박하고 현대의학의 견지에서 불치이며, 특히 지속적 식물상태에 있는 환자에 대하여 의사가 생명유지에 필요한 의료적인 처치를 취하지 않거나 이미 부착된 생명유지장치를 제거하는 경우를 말하는데, 존엄사는 환자의 의사에 따라 고통 없이 인간으로서의 존엄을 지키며 사망에 이르게 한다는 점에서 소극적 안락사의 범주에 포함된다. 그리고 연명치료 중단은 소극적 안락사(존엄사)의 하나의 방법적 측면을 강조한 표현이다. 따라서 이하에서는 소극적 안락사(존엄사)와 연명치료 중단을 같이 사용하기로 한다.

62) 신상진 위원 대표발의의 "존엄사법안"(2009.2.5.), 김세연 의원 대표발의의 "삶의 마지막 단계에서 자연스러운 죽음을 맞이할 권리에 관한 법률안"(2009.6.22.), 김충환 의원 대표발의의 "호스피스・완화의료에 관한 법률안"(2008.12.9.)이 있다. 이들 법안에 대한 상세한 분석으로는 조규범, "존엄사에 대한 입법론적 고찰", 조선대 법학논총 제17집 제1호, 2010, 217면 이하 참조.

63) 이 지침에 대한 상세한 분석으로는 김혁돈, "존엄사 입법화에 대한 비교법적 제안", 단국대 법학논총 제33권 제2호, 2009, 594면 이하 참조.

64) 김재윤, "안락사 허용론에 대한 고찰", 형사법연구 제25호, 2006, 609면 이하.

환자는 의학적 판단과 가족의 동의에 따라 연명치료를 중지할 수 있고, 뇌사이거나 뇌사에 준하는 환자는 의사의 의학적 판단에 따라 연명치료를 중지할 수 있으며, 의사결정 능력이 없으며 특수한 연명치료를 적용해야 할 환자(말기 환자 또는 지속적 식물상태의 환자로서 의사결정 능력이 없고, 특수 연명치료를 적용해야만 생존할 수 있는 환자)는 병원윤리위원회가 결정의 주체로 하고 있다. 그러나 뇌사자는 뇌사판정위원회의 판정으로 사망이 인정되므로 의사의 의학적 판단만으로 충분하지만, 뇌사에 준하는 환자 내지 임종 환자는 아직 살아 있는 자이므로 가족의 동의는 물론이고 병원윤리위원회에서 결정하는 한편 말기 환자를 포함하여 특히 식물상태로 6개월 이상이 지났고 회복 가능성이 없는 지속적 식물상태의 환자에 대해서는 생명권 존중의 차원에서, 그리고 사망에 대한 판단은 의학적 판단뿐만 아니라 규범적 판단도 요구된다는 이유에서 '국가의료윤리심의위원회'와 같은 제3의 공적 기구에서 결정하는 것이 타당하다고 본다.

그리고 소극적 안락사의 방법으로서, 특히 지속적 식물상태의 환자에 대해 인공호흡기의 제거 이외에 인공영양이나 수분의 공급 정지가 허용되는지 여부에 대해 검토가 요구된다. 우선 지속적 식물상태의 환자에게 영양소 내지 수분 공급이 '의료'인지, 아니면 '간호'인지에 대해 생각해 볼 필요가 있다. 그런데 사람은 태어난 순간부터 산소를 스스로의 힘에 의해 호흡한다. 그러나 아직 스스로 영양물을 섭취하고 물을 마실 수 없다. 따라서 태어난 자녀의 생명을 유지하기 위해 부모가 그것들을 공급해 주지 않으면 안 된다. 이렇듯 먹는 것이나 마시는 것은 생명의 유지를 위해 가장 상징적이고 일상적인 일이다. 따라서 이는 '의료'가 아니라 '간호' 내지 '양육'이라고 보아야 한다. 이는 사람의 종말기에도 마찬가지라고 할 수 있다. 즉 위독한 환자에게 튜브에 의한 영양 공급은 신체적 침습을 필요로 하지 않고 환자의 생명을 유지하기 위한 기본적 간호행위라고 한다면 소극적 안락사의 방법으로서 그 중단은 부정적으로 이해하지 않을 수 없다. 더욱이 환자 본인이 영양소나 수분의 공급을 거부하여 '기아사'(飢餓死)를 요구하는 것은 질병의 진행에 맡겨 자연스런 사망을 요구하는 것으로 보기 어렵고 새롭게 기아라고 하는 죽음의 원인을 설정하기 때문에 자살과 유사하다. 그러므로 환자 본인이 기아사를 원한다고 해도 의사의 치료의무에 따라 영양소나 수분의 공급은 계속되어야 한다.

V. 맺는 말

생명공학과 의학기술의 발전은 급속하고, 이렇게 논의하고 있는 사이에도 새로운 움직임이 계속해서 나타나고 있다. 21세기는 "생명의 시대"라고 하듯이, 생명의 보호가 전지구적 차원의 중요한 과제가 되어 인류는 모든 지혜를 기울여 임하지 않으면 안 된다.

이에 따라 본 논문에서는 형법의 영역에서 생명공학과 의학기술의 발전에 따라 생명보호를 위해 새롭게 제기되는 관련 쟁점은 무엇이 있고, 보완되어야 할 과제는 무엇이 있는가를 간략히 검토하였다. 이를 간략히 요약하면 다음과 같다.

우선, 배아의 생명보호와 관련하여 생명윤리법이 인간개체복제를 전면금지하고 위반 시 10년 이하의 형벌을 부과하여 보호하고자 하는 형법상 법익은 일차적으로 배아의 생명권이며 부수적으로 복제인간의 출현에 따른 공공의 안녕질서에 중대한 위해발생을 방지하기 위함으로 보이나 낙태죄보다 중한 형벌은 형벌의 적정성의 원칙에 위배되는 것은 아닌지 의문이다. 태아의 생명보호와 관련하여 사문화된 낙태죄를 유지하기보다 모자보건법상 인공임신중절술의 허용사유로 "사회적 · 경제적 사유"를 도입하여 여성의 자기결정권을 보다 충실히 보호할 필요가 있으나, "의무 없는 자유는 없다"는 점을 고려할 때 의무적 상담절차와 확인의사와 시술의사를 분리하는 등 낙태허용과 관련한 상세한 절차규정의 마련이 요구된다고 본다.

다음으로, 성전환자의 성도 생물학적인 성이 아닌 젠더로서의 관점을 고려하여 강간죄의 객체인 부녀에 포함시켜 해석되어야 하며, 수혈거부와 관련하여 의사결정능력이 있는 성년 환자의 무수혈 치료 요구는 환자의 자기결정권의 차원에서 보호되어야 하고 그에 따라 환자가 사망하더라도 의사의 진료는 피해자의 승낙에 의한 것으로 업무상과실치사죄가 성립하지 않는다고 보아야 한다. 다만 미성숙한 미성년자의 수혈거부에 따른 부모의 형사책임으로서 유기치사죄는 응급상황에서 무수혈 치료가 불가능함에도 종교적 신념에 따라 수혈 치료를 거부하고 이를 적극적으로 방해하는 제한된 경우에 한하여 인정될 필요가 있다고 본다.

셋째, 뇌사자의 생명권은 뇌사판정위원회의 뇌사판정이 있기까지는 사망한 것이 아니므로 살아 있는 사람으로서의 형법적 보호를 받아야 하며, 뇌사판정은 "반드시 곧" 죽을 예정이지만 아직은 살아 있는 자에 대한 사망선고를 하는 것이라는 점을 고려하면 현 시점에서 뇌사판정위원회 자체를 폐지하는 것은 바람직하지 않다고 본다. 그리고 소극적 안락사(존엄사)는 원칙적으로 허용될 수 없지만 가칭 "국가의료윤리심의위원회"와 같은 제3의 공적 기구를 통한 절차적 정당화에 의해 예외적으로 허용될 수 있다고 본다. 나아가 소극적 안락사의 방법으로서, 특히 지속적 식물상태의 환자에 대해 인공호흡기의 제거 이외에 인공영양이나 수분의 공급 정지가 허용되어서는 안 된다고 본다.

이상과 같이 형법은 생명공학과 의료기술의 발전에 따라 생명을 보호하고 관련 위험성을 제거하기 위해 여러 측면에서 개입이 불가피하지만 최후수단성과 단편적 성격을 감안하여 개입을 가능한 자제하고 생명윤리법, 장기이식법, 존엄사법(안) 등 관련 법률에서 생명보호를 위한 효율적 규율방식과 세부적인 절차적 규정을 마련하는 것이 필요하다. 이러한 결론에 대해 생명공학과 의료기술의 발전에 (형)법이 언제나 맥없이 끌려간다는 비판이 가능하겠지만 무엇보다 형법의 임무는 기관차가 레일을 벗어나지 않고 그 위를 달리게 하는 데 있지 레일 자체를 바꾸어 생명공학과 의료기술이 지향하는 진보의 방향을 바꾸는 데 있지 않음을 유의할 필요가 있다.

* 주제어: 의료기술, 배아의 생명보호, 낙태, 자기결정권, 뇌사, 소극적 안락사

부록 4

의료과실소송에서 과실과 인과관계의 입증*

- 의료분쟁조정법상 인과관계 추정규정의 도입방안을 중심으로 -

김 재 윤

목 차

Ⅰ. 들어가는 말

의료사고를 당한 환자와 가족이 겪는 고통은 말로 표현할 수 없다. 전문적 의학지식이 부족하고, 의사의 과실과 인과관계를 규명할 능력이 부족하기 때문에 구제를 받기는 하늘의 별따기처럼 어려운 것이 현실이다. 의료사고가 아니라 통상의 부작용이라는 의료인의 일방적 설명과 아울러 합의에 소극적으로 일관하는 태도에 지쳐 적은 금액으로 합의하는 일이 다반사로 일어난다. 정말 억울하다고 생각하는 환자와 가족은 마지막 수단으로 의료사고에 대한 민·형사소송을 택하지만 이를 진행하는 과정은 지난하기 짝이 없다. 민사소송이 제기되면 1심 판결을 받는 데 평균 2년 2개월이라는 시간이 소요되고, 설사 소송에 이기더라도 변호사 선임 비용(변호사비용: 5백만원 + 성공보수〈10%~20%/손해배상액〉)을 주고 나면 별로 남는 것이 없을 정도로 시간적·경제적 부담이 크다.[1]

이런 문제를 해결하기 위해 2012년 4월 8일 한국의료분쟁조정중재원(이하 '의료중재원'이라 한다)이 공식 출범했다. 지난 해 4월 '의료사고 피해구제 및 의료분쟁 조정 등에 관한 법률'(이하 '의료분쟁조정법'이라 한다)이 제정되면서 환자들이 소송을 내지 않고

---

* 이 글은 원래 「일감법학」 제23호, 건국대학교 법학연구소(2012.10), 3-42면에 게재된 것이다.

1) 예컨대 성형외과에서의 의료분쟁 해결에 평균 6.3년이 소용되며, 의료사고로 연간 분쟁해결에 지출되는 비용은 900억원 이상으로 추정된다고 한다(보건복지부, "한국의료분쟁조정중재원(의료중재원) 4. 8. 출범", 2012. 4. 8일자 보도자료, 1쪽).

피해를 배상 받을 수 있는 길이 열린 것이다. 즉 의료분쟁조정제도 시행에 따라 의료분쟁 당사자가 의료중재원에 조정·중재를 신청하면 90일 이내(1회 연장시 최대 120일)에 최소한의 비용(1천만원 조정신청에 3만2천원의 수수료)만으로 의료분쟁을 해결할 수 있게 된다.

그러나 의료중재원 출범 4일만에 대한의사협회가 의사가 조정신청에 응할 경우 진료기록의 조사·열람·복사 의무가 주어지는 반면 거부하면 벌금을 물어야 하고(의료분쟁조정법 제38조, 제53조 제2항), 의료인의 무과실의료사고보상(같은 법 제46조)의 문제점 등의 이유를 들어 회원들에게 "의료분쟁조정 신청에 응하지 말라"고 의료분쟁조정 참여에 거부를 표명함으로써 긴 산고 끝에 탄생한 의료분쟁조정제도가 시작부터 난관에 봉착하고 있다.[2)]

이러한 대한의사협회의 반발은 의사의 과실이 가볍고 조정이 성립되면 의사에 대한 형사처벌을 면제하도록 한 형사처벌특례(같은 법 제51조)의 도입[3)]과 무과실의료사고보상도 불가항력적인 분만사고로 한정하고 그 시행도 1년간 유보한 상태이므로 설득력이 약해 보인다. 오히려 의료분쟁조정법상의 형사처벌특례는 제17대 국회에서 의료사고가 고의적 사고가 아닐 뿐만 아니라 환자의 입장에서 입증책임이 의사에게 전환된다는 전제하에 의료인의 입장을 고려하여 논의된 것임에도 불구하고 의료분쟁조정법에서는 입증책임 전환규정은 어디론가 사라지고 형사처벌특례만이 도입되어 특정 직업군인 의료인에게만 과도한 특혜를 준 것이 아닌가 하는 의문이 제기된다. 나아가 무과실의료사고보상도 예컨대 환경소송, 제조물책임소송 등에 있어서 과실과 그 결과의 인과관계 입증이 곤란하여 환경정책기본법 제31조 제1항, 제조물책임법 제3조 제1항에 의해 무과실책임 규정을 둔 것과 같이 의료분쟁에서 끊임없이 문제되고 있는 인과관계의 입증 어려움을 해소하고 의료인과 환자의 불균형적인 상황을 해소하기 위한 불가피한 제도라고 볼 수 있다.

회갑을 맞이하시는 손동권 교수님은 일찍이 보라매병원 사건에 대한 평석[4)]을 통해 의료사고에 대한 깊은 학문적 관심과 관련 연구를 진행해 오셨고, 이 글은 교수님의 학문적 관심을 이어받아 의료사고에 대한 형법적 논의를 확대시킴으로써 교수님의 커다란 學恩에 작게나마 보답하고자 작성되었다. 이에 이 글에서는 우선 의료과실 민사소송에서 과실과 인과관계의 입증책임을 완화시키고 있는 대법원 판결의 경향과 이러한 민사판례의 경향이 의료과실 형사소송에도 적용가능한 지를 살펴보고자 한다(Ⅱ). 나아가 의료분

---

2) 경향신문, 2012. 4. 10일자 기사 참조.

3) 이에 대한 상세한 분석으로는 이백휴, "의료분쟁에 있어 형사처벌특례제도의 확대 필요성과 방안", 한국의료법학회지 제19권 제1호(한국의료법학회, 2011), 111쪽 이하 참조.

4) 손동권, "정범과 공범, 작위범과 부작위범의 구별", 인권과정의 통권 제346호(대한변호사협회, 2005. 6), 101쪽 이하.

쟁 이외의 영역에서도 인과관계의 입증책임을 완화 내지 전환시킨 입법례를 민사특별법과 형사특별법의 영역에서 고찰해보고 이를 토대로 의료분쟁조정법상 인과관계 추정규정의 도입방안을 모색하고자 한다(Ⅲ). 마지막으로 이러한 논의를 바탕으로 의료분쟁조정법이 의료사고로 인해 고통 받고 있는 국민들이 신속하고 안전하게 피해구제를 받을 수 있는 합리적이고 실효적인 제도로 정착되기 위해서는 이미 도입된 형사처벌특례와 아울러 인과관계 추정규정의 신설을 통해 입증책임을 완화시킬 필요성이 있음과 그 입법안을 결론으로 제시하고자 한다(Ⅳ).

Ⅱ. 의료과실 민·형사소송에서 과실과 인과관계의 입증책임

1. 의료과실 민사소송에서 과실과 인과관계의 입증책임의 완화

1.1 입증책임 완화의 필요성

의료과실이 민사분쟁의 대상이 되는 때에 원고인 환자는 의사에게 채무불이행책임을 구하든, 불법행위책임을 구하든 ① 의사 측의 과실, 즉 주의의무위반, ② 위법성 또는 불완전이행, ③ 손해의 발생, ④ 의료행위와 손해와의 인과관계라는 요건사실을 주장·입증해야 한다. 이러한 요건사실에 대한 입증책임을 부담하는 원고는 이에 대해 법관에게 '고도의 개연성' 내지 '합리적인 의심을 침묵시키는 높은 개연성'[5]에 대한 확신을 형성시킬 것이 요구되며, 단순히 우월한 개연성(überwiegende Wahrscheinlichkeit)의 확신만으로는 충분하지 않은 것으로 이해된다.[6] 그런데 의료는 의학이라고 하는 과학적 전문영역의 문제이므로 의료과실 책임의 요건사실을 주장·입증함에는 고도의 전문성이 요구된다. 하지만 환자 측은 비전문가인데다가 의료행위의 비공개적·밀실적 성격, 직업적 동료의식 등에 의해 그 입증이 극히 어려운 경우가 많다. 보다 구체적으로 의료과실과 인과관계는 다음과 같은 이유에서 입증의 곤란을 겪는다. 첫째, 환자는 저마다 개인적으로 유전환경에 의한 생물학적·신체적 특수성이 달라 같은 의약품, 수술, 검사라 할지라도 환자 개인의 특수성에 따라 그 효과가 동일하게 나타나지 않기 때문에 필요적으로 의료행위는 예측곤란성을 가지고 있다. 둘째, 의료행위를 통해 환자에게 사망·후유장애와 같은 악결과가 발생하더라도 그 기초가 된 기본적인 원인행위를 특정하기가 곤란한 경우가 많으며 과실이나 불완전이행이 있는 어떤 기본적인 의료행위를 특정할 수 있다 하더라도 그 의료행위에 의하여 당해 결과가 발생한 경우인지 여부, 그 의료행위와 결과 사이의 관계를 1대1의 대응관계로 특정할 수 있는가 하는 곤란한 문제가 제기되곤 한다. 셋째, 아직도

5) Othmar Jauernig, *Zivilprozessrecht*, 24. Aufl.(Beck Juristischer Verlag, 1993), S. 179.
6) 호문혁, 민사소송법 제8판(법문사, 2010), 488쪽.

의학 분야에서는 질병의 원인·내용, 질병이 신체·정신에 미치는 영향·효과에 대하여 해명되지 않은 분야가 극히 많아 환자에게 발생한 악결과의 원인을 해명할 수 없는 경우가 많다. 마지막으로 의료소송은 의료라고 하는 극히 전문적이고 재량적인 분야에 대한 분쟁이고, 환자 측의 정보확보가 어려운 밀실에서 의료행위가 이루어지기 때문에 의료과실과 인과관계를 입증하기 위해서는 전문적이고 과학적인 지식이 필요한데 환자 측은 비전문가인데다가 증거방법을 수중에 가지고 있지 못하며 감정인 역시 의사인 경우가 대부분이어서 직업적 동료의식[7]으로 인하여 유리한 감정결과를 기대하기 어렵거나 진실을 은폐할 가능성도 없지 않아 의료과실과 인과관계를 전문가인 의사가 아닌 일반인으로서는 도저히 밝혀 낼 수 없는 상황에 빈번히 처한다.[8] 이러한 이유에서 의료과실과 인과관계의 입증의 정도를 완화하거나 입증책임을 전환할 필요성이 계속해서 제기되어 왔다. 이에 따라 예컨대 환자가 치료 도중에 사망한 경우 피해자 측에서 일련의 의료행위 과정에서 저질러진 일반인의 상식에 바탕을 둔 의료상의 과실 있는 행위를 입증하고 그 결과와 사이에 일련의 의료행위 외에 다른 원인이 개재될 수 없다는 점, 이를테면 환자에게 의료행위 이전에 그러한 결과의 원인이 될 만한 건강상의 결함이 없었다는 사정을 증명하기만 하면 의사 측이 전혀 다른 원인으로 그 결과가 발생한 것이라는 입증을 하지 않는 이상, 의료과실과 악결과 사이의 인과관계를 추정하여 손해배상책임을 지울 수 있도록 입증책임을 완화하는 방식이 고려되었고,[9] 실제로 국내의 의료과실 민사판례는 경우에 따라 이러한 방식을 통해 이른바 '무기평등성'(Waffengleichheit)을 실현하려고 노력해왔다.[10]

1.2 의료과실 민사판례의 입증책임 완화 경향

1.2.1 종래 판례의 태도

우리나라 대법원 판례는 앞서 언급한 바와 같이 의료행위의 전문성, 밀행성, 증거의

7) '침묵의 공모'(conspiracy of silence)라는 말에서도 알 수 있듯이 감정인인 의사는 동료 의사를 보호하기 위해 당해 의사에게 불리한 감정을 하는 것을 사실상 꺼리게 된다. 나아가 해당 의사와의 친분관계로 인해 고의로 해당 의사에게 유리한 쪽으로 허위의 감정이나 증언을 하는 경우도 간혹 있을 수 있다.

8) 박영호, "의료과실소송에 있어서 과실과 인과관계의 입증과 그 방법", 저스티스 통권 제77호(한국법학원, 2004), 91쪽.

9) 김형배, 채권각론: 계약법(박영사, 1997), 836쪽.

10) 의료과실 민사소송에서 입증책임의 완화에 관한 이론으로는 표현증명이론, 개연성설, 사실상 추정론, 일응의 추정론, 입증책임의 전환론, 입증방해론 등이 있다. 이에 대한 상세한 설명으로는 김재윤, 의료분쟁과 법(율곡출판사, 2006), 104-109쪽; 박영호, 위의 논문, 103쪽 이하; 손용근, "의료과오소송에 있어서 입증의 경감에 관한 연구", 박사학위논문(연세대학교대학원, 1997), 61쪽 이하; 신현호, 의료소송총론(육법사, 1997), 303쪽 이하; 추호경, 의료과오론(육법사, 1992), 156쪽 이하 참조.

편재 등에 비추어 환자 측으로서는 직접증거로 의료과실과 인과관계를 입증하기 어려운 점을 감안하여 의료소송의 경우에 여러 가지 간접사실에 경험칙을 적용하여 의료과실과 인과관계의 추정을 허용함으로써 손해의 공평부담을 꾀하고 있다. 대법원 1995. 2. 10. 선고, 93다52402 판결은 이러한 경향을 확립한 대표적인 판례로 언급되고 있다. 이 판례는 다한증 치료를 위한 목적으로 수술을 하였지만 환자가 그 후에 뇌경색으로 사망한 사안으로 대법원은 "환자가 치료 도중에 사망한 경우에 있어서는 피해자 측에서 일련의 의료행위과정에 있어서 저질러진 일반인의 상식에 바탕을 둔 의료상의 과실 있는 행위를 입증하고 그 결과와 사이에 일련의 의료행위 외에 다른 원인이 개재될 수 없다는 점, 이를테면 환자에게 의료행위 이전에 그러한 결과의 원인이 될 만한 건강상의 결함이 없었다는 사정을 증명한 경우에 있어서는, 의료행위를 한 측이 그 결과가 의료상의 과실로 말미암은 것이 아니라 전혀 다른 원인으로 말미암은 것이라는 입증을 하지 아니하는 이상, 의료상 과실과 결과 사이의 인과관계를 추정하여 손해배상책임을 지울 수 있도록 입증책임을 완화하는 것이 손해의 공평 · 타당한 부담을 그 지도원리로 하는 손해배상제도의 이상에 맞는다고 하지 않을 수 없다."고 판시함으로써 사망이 의사의 과실로 인한 것이라고 추정하였다.[11] 이 판례는 일반적 · 상식적 수준에서의 과실이 입증되고 ① 의료행위와 악결과 사이의 시간적 접착성, ② 타원인의 개재 가능성의 부존재라는 간접사실이 증명될 때 인과관계를 추정하고 있다.[12] 이 판례에 대해 인과관계의 입증책임을 환자 측에 그대로 두면서 그 증명도를 낮게 요구한 것, 즉 입증책임을 완화한 것이지 입증책임을 의사에게 전환하는 것은 아니라고 해석함이 통설적 입장이라고 한다.[13]

그러나 판례는 위와 같이 인과관계에 있어 환자 측이 부담하는 입증책임을 완화한다고 하더라도 "의료행위를 한 자에게 손해배상책임을 지우기 위하여서는 의료행위상의 주의의무위반, 손해의 발생 및 주의의무위반과 손해의 발생과 사이에 인과관계의 존재가 전제되어야 하는 것은 당연하다"고 하고, "의료행위에 있어서의 잘못을 원인으로 한 불법행위책임이 성립하기 위하여서도 일반적인 경우와 마찬가지로 의료상의 주의의무 위반과 손해의 발생이 있고 그 사이에 인과관계가 있어야 한다."[14]고 보아 원칙적으로 인과관계

11) 이 판결에 대한 주요한 평석으로는 박영호, "의료과실소송에 있어서 과실과 인과관계의 입증과 그 방법", 재판과 판례 12집(대구판례연구회, 2004.1), 1쪽 이하 참조.

12) 대법원 1995. 2. 10. 선고, 93다52402 판결 이후 의료과실과 인과관계의 추정을 인정하고 있는 대표적인 판결로는 대법원 1995. 3. 10. 선고, 94다39567 판결; 대법원 1995. 4. 14. 선고, 94다29218 판결; 대법원 1996. 6. 11. 선고, 95다41079 판결; 대법원 1996. 12. 10. 선고, 96다28158, 28165 판결; 대법원 1998. 2. 27. 선고, 97다38442 판결; 대법원 1999. 2. 12. 선고, 98다10472 판결; 대법원 2000. 7. 7. 선고, 99다66328 판결; 대법원 2003. 1. 24. 선고, 2002다3822 판결; 대법원 2006. 10. 27. 선고, 2004다2342 판결.

13) 민유숙, "의료과오로 인한 손해배상소송에 있어서 인과관계 · 과실의 추정과 설명의무", 대법원 판례해설 통권 제51호(법원도서관, 2004), 283쪽.

가 부존재할 경우에는 의료인의 책임을 전면 부정하여 왔다.

1.2.2 최근 판례의 새로운 경향

그러나 대법원은 최근 환자 측의 의료과실과 인관관계의 입증책임을 완화시킨다는 취지를 고수하는 한편 환자 측에서 의사의 과실을 좀 더 구체화하여 주장·입증할 것, 즉 고도의 개연성이 담보될 경우에만 인과관계를 추정할 수 있다고 판시하여 막연히 의료행위 전후의 환자의 상태변화만 가지고 의사의 과실과 악결과간의 인과관계를 추정하는 것을 제한하는 태도를 보이고 있다. 대표적으로 대법원은 "수술 도중 환자에게 사망의 원인이 된 증상이 발생한 경우 그 증상 발생에 관하여 의료상의 과실 이외의 다른 원인이 있다고 보기 어려운 간접사실들을 증명함으로써 그와 같은 증상이 의료상의 과실에 기한 것이라고 추정하는 것도 가능하다고 하겠으나, 그 경우에도 의사의 과실로 인한 결과 발생을 추정할 수 있을 정도의 개연성이 담보되지 않는 사정들을 가지고 막연하게 중한 결과에서 의사의 과실과 인과관계를 추정함으로써 결과적으로 의사에게 무과실의 증명책임을 지우는 것까지 허용되는 것은 아니다."[15]고 판시하여 하여 환자 측에서 의사의 과실과 악결과와의 인과관계를 좀 더 명확하게 구체화할 것을 요구하고 있다.

그리고 대법원은 종래 인과관계가 부존재할 경우에 의료인의 책임을 전면 부정하던 태도와 달리 의료인의 주의의무 위반과 환자에게 발생한 악결과 사이에 인과관계가 부존재할 경우라도 의료인의 주의의무 위반의 정도가 일반인의 입장에서 수인한도를 넘어설 만큼 현저하게 불성실한 진료를 행한 것이라고 평가될 정도에 이른 경우에는 그 자체로서 별도의 불법행위를 구성하는 것이며, 이 경우 전손해의 배상을 구할 수는 없더라도 환자 측이 입은 정신적 고통은 배상하여야 한다고 하여 일정한 경우에 인과관계가 부존재할 경우에도 의료인의 책임을 인정하였다. 즉 대법원은 전신마취에 따른 충수돌기염 수술을 받은 환자가 통상의 마취회복 기간이 경과하도록 정상적인 의식상태로 돌아오지 못한 채 소뇌동정맥 기형이라는 특이체질로 인한 급성 소뇌출혈로 사망한 사안에서 수술 후 경과관찰 등 사후관리를 소홀히 한 의료인의 불법행위책임 여부가 다투어진 데 대하

---

14) 대법원 1999. 4. 13. 선고, 98다9915 판결. 같은 취지의 판결로는 대법원 1997. 7. 22. 선고, 95다49608 판결; 대법원 1999. 4. 13. 선고, 98다9915 판결; 대법원 2002. 8. 27. 선고, 2001다19486 판결.

15) 대법원 2007. 5. 31. 선고, 2005다5867 판결. 이 판결에서 대법원은 내시경적 역행성 담췌관조영술(ERCP) 검사 후의 급성췌장염은 검사 건수의 5% 정도에서 발생할 수 있고 특별한 병적인 상태가 없는 경우에도 발생할 수 있다는 점, 망인에 대한 ERCP 검사 경과 중에 문제가 될 만한 사정이 보이지 않는다는 점, 당시 망인의 상태에 비추어 급성췌장염의 발생기전이 망인에게 전혀 없다고 볼 수만도 없는 점 등을 고려하여 ERCP 검사 후 망인에게 급성췌장염이 발생하였다는 사실만으로 피고 병원 의료인에게 그 검사과정에서 원고 주장과 같은 과실을 인정하기 어렵다고 판단하고 있다.

여 "주의의무 위반의 정도가 일반인의 처지에서 보아 수인한도를 넘어설 만큼 현저하게 불성실한 진료를 행한 것이라고 평가될 정도에 이른 경우라면 그 자체로서 불법행위를 구성하여 그로 말미암아 환자나 그 가족이 입은 정신적 고통에 대한 위자료의 배상을 명할 수 있으나, 이때 그 수인한도를 넘어서는 정도로 현저하게 불성실한 진료하였다는 점은 불법행위의 성립을 주장하는 피해자들이 이를 입증하여야 한다."[16]고 판시하였다. 이는 의료상 과실과 악결과 사이에 인과관계가 부존재하는 경우에도 일률적으로 의료인의 책임이 부정되는 것이 아니라 의료상 주의의무의 이행 태양과 그 위반 정도를 살펴 의사 측의 배상책임을 인정할 수 있는 요건과 범위를 적극적으로 제시한 최초의 판결이라고 평가되고 있다.[17]

1.2.3 소결

의료과실 민사소송에서 대법원은 의료행위의 밀행성, 전문성, 증거의 편재 등에 따라 환자 측이 의료과실과 인과관계를 입증하기가 어렵다는 점을 감안하여 환자 측의 입증책임을 완화할 필요성을 인정하고 동시에 환자 측의 입증곤란을 해소시킴으로써 증거법상의 이상인 이른바 '무기평등성'을 실현시키고자 노력해 왔다. 하지만 현대의학으로도 그 메커니즘을 충분히 해명할 수 없는 병리현상이 많아 의사에게 모든 사실해명책임을 지우기가 곤란한 경우도 다수 발생한다. 그러므로 의료과실 민사소송에 있어서 입증책임의 문제는 결국 의사에게 부당한 피해를 입히지 않는 범위 내에서 어떻게 하면 환자 측의 입증부담을 완화시키느냐 하는 점에 귀착할 수밖에 없다.[18] 이에 대법원은 입증책임 완화의 귀착점으로 일반적 · 상식적 수준에서의 과실이 입증되고, 의료행위와 악결과 사이의 시간적 접착성 및 타원인의 개재 가능성의 부존재라는 간접사실이 증명될 때 인과관계를 추정하는 사실상 추정론을 수용하고 있다. 그러나 지나친 입증책임의 완화는 다시 의사로 하여금 과도한 의료행위를 하도록 하기도 하고 의료행위를 기피하도록 유도하기도 하여 결과적으로 환자의 질병치유에도 나쁜 결과를 가져오는 부작용을 초래하게 될 수 있으므로 위와 같은 경우에도 의사의 과실로 인한 결과 발생을 추정할 수 있을 정도의 고도의 개연성이 담보되지 않는 사정들을 가지고 막연하게 중한 결과에서 의사의 과실과 인과관계를 추정함으로써 결과적으로 의사에게 무과실의 증명책임을 지우는 것까지 허

16) 대법원 2006. 9. 28. 선고, 2004다61402 판결. 이 판결에 대한 평석으로는 김도형, "인과관계의 부인과 의료상 과실에 대한 손해배상책임", 민사판례연구[XXX](민사판례연구회, 2008), 315쪽 이하; 백경희, "의료과오소송에 있어서 인과관계의 판단과 입증책임에 관한 판례의 최근 경향 : 일본 판례와의 비교를 중심으로", 의료법학 제8권 제1호(대한의료법학회, 2007.6), 179쪽 이하 참조.

17) 김도형, 위의 논문, 346-347쪽.

18) 이에 대해 보다 자세히는 김상영, "의료과오의 입증에 관한 판례동향", 부산지방변호사회지 제14호(부산지방변호사협회, 1997), 56-57쪽 참조.

용하고 있지는 않다. 나아가 최근 대법원은 의료상 과실과 악결과 사이에 인과관계가 부존재하는 경우에도 일률적으로 의료인의 책임을 부정하지 않고 의료인의 주의의무 위반의 정도가 일반인의 처지에서 보아 수인한도를 넘어설 만큼 현저하게 불성실한 진료를 행한 것임을 피해자 측에서 입증할 경우에 손해의 전보가 아닌 정신적 고통에 대한 위자료의 배상을 인정하고 있다.

2. 의료과실 형사소송에서 과실과 인과관계의 거증책임

2.1 형사소송에서 거증책임의 개념과 입증정도[19]

2.1.1 거증책임의 개념

형사소송법 제307조 제1항은 "사실의 인정은 증거에 의하여야 한다."고 규정하여 실체적 진실발견을 이념으로 하는 형사소송에 있어서 법관의 자의에 의한 사실인정이 허용될 수 없고, 반드시 증거에 의하여야 한다는 증거재판주의를 선언하고 있다. 민사소송에 있어서는 당사자가 자백한 사실, 즉 다툼이 없는 사실에 대하여는 증명을 요하지 않지만(민사소송법 제288조), 실체진실주의가 적용되는 형사소송에 있어서는 자백한 사실일지라도 그 사실은 증거에 의하지 아니하면 인정할 수 없게 된다.[20] 법원은 사실의 존부를 확인하기 위하여 당사자가 제출한 증거와 직권으로 조사한 증거에 의하여 재판에 필요한 심증을 형성한다. 그러나 이러한 증거에 의하여도 법원이 확신을 갖지 못할 때에는 일방의 당사자에게 불이익을 받을 위험부담을 주지 않을 수 없다. 이러한 경우에 민사소송에서와 같이 요증사실의 존부에 대한 증명의 불충분에 따른 불이익을 받을 당사자의 법적 지위를 '거증책임'(Beweislast)이라고 한다.

거증책임은 당사자의 일방이 불이익을 받을 법적 지위를 의미하다는 점에서 당사자가 아닌 법원이 부담하는 직권에 의한 심리의무와 구별된다. 또한 거증책임은 소송의 종결시, 즉 종국판결시까지 존재하는 위험부담을 말한다. 따라서 거증책임은 소송의 개시로부터 종결시까지 고정되어 있으며 소송의 진행에 따라 일방에서 타방으로 이전되는 것이 아니다. 이와 같이 거증책임을 지는 자는 반대사실이 증명된 경우뿐만 아니라 그 진위가 불명확한 경우에도 불이익한 판단을 받지 않을 수 없다. 형사소송에서 거증책임은 검사가 지는 것이 원칙이다.[21]

2.1.2 과실과 인과관계의 입증정도

형사상의 과실과 민사상의 과실이 본질적으로 차이가 있지 않듯이 형법상의 인과관계

---

19) 이하 김재윤, 앞의 책, 181-183쪽 참조.
20) 이재상, 신형사소송법 제2판(박영사, 2011), 500쪽.
21) 손동권, 형사소송법 개정신판(세창출판사, 2010), 534-536쪽; 이재상, 위의 책, 508쪽.

와 민사상의 인과관계를 비교하였을 때 양자가 근본적으로 상이한 개념이라고 할 수 없다. 하지만 인과관계는 과학적인 인과관계가 아니라 법적 견지에서 본 인과관계로서 형사책임의 귀속문제인 형사상의 인과관계와 손해배상의 범위를 정하는 민사상의 인과관계가 그 목적 내지 가치관에 따라 달라질 여지가 있다. 즉 형사처벌에 관한 형사제재로서는 '의심스러울 때에는 피고인에게 유리하게'라는 원칙이 전제되므로 검사가 '합리적인 의심이 없을 정도'(proof beyond a reasonable doubt)로 인과관계를 입증할 것이 요구된다. 반면에 공평의 원칙에 따라 손해배상의 문제로 귀결되는 민사재판의 경우에는 형사재판에 있어서의 그것보다 다소 완화되는 경향을 보이고 있다.[22] 다만 형사소송에서도 간접증거의 중첩으로 인과관계의 증명이 가능하다는 것이 학계의 다수견해이다.[23] 그러나 이 경우에도 검사는 합리적인 의심을 넘지 않을 정도로 증명해야 되고, 이에 대한 반증을 피고인에게 지워서는 안 된다.[24] 실체법상 사실에 대하여는 검사가 거증책임을 지므로 피고인에게 거증책임을 부담시키기 위해서는 ① 거증책임을 상대방에게 전환하기 위한 명문의 규정이 있어야 하며, ② 거증책임의 예외를 뒷받침할만한 합리적인 근거가 있어야 한다.[25]

2.2 민사판례의 입증책임 완화 경향의 형사소송 적용 가능성 여부

의료과실과 인과관계가 여러 판단 기준에 비추어 실체법상 인정된다 하더라도 그것이 소송법적 측면에서 증명되지 않으면 법적 책임 추궁이 완료되었다고 볼 수 없다.[26] 형사소송에서 의료과실과 인과관계에 대한 거증책임은 원칙적으로 검사에게 있으나 실제의 소송단계에서 의료과실과 인과관계를 입증하기가 쉽지 않다. 왜냐하면 검사는 의료분야의 전문가도 아닌데다가 의료행위의 비공개적 · 밀실적 성격으로 대부분의 증거를 확보하기가 어렵고, 나아가 감정인 등의 감정에 의존하지만 감정결과에 대한 법적 판단을 하기가 쉽지 않기 때문이다.

형사소송과는 달리 민사소송에서는 이러한 의료과실과 인과관계의 입증곤란을 완화하기 위해 사실상 추정론의 수용을 통한 의료과실과 인과관계의 추정을 허용하고 있음을 앞서 살펴보았다. 하지만 민사소송에 있어 대법원이 보이고 있는 의료과실과 인과관계에

22) 추호경, 앞의 책, 33쪽.
23) 대법원도 "보강증거는 범죄사실 전체에 관한 것이 아니라고 하더라도 피고인의 임의적인 자백사실이 가공적인 것이 아니고 진실한 것이라고 인정할 수 있는 정도이면 족하고, 이러한 증거는 직접증거뿐만 아니라 간접증거 또는 정황증거로도 족하다."(대법원 1982. 3. 9. 선고, 81도2596 판결)고 판시한 바 있다.
24) 신현호, 앞의 책, 502쪽.
25) 이재상, 앞의 책, 512쪽.
26) 의료 형사사건에 있어 과실과 인과관계의 증명에 대해 상세한 고찰로는 전지연, "의료사건에서 과실치사상의 성립에 필요한 과실 · 인과관계와 그 증명", 연세 의료 · 과학기술과 법 제2권 제1호(연세대학교 법학연구원, 2011), 77쪽 이하 참조.

관한 입증책임의 완화의 경향이 과연 형사소송에서도 적용될 수 있는지 의문이다.[27)]

2.2.1 책임원칙

형사소송의 일차적 목적은 '실체형법의 실현에의 기여'[28)]에 있으므로, 이러한 과제를 수행하기 위한 일차적인 과제는 실체적 진실을 발견하고 이를 철저히 입증하는 것이다.[29)] 이 과정에서 형사소송은 실체형법의 법치국가적 기본원칙을 초과해서는 안 되는데 앞서 언급한 입증책임완화론 내지 입증책임전환론에 의한 입증곤란의 해결방식은 특히 많은 비판이 제기될 수 있다. 이러한 실체형법의 법치국가적 기본원칙 중 중요한 것으로 우선 책임원칙을 언급할 수 있다.

'책임원칙'(Schuldprinzip)이란 "형벌은 책임을 전제로 한다"는 것을 의미한다. 즉 개인의 책임비난이라는 전제조건이 충족될 때 형벌의 정당성이 확보된다. 이러한 전제조건의 충족은 행위자에게 자신의 행위에 대한 책임을 귀속시킬 수 있는가의 가능성에 있다. 이때 행위자의 (과거)행위에 대한 실질적 사실증명이 중요하다. 실질적 사실증명을 통해 스스로 책임 있는 행동을 할 수 있는 개인이 개인적으로 정당화할 수도 없고 윤리적으로도 잘못된 결정에 대한 비난의 충분한 근거를 제시할 수 있다. 법치국가에서 형벌은 바로 이와 같은 개별행위책임에 기초해서 부과되어야 한다. 따라서 행위자는 자기 자신의 행위에 의해 발생한 결과에 대해서만 책임을 부담하면 된다.

2.2.2 '의심스러울 때에는 피고인에게 유리하게'의 원칙

다른 한편으로 법치국가에서 책임원칙은 복잡한 객관적 실재를 축소하고 행위자에게 불리한 여러 범죄적 요인을 제한하는 경향이 있는데, 바로 여기서 일반적으로 '의심스러울 때에는 피고인에게 유리하게'의 원칙[30)]이 요구된다. 실체형법의 실현을 위한 형사소송은 무분별한 국가형벌권 남용을 제한하기 위해 법치국가적 원칙을 발전시켰다. 이때

---

27) 이하 김재윤, "현대형법에 있어 거증책임전환의 허용한계에 대한 고찰", 저스티스 통권 제86호(한국법학회, 2005), 143-144쪽 참조.

28) 이재상, 앞의 책, 3-4쪽; 신동운, 형사소송법 I(법문사, 1997), 3-4쪽; 백형구, 형사소송법강의(박영사, 2001), 2쪽; 정영석/이형국, 형사소송법(법문사, 1994), 6쪽. 이와 다른 견해로는 배종대/이상돈/정승환, 신형사소송법(홍문사, 2008), 3-4쪽 참조.

29) 이재상, 앞의 책, 23쪽; 신동운, 앞의 책, 10쪽; 백형구, 앞의 책, 35쪽; 정영석/이형국, 앞의 책, 12쪽.

30) 이 원칙과 관련하여 판례는 "형사소송법에 있어서는 사실의 인정은 증거에 의하는 것이라 할지라도 그 인정과정에서 증거의 내용 또는 가치의 판단이나 그에 의한 사실의 확정에 의심스러운 점이 있을 경우에는 피고인의 이익에 따른다는 것이 대원칙이라 할 것이다."라고 판시한 바 있다(대법원 1968. 2. 20. 선고, 67도1432 판결). 즉 피고인에게 유죄판결을 내리기 위해서는 법관은 증거평가에 있어서 합리적 의심이 없을 정도로 확신을 가져야 한다는 것이고, 만약 법관이 증거평가에 있어서 이러한 확신이 없이 합리적 의심이 남아 있는 경우에는 유죄판결을 내릴 수 없고, 이 경우 'in dubio pro reo'의 원칙에 따라 무죄가 선고되어야 함을 의미한다.

행위책임원칙의 철저한 준수가 요구되었는데, 무엇보다 '의심스러울 때에는 피고인에게 유리하게'의 원칙이 이를 정당화하는 근거로 자리 잡았다. 따라서 국가는 피고인의 행위에 대해 형벌권을 행사하기 위해 필요한 모든 전제조건을 의심의 여지없이 증명해야 했다. 결국 이것은 피고인의 권리로까지 발전했다. 반면에 거증책임을 부담하는 국가는 피고인의 혐의사실에 대한 유죄입증(즉, 실체적 진실발견)을 위해 필요한 모든 정보를 수집하고 필요한 경우 증거조사를 통해 접근 가능한 정보원을 수사할 수 있다. 이와 같이 형사소송에 있어 책임원칙의 요청은 법정에 있어 의심의 제거, 즉 명확한 사실증명을 위한 중요한 토대가 되었다.

2.2.3 소결

생각건대 민사소송과 달리 실체적 진실발견과 엄격한 죄형법정주의가 근본이념이며, 모든 증거의 입증을 검사의 책임으로 하고 있는 형사소송에서 민사소송상의 입증책임완화론 내지 입증책임전환론은 법치국가적 기본원칙으로서 책임원칙 내지 '의심스러울 때에는 피고인에게 유리하게'의 원칙에 반하는 것으로 수용할 수 없다. 헌법재판소도 "검사가 의료과실사건을 수사함에 있어서는 피해자의 진술을 토대로 하여 여러 가지 방향과 각도에서 의사의 과실유무를 검토해 볼 것이며, 피해자가 사리판단을 그르치거나 착오로 잘못 주장하고 있거나 마땅히 주장하고 다투어야 할 부분을 묵과하고 있을 때에도 이에 구애됨이 없이 사건의 진상규명에 최선을 다하여야 하는 것이므로, 수사검사가 이러한 점에 관하여 충분한 수사를 펴보지도 않은 채 미진한 상태에서 만연히 피의자 등에 유리한 '혐의없음'의 결론을 내렸다면 고소인의 평등권을 침해한 것이 된다."[31]고 결정한 바 있다.[32]

Ⅲ. 의료분쟁조정법상 인과관계의 입증책임 완화 방안

행위와 결과 사이의 인과관계 입증곤란의 문제는 의료과실 소송뿐만 아니라 환경침해에 따른 환경책임 민·형사소송, 제조물 결함에 따른 제조물책임소송, 마약류 불법거래에 따른 불법수익의 환수 등 현대소송에서 빈번히 발생하고 있다. 이러한 인과관계 입증곤란의 문제를 해결하기 위해 '환경정책기본법', '제조물책임법', '환경범죄 등의 단속 및 가중처벌에 관한 법률'(이하 '환경범죄가중처벌법'이라 한다), '마약류 불법거래 방지에 관한 특례법'(이하 '마약류불법거래방지법'이라 한다) 등의 법률은 인과관계의 입증책임을 완화 내지 경감(Beweismaβreduktion)시키는 무과실책임규정 내지 인과관계 추정규정

31) 헌법재판소 1990. 11. 19. 선고, 89헌마116 결정.
32) 정현미, 의료과오의 형사법적 책임(한국형사정책연구원, 1998), 96-97쪽.

을 두고 있다. 따라서 이하에서는 이러한 법률의 내용을 간략히 살펴보고 의료과실의 인과관계 입증곤란의 문제를 해결하기 위하여 의료분쟁조정법상 인과관계 추정규정을 두고자 할 때 이러한 법률의 내용이 어떠한 면에서 시사점을 줄 수 있을지 검토하고자 한다.

1. 환경소송과 제조물책임소송에서 인과관계의 입증책임 완화 경향

1.1 환경정책기본법상의 무과실책임

환경침해시 불법행위로 인한 손해배상청구를 구하는 환경소송에서 의료과실 소송과 마찬가지로 요건사실에 대해 입증책임을 부담하는 피해자(원고)에게 가장 어려운 것 중의 하나는 가해행위와 생명 · 신체 · 물건의 손해발생 사이의 인과관계의 입증이다. 왜냐하면 대부분의 피해가 적법한 기업활동에 수반하여 부차적으로 발생하고, 가해자의 기업활동에 대한 정보에 접근하기 어려운 피해자로서는 인과관계를 입증하기가 어렵기 때문이다. 그리고 오염물질이 장기간에 걸쳐 미량으로 배출되고 또 그것이 환경매개체인 물 · 공기 · 토양을 통하여 피해자에게 도달하기 때문에 그 사이에 자연현상이나 그 밖에 중립적 원인자가 가세하여 추가적인 작용을 할 가능성이 있다. 나아가 가해자가 다수인일 경우 이들 중 누구의 침해행위에 의하여 손해가 발생했는지를 판단하기가 복잡하고 어렵기 때문에 인과관계를 입증하기가 대단히 어렵다.[33] 이러한 사정을 고려할 때 일반적인 입증책임 법리를 고집하는 것은 피해자에게 실질적으로 환경소송 자체를 포기하거나 가해자 측의 화해압력에 쉽게 따르게 할 우려가 발생한다. 따라서 환경소송에서는 민사소송법상의 입증책임분배 원칙을 유지하면서 피해자를 보다 두텁게 보호할 수 있는 방안으로 개연성이론, 표현증명의 법리, 역학적 인과관계론 등 인과관계의 입증완화를 위한 다양한 이론[34]과 판례가 발전하여 왔다.[35]

특히 환경정책기본법 제31조에서 사업장 등에서 발생되는 환경오염으로 인하여 피해가 발생한 때에는 당해 사업자는 과실과 관계없는 무과실의 손해배상책임[36]을 지도록 함으로써 환경소송에 있어 입증책임 경감을 시도하고 있다.[37] 이와 같은 사업장의 무과

33) 권오승, "환경소송의 효용과 한계", 민법학논총 · 第二, 厚巖郭潤直先生古稀紀念論文集(박영사, 1995), 516쪽.

34) 이에 대한 상세한 분석으로는 전경운, "환경소송에서 인과관계의 입증에 관한 소고", 환경법연구 제32권 2호(한국환경법학회, 2010), 69쪽 이하 참조.

35) 김형석, "민사적 환경책임", 서울대학교 법학 제52권 제1호(서울대학교 법학연구소, 2011), 217쪽; 전경운, 위의 논문, 66-68쪽.

36) 환경정책기본법 제31조 이외에도 다수의 특별법에서 무과실책임 규정을 발견할 수 있는데, 토양환경보전법 제23조, 광업법 제75조, 수산업법 제82조, 원자력손해배상법 제3조 제1항, 유류오염손해배상보장법 제4조 제1항 등이 대표적이다.

37) 환경정책기본법 제31조(환경오염의 피해에 대한 무과실책임) ① 사업장등에서 발생되는 환경오

실책임의 규정은 환경오염으로 인한 피해자가 사업장 등으로부터 발생한 경우에 가해자의 고의 · 과실을 입증함이 없이 가해행위와 손해발생간의 인과관계만을 입증함으로써 손해배상을 받을 수 있게 함으로써 환경오염으로 인한 피해자 구제에 충실을 기하고 있다.[38]

그리고 가해행위와 손해발생간의 인과관계에 대한 입증과 관련하여 우리나라 대법원은 1974년 한국전력사건에서 개연성이론을 처음으로 받아들임으로써 환경소송에서 입증완화의 법리를 발전시켜 오고 있다.[39] 즉 대법원은 한국전력사건에서 "개연성이론 그 자체가 확고하게 정립되어 있다고는 할 수 없으나 결론적으로 말하면 공해로 인한 불법행위에 있어서의 인과관계에 관하여 당해 행위가 없었더라면 결과가 발생하지 아니 하였으리라는 정도의 개연성이 있으면 그로써 족하다는 다시 말하면 침해행위와 손해와의 사이에 인과관계가 존재하는 상당정도의 가능성이 있다는 입증을 함으로써 족하고 가해자는 이에 대한 반증을 한 경우에만 인과관계를 부정할 수 있다고 하는 것으로 이는 손해배상을 청구하는 원고에 입증책임이 있다는 종래의 입증책임 원칙을 유지하면서 다만 피해자의 입증의 범위를 완화 내지 경감하는 반면 가해자의 반증의 범위를 확대하자는 것을 그 골자로 하고 있는 것으로 이해된다. 이런 관점에서 볼 때 개연성이론을 수긍못할 바 아니다."[40]고 판시하였다. 나아가 대법원은 2004년 공해소송 사건에서 "공해로 인한 손해배상청구소송에 있어서는 가해행위와 손해발생 사이의 인과관계의 고리를 모두 자연과학적으로 증명하는 것은 곤란 내지 불가능한 경우가 대부분이고, 가해기업은 기술적 · 경제적으로 피해자보다 원인조사가 용이할 뿐 아니라 자신이 배출하는 물질이 유해하지 않다는 것을 입증할 사회적 의무를 부담한다고 할 것이므로, 가해기업이 배출

염 또는 환경훼손으로 인하여 피해가 발생한 때에는 당해 사업자는 그 피해를 배상하여야 한다. ② 사업장등이 2개 이상 있는 경우에 어느 사업장등에 의하여 제1항의 피해가 발생한 것인지를 알 수 없을 때에는 각 사업자는 연대하여 배상하여야 한다.

38) 환경정책기본법 제31조의 내용과 효력 및 그 문제점에 대한 상세한 분석으로는 전경운, "환경정책기본법 제31조에 의한 무과실책임의 문제점과 개정방안", 환경법연구 제31권 2호(한국환경법학회, 2009), 325쪽 이하 참조.

39) 개연성이론이란 통상 민사소송에서 인과관계의 입증이 입증되었다고 하기 위해서 요구되는 '고도의 개연성' 내지 '합리적인 의심을 침묵시키는 높은 개연성' 대신에 '우월한 개연성'의 입증으로 그 입증책임을 다한 것으로 보자는 견해를 말한다. 이와 같은 개연성이론의 정립의 이론적인 근거는 사실상 추정설과 영미 소송법상의 증거우월설에 그 바탕을 두고 있다고 한다. 이때 사실상 추정설은 환경침해로 인한 책임에 있어서 피해자가 인과관계의 존재에 관하여 상당한 정도의 개연성을 입증하면 손해발생에 인과관계가 사실상 추정된다는 것이고, 영미법상의 증거우월설은 민사사건에서는 입증책임을 부담하는 당사자가 제출하는 증거가 우월(preponderance of evidence)한 것이라는 정도를 입증하면 족하다고 보는 것으로서 피해자가 인과관계의 존재에 관하여 상당한 개연성 정도를 입증하면 증거에서 우월한 것으로 보자는 것이다(전경운, 위의 논문, 2010, 69-72쪽).

40) 대법원 1973. 11. 27. 선고, 73다919 판결.

한 어떤 물질이 피해 물건에 도달하여 손해가 발생하였다면 가해자측에서 그 무해함을 입증하지 못하는 한 책임을 면할 수 없다고 봄이 사회 형평의 관념에 적합하다. 따라서 수질오염으로 인한 공해소송인 이 사건에서 ① 피고들 공장이 위치한 여천공단에서 재첩 양식에 악영향을 줄 수 있는 폐수가 배출되고, ② 그 폐수 중 일부가 물의 흐름에 따라 이 사건 재첩 양식장에 도달하였으며, ③ 그 후 재첩에 피해가 있었다는 사실이 각 모순 없이 증명되면 여천공단 공장들의 폐수배출과 재첩 양식이 폐사함으로 발생한 손해 사이의 인과관계가 일응 증명되었다고 할 것이므로, 피고들이 반증으로 ① 피고들이 배출하는 폐수 중에는 재첩의 생육에 악영향을 끼칠 수 있는 원인물질이 들어 있지 않으며, ② 원인물질이 들어 있다 하더라도 안전농도 범위 내에 속한다는 사실을 입증하거나, 간접반증으로 원고(선정당사자, 이하 '원고'라 한다) 주○○과 원고 주식회사 ○○통상 및 나머지 선정자들의 재첩 양식장의 피해는 피고 공장들이 배출한 폐수가 아닌 다른 원인이 전적으로 작용하여 발생한 것임을 입증하지 못하는 이상 피고들은 그 책임을 면할 수 없다."[41]고 판시하여 개연성이론에 따르고 있다. 이와 같이 대법원은 환경침해로 인한 손해배상청구의 인과관계의 입증에 있어 개연성이론에 따라 가해자는 피해자가 행한 간접사실의 증명을 뒤흔들만한 반증을 하거나 또는 다른 간접사실을 증명하여야 비로소 인과관계가 부정되어 그 책임을 면할 수 있다고 함으로써 실질적으로 인과관계의 추정을 수용하고 가해자에게 고도의 주의의무를 요구하여 결과적으로 가해자의 무과실책임을 인정하는 경향을 보이고 있다.[42]

1.2 제조물책임법상의 무과실책임

환경소송과 마찬가지로 인과관계 입증곤란의 문제는 제조물책임소송에서도 발생한다. 즉 소비자가 제조물의 결함으로 인하여 손해를 입은 경우에 제조업자에게 제조물책임에 따른 손해배상을 청구하려면 제조물의 결함의 존재, 손해의 발생 및 제조물의 결함과 발생된 손해 사이의 인과관계라는 요건사실을 모두 입증하여야 한다. 그러나 이러한 제조물책임소송에 있어 소비자(원고)는 고도의 기술이 집약되어 대량으로 생산되는 제조물의 생산과정을 알 수 있는 부분이 거의 없고 전문가인 제조업자만이 알 수 있을 뿐이어서 그 제조물에 어떠한 결함이 존재하였는지, 나아가 그 결함으로 인하여 손해가 발생한 것인지 여부는 전문가인 제조업자가 아닌 보통사람으로서는 도저히 밝혀낼 수 없는 특수성이 존재한다. 따라서 제조물책임소송에서 일반 불법행위책임에서와 같은 정도의 입증,

---

41) 대법원 2004. 11. 26. 선고, 2003다2123 판결. 그 밖에도 대법원 1973. 11. 27. 선고, 73다919 판결; 대법원 1984. 6. 12. 선고, 81다558 판결; 대법원 1991. 7. 23. 선고, 89다카1275 판결; 대법원 1997. 6. 27. 선고, 95다2692 판결 등.

42) 이승우, "환경오염으로 인한 위험책임의 귀책구조", 환경법연구 제32권 2호(한국환경법학회, 2010), 22-24쪽.

즉 '고도의 개연성'에 이를 정도의 입증을 요구하게 된다면 제조물의 결함으로 인한 피해의 구제는 사실상 불가능하게 되므로 피해자인 소비자 측의 입증책임을 완화 내지 경감할 필요성이 대두된다.[43)]

이에 따라 제조물책임법 제3조 제1항은 "제조업자는 제조물의 결함으로 인하여 생명·신체 또는 재산에 손해(당해 제조물에 대해서만 발생한 손해를 제외한다)를 입은 자에게 그 손해를 배상하여야 한다."고 규정함으로써 제조물에 의한 소비자 피해를 보다 쉽게 구제할 목적으로 제조업자에게 제조물책임을 지우는데 있어 고의·과실을 그 요건으로 하지 않고 제조물의 결함을 그 귀책의 근거로 삼고 있다.[44)] 이러한 책임규정은 제조물책임법이 과거 불법행위에 기초한 제조물책임의 영역에서 무과실책임의 원칙을 도입한 것으로 이해되고 있다.[45)] 다만 제조물의 결함으로 인하여 손해가 발생하였다고 하더라도 일정한 경우에는 제조업자가 제조물책임에서 면책될 수 있음을 규정하고 있으며(같은 법 제4조 제1항), 특히 제조업자가 당해 제조물을 공급할 당시의 과학·기술수준으로는 결함의 존재를 발견할 수 없었다는 사실을 입증하면(이른바 '개발위험의 항변'), 그 책임을 면제하고 있다(같은 법 제4조 제1항 2호).

그리고 우리나라 대법원은 제조물책임의 영역에 있어 인과관계 입증 완화의 필요성을 인정하여 간접적인 몇몇 사실들을 증명하면 제품에 결함이 존재하는 것으로 보고 그 결함으로 인하여 사고가 발생하였다고 추정하여 손해배상책임을 지울 수 있도록 입증책임을 완화하는 경향을 보이고 있다. 즉 대법원은 자동차 급발진사고와 관련한 사안에서 "고도의 기술이 집약되어 대량으로 생산되는 제품의 결함을 이유로 그 제조업자에게 손해배상책임을 지우는 경우 그 제품의 생산과정은 전문가인 제조업자만이 알 수 있어서 그 제품에 어떠한 결함이 존재하였는지, 그 결함으로 인하여 손해가 발생한 것인지 여부는 일반인으로서는 밝힐 수 없는 특수성이 있어서 소비자 측이 제품의 결함 및 그 결함과 손해의 발생과의 사이의 인과관계를 과학적·기술적으로 입증한다는 것은 지극히 어려우므로 그 제품이 정상적으로 사용되는 상태에서 사고가 발생한 경우 소비자 측에서 그 사고가 제조업자의 배타적 지배하에 있는 영역에서 발생하였다는 점과 그 사고가 어떤 자의 과실 없이는 통상 발생하지 않는다고 하는 사정을 증명하면, 제조업자 측에서 그

---

43) 민중기, "제조물책임의 성립요건과 입증책임의 분배", 법조 제49권 제6호(법조협회, 2000), 155쪽; 박경재, "제조물의 결함과 입증책임", 부산대학교 법학연구 제48권 제2호(부산대학교 법학연구소, 2008), 171쪽.

44) 제조물책임법에 대한 전반적인 내용과 관련 판례에 대한 분석으로는 윤진수, "제조물책임의 주요 쟁점 -최근의 논의를 중심으로-", 연세대학교 법학연구 제21권 제3호(연세대학교 법학연구원, 2011), 1쪽 이하 참조.

45) 권오승 외, 제조물책임법(법문사, 2003), 186쪽; 김종현, "제조물 결함에 대한 제조업자의 무과실책임 -입증책임 완화 방안을 중심으로-", 법학연구 제44집(한국법학회, 2011), 62쪽; 박동진, "제조물책임법에서의 손해배상", 비교사법 제9권 제3호(한국비교사법학회, 2002), 304쪽.

사고가 제품의 결함이 아닌 다른 원인으로 말미암아 발생한 것임을 입증하지 못하는 이상 그 제품에게 결함이 존재하며 그 결함으로 말미암아 사고가 발생하였다고 추정하여 손해배상책임을 지울 수 있도록 입증책임을 완화하는 것이 손해의 공평·타당한 부담을 그 지도원리로 하는 손해배상제도의 이상에 맞다."고 판시하였다.[46] 이 판시에 의하면 제조물의 결함 및 인과관계의 존재에 대한 추정은 ① 제품이 정상적으로 사용되었다는 사실, ② 그 사고가 제조업자의 배타적 지배하에 있는 영역에서 발생한 사실, ③ 그 사고가 어떤 자의 과실 없이는 통상 발생하지 않는다는 사정이 있어야만 가능하므로 제조물의 피해자인 원고는 최소한 위 세 가지의 간접사실을 입증하여야 한다.[47] 결국 우리나라 대법원은 제조물의 결함 및 인과관계의 존재의 입증에 관해서는 사실상 추정론을 수용하여 제조물 관련 피해자의 입증책임을 경감하고 있는 것으로 이해할 수 있다.[48]

2. 형사특별법상 인과관계 추정의 입법례[49]

2.1 환경범죄 등의 단속 및 가중처벌에 관한 법률상 인관관계의 추정

환경보호는 의심할 여지없이 환경법뿐만 아니라 현대형법의 가장 중요한 임무에 속한다. 이는 현세대와 더불어 미래세대의 안전한 삶의 기반유지에 관한 문제이자 인류의 생존에 관한 문제이기 때문이다. 그러나 환경형법을 통한 환경보호는 앞서 살펴본 환경소송 내지 제물책임소송에서와 마찬가지로 환경범죄가 다른 범죄와는 달리 행위자에게 형사책임을 귀속시키기 위한 인과관계의 확정이 결코 용이하지 않다는 동일한 문제를 가지고 있다. 즉 유해물질을 배출, 폐기함으로써 대기·토양을 오염시켜 인간의 생명·신체에 위험을 발생케 한 경우에 환경범죄의 특성인 유해물질의 간접적이고 완만한 유입, 그로 인한 오염원인의 불명확성 등으로 인과관계의 입증이 어렵다. 특히 유해물질을 다수기업이 배출하는 경우에는 더욱 더 인과관계의 입증이 곤란한데 형사증거법상의 원칙인 '의심스러울 때에는 피고인에게 유리하게'의 원칙이라든가 '무죄추정의 원리'[50] 등을

46) 대법원 2004. 3. 12. 선고, 2003다16771 판결. 이 판결에 대한 대표적인 평석으로는 최명구, "자동기어변속장치를 장착한 자동차급발진과 제조물책임", 민사법학 제28호(한국민사법학회, 2005. 6), 111-152쪽 참조. 그 밖에도 대법원 2000. 2. 25. 선고, 98다15934 판결; 대법원 2006. 3. 10. 선고, 2005다31361 판결; 대법원 2008. 2. 28. 선고, 2007다52287 판결.

47) 다만 대법원은 이 사건 자동차가 정상적으로 사용되고 있는 상태에서 제조업자의 배타적 지배하에 있는 영역에서 사고가 발생하였다는 점이 입증되지 아니하므로 원심이 위 급발진사고가 자동차의 결함으로 인하여 발생하였다고 추정할 수도 없다고 판시하여 급발진 사고에 관하여 위 법리가 적용되지 않는다고 하였다.

48) 박경재, 앞의 논문, 174쪽; 최명구, 위의 논문, 137쪽 이하.

49) 이하 김재윤, 앞의 논문, 134-140쪽 참조.

50) 헌법 제27조 제4항에 근거한 무죄추정의 원칙은 공소의 제기가 있는 피고인이라고 하더라도 유죄의 확정판결이 있기까지는 원칙적으로 죄가 없는 자에 준하여 취급하여야 하고 불이익을

엄격히 적용한다면 중대하고 사회적으로 용인하기 어려운 결과를 초래했음에도 불구하고 많은 기업형 환경범죄에 대해 형사책임을 지울 수 없다는 심각한 문제가 발생할 수 있다.[51]

이와 같이 환경범죄에 있어 인과관계 입증곤란의 문제를 해결하기 위한 방안으로 제시된 것이 환경관련 형사특별법규에 인과관계의 추정규정으로, 그 대표적인 예가 환경범죄가중처벌법 제11조이다. 이는 앞서 살펴본 환경정책기본법 제31조 제1항과 제조물책임법 제3조 제1항과 같이 무과실책임규정을 두는 방안은 책임원칙이 엄격히 적용되는 형법의 영역에서는 허용될 수 없다는 점을 고려한 것이다. 환경범죄가중처벌법 제11조는 "사람의 생명·신체, 상수원 또는 자연생태계 등에 위해(제3조 제3항 각 호의 어느 하나에 해당하는 경우를 포함한다. 이하 이 조에서 같다)를 끼칠 정도로 오염물질을 불법배출한 사업자가 있는 경우 그 오염물질의 불법배출에 의하여 위해가 발생할 수 있는 지역에서 같은 종류의 오염물질로 인하여 생명·신체 등에 위해가 발생하고 그 불법배출과 발생한 위해 사이에 상당한 개연성이 있는 때에는 그 위해는 그 사업자가 불법배출한 물질로 인하여 발생한 것으로 추정한다."고 하여 인과관계의 추정을 규정하고 있다.

환경범죄가중처벌법 제11조의 요건이 충족되면, 즉 불법배출과 발생위험 사이의 '상당한 개연성'이 있으면 행위자의 불법행위로 인한 위험발생 사이의 인과관계가 추정되는데 이는 명문상으로 인정된 법률상의 추정에 해당한다. 법률상의 추정은 추정법칙이 법규화된 것인데, 검사에 의해 불법배출과 발생위험 사이의 '상당한 개연성' 등과 같은 전제사실이 입증되었을 때 피고인이 이를 번복하기에 충분할 만큼의 반증을 제시하지 않는다면 불이익한 사실인정을 감수해야할 부담을 진다. 이는 입증책임이 사실상 피고인에게로 전환되는 것을 의미한다. 즉 사실상의 추정에 비하여 법률이 보다 강력한 추정효과를 인정하는 법률상의 추정은 입법자가 불이익 사실이 일단 존재하는 것으로 취급하는 경우이므로 피고인측은 그 불이익 사실의 부존재를 '합리적 의심의 여지가 없는 정도' 내지 '증거우위의 정도'로 증명하지 않으면 안 된다.

2.2 마약류 불법거래 방지에 관한 특례법상 불법수익의 추정

조직범죄는 국민경제에 엄청난 손실을 초래할 뿐만 아니라 일반 시민에 대한 폭력행사와 연계될 경우(예컨대 조직적인 인신매매) 또는 국민건강과 같은 보편적 법익을 위태롭게 할 경우(예컨대 마약거래와 밀수입) 안전에 대한 심각한 위협감까지 느끼게 한다.[52]

입혀서는 안 된다는 헌법적 원리이다(헌법재판소 1990. 11. 19. 선고, 90헌가48 결정 참조).

51) 환경범죄에 있어 인과관계에 관한 자세한 분석으로는 서원석, "환경범죄의 성립과 실태에 관한 연구", 검찰 통권 제114호(대검찰청, 2003년), 672쪽 이하; 정진연/조규태, "환경범죄와 인과관계", 숭실대학교 논문집 제4집(숭실대학교, 1996), 53쪽 이하; 조병선, 환경형법(청주대학교 출판부, 1998), 86쪽 이하, 143쪽 이하 참조.

이처럼 조직범죄는 현대사회에서 간과할 수 없는 중대한 범죄행위에 해당하기 때문에 현대형법이 시급히 해결해야 하는 중대한 도전으로 여겨지고 있다. 따라서 형사입법자는 이러한 조직범죄에 효율적으로 대처하기 위해 '폭력행위 등 처벌에 관한 법률'에서 단체 등의 구성 · 활동(동법 제4조), '특정범죄가중처벌 등에 관한 법률'에서 단체의 조직(동법 제5조의 8), 마약사범(동법 제11조) 등을 가중처벌하고 있다.

이러한 일련의 법률들은 범죄조직에 의해 획득된 불법수익을 철저히 재환수하는데 초점을 맞추는 방법으로 조직범죄 현상을 예방하고자 한다. 그러나 일반범죄와는 달리 조직범죄에 있어서는 범죄자가 최종적으로 개인적 · 조직적으로 얽혀있는 그물모양의 망으로 재산을 넘겨버린 경우에 재산의 출처가 은폐되기 쉬운 것은 물론이고 발생한 불법수익과 범행과의 관련성에 대한 입증도 매우 어렵다는 문제점이 발생한다. 이러한 입증의 어려움 때문에 불법수익의 몰수가 효과적으로 행해지기 어려울 것이라는 문제의식 아래 거증책임전환을 통해 가능한 한 조직범죄로 획득한 재산의 개입을 용이하게 하고자 하는 입법화 작업이 이루어졌다. 그 대표적인 예가 마약류불법거래방지법 제7조이다. 즉 마약류불법거래방지법 제7조는 "제6조의 죄에 관계된 불법수익을 산정할 때에 같은 조에 따른 행위를 업으로 한 기간에 범인이 취득한 재산으로서 그 가액이 그 기간 동안 범인의 재산 운용 상황 또는 법령에 따른 지급금의 수령 상황 등에 비추어 현저하게 고액(高額)이라고 인정되고, 그 취득한 재산이 불법수익 금액 및 재산 취득 시기 등 모든 사정에 비추어 같은 조의 죄를 범하여 얻은 불법수익으로 형성되었다고 볼만한 상당한 개연성이 있는 경우에는 그 죄에 관계된 불법수익등으로 추정한다."는 불법수익의 추정규정을 두고 있다. 이와 같은 거증책임 완화규정을 둔 것은 직업으로 마약류를 불법수입 · 수출 등을 하는 자들의 불법수익 등을 철저하게 몰수하겠다는 입법의지로 이해된다. 하지만 이러한 마약류몰수특례법상의 불법수익의 추정규정에 대해서도 구체적인 범행책임의 증명 없이 범인이나 범인소유물에 대하여 형벌 또는 준형벌적 제재수단의 부과를 허용하기 때문에 전통적-고전적 형법이론과는 배치된다는 비판이 제기된다.[53]

그러나 환경범죄와 마찬가지로 마약류 범죄와 같이 은밀히 이루어지는 범죄로 인하여 얻은 불법수익이 어느 것이냐를 정확히 구분해 낸다는 것은 사실상 불가능에 가깝다고 볼 때 예외적으로 검사의 거증책임을 완화 또는 전환할 필요성은 충분히 인정될 여지가 있다. 다만, 필요 최소한의 범위 내에서 인정되어야 한다는 관점에서 '상당한 개연성이

---

52) 조직범죄의 위협정도에 관해서는 Eckart Werthebach/Bernadette Droste-Lehner, "Organisierte Kriminalität", ZRP 1994, S. 57 ff. 참조.

53) 장영민 외, 현행 약물규제법규에 관한 연구(한국형사정책연구원, 1993), 132쪽 이하; 이재상, "형법상 약물범죄의 불법수익몰수규정과 돈세탁행위의 처벌규정의 문제점", 인권과정의(대한변호사협회, 1999. 1), 79쪽; 박기석, "환경범죄의 효율적 대처방안에 관한 연구", 박사학위논문(한양대학교대학원, 1996), 57쪽.

인정되는 경우에 한하여' 불법수익의 추정을 인정한 것은 헌법 제37조 제2항의 '질서유지를 위해 필요한 경우'라는 취지에 비추어 보아도 무죄추정의 원칙의 본질적인 내용을 침해하고 있다고 여겨지지 않는다. 그리고 '상당한 개연성'의 입증책임은 여전히 검사에게 남아 있으므로 이 규정은 완전한 의미의 법률상 추정이나 거증책임전환이라기보다는 '입증책임완화'로서의 의미가 더욱 강하다고 보여진다.[54]

3. 의료분쟁조정법상 인과관계 추정규정의 구체적 도입방안

3.1 무과실책임규정의 도입방식

앞서 언급한 바와 같이 의료행위의 전문성, 밀행성, 증거의 편재 등으로 인해 환자가 의료과실과 인과관계를 입증하기 곤란하므로 그 입증책임을 완화할 수 있는 방안의 하나로 의료인의 무과실책임규정의 도입을 고려할 수 있다. 실제로 제17대 국회의 '의료사고 예방 및 피해구제에 관한 법률안'(이하 '법안'이라고 한다)[55] 제4조 제1항에서는 보건의료개설자가 당해 보건의료기관의 보건의료인이 의료기술을 행하는 과정에서 발생한 의료사고로 인하여 환자가 입은 생명 · 신체 및 재산상 피해를 배상할 책임을 인정하는 무과실책임규정과 함께 면책규정을 두고 있었다.[56] 이는 그간 환자 측이 부담해오던 과실의 입증책임을 전문가인 의료인에게 전환하여 입증하도록 한 것으로 무과실책임을 명문화한 환경정책기본법 제31조 내지 제조물책임법 제4조 제1항과 같은 방식이다. 제17대 국회 당시 의료계는 이 규정에 대해 의사의 손쉬운 범법자 전락 우려, 소극적 · 방어적 진료경향의 증대, 입증책임을 전환한 입법례의 전무 등을 거론하며 법안 자체의 제정을 강력히 반대하였고, 결국 2008년 5월 29일 제17대 국회 임기만료로 폐기되었다.

이 법안과 관련하여 무엇보다 의사의 손쉬운 범법자 전락 우려라는 의료계의 주장은 형사책임으로서 업무상 과실치사상죄에 관한 거증책임은 여전히 검사가 부담하고, 손해배상이라는 민사책임 역시 보건의료개설자인 의료법인에서 가능한 한 최고의 의료전문 변호사를 선임하여 방어활동을 펼치기 때문에 설득력이 약하다고 본다. 하지만 의료과실

---

54) 같은 취지로는 김정한, "형사소송에서의 추정 이론", 인권과정의(대한변호사협회, 2005.3), 67쪽.

55) 법안의 주요내용에 대한 상세한 검토 · 분석으로는 국회 보건복지위원회, "의료사고 예방 및 피해구제에 관한 법률안(이기우의원) 검토보고서"(보건복지위원회, 2006. 4), 22-46쪽 참조.

56) 의료분쟁법안 제4조(의료사고배상책임) ① 보건의료기관개설자는 당해 보건의료기관의 보건의료인이 의료기술을 행하는 과정에서 발생한 의료사고로 인하여 환자가 입은 생명 · 신체 및 재산상 피해를 배상할 책임을 진다. 다만, 다음 각 호의 어느 하나에 해당하는 때에는 그러하지 아니하다.
   1. 개설자 및 보건의료인이 당해 의료사고에 관하여 주의의무를 태만히 하지 아니하고, 보건의료기관의 시설 · 장비 및 인력의 흠이 없음을 증명한 때
   2. 당해 의료사고가 환자의 고의에 의한 행위로 인한 것인 때

민사소송에 있어 환자 측의 입증책임 완화의 필요성이 인정된다고 하더라도 의료분쟁조정법에 의료인의 무과실책임규정의 도입은 타당하지 않다고 본다. 왜냐하면 무엇보다 의료과실은 환경정책기본법 내지 제조물책임법상의 과실과는 본질적 성질을 달리하기 때문이다. 즉 환경정책기본법상의 사업장 등에서 발생되는 환경오염이나 제조물책임법상의 고도의 기술이 집약되어 대량으로 생산되는 제품의 결함은 한 개인 또는 다수인의 고의 또는 과실에 의해 발생되기도 하나 고의 또는 과실과 무관하게 환경관련 설비의 운영시스템상의 결함 내지 제조물 설계상의 구조적 결함으로 발생하기도 하므로 사업자 또는 제조업자에게 무과실책임을 물을 여지가 충분히 있다. 하지만 의료소송에 있어서는 예컨대 환자의 특이체질이나 의학 분야에서 여전히 밝혀지지 않는 질병의 원인·내용에 의해 환자에게 악결과가 발생한 경우에 단지 악결과가 발생했다고 하여 의료인의 과실유무와 무관하게 무과실책임을 인정하는 것은 의료인에게 과도한 책임을 부과하는 것이기 때문이다. 같은 이유에서 우리나라 대법원은 의료과실 민사소송에 있어 의료과실과 결과 사이의 인과관계의 추정을 허용하면서도 의료상의 과실 있는 행위의 입증을 요구하고 있으며,[57] 더 나아가 최근의 대법원은 환자 측에서 의사의 과실을 좀 더 구체화하여 주장·입증할 것, 즉 고도의 개연성이 담보될 경우에만 인과관계를 추정할 수 있다고 판시하여 막연히 의료행위 전후의 환자의 상태변화만 가지고 의사의 과실과 악결과간의 인과관계를 추정하는 것을 제한하는 태도를 보이고 있다.[58]

3.2 인과관계의 추정규정의 도입방식

다음으로는 환경범죄가중처벌법 제11조 내지 마약류불법거래방지법 제7조와 같은 방식의 인과관계의 추정규정을 도입하는 방안을 고려해 볼 수 있다. 즉 의료분쟁조정법 제25조의2(추정)를 신설하여 "의료상의 과실에 의해 환자의 생명·신체 및 재산에 대하여 피해가 발생한 경우 그 과실과 발생한 피해 사이에 고도의 개연성이 있는 때에는 그 피해는 의료상의 과실로 인하여 발생한 것으로 추정한다."는 규정을 두는 것이다. 이는 인과관계에 대한 법률상 추정규정을 의미하는 것으로 환자 측(원고)에 의해 의료과실과 환자 측의 악결과 사이의 '고도의 개연성'이 입증되었을 때 의료인이 이를 번복하기에 충분할 만큼의 반증을 제시하지 않는다면 불이익한 사실인정을 감수해야 함을 의미한다. 이는 인과관계에 대한 입증책임이 사실상 의료인 측으로 전환되는 것을 의미한다. 이러한 방식은 의료소송에서 대법원이 고도의 개연성이 담보될 경우에 인과관계를 추정할 수 있다는 태도와도 일치한다.[59] 그러나 이러한 고도의 개연성의 입증을 요구하는 인과

57) 대법원 1995. 2. 10. 선고, 93다52402 판결.
58) 대법원 2007. 5. 31. 선고, 2005다5867 판결.
59) 대법원 2007. 5. 31. 선고, 2005다58678 판결: "의료행위는 고도의 전문적 지식을 필요로 하는 분야로서 전문가가 아닌 일반인으로서는 의사의 의료행위의 과정에 주의의무 위반이 있는지의

관계 추정규정은 다음과 같은 두 가지 이유에서 문제가 있다고 본다. 하나는, 환경범죄가중처벌법 내지 마약류불법거래방지법은 인과관계 추정을 위해 상당한 개연성을 요구하고 있지만 이는 범죄행위와 관련된 것으로 인과관계 추정을 허용하더라도 무죄추정의 원칙과 책임원칙이 지배하는 법치국가형법상 보다 엄격한 기준을 요구하는 것이지만 형벌부과가 아닌 의료과실에 따른 손해배상책임을 묻는 의료과실 민사소송에서까지 이러한 엄격한 기준을 요구할 필요가 있을지 의문이다. 다른 하나는, 환자 측에서 인과관계 추정이라는 혜택을 누리기 위해서는 의료과실과 악결과 사이의 '고도의 개연성'에 대한 입증이 필요한데 환자는 검사와 같은 국가기관도 아닐뿐더러 의학 분야에 대해 비전문가이므로 이러한 고도의 개연성을 입증하기가 여전히 곤란하므로 환자 측의 입증곤란의 문제를 해소하기 어렵다고 본다.

3.3 소결

생각건대 의료과실 민사소송에서 환자 측의 입증곤란의 문제를 해결하는 동시에 의사에게 무과실의 입증책임을 지우는 것까지 허용하지 않는 범위에서 의료분쟁조정법상 인과관계 추정규정을 두는 방식이 타당하다고 본다. 이러한 인과관계 추정의 방식으로는 대법원이 유지하고 있는 인과관계에 대한 개연성이론, 즉 사실상 추정론을 의료분쟁조정법상 입법적으로 수용하는 것이다. 즉 대법원은 의료소송의 특수성을 감안하여 인과관계 입증의 경우 "역사적 사실로서 증명되면 족하고 과학적으로까지 증명할 필요는 없다"[60]거나, 증명의 정도에 있어서도 "과실과 결과 사이에 50%의 심증형성(개연성)만 있어도 인과관계를 인정"[61]함은 물론이고, "피해자측에서 의료상의 과실 있는 행위를 입증하고 그 결과와 사이에 의료행위 외에 다른 원인이 개재될 수 없다는 점을 증명한 경우, 의료상의 과실과 결과 사이의 인과관계를 추정하여 손해배상책임을 지울 수 있도록 입증책임을 완화"[62]하는 등 사실상 추정론을 적극적으로 수용하고 있다.

따라서 이를 보다 구체화하여 의료분쟁조정법 제25조의2(추정)에 "의료상의 과실에 의해 환자의 생명·신체 및 재산에 대하여 피해가 발생한 경우 그 과실과 발생한 피해가

여부나 그 주의의무 위반과 손해 발생 사이에 인과관계가 있는지 여부를 밝혀내기가 극히 어려운 특수성이 있으므로, 수술 도중 환자에게 사망의 원인이 된 증상이 발생한 경우 그 증상 발생에 관하여 의료상의 과실 이외의 다른 원인이 있다고 보기 어려운 간접사실들을 증명함으로써 그와 같은 증상이 의료상의 과실에 기한 것이라고 추정하는 것도 가능하다고 하겠으나, 그 경우에도 의사의 과실로 인한 결과 발생을 추정할 수 있을 정도의 개연성이 담보되지 않는 사정들을 가지고 막연하게 중한 결과에서 의사의 과실과 인과관계를 추정함으로써 결과적으로 의사에게 무과실의 증명책임을 지우는 것까지 허용되는 것은 아니다."

60) 대법원 1995. 12. 5. 선고, 94다57701 판결.

61) 대법원 1989. 7. 11. 선고, 88다카26246 판결.

62) 대법원 2003. 1. 23. 선고, 2002다3822 판결.

시간적으로 근접하고 의료행위 외에 다른 원인이 개재될 수 없다는 사실을 증명하면 그 피해는 의료상의 과실로 인하여 발생한 것으로 추정한다."는 규정을 신설하는 것이 타당하다고 본다. 이러한 방식의 인과관계 추정규정은 환자 측에서 여전히 의사의 의료과실에 대한 입증책임을 부담하므로 의사에게 무과실의 입증책임을 전환시키는 것이 아닐 뿐만 아니라 의료과실과 악결과 사이의 인과관계에 대해 고도의 개연성이 아니라 과실과 피해발생 사이의 시간적 근접성과 의료행위 외의 타원인의 불개재라는 간접사실의 증명으로 충분하기 때문에 인과관계 입증곤란의 문제도 해결할 수 있다고 본다. 결국 이러한 인과관계 추정규정은 인과관계 입증에 대한 부당한 '입증책임의 전환'이 아니라 환자 측의 입증책임 완화의 필요성을 수용한 환자 측과 의료인 측의 '입증책임의 분담'으로 평가할 수 있다고 본다.

Ⅳ. 맺는 말

현대사회에서 의료서비스의 증가는 한편으로 국민의 삶의 질을 향상시키는 긍정적 결과를 가져오고 있다. 하지만 그 이면에 의료사고의 증가라는 부작용도 낳고 있다. 이러한 의료사고의 증가는 의료과실 민·형사소송의 증가로 이어질 수밖에 없다. 의료과실 민·형사소송은 다른 소송과는 달리 의료행위의 밀행성, 전문성, 재량성, 증거의 편재라는 특징으로 인해 환자나 그 가족은 물론이고 검사조차도 의료인의 과실을 입증하기 어려워 발생한 손해의 공평·타당한 분배와 실체적 진실발견이라는 민·형사상의 소송이념을 실현하는 데 어려움을 보이고 있다. 이 때문에 의료과실 민사판례는 환자 측의 입증책임 완화를 위해 개연성이론, 즉 사실상 추정론을 오래전부터 수용해오고 있다. 그러나 형사소송에 있어 이러한 민사소송상의 입증책임 완화 내지 전환은 법치국가적 기본원칙으로서 책임원칙 내지 '의심스러울 때에는 피고인에게 유리하게'의 원칙에 반하는 것으로 수용할 수 없다.

한편으로 의료과실에 따른 민·형사소송의 제기는 환자 측에게 많은 시간적·경제적 부담을 야기하여 의료사고가 발생한 경우 불합리한 절차와 금액으로 분쟁을 해결하는 예가 많았다. 이에 이러한 문제를 해결하는 동시에 의료사고로 인한 피해를 신속·공정하게 구제하고 보건의료의 안정적 진료환경을 조성함을 목적으로 2011년 4월 의료분쟁조정법이 제정되었고, 이 법률에 근거하여 2012년 4월 8일 한국의료분쟁조정중재원이 개원하였다. 그러나 의료분쟁조정법은 의사에 대한 형사처벌을 면제하는 형사처벌특례(동법 제51조)을 규정하고 있음에도 그 반대급부로 제17대 국회에서 논의되었던 입증책임전환 규정은 입법화되지 못함으로써 그간 의료과실 민사소송에서 개연성이론을 수용하여 환자 측의 입증책임을 완화하였던 노력이 현실화되지 못하는 문제를 보이고 있다.

그런데 의료과실과 손해 사이의 입증곤란의 문제는 비단 의료과실 민·형사소송에서 발생하는 것만이 아니라 환경소송과 제조물책임소송에서도 발생한다. 이러한 입증곤란의 문제를 해결하기 위해 환경정책기본법 내지 제조물책임법은 무과실책임규정을 두고 있으며, 환경범죄가중처벌법과 마약류불법거래방지법은 인과관계 추정규정을 두고 있다. 마찬가지로 의료과실의 영역에서도 의료과실과 인과관계의 입증책임 완화의 필요성이 인정되지만 의료과실은 환경정책기본법 내지 제조물책임법상의 과실과 본질적 성질을 달리하며 의료인에게 무과실책임을 인정하는 것은 과도한 책임을 부과하는 것으로 무과실책임규정의 도입에는 찬성할 수 없다. 나아가 환경범죄가중처벌법 내지 마약류불법거래방지법상의 인과관계 추정규정과 같이 인과관계 추정을 위해 고도의 개연성을 요구하는 방식을 고려할 수 있으나, 의료과실은 형벌부과가 아닌 금전적 손해배상책임이라는 점, 의학 분야에 대해 비전문가인 환자에게 고도의 개연성을 입증하라고 요구하는 방식은 입증곤란의 문제를 여전히 해결할 수 없다는 점에서 이 역시 동의하기 어렵다.

따라서 의료과실 영역에서 환자 측의 입증곤란의 문제를 해결하고 동시에 의료인에게 무과실책임이 아닌 과실책임을 묻기 위해서는 의료분쟁조정법상 인과관계 추정규정을 둘 필요가 있으며, 그 방식으로는 대법원이 유지하고 있는 인과관계에 대한 개연성이론, 즉 사실상 추정론을 아래와 같이 의료분쟁조정법 제25조의2(추정) 신설을 통해 입법적으로 수용하는 것이 타당하다고 본다. 이러한 의료분쟁조정법상의 인과관계 추정규정은 환자 측의 입증책임 완화의 필요성을 수용한 것으로 의료인에게 부당하게 '입증책임을 전환'시킨 것이 아니라 환자 측과 의료인 측이 '입증책임을 상호 분담'한 것으로 평가할 수 있다고 본다.

> 의료분쟁조정법 제25조의2(추정) 의료상의 과실에 의해 환자의 생명·신체 및 재산에 대하여 피해가 발생한 경우 그 과실과 발생한 피해가 시간적으로 근접하고 의료행위 외에 다른 원인이 개재될 수 없다는 사실을 증명하면 그 피해는 의료상의 과실로 인하여 발생한 것으로 추정한다.

* 주제어: 의료과실, 인과관계, 입증완화, 입증책임전환, 표현증명, 의료분쟁

부록 5

의료범죄의 형사절차*

I. 의료범죄의 수사

1. 수사의 개시

의료범죄는 작게는 업무상과실치사상죄에서부터 크게는 무면허의료행위, 환자유인행위, 과대광고 등 의료법위반, 건강보험사기, 의료장비리스관련 범죄, 간호사 등의 파업이나 임금체불에 따른 노동법위반사건 등 다양하다.

업무상과실치사상죄에 관하여는 주로 피해자로부터의 고소, 고발이나 언론보도, 변사체 검시 등의 절차를 통하여 수사를 개시하게 되며, 수사기관의 적극적인 인지활동에 의하여 개시되는 경우는 많지 않다.

의료사고에 수사개시나 종결시에 검사 개인의 감정이나 공명심을 버려야 한다. 의료는 사회적 공익행위로서 환자의 치료목적으로 시행되고 있다. 이를 일반 형사사범과 같이 취급할 때 의사는 의권(醫權)이 위축되면서 방어진료, 과잉진료 등을 하게 되어 그 피해는 사회전체에 미치게 되기 때문이다.

따라서 중대하고 명백한 범죄나 구조적 범죄(무면허의료인과 동업하면서 환자를 사고파는 의사 등) 등이 인지된 경우에 입건조사하여 기소하는 것이 바람직하다고 본다.

2. 참고인 조사

피해자는 의료사고를 당하고 나서 매우 당황해하고, 그 때서야 처음으로 의료에 대한 지식을 알게 되기 때문에 고소장의 내용이 매우 조잡하고, 법리가 맞지 않는 경우가 대부분이다. 의료행위의 전문성, 밀실성, 정보편중성 등으로 고소인 측에서 정확한 사실관계 파악조차 어려운 경우가 많아 고소인 조사시 범죄요건사실에 맞추어 조사하고, 관련 자료를 확보하도록 하여야 한다.

의료관련자들 중에 관련된 의사, 간호사 등이 여러 명일 경우가 많은데 이중 누구를 참고인으로 조사하고, 누구를 피의자로 입건할 것인지는 매우 중요하다. 조사순서에서도 피의자를 먼저 소환하고, 의료관련 참고인을 후에 조사할 것인지, 아니면 참고인을 조사한 후 마지막으로 피의자를 소환조사할지는 구체적인 상황에 따라 다르다. 예를 들어

---

* 이하 사법연수원, 보건환경범죄론, 사법연수원 출판부, 2010, 207-243면을 요약·정리한 것임.

부검결과 혈관파열이나 복막내 거즈잔류와 같은 과실이 명백히 밝혀진 경우에는 피의자를 먼저 부르는 것이 조기 수사종결에 도움이 되나, 사실확정이나 과실판단이 쉽지 않은 경우에는 참고인조사를 먼저 하는 것이 좋다.

3. 피의자신문

의료사고를 일으켰다는 혐의로 고소된 피의자는 의학전문가이고 사회적으로는 어느 정도의 지위를 갖고 있기 때문에 피의자신문전에 미리 관련 의학지식을 기본적으로는 공부하여야 한다. 의학용어나 치료내용 · 방법, 악결과의 발생기전, 수술실, 마취기계의 모양 등 의료에 관련된 상식 이상 수준의 지식습득이 필요하다. 나아가 의료관행에 대한 정보수집도 필요하다.

의료사고는 사실확정이 매우 어렵다. 사실혹정을 하였다고 하여도 임상의학실천당시의 의료수준에 맞는 치료행위였는지에 대한 규범적 판단이 쉽지 않다.

따라서 조사하는 검사로서는 미리 조사할 사항을 작성하여 두고, 논리적으로 차분히 물어야 한다. 피의자인 의사에게 용어나 임상현실 등을 오히려 되물어가면서 조사하는 것은 피의자에게 변명의 기회를 부여하게 되어 조사의 의미를 희석시키므로 피해야 한다. 의사는 교과서나 논문, 관련판례 등 객관적인 자료를 제시하게 되면 쉽게 자백하는 경우가 종종 있다.

4. 압수·수색·검증 등

형사소송법 제215조는 '① 검사는 범죄수사에 필요한 때에는 지방법원판사에게 청구하여 발부받은 영장에 의하여 압수, 수색 또는 검증을 할 수 있다. ② 사법경찰관이 범죄수사에 필요한 때에는 검사에게 신청하여 검사의 청구로 지방법원판사가 발부한 영장에 의하여 압수 · 수색 또는 검증을 할 수 있다.'고 규정하고 있다.

의료는 사실행위이므로 사고현자에 대한 현황이나 수술도구의 작동법 등 현장 확인, 즉 검증이 대단히 중요하다.

또한 모든 의료정보를 의사가 가지고 있어, 위변조 등 조작 · 은닉 · 폐기 등의 개연성이 있으므로 가능한 한 빨리 진료기록이나 조직슬라이드, 방사선필름 등을 확보하여야 한다. 관련자료에 대하여 피의자를 소환하여 임의제출형식으로 받는 것보다는 현장에 임해서 임의제출을 받거나 압수수색영장을 발부받아 기습적으로 확보하는 것이 바람직하다. 다만 의료기관은 환자들이 입원치료를 받는 곳이므로 치료에 지장없는 범위내에 하여야 한다.

형사소송법 제210조에 의하여 준용되는 동법 제112조 본문은 '변호사, 변리사, 공증인,

공인회계사, 세무사, 대서업자, 의사, 한의사, 치과의사, 약사, 약종상, 조산사, 간호사, 종교의 직에 있는 자 또는 이러한 직에 있던 자가 그 업무상 위탁을 받아 소지 또는 보관하는 물건으로 타인의 비밀에 관한 것은 압수를 거부할 수 있다. 단, 그 타인의 승낙이 있거나 중대한 공익상 필요가 있는 때에는 예외로 한다.'고 규정하고 있으므로, 법원의 압수수색영장에 의한 집행이라고 하여도 의사는 환자의 비밀유지필요성이 있는 경우에 진료기록열람·복사거절, 검체물 제출거부 등 집행을 거절할 수 있는 권한이 의료기관에 있다는 점을 염두에 두어야 한다.

5. 문서송부 등

의료사고에서 과실입증은 전의나 후의 등이 작성한 진료기록, 직장에서 작성된 건강검진카드 등에 대한 문서송부촉탁 등의 방법을 이용하여 확보하여 치료전후의 피해자상태의 흐름이나 변화를 살필 필요가 있다.

6. 사실조회

형사소송법 제199조에는 '①수사에 관하여는 그 목적을 달성하기 위하여 필요한 조사를 할 수 있다. 다만, 강제처분은 이 법률에 특별한 규정이 있는 경우에 한하며, 필요한 최소한도의 범위 안에서만 하여야 한다. ②수사에 관하여는 공무소 기타 공사단체에 조회하여 필요한 사항의 보고를 요구할 수 있다.'고 하여 사실조회 등을 할 수 있다.

의료사고를 수사할 때 1차적으로 대한의사협회나 관련 의학회, 국립과학수사연구소, 대학병원 등에 관련의학지식에 대한 객관적인 정보를 확보하해야 한다. 이는 사실조회형식으로 한다. 사실조회란 공무소(관공소), 학교, 상공회의소, 기타 단체 또는 기관이나 외국공무소에 대하여 특정 사항에 관한 조사보고를 요구함으로써 증거를 수집하는 절차를 말한다.

의료사고조사서에서 사실조회는 감정에 버금갈 정도로 중요하며 수사실무상 많이 이용된다.

진료기록감정은 진료기록이 특정되기 때문에 감정하는 의사는 어느 의사가 어떤 치료행위를 하였는지 알게 되어, '자기 식구 감싸기 식'의 감정을 하는 경우가 많다. 이를 피하기 위해서는 객관적인 치료방법이나 의료수준을 사실조회형식으로 확보할 수 있다. 예를 들어 '급성충수염을 진단하는 방법으로는 무엇이 있는가' 혹은 '요추 4-5번 추간판탈출증을 수술하는데 주의할 점으로는 무엇이 있는가?' 등이다.

사실조회사항은 감정사항과 유사하나, 오히려 감정사항보다 더 자세히 작성하는 것이 좋다. 왜냐하면 감정시는 감정자료를 가능하면 첨부하게 되나 사실조회에 있어서는 부당한 감정을 피하기 위하여 감정자료를 가능하면 첨부하지 않거나 줄여서 첨부시키기 때문이다. 감정결과와 동일한 효과를 거두기 위해서는 당해 환자측의 상황을 구체적으로 전제하면서 조회사상을 작성해야 한다.

7. 감정 · 번역

형사소송법 제221조 제2항은 '검사 또는 사법경찰관은 수사에 필요한 때에는 감정 · 통역 또는 번역을 위촉할 수 있다.'고 규정하고 있고, 같은 법 제169조는 '법원은 학식경험있는 자에게 감정을 명할 수 있다.'고 하고 있다. 의료사고 수사에서 가장 중요한 것은 진료기록감정이다. 감정이란 특별한 학식, 경험을 갖는 자에게 그 전문적 지식 또는 그 지식을 이용한 판단을 수사상 현출시켜 수사기관의 과실판단을 보완하기 이한 수사절차이다. 의료가 전문적인 것이기 때문에 의료사고 수사에 있어서 감정의 중요성은 아무리 강조해도 지나치지 않는다. 다만 이처럼 중요한 감정이 실제에 있어서는 의사간의 집단이기주의적 성향으로 인해 피의자인 의사에 대하여 옹호적인 감정을 하는 경우가 종종 있어, 의학감정의 객관성 확보가 제일 문제된다. 따라서 검사는 감정 이외에 적절한 문헌의 수집이나 사실조회결과를 적절히 활용하여야 한다.

감정사항을 작성할 때 '다음과 같은 환자에 대한 처치에 있어서 의사에게 과실이 있다고 할 수 있는가?' 또는 '의사가 OO한 결과를 예견하지 못한데 잘못이 있다고 할 수 있는가?' 등 단도직입적으로 묻는 것은 피의자에게 유리한 감정을 유도하는 것이기 때문에 가장 피해야 할 질문이다.

감정기관은 공신력이 있어야 하므로 대한의사협회나 대학병원 등에 하는 것이 좋고, 개업한 의사나 중소병원 등에 보내는 것은 지양하여야 한다.

감정사항은 우선 전제사실을 확정하여야 한다. 환자의 상태, 증상의 추이, 진료받은 시기, 내용 등 당해 사건의 전모가 감정의 전제사실로서 확정하여 명시하는 것이 객관적인 판단에 도움이 된다.

Ⅱ. 의료범죄의 유형

1. 형법위반

⑴ 의료인이 가해자인 경우

가. 사체손괴(§161)

- 장기이식 관련 고소 · 고발

나. 변사체검시방해(§163)

다. 허위진단서작성(§233)

- 중국 교포 진단서 발급 사건(벌금형 확정): 중국 교포들을 직접 대면하지 않는 상태에서, 즉 누구의 필름인지 모르는 상태에서 X-Ray 필름만을 보고 수술이 필요하다는 소견서를 작성해 주어 입국을 도와 준 경우

라. 부작위에 의한 살인(§250)

- 보라매병원 사건: 대법원 2004. 6. 24. 선고 2002도995 판결

마. 업무상과실치사상(§268)

- 출산중 사망태아사건: 대법원 2007.6.29. 선고 2005도3832 판결

바. 낙태(§269)

- 모자보건법의 위헌성

사. 업무상비밀누설(§317)

아. 사기(§347)

- 10개 병원장 사기 사건: 서울 시내 10 병원에 대하여 비보험처리, 이중징수, 지정진료비편취 등의 유형으로 환자들을 속여 진료비를 부당징수한 사건
    - 항소심판결 무죄: 서울고법 2002. 8. 30. 선고 2002노673 판결

(2) 의료인이 피해자인 경우

가. 폭행(§260)

- 의료사고로 인한 사망을 주장하며 병원 응급실에 무단으로 침입하여 그곳에서 일하고 있던 의사와 간호사를 폭행

나. 협박(§283)

- 의료사고를 주장하며 병원설비를 부수고 병원 직원들에게 피해자의 사망이 의료과실로 인한 것이라는 점을 시인하라고 협박

다. 명예훼손(§307)

라. 업무방해(§314)

- 병실 출입문을 병원용 긴의자로 가로막고 환자대기실을 점거하여 병원에 들어오려는 내원환자들이 들어오지 못하게 함으로써 병원업무를 방해

마. 공갈(§350)

2. 의료법(일부개정 2011.4.28 법률 제10609호 시행일 2012.4.29) 위반

(1) 면허증대여(§ 33 ②, § 87 1호)

- 5년 이하의 징역이나 2천만원 이하의 벌금
- 무자격자 의료시설 자금투자 사건: 대법원 1994. 12. 23. 선고 94도1937 판결

(2) 명의대여(§ 33 ②, § 87 2호)

- 5년 이하의 징역이나 2천만원 이하의 벌금
- 홍박의원 사건: 대법원 2003. 10. 23. 선고 2003도256 판결

(3) 의료기관점거, 진료방해(§ 12 ②)

(4) 무면허의료행위(§ 27 ①, § 87)

- 5년 이하의 징역이나 2천만원 이하의 벌금
- 수지침 사건: 대법원 2000. 4. 25. 선고 98도2389 판결

(5) 비밀누설금지(§ 19, § 88)

- 3년 이하의 징역이나 1천만원 이하의 벌금(단, 친고죄)

(6) 태아 성 감별 행위 등 금지(§ 20, § 88의3)

- 2년 이하의 징역이나 1천만원 이하의 벌금

(7) 기록열람거부(§ 21 ①, § 88)

- 3년 이하의 징역이나 1천만원 이하의 벌금

(8) 환자소개·알선·유인(§ 27 ③, § 88)

- 3년 이하의 징역이나 1천만원 이하의 벌금
- 특정 의료기관 환자 소개 사건: 대법원 1999. 6. 22. 선고 99도803 판결

(9) 진료거부금지(§ 15 ①, § 89)

- 1년 이하의 징역이나 500만원 이하의 벌금

(10) 대면진료규정위반(§ 17, 형법 § 233)

- 허위진단서작성죄 3년 이하의 징역이나 금고, 7년 이하의 자격정지 또는 3천만원 이하의 벌금

(11) 진료기록부보관작성규정위반(§ 22 ①, ②, § 90)

- 300만원 이하의 벌금
- 진료기록부 부실기재 사건: 대법원 1998. 1. 23. 선고 97도2124 판결

(12) 변사체신고규정위반(§ 26, § 90)

- 300만원 이하의 벌금

(13) 허위·과장광고금지(§ 56, § 89)

- 1년 이하의 징역이나 500만원 이하의 벌금
- 인터넷 홈페이지 기소 사건: 헌법재판소 2005.10.27. 선고 2003헌가3 위헌결정

(14) 안마사 비맹제외원칙 위헌(구 의료법 § 61)

- 유사안마행위금지: 헌법재판소 2006.5.25. 선고 2003헌마715, 2006헌마368 (병합) 위헌결정

3. 보건범죄 단속에 관한 특별조치법 위반

- 부정의료업자(§5)
  - 의료법 제27조를 위반하여 영리를 목적으로 1. 의사가 아닌 사람이 의료행위를 업(業)으로 한 행위, 2. 치과의사가 아닌 사람이 치과의료행위를 업으로 한 행위, 3. 한의사가 아닌 사람이 한방의료행위를 업으로 한 행위를 한 사람은 무기 또는 2년 이상의 징역에 처한다. 이 경우 100만원 이상 1천만원 이하의 벌금을 병과한다.
- 지압서비스업소 사건: 대법원 2000. 2. 22. 선고 99도4541 판결

Ⅲ. 의료범죄의 실제 수사과정

1. 의료사고 발생경위

일시	주요 처리 내용
1998. 2. 12.	교통사고로 M병원 응급실에 입원(입원 당시 간기능검사를 함) *초진진단서 - 좌족부 제2-5 중족지골 분쇄골절, 우쇄골 골절, 뇌진당, 요추부 및 경추부 염좌, 우수부 열상, 좌족관절부 다발성 좌상 등으로 6주 진단
1998. 2. 13.	M병원 정형외과 과장인 A의사의 지시에 따라 레지던트 1년차인 주치의 B의사가 항생제 세피란 투약
1998. 2. 20.	좌족주 중족지골 분쇄골절을 치료할 목적으로 부상부위에 관혈적 정복술, 내고정술, 도수정복술 시행
1998. 2. 25.	제4중족지골 골절교정목적으로 관혈적 정복술, 내고정술 시행
1998. 2. 27.	세프리판으로 교체투여
1998. 2. 28.	1차 수술 부위에서 발생한 피부괴사 부위 제거수술

일시	주요 처리 내용
1998. 3. 06.	피부괴사를 제거한 수술부위를 봉합하는 수술
1998. 3. 14.	38.5도의 발열증세
1998. 3. 16.	간기능검사결과 GOT와 GPT가 각 45, 80으로 정상범위(각 40) 초과
1998. 3. 24.	간기능검사결과 GOT와 GPT가 각 71, 129로 정상범위 초과
1998. 3. 26.	M병원 내과과장이 모든 약물의 투약을 중단하라는 통보로 투약중지
1998. 4. 07.	M병원 내과로 전과하여 치료
1998. 4. 17.	OO병원으로 전원
1998. 5. 20.	사망 *사망진단서 - 직접사인: 패혈성 쇼크 중간선행사인: 간신증후군, 패혈증 선행사인: 급성 간부전
1998. 5. 21.	검시(가족의 부검철회의사를 전해 듣고 육안검사만 함)

2. 수사진행 경과

일시	주요 처리 내용
1998. 5. 22.	피해자의 보호자가 경찰서에 형사고소(M병원 A, B의사를 업무상과실치사로, OO병원 C 의사를 사체손괴 및 변사체검시방해로)
1998. 5. 23.	경찰이 산사사건발생 보고 및 지휘 품신
1998. 5. 25.	부검에 대한 검증영장
1998. 5. 26.	경찰서에서 고소인 조사
1998. 5. 27.	부검
1998. 6.	M병원으로부터 진료기록 임의제출 받음
1998. 6. 26.	대한의사협회에 의료과실 분석의뢰
1998. 6. 29.	국립과학수사연구소로부터 부검감정서 도찰 *부검감정서 - 사인은 약물에 의한 간손상 ① 약물부작용으로서 과민반응이 나타난 시기와 투약을 중단한 후에도 계속 간기능 상태가 악화된 점으로 미뤄 특이체질형이 가까우 보임 ② 약물에 의한 간염은 추정적인 진단으로서 다른 질환에 의해서도 유사한 임상병리학적 소견을 나타낼 수 있기 때문에 약물과 간손상과의 인과관계를 확립하기 어려울 수도 있음 ③ 의료행위의 정당성 여부를 가리기 위해서는 필요할 경우 임상약리학회나 소화기 내과학회 등에 감정자문 바람
1998. 7. 06.	경찰에서 A, C의사를 피고소인 조사
1998. 7. 18.	A, B의사 변호인 선임
1998. 8. 31.	경찰에서 A, B의사에 대한 피의자신문

일시	주요 처리 내용
1998. 9. 02.	경찰에서 OO병원 간호사에 대한 참고인조사
1998. 9. 04.	대한의사협회로부터 회신(항생제 사용 적절, 주기적인 가기능검사 필요성)
1998. 9. 11.	경찰에서 M병원 내과과장에 대한 참고인조사
1998. 10. 17.	경찰에서 C의사에 대한 피의자신문
1998. 10. 18.	고소인들이 OO병원의 진료기록을 번역하여 가지고 옴(H번역원 작성) * 번역원 번역문 내용 - OO병원에서의 병원감염에 의한 것으로 의료과실이다.
1998. 12. 08.	M병원 내과의사 K에 대한 참고인조사
1998. 12. 14.	경찰에서 M병원 간호사들에 대한 참고인조사
1998. 12. 22.	M병원 진료기록에 대한 압수수색검증영장, 압수
1998. 12. 28.	경찰에서 A, B, C의사에 대한 각 피의자신문
1999. 4. 07.	주로 의료사고를 다루는 L의사로부터 사사협조의뢰회신 * L의사 작성의 수사협죄의뢰회신 내용 ① 약물부작용으로 의심되는 소견이 발견된 후에도 항생제가 투여된 흔적이 있음 ② 망인의 약물에 대한 과민성(해당 항생제에 특별히 약한 체질)이 첫 번째 원인 ③ 형사책임이 아닌 민사적 책임을 다루는 부분에서 논의하는 것이 적절
1998. 4. 12.	경찰 최종 수사결과보고, 의견서제출(A, B의사에 대하여 불구속 기소, C의사에 대하여 무혐의 의견)
1998. 5.	검찰에서 A, B의사에 대한 각 피의자신문 B의사와 내과의사는 7주간(1998. 2. 13.~같은 해 4. 2.) 항생제가 투여되었다고 진술하고, A의사는 6주간(1998. 2. 13.~같은 해 3. 26.) 투약되었다고 변소함
1998. 7. 28.	검찰에서 A, B의사 기소

3. 재판진행 경과

재판논점은 1998. 3. 26. M병원 내과과장이 모든 약물의 투약을 중단하라는 통보로 투약이 중지었는지, 아니면 지시를 어기고 1998. 4. 2.까지 1주일간 더 투약되었는지에 집중됨

일시	주요 처리 내용
1999. 9. 15.	첫 공판 * (변호인의 증거방법) 자동차보험회사에 대하여 사실조회(항생제 주사비 청구내역) 제약회사에 대하여 사실조회(투여로 인한 간기능 장애사실 유무)
2000. 9. 22.	1심 법원에서 무죄 선고
2001. 2. 16.	2심 법원에서 항소기각(무죄 유지)

Ⅳ. 의료범죄 수사시 유의할 점

1. 고소인 수사

고소인으로 하여금 피해자의 기왕증이 있었는지 여부를 묻는 것이 필요하다. 왜냐하면 상해나 사망이라는 악결과가 피해자의 기왕증으로 인한 것일 수 있기 때문이다. 따라서 고소인으로 하여금 피해자가 종전에 어떠한 질병을 앓은 적이 있었는지, 또는 다른 병원에서 치료를 받은 적이 있었는지 여부를 조사하는 것이 필요하다. 그리고 이를 정확하게 하기 위해서는 건강보험증을 제시받아 건강보호심사평가원에 치료내역에 대한 조회를 해 볼 수 있다.

2. 책임범위 선정(누구에게 형사책임을 물을 것인지 여부)

⑴ 신뢰의 원칙

형사책임은 개별책임이 원칙이다. 다만 의료사고에 관계되는 의료인이 다수이고, 이들 의료인의 과실이 경합되었을 경우에는 예외적으로 공동으로 책임을 지게 할 수 있다. 그리고 개별적으로 책임을 질 것인지, 아니면 공동으로 책임을 지게 할 것인지에 대한 하나의 기준으로 '신뢰의 원칙'을 들고 있다.

⑵ 의사와 의사 사이

의사와 의사 사이에 있어서는 사안을 나누어 볼 수 있다. 의사와 의사 사이에 이른바 수평적 관계를 인정할 수 있는 경우에는 신뢰의 원칙이 인정되나, 의사와 의사 사이에 이른바 수직적 관계가 인정되는 경우에는 신뢰의 원칙이 적용되지 않는다. 예를 들어 마취과의사와 외과 의사가 팀을 이루어 수술을 할 경우에는 서로 동등한 지위에서 서로가 맡은 전문분야에 대한 의료행위를 하는 것이므로 각자 자신의 과실에 대해서만 책임을 지게 된다. 반면 전문의인 정형외과 과장과 주치의인 레지던트 사이에 있어서 레지던트가 정형외과 과장의 처방과 지시에 따라 의료행위를 하는 지위에 있었다면(진료현실은 대부분 이와 같다), 레지던트의 과실에 대하여 정형외과 과장에 대하여도 지휘·감독상의 책임을 물어 신뢰의 원칙을 적용하지 않는 것이 일반적이다. **대법원 1994. 12. 9. 선고 93도2524 판결**도 인턴이나 레지던트인 야간당직의사와 전문의인 주치의의 관계를 수직적 관계로 보아 신뢰의 원칙을 부정한 바 있다.

⑶ 의사와 간호사 사이

의사와 간호사 사이에 있어서는 신뢰의 원칙이 부정되는 것이 원칙이다. **대법원 1998. 2. 27. 선고 97도2812 판결**은 "의사는 전문적 지식과 기능을 가지고 환자의 전적인 신뢰하에서 환자의 생명과 건강을 보호하는 것을 업으로 하는 자로서, 그 의료행위를 시술하는 기회에 환자에게 위해가 미치는 것을 방지하기 위하여 최선의 조치를 취할 의무를 지고 있고, 간호사로 하여금 의료행위에 관여하게 하는 경우에도 그 의료행위는 의사의 책임 하에 이루어지는 것이고 간호사는 그 보조자에 불과하므로, 의사는 당해 의료행위가 환자에게 위해가 미칠 위험이 있는 이상 간호사가 과오를 범하지 않도록 충분히 지도·감독을 하여 사고의 발생을 미연에 방지하여야 할 주의의무가 있고, 이를 소홀히 한 채 만연히 간호사를 신뢰하여 간호사에게 당해 의료행위를 일임함으로써 간호사의 과오로 환자에게 위해가 발생하였다면 의사는 그에 대한 과실책임을 면할 수 없다."고 판시하여 이를 뒷받침하고 있다.

3. 부검

(1) 부검의 필요성

사망사건의 경우 부검을 하도록 유도하는 것이 필요하다. 왜냐하면 정확한 사인을 알지 못하는 상태에서는 의료과실 유무, 의료과실과 사망 사이의 인과관계 유무를 확정하는 것이 어렵기 때문이다. 실제로 부검이 이루어지지 않아 의료과실 여부가 불분명해지고 이로 인하여 당사자들이 검찰의 결정이나 법원의 판단을 납득하지 못하는 경우가 발생하는 것이다. 따라서 가급적이면 변사발생보고를 하고 피해자들을 설득하여 부검을 받도록 하는 것이 필요하다.

(2) 부검까지의 과정

가. 현장 보존
나. 경찰이 현장조사와 수사, 의사가 사체검안서 작성
다. 경찰이 변사발생보고서 작성, 보고
라. 검사가 변사발생보고서 검토(직접 검시하기도 함) 후 부검 여부 결정
마. 부검결정시 경찰은 현장과 시체의 사진, 사체검안서, 관계자 진술조서를 검찰에 송부
바. 검사는 압수·수색·검증 영장을 법원에 청구
사. 법원의 결정
아. 경찰은 영장과 함께 영장과 함께 사체를 국립과학수사연구소로 이송
자. 부검의가 부검

(3) 부검감정서 검토시 주의점

부검감정서를 검토함에 있어 한 가지 유념해야 할 부분은 부검감정의가 대부분 임상의사가 아니라는 점이다. 때문에 부검감정의가 스스로 해당 전문학회에 또다시 감정을 받

으라고 권고하는 문구를 써놓는 경우가 많다. 이럴 경우 수사기관은 반드시 해당 전문학회에 감정을 받아보는 것이 바람직하다. 이를 간과한 채 기소 여부를 결정할 경우에는 법원에서 해당 전문학회의 감정을 통하여 무죄판결이 나올 가능성이 있음을 염두에 두어야 한다.

4. 소환대상 범위와 순서

의료범죄 사건을 다룸에 있어서는 누구를 먼저 소환하여 조사할 것인지가 중요하다. 즉 실제로 간호사들을 먼저 부를 것인지 아니면 의사부터 부를 것인지 여부부터 선택을 하여야 한다. 간호사부터 먼저 부를 경우에는 이른바 의들과의 입맞춤(서로 사실관계를 짜맞추는 것)을 막을 가능성이 높아진다는 장점이 있다. 반면 간호사들로부터 잘못된 정보를 얻어 수사의 초점이 흐려질 수 있다는 단점도 있다. 따라서 구체적인 사건에 따라 아래에서 언급하는 진료기록에 나타난 관련자를 대상으로 소환대상자의 범위와 순서를 정하는 것이 필요하다.

5. 진료기록

(1) 진료기록의 중요성

의료범죄 사건에 있어서 의료행위의 적정성 여부를 판가름하는데 필요한 가장 중요한 자료는 다름아닌 진료기록이다. 의료법 시행규칙 제14조에는 진료기록부에 (가) 진료를 받은 자의 주소 · 성명 · 주민등록번호 · 병력(病歷) 및 가족력(家族歷), (나) 주된 증상, 진단 결과, 진료경과 및 예견, (다) 치료 내용(주사 · 투약 · 처치 등), (라) 진료 일시분(日時分) 등을 기재하도록 하고 있으므로, 의료인에게 의료과실이 있는지 여부를 판단할 수 있는 모든 자료가 진료기록에 있다고 해도 과언이 아니다.

(2) 진료기록의 신속한 확보

우선 수사기관으로서는 초기단계에서 진료기록이 위 · 변조되는 것을 막아야 한다(다만 대학병원급에서 진료기록이 위 · 변죄 되는 경우는 많지 않다). 앞의 사례에서도 고소가 이루어진 1998. 5. 22. 이후 10여일이 지나서야 진료기록이 임의제출되었다. 이렇게 될 경우 진료기록이 위 · 변조될 충분한 시간이 주어진 것이다. 나아가 경찰이 M병원 진료기록원본을 압수한 것은 그로부터 6개월여가 지난 다음이었다. 따라서 가급적이면 의료사고에 대한 고소장이 접수될 경우 즉시 진료기록원본을 입수하는 것이 필요하다(다만 진료기록 원본을 경찰이 가지고 있다가 분실하는 경우가 종종 있으므로 가급적이면 수사기관에서 진료기록을 복사한 후 원본은 의료기관에 반환하는 것이 바람직하다).

(3) 진료기록에 대한 번역

진료기록에 대한 번역은 의료기관에 요구하는 것이 필요하다. 어떻게 피의자에게 진료기록에 대한 번역을 요구하라고 요구할 수 있는지 의문을 제기할 수도 있으나, 진료기록이 피의자인 의료인에게도 자신의 무과실, 진료행위의 적정성을 입증할 수 있는 좋은 증거자료이기 때문에 이를 제출하는 것이 필요하다는 점을 피의자인 의료인에게 설득함이 필요하다. 수사실무에서는 고소인들로 하여금 진료기록에 대한 번역을 의료기록을 전문으로 번역하는 번역원에서 해 오도록 하는 경우가 있는데, 이는 가급적이면 피해야 한다. 번역원에서는 진료기록에 대한 번역뿐만 아니라 의료과실 여부에 대한 법률적인 판단까지 하는 경향이 있어 쟁점을 흐려놓을 경우가 생기기 때문이다(실제로 앞의 사건에서 H번역원은 쟁점과는 동떨어진 판단을 하고 있다). 따라서 수사를 받는 의료인이나 의료기관으로 하여금 진료기록에 대한 번역을 요구한다면 위와 같은 시행착오를 피할 수 있을 것이다(의료인이 자신에게 유리한 쪽으로 번역을 해 올 것이라고 생각할 수 있으나 잘못된 번역을 한 것이 밝혀지면 자신이 말에 신빙성이 떨어지기 때문에 잘못된 번역을 해 올 가능성은 극히 적다고 본다).

(4) 진료기록의 유형

가. 일반기록

진단요약색인기록지
입퇴원기록지
퇴원요약지
병력기록지
기간중 병력기록지
신체검진기록지
단기간입원기록지
경과기록지
수술기록지
의사지시전
협의진단기록지
임상병리검사보고서
조직병리검사보고서
그라프기록지
실측정치기록지
검사결과기록지

간호기록지
방사선기록지
심전도검사보고서
뇌파검사보고서
마취기록지
회복실기록지
수혈기록지
응급실기록지
수술·마취청약서
자진퇴원서약서

나. 산과기록
산전기록지
진통 및 분만기록지
산후기록지

다. 신생아 기록
출생기록지
신생아기록지
신생아확인기록지

6. 의료과실 분석의뢰

(1) 전문학회에 자문

의료범죄, 특히 업무상과실치사상죄를 수사함에 있어 수사기관은 대체로 대한의사협회에 의료과실 분석의뢰를 함이 보통이다. 그러나 대한의사협회 뿐만 아니라 해당 진료과의 전문학회에 수사협조의뢰를 하는 것이 바람직하다. 그리고 어느 학회에 할 것인지에 대하여는 사전에 검찰 또는 경찰자문의들에게 문의하는 것이 필요할 것이다. 이렇게 함으로써 보다 전문적인 자문을 구할 수 있을 것이다.

(2) 의사 개인에 대한 자문 지양

의료과실 분석의뢰를 함에 있어 한 가지 지양하여야 할 것이 있다. 요즘 의료사고 고소사건 중에는 의사출신 상담자로부터 자문을 받아 의료과실을 지적하는 경우가 있다. 그리고 그 의사로부터 자문을 받은 소견서를 증거자료로 제출하거나 참고인으로 진술하기도 한다. 이 경우 수사기관에서는 소견서를 작성한 의사에게 다시 의료과실 분석의뢰나 수사협조의뢰공문을 보낸다. 그리고 검찰에 보고하는 의견서에 의사로부터 받은 소견서와 협조회신을 기소의견에 대한 중요한 논거 중의 하나로 든다.

하지만 이러한 방식은 의사가 해당 분야의 전문의가 아니라는 점에서 피하여야 한다. 즉, 앞의 사례와 같이 전격성 간염에 관한 사안일 경우 내과의사가 아닌 이비인후과 의사는 정확히 알지 못한다. 물론 책을 찾아볼 수 있겠지만 그럴 경우 임상현실과 동떨어져 부검의가 겪고 있는 한계를 똑같이 겪게 된다.

7. 환자나 그 보호자들의 업무방해 등에 대한 적극적인 대처

의료사고가 발생한 경우 환자나 그 가족들은 앞서 언급한 바와 같이 담당의사를 폭행, 협박하거나 병원의 시설을 점거하여 병원의 업무를 방해하는 경우가 있다. 이럴 경우 병원은 파출소나 경찰서에 신고를 하여 경찰이 출동해 주도록 요청한다고 한다. 그러나 출동한 경찰은 의료사고로 인한 것임을 알면 더 이상 제지하지 않고 돌아가는 경우가 대부분이라고 한다. 때문에 환자 가족들은 병원에서 사체를 치우지 않은 채 점거농성을 계속하게 된다. 실제로 P병원에서는 사망한 환자의 가족들이 20일 이상 시체를 치우지 않아 부검을 하려고 했을 때 부검 자체가 불가능한 경우도 있었다. 뿐만 아니라 Z병원에서는 사망한 환자의 가족들이 의료사고를 주장하며 영안실 냉동창고에서 1년 이상 시체를 치우지 않아 결국 영안실 명도소송을 한 경우도 있다. 따라서 이와 같은 의료사고가 발생시 그 원인을 따져봄 없이 무조건 병원부터 점거하고 보자는 식의 발상을 막기 위해서는 수사기관이 이러한 행위를 적극적으로 형사처벌하여야 할 것이다(물론 사안에 따라서는 약간의 벌금형이나 기소유예도 가능할 것이다).

부록 6

의 료 법

[시행 2012.9.1] [법률 제11141호, 2011.12.31, 타법개정]

제1장 총칙

제1조(목적) 이 법은 모든 국민이 수준 높은 의료 혜택을 받을 수 있도록 국민의료에 필요한 사항을 규정함으로써 국민의 건강을 보호하고 증진하는 데에 목적이 있다.

제2조(의료인) ①이 법에서 "의료인"이란 보건복지부장관의 면허를 받은 의사·치과의사·한의사·조산사 및 간호사를 말한다. 〈개정 2008.2.29, 2010.1.18〉

②의료인은 종별에 따라 다음 각 호의 임무를 수행하여 국민보건 향상을 이루고 국민의 건강한 생활 확보에 이바지할 사명을 가진다.

1. 의사는 의료와 보건지도를 임무로 한다.
2. 치과의사는 치과 의료와 구강 보건지도를 임무로 한다.
3. 한의사는 한방 의료와 한방 보건지도를 임무로 한다.
4. 조산사는 조산(助産)과 임부(姙婦)·해산부(解産婦)·산욕부(産褥婦) 및 신생아에 대한 보건과 양호지도를 임무로 한다.
5. 간호사는 상병자(傷病者)나 해산부의 요양을 위한 간호 또는 진료 보조 및 대통령령으로 정하는 보건활동을 임무로 한다.

제3조(의료기관) ①이 법에서 "의료기관"이란 의료인이 공중(公衆) 또는 특정 다수인을 위하여 의료·조산의 업(이하 "의료업"이라 한다)을 하는 곳을 말한다.

② 의료기관은 다음 각 호와 같이 구분한다. 〈개정 2009.1.30, 2011.6.7〉

1. 의원급 의료기관: 의사, 치과의사 또는 한의사가 주로 외래환자를 대상으로 각각 그 의료행위를 하는 의료기관으로서 그 종류는 다음 각 목과 같다.
   가. 의원
   나. 치과의원
   다. 한의원
2. 조산원: 조산사가 조산과 임부·해산부·산욕부 및 신생아를 대상으로 보건활동과 교육·상담을 하는 의료기관을 말한다.
3. 병원급 의료기관: 의사, 치과의사 또는 한의사가 주로 입원환자를 대상으로 의료행위를 하는 의료기관으로서 그 종류는 다음 각 목과 같다.

가. 병원

나. 치과병원

다. 한방병원

라. 요양병원(「정신보건법」 제3조제3호에 따른 정신의료기관 중 정신병원, 「장애인복지법」 제58조제1항제2호에 따른 의료재활시설로서 제3조의2의 요건을 갖춘 의료기관을 포함한다. 이하 같다)

마. 종합병원

③ 보건복지부장관은 보건의료정책에 필요하다고 인정하는 경우에는 제2항제1호부터 제3호까지의 규정에 따른 의료기관의 종류별 표준업무를 정하여 고시할 수 있다. 〈개정 2009.1.30, 2010.1.18〉

④ 삭제 〈2009.1.30〉

⑤ 삭제 〈2009.1.30〉

⑥ 삭제 〈2009.1.30〉

⑦ 삭제 〈2009.1.30〉

⑧ 삭제 〈2009.1.30〉

제3조의2(병원등) 병원·치과병원·한방병원 및 요양병원(이하 "병원등"이라 한다)은 30개 이상의 병상(병원·한방병원만 해당한다) 또는 요양병상(요양병원만 해당하며, 장기입원이 필요한 환자를 대상으로 의료행위를 하기 위하여 설치한 병상을 말한다)을 갖추어야 한다.

[본조신설 2009.1.30]

제3조의3(종합병원) ① 종합병원은 다음 각 호의 요건을 갖추어야 한다. 〈개정 2011.8.4〉

1. 100개 이상의 병상을 갖출 것
2. 100병상 이상 300병상 이하인 경우에는 내과·외과·소아청소년과·산부인과 중 3개 진료과목, 영상의학과, 마취통증의학과와 진단검사의학과 또는 병리과를 포함한 7개 이상의 진료과목을 갖추고 각 진료과목마다 전속하는 전문의를 둘 것
3. 300병상을 초과하는 경우에는 내과, 외과, 소아청소년과, 산부인과, 영상의학과, 마취통증의학과, 진단검사의학과 또는 병리과, 정신건강의학과 및 치과를 포함한 9개 이상의 진료과목을 갖추고 각 진료과목마다 전속하는 전문의를 둘 것

② 종합병원은 제1항제2호 또는 제3호에 따른 진료과목(이하 이 항에서 "필수진료과목"이라 한다) 외에 필요하면 추가로 진료과목을 설치·운영할 수 있다. 이 경우 필수진료과목 외의 진료과목에 대하여는 해당 의료기관에 전속하지 아니한 전문의를 둘 수 있다.

[본조신설 2009.1.30]

제3조의4(상급종합병원 지정) ① 보건복지부장관은 다음 각 호의 요건을 갖춘 종합병원 중에서 중증질환에 대하여 난이도가 높은 의료행위를 전문적으로 하는 종합병원을 상급종합병원으로 지정할 수 있다. 〈개정 2010.1.18〉

1. 보건복지부령으로 정하는 20개 이상의 진료과목을 갖추고 각 진료과목마다 전속하는 전문의를 둘 것
2. 제77조제1항에 따라 전문의가 되려는 자를 수련시키는 기관일 것
3. 보건복지부령으로 정하는 인력·시설·장비 등을 갖출 것
4. 질병군별(疾病群別) 환자구성 비율이 보건복지부령으로 정하는 기준에 해당할 것

② 보건복지부장관은 제1항에 따른 지정을 하는 경우 제1항 각 호의 사항 및 전문성 등에 대하여 평가를 실시하여야 한다. 〈개정 2010.1.18〉

③ 보건복지부장관은 제1항에 따라 상급종합병원으로 지정받은 종합병원에 대하여 3년마다 제2항에 따른 평가를 실시하여 재지정하거나 지정을 취소할 수 있다. 〈개정 2010.1.18〉

④ 보건복지부장관은 제2항 및 제3항에 따른 평가업무를 관계 전문기관 또는 단체에 위탁할 수 있다. 〈개정 2010.1.18〉

⑤ 상급종합병원 지정·재지정의 기준·절차 및 평가업무의 위탁 절차 등에 관하여 필요한 사항은 보건복지부령으로 정한다. 〈개정 2010.1.18〉

[본조신설 2009.1.30]

제3조의5(전문병원 지정) ① 보건복지부장관은 병원급 의료기관 중에서 특정 진료과목이나 특정 질환 등에 대하여 난이도가 높은 의료행위를 하는 병원을 전문병원으로 지정할 수 있다. 〈개정 2010.1.18〉

② 제1항에 따른 전문병원은 다음 각 호의 요건을 갖추어야 한다. 〈개정 2010.1.18〉

1. 특정 질환별·진료과목별 환자의 구성비율 등이 보건복지부령으로 정하는 기준에 해당할 것
2. 보건복지부령으로 정하는 수 이상의 진료과목을 갖추고 각 진료과목마다 전속하는 전문의를 둘 것

③ 보건복지부장관은 제1항에 따라 전문병원으로 지정하는 경우 제2항 각 호의 사항 및 진료의 난이도 등에 대하여 평가를 실시하여야 한다. 〈개정 2010.1.18〉

④ 보건복지부장관은 제1항에 따라 전문병원으로 지정받은 의료기관에 대하여 3년마다 제3항에 따른 평가를 실시하여 재지정하거나 지정을 취소할 수 있다. 〈개정 2010.1.18〉

⑤ 보건복지부장관은 제3항 및 제4항에 따른 평가업무를 관계 전문기관 또는 단체에 위탁할 수 있다. 〈개정 2010.1.18〉

⑥ 전문병원 지정·재지정의 기준·절차 및 평가업무의 위탁 절차 등에 관하여 필요한

사항은 보건복지부령으로 정한다. 〈개정 2010.1.18〉

[본조신설 2009.1.30]

제2장 의료인

제1절 자격과 면허

제4조(의료인과 의료기관의 장의 의무) ①의료인과 의료기관의 장은 의료의 질을 높이고 병원감염을 예방하며 의료기술을 발전시키는 등 환자에게 최선의 의료서비스를 제공하기 위하여 노력하여야 한다. 〈개정 2012.2.1〉

② 의료인은 다른 의료인의 명의로 의료기관을 개설하거나 운영할 수 없다. 〈신설 2012.2.1〉

③ 의료기관의 장은 「보건의료기본법」 제6조 · 제12조 및 제13조에 따른 환자의 권리 등 보건복지부령으로 정하는 사항을 환자가 쉽게 볼 수 있도록 의료기관 내에 게시하여야 한다. 이 경우 게시 방법, 게시 장소 등 게시에 필요한 사항은 보건복지부령으로 정한다. 〈신설 2012.2.1〉

제5조(의사 · 치과의사 및 한의사 면허) ① 의사 · 치과의사 또는 한의사가 되려는 자는 다음 각 호의 어느 하나에 해당하는 자격을 가진 자로서 제9조에 따른 의사 · 치과의사 또는 한의사 국가시험에 합격한 후 보건복지부장관의 면허를 받아야 한다. 〈개정 2010.1.18〉

1. 의학 · 치의학 또는 한의학을 전공하는 대학을 졸업하고 의학사 · 치의학사 또는 한의학사 학위를 받은 자
2. 의학 · 치의학 또는 한의학을 전공하는 전문대학원을 졸업하고 석사학위 또는 박사학위를 받은 자
3. 보건복지부장관이 인정하는 외국의 제1호나 제2호에 해당하는 학교를 졸업하고 외국의 의사 · 치과의사 또는 한의사 면허를 받은 자로서 제9조에 따른 예비시험에 합격한 자

② 의학 · 치의학 또는 한의학을 전공하는 대학 또는 전문대학원을 6개월 이내에 졸업하고 해당 학위를 받을 것으로 예정된 자는 제1항제1호 및 제2호의 자격을 가진 자로 본다. 다만, 그 졸업예정시기에 졸업하고 해당 학위를 받아야 면허를 받을 수 있다.

[전문개정 2008.10.14]

제5조(의사 · 치과의사 및 한의사 면허) ① 의사 · 치과의사 또는 한의사가 되려는 자는 다음 각 호의 어느 하나에 해당하는 자격을 가진 자로서 제9조에 따른 의사 · 치과의사 또는 한의사 국가시험에 합격한 후 보건복지부장관의 면허를 받아야 한다. 〈개정 2010.1.18, 2012.2.1〉

1. 「고등교육법」 제11조의2에 따른 인정기관(이하 "평가인증기구"라 한다)의 인증(이하 "평가인증기구의 인증"이라 한다)을 받은 의학·치의학 또는 한의학을 전공하는 대학을 졸업하고 의학사·치의학사 또는 한의학사 학위를 받은 자
2. 평가인증기구의 인증을 받은 의학·치의학 또는 한의학을 전공하는 전문대학원을 졸업하고 석사학위 또는 박사학위를 받은 자
3. 보건복지부장관이 인정하는 외국의 제1호나 제2호에 해당하는 학교를 졸업하고 외국의 의사·치과의사 또는 한의사 면허를 받은 자로서 제9조에 따른 예비시험에 합격한 자

② 평가인증기구의 인증을 받은 의학·치의학 또는 한의학을 전공하는 대학 또는 전문대학원을 6개월 이내에 졸업하고 해당 학위를 받을 것으로 예정된 자는 제1항제1호 및 제2호의 자격을 가진 자로 본다. 다만, 그 졸업예정시기에 졸업하고 해당 학위를 받아야 면허를 받을 수 있다. 〈개정 2012.2.1〉

③ 제1항에도 불구하고 입학 당시 평가인증기구의 인증을 받은 의학·치의학 또는 한의학을 전공하는 대학 또는 전문대학원에 입학한 사람으로서 그 대학 또는 전문대학원을 졸업하고 해당 학위를 받은 사람은 같은 항 제1호 및 제2호의 자격을 가진 사람으로 본다. 〈신설 2012.2.1〉

[전문개정 2008.10.14]

[시행일 : 2017.2.2] 제5조

제6조(조산사 면허) 조산사가 되려는 자는 다음 각 호의 어느 하나에 해당하는 자로서 제9조에 따른 조산사 국가시험에 합격한 후 보건복지부장관의 면허를 받아야 한다. 〈개정 2008.2.29, 2010.1.18〉

1. 간호사 면허를 가지고 보건복지부장관이 인정하는 의료기관에서 1년간 조산 수습과정을 마친 자
2. 보건복지부장관이 인정하는 외국의 조산사 면허를 받은 자

제7조(간호사 면허) 간호사가 되려는 자는 다음 각 호의 어느 하나에 해당하는 자로서 제9조에 따른 간호사 국가시험에 합격한 후 보건복지부장관의 면허를 받아야 한다. 〈개정 2008.2.29, 2010.1.18〉

1. 간호학을 전공하는 대학이나 전문대학[구제(舊制) 전문학교와 간호학교를 포함한다]을 졸업한 자
2. 보건복지부장관이 인정하는 외국의 제1호에 해당하는 학교를 졸업하고 외국의 간호사 면허를 받은 자

제7조(간호사 면허) ① 간호사가 되려는 자는 다음 각 호의 어느 하나에 해당하는 자로서

제9조에 따른 간호사 국가시험에 합격한 후 보건복지부장관의 면허를 받아야 한다. 〈개정 2008.2.29, 2010.1.18, 2012.2.1〉

1. 평가인증기구의 인증을 받은 간호학을 전공하는 대학이나 전문대학[구제(舊制) 전문학교와 평가인증기구의 인증을 받은 간호학교를 포함한다]을 졸업한 자
2. 보건복지부장관이 인정하는 외국의 제1호에 해당하는 학교를 졸업하고 외국의 간호사 면허를 받은 자

② 제1항에도 불구하고 입학 당시 평가인증기구의 인증을 받은 간호학을 전공하는 대학 또는 전문대학에 입학한 사람으로서 그 대학 또는 전문대학을 졸업하고 해당 학위를 받은 사람은 같은 항 제1호에 해당하는 사람으로 본다. 〈신설 2012.2.1〉

[시행일 : 2017.2.2] 제7조

제8조(결격사유 등) 다음 각 호의 어느 하나에 해당하는 자는 의료인이 될 수 없다. 〈개정 2007.10.17〉

1. 「정신보건법」 제3조제1호에 따른 정신질환자. 다만, 전문의가 의료인으로서 적합하다고 인정하는 사람은 그러하지 아니하다.
2. 마약·대마·향정신성의약품 중독자
3. 금치산자·한정치산자
4. 이 법 또는 「형법」 제233조, 제234조, 제269조, 제270조, 제317조제1항 및 제347조(허위로 진료비를 청구하여 환자나 진료비를 지급하는 기관이나 단체를 속인 경우만을 말한다), 「보건범죄단속에 관한 특별조치법」, 「지역보건법」, 「후천성면역결핍증 예방법」, 「응급의료에 관한 법률」, 「농어촌 등 보건의료를 위한 특별 조치법」, 「시체해부 및 보존에 관한 법률」, 「혈액관리법」, 「마약류관리에 관한 법률」, 「약사법」, 「모자보건법」, 그 밖에 대통령령으로 정하는 의료 관련 법령을 위반하여 금고 이상의 형을 선고받고 그 형의 집행이 종료되지 아니하였거나 집행을 받지 아니하기로 확정되지 아니한 자

제9조(국가시험 등) ①의사·치과의사·한의사·조산사 또는 간호사 국가시험과 의사·치과의사·한의사 예비시험(이하 "국가시험등"이라 한다)은 매년 보건복지부장관이 시행한다. 〈개정 2008.2.29, 2010.1.18〉

②보건복지부장관은 국가시험등의 관리를 대통령령으로 정하는 바에 따라 시험관리 능력이 있다고 인정되는 관계 전문기관에 맡길 수 있다. 〈개정 2008.2.29, 2010.1.18〉

③보건복지부장관은 제2항에 따라 국가시험등의 관리를 맡긴 때에는 그 관리에 필요한 예산을 보조할 수 있다. 〈개정 2008.2.29, 2010.1.18〉

④국가시험등에 필요한 사항은 대통령령으로 정한다.

第10条(응시자격 제한 등) ①제8조 각 호의 어느 하나에 해당하는 자는 국가시험등에 응시할 수 없다. 〈개정 2009.1.30〉

②부정한 방법으로 국가시험등에 응시한 자나 국가시험등에 관하여 부정행위를 한 자는 그 수험을 정지시키거나 합격을 무효로 한다.

③제2항에 따라 수험이 정지되거나 합격이 무효가 된 자는 그 다음에 치러지는 2회의 국가시험등에 응시할 수 없다.

第11条(면허 조건과 등록) ①보건복지부장관은 보건의료 시책에 필요하다고 인정하면 제5조에서 제7조까지의 규정에 따른 면허를 내줄 때 3년 이내의 기간을 정하여 특정 지역이나 특정 업무에 종사할 것을 면허의 조건으로 붙일 수 있다. 〈개정 2008.2.29, 2010.1.18〉

②보건복지부장관은 제5조부터 제7조까지의 규정에 따른 면허를 내줄 때에는 그 면허에 관한 사항을 등록대장에 등록하고 면허증을 내주어야 한다. 〈개정 2008.2.29, 2010.1.18〉

③제2항의 등록대장은 의료인의 종별로 따로 작성·비치하여야 한다.

④면허등록과 면허증에 필요한 사항은 보건복지부령으로 정한다. 〈개정 2008.2.29, 2010.1.18〉

第12条(의료기술 등에 대한 보호) ①의료인이 하는 의료·조산·간호 등 의료기술의 시행(이하 "의료행위"라 한다)에 대하여는 이 법이나 다른 법령에 따로 규정된 경우 외에는 누구든지 간섭하지 못한다.

②누구든지 의료기관의 의료용 시설·기재·약품, 그 밖의 기물 등을 파괴·손상하거나 의료기관을 점거하여 진료를 방해하여서는 아니 되며, 이를 교사하거나 방조하여서는 아니 된다.

第13条(의료기재 압류 금지) 의료인의 의료 업무에 필요한 기구·약품, 그 밖의 재료는 압류하지 못한다.

第14条(기구 등 우선공급) ①의료인은 의료행위에 필요한 기구·약품, 그 밖의 시설 및 재료를 우선적으로 공급받을 권리가 있다.

②의료인은 제1항의 권리에 부수(附隨)되는 물품, 노력, 교통수단에 대하여서도 제1항과 같은 권리가 있다.

第15条(진료거부 금지 등) ①의료인은 진료나 조산 요청을 받으면 정당한 사유 없이 거부하지 못한다.

②의료인은 응급환자에게 「응급의료에 관한 법률」에서 정하는 바에 따라 최선의 처치를 하여야 한다.

第16条(세탁물 처리) ①의료기관에서 나오는 세탁물은 의료인·의료기관 또는 시장·군

수·구청장(자치구의 구청장을 말한다. 이하 같다)에게 신고한 자가 아니면 처리할 수 없다.

②제1항에 따라 세탁물을 처리하는 자는 보건복지부령으로 정하는 바에 따라 위생적으로 보관·운반·처리하여야 한다. 〈개정 2008.2.29, 2010.1.18〉

③제1항에 따른 세탁물을 처리하는 자의 시설·장비 기준, 신고 절차 및 지도·감독, 그 밖에 관리에 필요한 사항은 보건복지부령으로 정한다. 〈개정 2008.2.29, 2010.1.18〉

제17조(진단서 등) ①의료업에 종사하고 직접 진찰하거나 검안(檢案)한 의사[이하 이 항에서는 검안서에 한하여 검시(檢屍)업무를 담당하는 국가기관에 종사하는 의사를 포함한다], 치과의사, 한의사가 아니면 진단서·검안서·증명서 또는 처방전[의사나 치과의사가 「전자서명법」에 따른 전자서명이 기재된 전자문서 형태로 작성한 처방전(이하 "전자처방전"이라 한다)을 포함한다. 이하 같다]을 작성하여 환자(환자가 사망한 경우에는 배우자, 직계존비속 또는 배우자의 직계존속을 말한다) 또는 「형사소송법」 제222조제1항에 따라 검시(檢屍)를 하는 지방검찰청검사(검안서에 한한다)에게 교부하거나 발송(전자처방전에 한한다)하지 못한다. 다만, 진료 중이던 환자가 최종 진료 시부터 48시간 이내에 사망한 경우에는 다시 진료하지 아니하더라도 진단서나 증명서를 내줄 수 있으며, 환자 또는 사망자를 직접 진찰하거나 검안한 의사·치과의사 또는 한의사가 부득이한 사유로 진단서·검안서 또는 증명서를 내줄 수 없으면 같은 의료기관에 종사하는 다른 의사·치과의사 또는 한의사가 환자의 진료기록부 등에 따라 내줄 수 있다. 〈개정 2009.1.30〉

②의료업에 종사하고 직접 조산한 의사·한의사 또는 조산사가 아니면 출생·사망 또는 사산 증명서를 내주지 못한다. 다만, 직접 조산한 의사·한의사 또는 조산사가 부득이한 사유로 증명서를 내줄 수 없으면 같은 의료기관에 종사하는 다른 의사·한의사 또는 조산사가 진료기록부 등에 따라 증명서를 내줄 수 있다.

③의사·치과의사 또는 한의사는 자신이 진찰하거나 검안한 자에 대한 진단서·검안서 또는 증명서 교부를 요구받은 때에는 정당한 사유 없이 거부하지 못한다.

④의사·한의사 또는 조산사는 자신이 조산(助産)한 것에 대한 출생·사망 또는 사산 증명서 교부를 요구받은 때에는 정당한 사유 없이 거부하지 못한다.

⑤제1항부터 제4항까지의 규정에 따른 진단서, 증명서의 서식·기재사항, 그 밖에 필요한 사항은 보건복지부령으로 정한다. 〈신설 2007.7.27, 2008.2.29, 2010.1.18〉

제18조(처방전 작성과 교부) ①의사나 치과의사는 환자에게 의약품을 투여할 필요가 있다고 인정하면 「약사법」에 따라 자신이 직접 의약품을 조제할 수 있는 경우가 아니면 보건복지부령으로 정하는 바에 따라 처방전을 작성하여 환자에게 내주거나 발송(전자

처방전만 해당된다)하여야 한다. 〈개정 2008.2.29, 2010.1.18〉

②제1항에 따른 처방전의 서식, 기재사항, 보존, 그 밖에 필요한 사항은 보건복지부령으로 정한다. 〈개정 2008.2.29, 2010.1.18〉

③누구든지 정당한 사유 없이 전자처방전에 저장된 개인정보를 탐지하거나 누출·변조 또는 훼손하여서는 아니 된다.

④제1항에 따라 처방전을 발행한 의사 또는 치과의사(처방전을 발행한 한의사를 포함한다)는 처방전에 따라 의약품을 조제하는 약사 또는 한약사가 「약사법」 제26조제2항에 따라 문의한 때 즉시 이에 응하여야 한다. 다만, 다음 각 호의 어느 하나에 해당하는 사유로 약사 또는 한약사의 문의에 응할 수 없는 경우 사유가 종료된 때 즉시 이에 응하여야 한다. 〈신설 2007.7.27〉

1. 「응급의료에 관한 법률」 제2조제1호에 따른 응급환자를 진료 중인 경우
2. 환자를 수술 또는 처치 중인 경우
3. 그 밖에 약사의 문의에 응할 수 없는 정당한 사유가 있는 경우

제19조(비밀 누설 금지) 의료인은 이 법이나 다른 법령에 특별히 규정된 경우 외에는 의료·조산 또는 간호를 하면서 알게 된 다른 사람의 비밀을 누설하거나 발표하지 못한다.

제20조(태아 성 감별 행위 등 금지) ①의료인은 태아 성 감별을 목적으로 임부를 진찰하거나 검사하여서는 아니 되며, 같은 목적을 위한 다른 사람의 행위를 도와서도 아니 된다.

②의료인은 임신 32주 이전에 태아나 임부를 진찰하거나 검사하면서 알게 된 태아의 성(性)을 임부, 임부의 가족, 그 밖의 다른 사람이 알게 하여서는 아니 된다. 〈개정 2009.12.31〉

[2009.12.31 법률 제9906호에 의하여 2008.7.31 헌법재판소에서 헌법불합치 결정된 이 조 제2항을 개정함.]

제21조(기록 열람 등) ①의료인이나 의료기관 종사자는 환자가 아닌 다른 사람에게 환자에 관한 기록을 열람하게 하거나 그 사본을 내주는 등 내용을 확인할 수 있게 하여서는 아니 된다. 〈개정 2009.1.30〉

② 제1항에도 불구하고 의료인이나 의료기관 종사자는 다음 각 호의 어느 하나에 해당하면 그 기록을 열람하게 하거나 그 사본을 교부하는 등 그 내용을 확인할 수 있게 하여야 한다. 다만, 의사·치과의사 또는 한의사가 환자의 진료를 위하여 불가피하다고 인정한 경우에는 그러하지 아니하다. 〈개정 2009.1.30, 2010.1.18, 2011.4.7, 2011.12.31, 2012.2.1〉

1. 환자의 배우자, 직계 존속·비속 또는 배우자의 직계 존속이 환자 본인의 동의서와 친족관계임을 나타내는 증명서 등을 첨부하는 등 보건복지부령으로 정하는 요건을 갖추어 요청한 경우

2. 환자가 지정하는 대리인이 환자 본인의 동의서와 대리권이 있음을 증명하는 서류를 첨부하는 등 보건복지부령으로 정하는 요건을 갖추어 요청한 경우
3. 환자가 사망하거나 의식이 없는 등 환자의 동의를 받을 수 없어 환자의 배우자, 직계 존속·비속 또는 배우자의 직계 존속이 친족관계임을 나타내는 증명서 등을 첨부하는 등 보건복지부령으로 정하는 요건을 갖추어 요청한 경우
4. 「국민건강보험법」 제14조, 제47조, 제48조 및 제63조에 따라 급여비용 심사·지급·대상여부 확인·사후관리 및 요양급여의 적정성 평가·가감지급 등을 위하여 국민건강보험공단 또는 건강보험심사평가원에 제공하는 경우
5. 「의료급여법」 제5조, 제11조, 제11조의3 및 제33조에 따라 의료급여 수급권자 확인, 급여비용의 심사·지급, 사후관리 등 의료급여 업무를 위하여 보장기관(시·군·구), 국민건강보험공단, 건강보험심사평가원에 제공하는 경우
6. 「형사소송법」 제106조, 제215조 또는 제218조에 따른 경우
7. 「민사소송법」 제347조에 따라 문서제출을 명한 경우
8. 「산업재해보상보험법」 제118조에 따라 근로복지공단이 보험급여를 받는 근로자를 진료한 산재보험 의료기관(의사를 포함한다)에 대하여 그 근로자의 진료에 관한 보고 또는 서류 등 제출을 요구하거나 조사하는 경우
9. 「자동차손해배상 보장법」 제12조제2항 및 제14조에 따라 의료기관으로부터 자동차보험진료수가를 청구받은 보험회사등이 그 의료기관에 대하여 관계 진료기록의 열람을 청구한 경우
10. 「병역법」 제11조의2에 따라 지방병무청장이 징병검사와 관련하여 질병 또는 심신장애의 확인을 위하여 필요하다고 인정하여 의료기관의 장에게 징병검사대상자의 진료기록·치료 관련 기록의 제출을 요구한 경우
11. 「학교안전사고 예방 및 보상에 관한 법률」 제42조에 따라 공제회가 공제급여의 지급 여부를 결정하기 위하여 필요하다고 인정하여 「국민건강보험법」 제42조에 따른 요양기관에 대하여 관계 진료기록의 열람 또는 필요한 자료의 제출을 요청하는 경우
12. 「고엽제후유의증 환자지원 등에 관한 법률」 제7조제3항에 따라 의료기관의 장이 진료기록 및 임상소견서를 보훈병원장에게 보내는 경우
13. 「의료사고 피해구제 및 의료분쟁 조정 등에 관한 법률」 제28조제3항에 따른 경우
14. 「국민연금법」 제123조에 따라 국민연금공단이 부양가족연금, 장애연금 및 유족연금 급여의 지급심사와 관련하여 가입자 또는 가입자였던 사람을 진료한 의료기관에 해당 진료에 관한 사항의 열람 또는 사본 교부를 요청하는 경우

③ 의료인은 다른 의료인으로부터 제22조 또는 제23조에 따른 진료기록의 내용 확인이나 환자의 진료경과에 대한 소견 등을 송부할 것을 요청받은 경우에는 해당 환자나

환자 보호자의 동의를 받아 송부하여야 한다. 다만, 해당 환자의 의식이 없거나 응급환자인 경우 또는 환자의 보호자가 없어 동의를 받을 수 없는 경우에는 환자나 환자 보호자의 동의 없이 송부할 수 있다. 〈개정 2009.1.30〉

④ 진료기록을 보관하고 있는 의료기관이나 진료기록이 이관된 보건소에 근무하는 의사·치과의사 또는 한의사는 자신이 직접 진료하지 아니한 환자의 과거 진료 내용의 확인 요청을 받은 경우에는 진료기록을 근거로 하여 사실을 확인하여 줄 수 있다. 〈신설 2009.1.30〉

⑤ 의료인은 응급환자를 다른 의료기관에 이송하는 경우에는 지체 없이 내원 당시 작성된 진료기록의 사본 등을 이송하여야 한다. 〈신설 2009.1.30〉

제2절 권리와 의무

제22조(진료기록부 등) ①의료인은 각각 진료기록부, 조산기록부, 간호기록부, 그 밖의 진료에 관한 기록(이하 "진료기록부등"이라 한다)을 갖추어 두고 그 의료행위에 관한 사항과 의견을 상세히 기록하고 서명하여야 한다.

②의료인이나 의료기관 개설자는 진료기록부등[제23조제1항에 따른 전자의무기록(電子醫務記錄)을 포함한다. 이하 제40조제2항에서 같다]을 보건복지부령으로 정하는 바에 따라 보존하여야 한다. 〈개정 2008.2.29, 2010.1.18〉

③ 의료인은 진료기록부등을 거짓으로 작성하거나 고의로 사실과 다르게 추가기재·수정하여서는 아니 된다. 〈신설 2011.4.7〉

제23조(전자의무기록) ①의료인이나 의료기관 개설자는 제22조의 규정에도 불구하고 진료기록부등을 「전자서명법」에 따른 전자서명이 기재된 전자문서(이하 "전자의무기록"이라 한다)로 작성·보관할 수 있다.

②의료인이나 의료기관 개설자는 보건복지부령으로 정하는 바에 따라 전자의무기록을 안전하게 관리·보존하는 데에 필요한 시설과 장비를 갖추어야 한다. 〈개정 2008.2.29, 2010.1.18〉

③누구든지 정당한 사유 없이 전자의무기록에 저장된 개인정보를 탐지하거나 누출·변조 또는 훼손하여서는 아니 된다.

제23조의2(부당한 경제적 이익등의 취득 금지) ① 의료인, 의료기관 개설자(법인의 대표자, 이사, 그 밖에 이에 종사하는 자를 포함한다. 이하 이 조에서 같다) 및 의료기관 종사자는 「약사법」 제31조에 따른 품목허가를 받은 자 또는 품목신고를 한 자, 같은 법 제42조에 따른 의약품 수입자, 같은 법 제45조에 따른 의약품 도매상으로부터 의약품 채택·처방유도 등 판매촉진을 목적으로 제공되는 금전, 물품, 편익, 노무, 향응, 그 밖의

경제적 이익(이하 "경제적 이익등"이라 한다)을 받아서는 아니 된다. 다만, 견본품 제공, 학술대회 지원, 임상시험 지원, 제품설명회, 대금결제조건에 따른 비용할인, 시판 후 조사 등의 행위(이하 "견본품 제공등의 행위"라 한다)로서 보건복지부령으로 정하는 범위 안의 경제적 이익등인 경우에는 그러하지 아니하다.

② 의료인, 의료기관 개설자 및 의료기관 종사자는 「의료기기법」 제6조에 따른 제조업자, 같은 법 제15조에 따른 의료기기 수입업자, 같은 법 제17조에 따른 의료기기 판매업자 또는 임대업자로부터 의료기기 채택 · 사용유도 등 판매촉진을 목적으로 제공되는 경제적 이익등을 받아서는 아니 된다. 다만, 견본품 제공등의 행위로서 보건복지부령으로 정하는 범위 안의 경제적 이익등인 경우에는 그러하지 아니하다.〈개정 2011.4.7〉

[본조신설 2010.5.27]

제24조(요양방법 지도) 의료인은 환자나 환자의 보호자에게 요양방법이나 그 밖에 건강관리에 필요한 사항을 지도하여야 한다.

제25조(신고) ①의료인은 대통령령으로 정하는 바에 따라 최초로 면허를 받은 후부터 3년마다 그 실태와 취업상황 등을 보건복지부장관에게 신고하여야 한다. 〈개정 2008.2.29, 2010.1.18, 2011.4.28〉

② 보건복지부장관은 제30조제3항의 보수교육을 이수하지 아니한 의료인에 대하여 제1항에 따른 신고를 반려할 수 있다. 〈신설 2011.4.28〉

③ 보건복지부장관은 제1항에 따른 신고 수리 업무를 대통령령으로 정하는 바에 따라 관련 단체 등에 위탁할 수 있다. 〈신설 2011.4.28〉

제26조(변사체 신고) 의사 · 치과의사 · 한의사 및 조산사는 사체를 검안하여 변사(變死)한 것으로 의심되는 때에는 사체의 소재지를 관할하는 경찰서장에게 신고하여야 한다.

제3절 의료행위의 제한

제27조(무면허 의료행위 등 금지) ①의료인이 아니면 누구든지 의료행위를 할 수 없으며 의료인도 면허된 것 이외의 의료행위를 할 수 없다. 다만, 다음 각 호의 어느 하나에 해당하는 자는 보건복지부령으로 정하는 범위에서 의료행위를 할 수 있다. 〈개정 2008.2.29, 2009.1.30, 2010.1.18〉

1. 외국의 의료인 면허를 가진 자로서 일정 기간 국내에 체류하는 자
2. 의과대학, 치과대학, 한의과대학, 의학전문대학원, 치의학전문대학원, 한의학전문대학원, 종합병원 또는 외국 의료원조기관의 의료봉사 또는 연구 및 시범사업을 위하여 의료행위를 하는 자
3. 의학 · 치과의학 · 한방의학 또는 간호학을 전공하는 학교의 학생

②의료인이 아니면 의사 · 치과의사 · 한의사 · 조산사 또는 간호사 명칭이나 이와 비슷한 명칭을 사용하지 못한다.

③누구든지 「국민건강보험법」이나 「의료급여법」에 따른 본인부담금을 면제하거나 할인하는 행위, 금품 등을 제공하거나 불특정 다수인에게 교통편의를 제공하는 행위 등 영리를 목적으로 환자를 의료기관이나 의료인에게 소개 · 알선 · 유인하는 행위 및 이를 사주하는 행위를 하여서는 아니 된다. 다만, 다음 각 호의 어느 하나에 해당하는 행위는 할 수 있다. 〈개정 2009.1.30, 2010.1.18, 2011.12.31〉

1. 환자의 경제적 사정 등을 이유로 개별적으로 관할 시장 · 군수 · 구청장의 사전승인을 받아 환자를 유치하는 행위
2. 「국민건강보험법」 제109조에 따른 가입자나 피부양자가 아닌 외국인(보건복지부령으로 정하는 바에 따라 국내에 거주하는 외국인은 제외한다)환자를 유치하기 위한 행위 ④ 제3항제2호에도 불구하고 「보험업법」 제2조에 따른 보험회사, 상호회사, 보험설계사, 보험대리점 또는 보험중개사는 외국인환자를 유치하기 위한 행위를 하여서는 아니 된다. 〈신설 2009.1.30〉

제27조의2(외국인환자 유치에 대한 등록 등) ① 제27조제3항제2호에 따라 외국인환자를 유치하고자 하는 의료기관은 보건복지부령으로 정하는 요건을 갖추어 보건복지부장관에게 등록하여야 한다. 〈개정 2010.1.18〉

② 제1항의 의료기관을 제외하고 제27조제3항제2호에 따른 외국인환자를 유치하고자 하는 자는 다음 각 호의 요건을 갖추어 보건복지부장관에게 등록하여야 한다. 〈개정 2010.1.18〉

1. 보건복지부령으로 정하는 보증보험에 가입하였을 것
2. 보건복지부령으로 정하는 규모 이상의 자본금을 보유할 것
3. 그 밖에 외국인환자 유치를 위하여 보건복지부령으로 정하는 사항

③ 제1항에 따라 등록한 의료기관 및 제2항에 따라 등록한 자(이하 "외국인환자 유치업자"라 한다)는 보건복지부령으로 정하는 바에 따라 매년 3월 말까지 전년도 사업실적을 보건복지부장관에게 보고하여야 한다. 〈개정 2010.1.18〉

④ 보건복지부장관은 의료기관 또는 외국인환자 유치업자가 다음 각 호의 어느 하나에 해당하는 경우 등록을 취소할 수 있다. 〈개정 2010.1.18〉

1. 제1항 또는 제2항에 따른 등록요건을 갖추지 아니한 경우
2. 제27조제3항제2호 외의 자를 유치하는 행위를 한 경우
3. 제63조에 따른 시정명령을 이행하지 아니한 경우

⑤ 제1항에 따른 의료기관 중 상급종합병원은 보건복지부령으로 정하는 병상 수를 초과하여 외국인환자를 유치하여서는 아니 된다. 〈개정 2010.1.18〉

⑥ 제1항 및 제2항에 따른 등록절차에 관하여 필요한 사항은 보건복지부령으로 정한다. 〈개정 2010.1.18〉

[본조신설 2009.1.30]

제4절 의료인 단체

제28조(중앙회와 지부) ①의사 · 치과의사 · 한의사 · 조산사 및 간호사는 대통령령으로 정하는 바에 따라 각각 전국적 조직을 두는 의사회 · 치과의사회 · 한의사회 · 조산사회 및 간호사회(이하 "중앙회"라 한다)를 각각 설립하여야 한다.

②중앙회는 법인으로 한다.

③제1항에 따라 중앙회가 설립된 경우에는 의료인은 당연히 해당하는 중앙회의 회원이 되며, 중앙회의 정관을 지켜야 한다.

④중앙회에 관하여 이 법에 규정되지 아니한 사항에 대하여는 「민법」 중 사단법인에 관한 규정을 준용한다.

⑤중앙회는 대통령령으로 정하는 바에 따라 특별시 · 광역시 · 도와 특별자치도(이하 "시 · 도"라 한다)에 지부를 설치하여야 하며, 시 · 군 · 구(자치구만을 말한다. 이하 같다)에 분회를 설치할 수 있다. 다만, 그 외의 지부나 외국에 의사회 지부를 설치하려면 보건복지부장관의 승인을 받아야 한다. 〈개정 2008.2.29, 2010.1.18〉

⑥중앙회가 지부나 분회를 설치한 때에는 그 지부나 분회의 책임자는 지체 없이 특별시장 · 광역시장 · 도지사 · 특별자치도지사(이하 "시 · 도지사"라 한다) 또는 시장 · 군수 · 구청장에게 신고하여야 한다.

⑦ 각 중앙회는 제66조의2에 따른 자격정지 처분 요구에 관한 사항 등을 심의 · 의결하기 위하여 윤리위원회를 둔다. 〈신설 2011.4.28〉

⑧ 윤리위원회의 구성, 운영 등에 관한 사항은 대통령령으로 정한다. 〈신설 2011.4.28〉

제29조(설립 허가 등) ①중앙회를 설립하려면 대표자는 대통령령으로 정하는 바에 따라 정관과 그 밖에 필요한 서류를 보건복지부장관에게 제출하여 설립 허가를 받아야 한다. 〈개정 2008.2.29, 2010.1.18〉

②중앙회의 정관에 적을 사항은 대통령령으로 정한다.

③중앙회가 정관을 변경하려면 보건복지부장관의 허가를 받아야 한다. 〈개정 2008.2.29, 2010.1.18〉

제30조(협조 의무) ①중앙회는 보건복지부장관으로부터 의료와 국민보건 향상에 관한 협조 요청을 받으면 협조하여야 한다. 〈개정 2008.2.29, 2010.1.18〉

②중앙회는 보건복지부령으로 정하는 바에 따라 회원의 자질 향상을 위하여 필요한

보수(補修)교육을 실시하여야 한다. 〈개정 2008.2.29, 2010.1.18〉

③의료인은 제2항에 따른 보수교육을 받아야 한다.

제31조 삭제 〈2011.4.7〉

제32조(감독) 보건복지부장관은 중앙회나 그 지부가 정관으로 정한 사업 외의 사업을 하거나 국민보건 향상에 장애가 되는 행위를 한 때 또는 제30조제1항에 따른 요청을 받고 협조하지 아니한 경우에는 정관을 변경하거나 임원을 새로 뽑을 것을 명할 수 있다. 〈개정 2008.2.29, 2010.1.18〉

제3장 의료기관

제1절 의료기관의 개설

제33조(개설 등) ①의료인은 이 법에 따른 의료기관을 개설하지 아니하고는 의료업을 할 수 없으며, 다음 각 호의 어느 하나에 해당하는 경우 외에는 그 의료기관 내에서 의료업을 하여야 한다. 〈개정 2008.2.29, 2010.1.18〉

1. 「응급의료에 관한 법률」 제2조제1호에 따른 응급환자를 진료하는 경우
2. 환자나 환자 보호자의 요청에 따라 진료하는 경우
3. 국가나 지방자치단체의 장이 공익상 필요하다고 인정하여 요청하는 경우
4. 보건복지부령으로 정하는 바에 따라 가정간호를 하는 경우
5. 그 밖에 이 법 또는 다른 법령으로 특별히 정한 경우나 환자가 있는 현장에서 진료를 하여야 하는 부득이한 사유가 있는 경우

②다음 각 호의 어느 하나에 해당하는 자가 아니면 의료기관을 개설할 수 없다. 이 경우 의사는 종합병원·병원·요양병원 또는 의원을, 치과의사는 치과병원 또는 치과의원을, 한의사는 한방병원·요양병원 또는 한의원을, 조산사는 조산원만을 개설할 수 있다. 〈개정 2009.1.30〉

1. 의사, 치과의사, 한의사 또는 조산사
2. 국가나 지방자치단체
3. 의료업을 목적으로 설립된 법인(이하 "의료법인"이라 한다)
4. 「민법」이나 특별법에 따라 설립된 비영리법인
5. 「공공기관의 운영에 관한 법률」에 따른 준정부기관, 「지방의료원의 설립 및 운영에 관한 법률」에 따른 지방의료원, 「한국보훈복지의료공단법」에 따른 한국보훈복지의료공단

③제2항에 따라 의원·치과의원·한의원 또는 조산원을 개설하려는 자는 보건복지부

령으로 정하는 바에 따라 시장·군수·구청장에게 신고하여야 한다. 〈개정 2008.2.29, 2010.1.18〉

④제2항에 따라 종합병원·병원·치과병원·한방병원 또는 요양병원을 개설하려면 보건복지부령으로 정하는 바에 따라 시·도지사의 허가를 받아야 한다. 이 경우 시·도지사는 개설하려는 의료기관이 제36조에 따른 시설기준에 맞지 아니하는 경우에는 개설허가를 할 수 없다. 〈개정 2008.2.29, 2010.1.18〉

⑤제3항과 제4항에 따라 개설된 의료기관이 개설 장소를 이전하거나 개설에 관한 신고 또는 허가사항 중 보건복지부령으로 정하는 중요사항을 변경하려는 때에도 제3항 또는 제4항과 같다. 〈개정 2008.2.29, 2010.1.18〉

⑥조산원을 개설하는 자는 반드시 지도의사(指導醫師)를 정하여야 한다.

⑦다음 각 호의 어느 하나에 해당하는 경우에는 의료기관을 개설할 수 없다.

1. 약국 시설 안이나 구내인 경우
2. 약국의 시설이나 부지 일부를 분할·변경 또는 개수하여 의료기관을 개설하는 경우
3. 약국과 전용 복도·계단·승강기 또는 구름다리 등의 통로가 설치되어 있거나 이런 것들을 설치하여 의료기관을 개설하는 경우

⑧ 제2항제1호의 의료인은 어떠한 명목으로도 둘 이상의 의료기관을 개설·운영할 수 없다. 다만, 2 이상의 의료인 면허를 소지한 자가 의원급 의료기관을 개설하려는 경우에는 하나의 장소에 한하여 면허 종별에 따른 의료기관을 함께 개설할 수 있다. 〈신설 2009.1.30, 2012.2.1〉

[제목개정 2012.2.1]

[2007. 12. 27. 법률 제9386호에 의하여 2007.12.27. 헌법재판소에서 헌법불합치된 이 조 제2항을 개정함]

제34조(원격의료) ①의료인(의료업에 종사하는 의사·치과의사·한의사만 해당한다)은 제33조제1항에도 불구하고 컴퓨터·화상통신 등 정보통신기술을 활용하여 먼 곳에 있는 의료인에게 의료지식이나 기술을 지원하는 원격의료(이하 "원격의료"라 한다)를 할 수 있다.

②원격의료를 행하거나 받으려는 자는 보건복지부령으로 정하는 시설과 장비를 갖추어야 한다. 〈개정 2008.2.29, 2010.1.18〉

③원격의료를 하는 자(이하 "원격지의사"라 한다)는 환자를 직접 대면하여 진료하는 경우와 같은 책임을 진다.

④원격지의사의 원격의료에 따라 의료행위를 한 의료인이 의사·치과의사 또는 한의사(이하 "현지의사"라 한다)인 경우에는 그 의료행위에 대하여 원격지의사의 과실을 인정할 만한 명백한 근거가 없으면 환자에 대한 책임은 제3항에도 불구하고 현지의사

에게 있는 것으로 본다.

제35조(의료기관 개설 특례) ①제33조제1항·제2항 및 제8항에 따른 자 외의 자가 그 소속 직원, 종업원, 그 밖의 구성원(수용자를 포함한다) 이나 그 가족의 건강관리를 위하여 부속 의료기관을 개설하려면 그 개설 장소를 관할하는 시장·군수·구청장에게 신고하여야 한다. 다만, 부속 의료기관으로 병원급 의료기관을 개설하려면 그 개설 장소를 관할하는 시·도지사의 허가를 받아야 한다. 〈개정 2009.1.30〉

②제1항에 따른 개설 신고 및 허가에 관한 절차·조건, 그 밖에 필요한 사항과 그 의료기관의 운영에 필요한 사항은 보건복지부령으로 정한다. 〈개정 2008.2.29, 2010.1.18〉

제36조(준수사항) 제33조제2항 및 제8항에 따라 의료기관을 개설하는 자는 보건복지부령으로 정하는 바에 따라 다음 각 호의 사항을 지켜야 한다. 〈개정 2008.2.29, 2009.1.30, 2010.1.18〉

1. 의료기관의 종류에 따른 시설기준 및 규격에 관한 사항
2. 의료기관의 안전관리시설 기준에 관한 사항
3. 의료기관 및 요양병원의 운영 기준에 관한 사항
4. 고가의료장비의 설치·운영 기준에 관한 사항
5. 의료기관의 종류에 따른 의료인 등의 정원 기준에 관한 사항
6. 급식관리 기준에 관한 사항

제37조(진단용 방사선 발생장치) ①진단용 방사선 발생장치를 설치·운영하려는 의료기관은 보건복지부령으로 정하는 바에 따라 시장·군수·구청장에게 신고하여야 하며, 보건복지부령으로 정하는 안전관리기준에 맞도록 설치·운영하여야 한다. 〈개정 2008.2.29, 2010.1.18〉

②의료기관 개설자나 관리자는 진단용 방사선 발생장치를 설치한 경우에는 보건복지부령으로 정하는 바에 따라 안전관리책임자를 선임하고, 정기적으로 검사와 측정을 받아야 하며, 방사선 관계 종사자에 대한 피폭관리(被曝管理)를 하여야 한다. 〈개정 2008.2.29, 2010.1.18〉

③제1항과 제2항에 따른 진단용 방사선 발생장치의 범위·신고·검사·설치 및 측정기준 등에 필요한 사항은 보건복지부령으로 정한다. 〈개정 2008.2.29, 2010.1.18〉

제38조(특수의료장비의 설치·운영) ①의료기관은 보건의료 시책상 적정한 설치와 활용이 필요하여 보건복지부장관이 정하여 고시하는 의료장비(이하 "특수의료장비"라 한다)를 설치·운영하려면 보건복지부령으로 정하는 바에 따라 시장·군수·구청장에게 등록하여야 하며, 보건복지부령으로 정하는 설치인정기준에 맞게 설치·운영하여야 한다. 〈개정 2008.2.29, 2010.1.18, 2012.2.1〉

②의료기관의 개설자나 관리자는 제1항에 따라 특수의료장비를 설치하면 보건복지부령으로 정하는 바에 따라 보건복지부장관에게 정기적인 품질관리검사를 받아야 한다. 〈개정 2008.2.29, 2010.1.18〉

③의료기관의 개설자나 관리자는 제2항에 따른 품질관리검사에서 부적합하다고 판정받은 특수의료장비를 사용하여서는 아니 된다.

④보건복지부장관은 제2항에 따른 품질관리검사업무의 전부 또는 일부를 보건복지부령으로 정하는 바에 따라 관계 전문기관에 위탁할 수 있다. 〈개정 2008.2.29, 2010.1.18〉

제39조(시설 등의 공동이용) ①의료인은 다른 의료기관의 장의 동의를 받아 그 의료기관의 시설·장비 및 인력 등을 이용하여 진료할 수 있다.

②의료기관의 장은 그 의료기관의 환자를 진료하는 데에 필요하면 해당 의료기관에 소속되지 아니한 의료인에게 진료하도록 할 수 있다.

③의료인이 다른 의료기관의 시설·장비 및 인력 등을 이용하여 진료하는 과정에서 발생한 의료사고에 대하여는 진료를 한 의료인의 과실 때문이면 그 의료인에게, 의료기관의 시설·장비 및 인력 등의 결함 때문이면 그것을 제공한 의료기관 개설자에게 각각 책임이 있는 것으로 본다.

제40조(폐업·휴업 신고와 진료기록부등의 이관) ①의료기관 개설자는 의료업을 폐업하거나 1개월 이상 휴업하려면 보건복지부령으로 정하는 바에 따라 관할 시장·군수·구청장에게 신고하여야 한다. 〈개정 2008.2.29, 2010.1.18〉

②의료기관 개설자는 제1항에 따라 폐업 또는 휴업 신고를 할 때 제22조나 제23조에 따라 기록·보존하고 있는 진료기록부등을 관할 보건소장에게 넘겨야 한다. 다만, 의료기관 개설자가 보건복지부령으로 정하는 바에 따라 진료기록부등의 보관계획서를 제출하여 관할 보건소장의 허가를 받은 경우에는 직접 보관할 수 있다. 〈개정 2008.2.29, 2010.1.18〉

제41조(당직의료인) 각종 병원에는 응급환자와 입원환자의 진료 등에 필요한 당직의료인을 두어야 한다.

제42조(의료기관의 명칭) ①의료기관은 제3조제2항에 따른 의료기관의 종류에 따르는 명칭 외의 명칭을 사용하지 못한다. 다만, 다음 각 호의 어느 하나에 해당하는 경우에는 그러하지 아니하다. 〈개정 2008.2.29, 2009.1.30, 2010.1.18〉

1. 종합병원이 그 명칭을 병원으로 표시하는 경우
2. 제3조의4제1항에 따라 상급종합병원으로 지정받거나 제3조의5제1항에 따라 전문병원으로 지정받은 의료기관이 지정받은 기간 동안 그 명칭을 사용하는 경우
3. 제33조제8항 단서에 따라 개설한 의원급 의료기관이 면허 종별에 따른 종별명칭을

함께 사용하는 경우

4. 국가나 지방자치단체에서 개설하는 의료기관이 보건복지부장관이나 시·도지사와 협의하여 정한 명칭을 사용하는 경우

5. 다른 법령으로 따로 정한 명칭을 사용하는 경우

②의료기관의 명칭 표시에 관한 사항은 보건복지부령으로 정한다. 〈개정 2008.2.29, 2010.1.18〉

③의료기관이 아니면 의료기관의 명칭이나 이와 비슷한 명칭을 사용하지 못한다.

第43조(진료과목 등) ① 병원·치과병원 또는 종합병원은 한의사를 두어 한의과 진료과목을 추가로 설치·운영할 수 있다.

② 한방병원 또는 치과병원은 의사를 두어 의과 진료과목을 추가로 설치·운영할 수 있다.

③ 병원·한방병원 또는 요양병원은 치과의사를 두어 치과 진료과목을 추가로 설치·운영할 수 있다.

④ 제1항부터 제3항까지의 규정에 따라 추가로 진료과목을 설치·운영하는 경우에는 보건복지부령으로 정하는 바에 따라 진료에 필요한 시설·장비를 갖추어야 한다. 〈개정 2010.1.18〉

⑤ 제1항부터 제3항까지의 규정에 따라 추가로 설치한 진료과목을 포함한 의료기관의 진료과목은 보건복지부령으로 정하는 바에 따라 표시하여야 한다. 다만, 치과의 진료과목은 종합병원과 제77조제2항에 따라 보건복지부령으로 정하는 치과병원에 한하여 표시할 수 있다. 〈개정 2010.1.18〉

[전문개정 2009.1.30]

[법률 제9386호(2009.1.30) 부칙 제2조의 규정에 의하여 이 조 제5항 단서의 개정규정 중 치과의사에 대한 부분은 2013년 12월 31일까지 유효함]

제44조 삭제 〈2009.1.30〉

제45조(비급여 진료비용 등의 고지) ① 의료기관 개설자는 「국민건강보험법」 제41조제3항에 따라 요양급여의 대상에서 제외되는 사항 또는 「의료급여법」 제7조제3항에 따라 의료급여의 대상에서 제외되는 사항의 비용(이하 "비급여 진료비용"이라 한다)을 환자 또는 환자의 보호자가 쉽게 알 수 있도록 보건복지부령으로 정하는 바에 따라 고지하여야 한다. 〈개정 2010.1.18, 2011.12.31〉

② 의료기관 개설자는 보건복지부령으로 정하는 바에 따라 의료기관이 환자로부터 징수하는 제증명수수료의 비용을 게시하여야 한다. 〈개정 2010.1.18〉

③ 의료기관 개설자는 제1항 및 제2항에서 고지·게시한 금액을 초과하여 징수할 수 없다.

[전문개정 2009.1.30]

제46조(환자의 진료의사 선택 등) ①환자나 환자의 보호자는 보건복지부령으로 정하는 바에 따라 종합병원·병원·치과병원·한방병원 또는 요양병원의 특정한 의사·치과의사 또는 한의사를 선택하여 진료(이하 "선택진료"라 한다)를 요청할 수 있다. 이 경우 의료기관의 장은 특별한 사유가 없으면 환자나 환자의 보호자가 요청한 의사·치과의사 또는 한의사가 진료하도록 하여야 한다. 〈개정 2008.2.29, 2010.1.18〉

②제1항에 따라 선택진료를 받는 환자나 환자의 보호자는 선택진료의 변경 또는 해지를 요청할 수 있다. 이 경우 의료기관의 장은 지체 없이 이에 응하여야 한다.

③의료기관의 장은 보건복지부령으로 정하는 바에 따라 환자 또는 환자의 보호자에게 선택진료의 내용·절차 및 방법 등에 관한 정보를 제공하여야 한다. 〈개정 2008.2.29, 2010.1.18〉

④의료기관의 장은 제1항에 따라 선택진료를 하게 한 경우에도 환자나 환자의 보호자로부터 추가비용을 받을 수 없다.

⑤의료기관의 장은 제4항에도 불구하고 일정한 요건을 갖추고 선택진료를 하게 하는 경우에는 추가비용을 받을 수 있다.

⑥제5항에 따른 추가비용을 받을 수 있는 의료기관의 의사·치과의사 또는 한의사의 자격 요건과 범위, 진료 항목과 추가 비용의 산정 기준, 그 밖에 필요한 사항은 보건복지부령으로 정한다. 〈개정 2008.2.29, 2010.1.18〉

제47조(병원감염 예방) ①보건복지부령으로 정하는 일정 규모 이상의 병원급 의료기관의 장은 병원감염 예방을 위하여 감염관리위원회와 감염관리실을 설치·운영하고 보건복지부령으로 정하는 바에 따라 감염관리 업무를 수행하는 전담 인력을 두는 등 필요한 조치를 하여야 한다. 〈개정 2008.2.29, 2010.1.18, 2011.8.4〉

②제1항에 따른 감염관리위원회의 구성과 운영, 감염관리실 운영 등에 필요한 사항은 보건복지부령으로 정한다. 〈개정 2008.2.29, 2010.1.18, 2011.8.4〉

제2절 의료법인

제48조(설립 허가 등) ①제33조제2항에 따른 의료법인을 설립하려는 자는 대통령령으로 정하는 바에 따라 정관과 그 밖의 서류를 갖추어 그 법인의 주된 사무소의 소재지를 관할하는 시·도지사의 허가를 받아야 한다.

②의료법인은 그 법인이 개설하는 의료기관에 필요한 시설이나 시설을 갖추는 데에 필요한 자금을 보유하여야 한다.

③의료법인이 재산을 처분하거나 정관을 변경하려면 시·도지사의 허가를 받아야

한다.

④이 법에 따른 의료법인이 아니면 의료법인이나 이와 비슷한 명칭을 사용할 수 없다.

제49조(부대사업) ①의료법인은 그 법인이 개설하는 의료기관에서 의료업무 외에 다음의 부대사업을 할 수 있다. 이 경우 부대사업으로 얻은 수익에 관한 회계는 의료법인의 다른 회계와 구분하여 계산하여야 한다. 〈개정 2008.2.29, 2010.1.18〉

1. 의료인과 의료관계자 양성이나 보수교육
2. 의료나 의학에 관한 조사 연구
3. 「노인복지법」 제31조제2호에 따른 노인의료복지시설의 설치 · 운영
4. 「장사 등에 관한 법률」 제25조제1항에 따른 장례식장의 설치 · 운영
5. 「주차장법」 제19조제1항에 따른 부설주차장의 설치 · 운영
6. 의료업 수행에 수반되는 의료정보시스템 개발 · 운영사업 중 대통령령으로 정하는 사업
7. 그 밖에 휴게음식점영업, 일반음식점영업, 이용업, 미용업 등 환자 또는 의료법인이 개설한 의료기관 종사자 등의 편의를 위하여 보건복지부령으로 정하는 사업

②제1항제4호 · 제5호 및 제7호의 부대사업을 하려는 의료법인은 타인에게 임대 또는 위탁하여 운영할 수 있다.

③제1항 및 제2항에 따라 부대사업을 하려는 의료법인은 보건복지부령으로 정하는 바에 따라 미리 의료기관의 소재지를 관할하는 시 · 도지사에게 신고하여야 한다. 신고사항을 변경하려는 경우에도 또한 같다. 〈개정 2008.2.29, 2010.1.18〉

제50조(「민법」의 준용) 의료법인에 대하여 이 법에 규정된 것 외에는 「민법」 중 재단법인에 관한 규정을 준용한다.

제51조(설립 허가 취소) 보건복지부장관 또는 시 · 도지사는 의료법인이 다음 각 호의 어느 하나에 해당하면 그 설립 허가를 취소할 수 있다. 〈개정 2008.2.29, 2010.1.18〉

1. 정관으로 정하지 아니한 사업을 한 때
2. 설립된 날부터 2년 안에 의료기관을 개설하지 아니한 때
3. 의료법인이 개설한 의료기관이 제64조에 따라 개설허가를 취소당한 때
4. 보건복지부장관 또는 시 · 도지사가 감독을 위하여 내린 명령을 위반한 때
5. 제49조제1항에 따른 부대사업 외의 사업을 한 때

제3절 의료기관 단체

제52조(의료기관단체 설립) ①병원급 의료기관의 장은 의료기관의 건전한 발전과 국민보건 향상에 기여하기 위하여 전국 조직을 두는 단체를 설립할 수 있다. 〈개정 2009.1.30〉

②제1항에 따른 단체는 법인으로 한다.

제4장 신의료기술평가

제53조(신의료기술의 평가) ①보건복지부장관은 국민건강을 보호하고 의료기술의 발전을 촉진하기 위하여 대통령령으로 정하는 바에 따라 제54조에 따른 신의료기술평가위원회의 심의를 거쳐 신의료기술의 안전성·유효성 등에 관한 평가(이하 "신의료기술평가"라 한다)를 하여야 한다. 〈개정 2008.2.29, 2010.1.18〉

②제1항에 따른 신의료기술은 새로 개발된 의료기술로서 보건복지부장관이 안전성·유효성을 평가할 필요성이 있다고 인정하는 것을 말한다. 〈개정 2008.2.29, 2010.1.18〉

③보건복지부장관은 신의료기술평가의 결과를 「국민건강보험법」 제64조에 따른 건강보험심사평가원의 장에게 알려야 한다. 이 경우 신의료기술평가의 결과를 보건복지부령으로 정하는 바에 따라 공표할 수 있다. 〈개정 2008.2.29, 2010.1.18, 2011.12.31〉

④그 밖에 신의료기술평가의 대상 및 절차 등에 필요한 사항은 보건복지부령으로 정한다. 〈개정 2008.2.29, 2010.1.18〉

제54조(신의료기술평가위원회의 설치 등) ①보건복지부장관은 신의료기술평가에 관한 사항을 심의하기 위하여 보건복지부에 신의료기술평가위원회(이하 "위원회"라 한다)를 둔다. 〈개정 2008.2.29, 2010.1.18〉

②위원회는 위원장 1명을 포함하여 20명 이내의 위원으로 구성한다.

③위원은 다음 각 호의 자 중에서 보건복지부장관이 위촉하거나 임명한다. 다만, 위원장은 제1호 또는 제2호의 자 중에서 임명한다. 〈개정 2008.2.29, 2010.1.18〉

1. 제28조제1항에 따른 의사회·치과의사회·한의사회에서 각각 추천하는 자
2. 보건의료에 관한 학식이 풍부한 자
3. 소비자단체에서 추천하는 자
4. 변호사의 자격을 가진 자로서 보건의료와 관련된 업무에 5년 이상 종사한 경력이 있는 자
5. 보건의료정책 관련 업무를 담당하고 있는 보건복지부 소속 5급 이상의 공무원

④위원장과 위원의 임기는 3년으로 하되, 연임할 수 있다. 다만, 제3항제5호에 따른 공무원의 경우에는 재임기간으로 한다.

⑤위원의 자리가 빈 때에는 새로 위원을 임명하고, 새로 임명된 위원의 임기는 임명된 날부터 기산한다.

⑥위원회의 심의사항을 전문적으로 검토하기 위하여 위원회에 분야별 전문평가위원회를 둔다.

⑦그 밖에 위원회·전문평가위원회의 구성 및 운영 등에 필요한 사항은 보건복지부령으로 정한다. 〈개정 2008.2.29, 2010.1.18〉

第55조(자료의 수집 업무 등의 위탁) 보건복지부장관은 신의료기술평가에 관한 업무를 수행하기 위하여 필요한 경우 보건복지부령으로 정하는 바에 따라 자료 수집·조사 등 평가에 수반되는 업무를 관계 전문기관 또는 단체에 위탁할 수 있다. 〈개정 2008.2.29, 2010.1.18〉

제5장 의료광고

第56조(의료광고의 금지 등) ①의료법인·의료기관 또는 의료인이 아닌 자는 의료에 관한 광고를 하지 못한다.

②의료법인·의료기관 또는 의료인은 다음 각 호의 어느 하나에 해당하는 의료광고를 하지 못한다. 〈개정 2009.1.30〉

1. 제53조에 따른 평가를 받지 아니한 신의료기술에 관한 광고
2. 치료효과를 보장하는 등 소비자를 현혹할 우려가 있는 내용의 광고
3. 다른 의료기관·의료인의 기능 또는 진료 방법과 비교하는 내용의 광고
4. 다른 의료법인·의료기관 또는 의료인을 비방하는 내용의 광고
5. 수술 장면 등 직접적인 시술행위를 노출하는 내용의 광고
6. 의료인의 기능, 진료 방법과 관련하여 심각한 부작용 등 중요한 정보를 누락하는 광고
7. 객관적으로 인정되지 아니하거나 근거가 없는 내용을 포함하는 광고
8. 신문, 방송, 잡지 등을 이용하여 기사(記事) 또는 전문가의 의견 형태로 표현되는 광고
9. 제57조에 따른 심의를 받지 아니하거나 심의받은 내용과 다른 내용의 광고
10. 제27조제3항에 따라 외국인환자를 유치하기 위한 국내광고
11. 그 밖에 의료광고의 내용이 국민건강에 중대한 위해를 발생하게 하거나 발생하게 할 우려가 있는 것으로서 대통령령으로 정하는 내용의 광고

③의료법인·의료기관 또는 의료인은 거짓이나 과장된 내용의 의료광고를 하지 못한다.

④의료광고는 다음 각 호의 방법으로는 하지 못한다.

1. 「방송법」 제2조제1호의 방송
2. 그 밖에 국민의 보건과 건전한 의료경쟁의 질서를 유지하기 위하여 제한할 필요가 있는 경우로서 대통령령으로 정하는 방법

⑤제1항이나 제2항에 따라 금지되는 의료광고의 구체적인 기준 등 의료광고에 관하여 필요한 사항은 대통령령으로 정한다.

第57조(광고의 심의) ①의료법인·의료기관·의료인이 다음 각 호의 어느 하나에 해당하는 매체를 이용하여 의료광고를 하려는 경우 미리 광고의 내용과 방법 등에 관하여 보건복지부장관의 심의를 받아야 한다. 〈개정 2008.2.29, 2010.1.18, 2011.8.4〉

1. 「신문 등의 진흥에 관한 법률」 제2조에 따른 신문·인터넷신문 또는 「잡지 등 정기간행물의 진흥에 관한 법률」 제2조에 따른 정기간행물
2. 「옥외광고물 등 관리법」 제2조제1호에 따른 옥외광고물 중 현수막(懸垂幕), 벽보, 전단(傳單) 및 교통시설·교통수단에 표시되는 것
3. 전광판
4. 대통령령으로 정하는 인터넷 매체

②제1항에 따른 심의를 받으려는 자는 보건복지부령으로 정하는 수수료를 내야 한다. 〈개정 2008.2.29, 2010.1.18〉

③보건복지부장관은 제1항에 따른 심의에 관한 업무를 제28조에 따라 설립된 단체에 위탁할 수 있다. 〈개정 2008.2.29, 2010.1.18〉

④제1항에 따른 심의 기준·절차 및 제3항에 따른 심의 업무의 위탁 등 의료광고의 심의에 관하여 필요한 사항은 대통령령으로 정한다. 〈개정 2011.8.4〉

제6장 감독

第58조(의료기관 인증) ① 보건복지부장관은 의료의 질과 환자 안전의 수준을 높이기 위하여 병원급 의료기관에 대한 인증(이하 "의료기관 인증"이라 한다)을 할 수 있다.

② 보건복지부장관은 대통령령으로 정하는 바에 따라 의료기관 인증에 관한 업무를 관계 전문기관(이하 "인증전담기관"이라 한다)에 위탁할 수 있다. 이 경우 인증전담기관에 대하여 필요한 예산을 지원할 수 있다.

③ 보건복지부장관은 다른 법률에 따라 의료기관을 대상으로 실시하는 평가를 통합하여 인증전담기관으로 하여금 시행하도록 할 수 있다.

[전문개정 2010.7.23]

第58조의2(의료기관인증위원회) ① 보건복지부장관은 의료기관 인증에 관한 주요 정책을 심의하기 위하여 보건복지부장관 소속으로 의료기관인증위원회(이하 이 조에서 "위원회"라 한다)를 둔다.

② 위원회는 위원장 1명을 포함한 15인 이내의 위원으로 구성한다.

③ 위원회의 위원장은 보건복지부차관으로 하고, 위원회의 위원은 다음 각 호의 사람

중에서 보건복지부장관이 임명 또는 위촉한다.

1. 제28조에 따른 의료인 단체 및 제52조에 따른 의료기관단체에서 추천하는 자
2. 노동계, 시민단체(「비영리민간단체지원법」 제2조에 따른 비영리민간단체를 말한다), 소비자단체(「소비자기본법」 제29조에 따른 소비자단체를 말한다)에서 추천하는 자
3. 보건의료에 관한 학식과 경험이 풍부한 자
4. 보건복지부 소속 3급 이상 공무원 또는 고위공무원단에 속하는 공무원

④ 위원회는 다음 각 호의 사항을 심의한다.

1. 인증기준 및 인증의 공표를 포함한 의료기관 인증과 관련된 주요 정책에 관한 사항
2. 제58조제3항에 따른 의료기관 대상 평가제도 통합에 관한 사항
3. 제58조의7제2항에 따른 의료기관 인증 활용에 관한 사항
4. 그 밖에 위원장이 심의에 부치는 사항

⑤ 위원회의 구성 및 운영, 그 밖에 필요한 사항은 대통령령으로 정한다.

[본조신설 2010.7.23]

제58조의3(의료기관 인증기준 및 방법 등) ① 의료기관 인증기준은 다음 각 호의 사항을 포함하여야 한다.

1. 환자의 권리와 안전
2. 의료기관의 의료서비스 질 향상 활동
3. 의료서비스의 제공과정 및 성과
4. 의료기관의 조직·인력관리 및 운영
5. 환자 만족도

② 보건복지부장관은 인증을 신청한 의료기관에 대하여 제1항에 따른 인증기준의 충족 여부를 평가하여야 한다.

③ 보건복지부장관은 제2항에 따라 평가한 결과와 인증등급을 지체 없이 해당 의료기관의 장에게 통보하여야 한다.

④ 인증등급은 인증, 조건부인증 및 불인증으로 구분한다.

⑤ 인증의 유효기간은 4년으로 한다. 다만, 조건부인증의 경우에는 유효기간을 1년으로 한다.

⑥ 조건부인증을 받은 의료기관의 장은 유효기간 내에 보건복지부령으로 정하는 바에 따라 재인증을 받아야 한다.

⑦ 제1항에 따른 인증기준의 세부 내용은 보건복지부장관이 정한다.

[본조신설 2010.7.23]

제58조의4(의료기관 인증의 신청) ① 의료기관 인증을 받고자 하는 의료기관의 장은 보건복지부령으로 정하는 바에 따라 보건복지부장관에게 신청할 수 있다.

② 제1항에도 불구하고 제3조제2항제3호에 따른 요양병원(「장애인복지법」 제58조제1항제2호에 따른 의료재활시설로서 제3조의2에 따른 요건을 갖춘 의료기관은 제외한다)의 장은 보건복지부령으로 정하는 바에 따라 보건복지부장관에게 인증을 신청하여야 한다.

③ 인증전담기관은 보건복지부장관의 승인을 받아 의료기관 인증을 신청한 의료기관의 장으로부터 인증에 소요되는 비용을 징수할 수 있다.

[본조신설 2010.7.23]

[시행일 : 2013.1.1] 제58조의4제2항

제58조의5(이의신청) ① 의료기관 인증을 신청한 의료기관의 장은 평가결과 또는 인증등급에 관하여 보건복지부장관에게 이의신청을 할 수 있다.

② 제1항에 따른 이의신청은 평가결과 또는 인증등급을 통보받은 날부터 30일 이내에 하여야 한다. 다만, 책임질 수 없는 사유로 그 기간을 지킬 수 없었던 경우에는 그 사유가 없어진 날부터 기산한다.

③ 제1항에 따른 이의신청의 방법 및 처리 결과의 통보 등에 필요한 사항은 보건복지부령으로 정한다.

[본조신설 2010.7.23]

제58조의6(인증서와 인증마크) ① 보건복지부장관은 인증을 받은 의료기관에 인증서를 교부하고 인증을 나타내는 표시(이하 "인증마크"라 한다)를 제작하여 인증을 받은 의료기관이 사용하도록 할 수 있다.

② 누구든지 제58조제1항에 따른 인증을 받지 아니하고 인증서나 인증마크를 제작·사용하거나 그 밖의 방법으로 인증을 사칭하여서는 아니 된다.

③ 인증마크의 도안 및 표시방법 등에 필요한 사항은 보건복지부령으로 정한다.

[본조신설 2010.7.23]

제58조의7(인증의 공표 및 활용) ① 보건복지부장관은 인증을 받은 의료기관에 관하여 인증기준, 인증 유효기간 및 제58조의3제2항에 따라 평가한 결과 등 보건복지부령으로 정하는 사항을 인터넷 홈페이지 등에 공표하여야 한다.

② 보건복지부장관은 제58조의3제3항에 따른 평가 결과와 인증등급을 활용하여 의료기관에 대하여 다음 각 호에 해당하는 행정적·재정적 지원 등 필요한 조치를 할 수 있다.

1. 제3조의4에 따른 상급종합병원 지정

2. 제3조의5에 따른 전문병원 지정

3. 그 밖에 다른 법률에서 정하거나 보건복지부장관이 필요하다고 인정한 사항

③ 제1항에 따른 공표 등에 필요한 사항은 보건복지부령으로 정한다.

[본조신설 2010.7.23]

제58조의8(자료의 제공요청) ① 보건복지부장관은 인증과 관련하여 필요한 경우에는 관계 행정기관, 의료기관, 그 밖의 공공단체 등에 대하여 자료의 제공 및 협조를 요청할 수 있다.

② 제1항에 따른 자료의 제공과 협조를 요청받은 자는 정당한 사유가 없는 한 요청에 따라야 한다.

[본조신설 2010.7.23]

제58조의9(의료기관 인증의 취소) ① 보건복지부장관은 다음 각 호의 어느 하나에 해당하는 경우에는 의료기관 인증 또는 조건부인증을 취소할 수 있다. 다만, 제1호 및 제2호에 해당하는 경우에는 인증 또는 조건부인증을 취소하여야 한다.

1. 거짓이나 그 밖의 부정한 방법으로 인증 또는 조건부인증을 받은 경우
2. 제64조제1항에 따라 의료기관 개설 허가가 취소되거나 폐쇄명령을 받은 경우
3. 의료기관의 종별 변경 등 인증 또는 조건부인증의 전제나 근거가 되는 중대한 사실이 변경된 경우

② 제1항제1호에 따라 인증이 취소된 의료기관은 인증 또는 조건부인증이 취소된 날부터 1년 이내에 인증 신청을 할 수 없다.

[본조신설 2010.7.23]

제59조(지도와 명령) ①보건복지부장관 또는 시·도지사는 보건의료정책을 위하여 필요하거나 국민보건에 중대한 위해(危害)가 발생하거나 발생할 우려가 있으면 의료기관이나 의료인에게 필요한 지도와 명령을 할 수 있다. 〈개정 2008.2.29, 2010.1.18〉

②보건복지부장관, 시·도지사 또는 시장·군수·구청장은 의료인이 정당한 사유 없이 진료를 중단하거나 의료기관 개설자가 집단으로 휴업하거나 폐업하여 환자 진료에 막대한 지장을 초래하거나 초래할 우려가 있다고 인정할 만한 상당한 이유가 있으면 그 의료인이나 의료기관 개설자에게 업무개시 명령을 할 수 있다. 〈개정 2008.2.29, 2010.1.18〉

③의료인과 의료기관 개설자는 정당한 사유 없이 제2항의 명령을 거부할 수 없다.

제60조(병상 수급계획의 수립 등) ①보건복지부장관은 병상의 합리적인 공급과 배치에 관한 기본시책을 수립하여야 한다. 〈개정 2008.2.29, 2010.1.18〉

②시·도지사는 제1항에 따른 기본시책에 따라 지역 실정을 고려하여 특별시·광역시

또는 도 단위의 병상 수급계획을 수립한 후 보건복지부장관에게 제출하여야 한다. 〈개정 2008.2.29, 2010.1.18〉

③보건복지부장관은 제2항에 따라 제출된 병상 수급계획이 제1항에 따른 기본시책에 맞지 아니하는 등 보건복지부령으로 정하는 사유가 있으면 시·도지사에게 보건복지부령으로 정하는 바에 따라 그 조정을 권고할 수 있다. 〈개정 2008.2.29, 2010.1.18〉

第61조(보고와 업무 검사 등) ①보건복지부장관 또는 시장·군수·구청장은 의료기관이나 의료인에게 필요한 사항을 보고하도록 명할 수 있고, 관계 공무원을 시켜 그 업무 상황, 시설 또는 진료기록부·조산기록부·간호기록부 등 관계 서류를 검사하게 하거나 관계인에게서 진술을 들어 사실을 확인받게 할 수 있다. 이 경우 의료인이나 의료기관은 정당한 사유 없이 이를 거부하지 못한다. 〈개정 2008.2.29, 2010.1.18, 2011.8.4〉

②제1항의 경우에 관계 공무원은 권한을 증명하는 증표 및 조사기간, 조사범위, 조사담당자, 관계 법령 등이 기재된 조사명령서를 지니고 이를 관계인에게 내보여야 한다. 〈개정 2011.8.4〉

③제1항의 보고 및 제2항의 조사명령서에 관한 사항은 보건복지부령으로 정한다. 〈개정 2008.2.29, 2010.1.18, 2011.8.4〉

第62조(의료기관 회계기준) ①의료기관 개설자는 의료기관 회계를 투명하게 하도록 노력하여야 한다.

②보건복지부령으로 정하는 일정 규모 이상의 종합병원 개설자는 회계를 투명하게 하기 위하여 의료기관 회계기준을 지켜야 한다. 〈개정 2008.2.29, 2010.1.18〉

③제2항에 따른 의료기관 회계기준은 보건복지부령으로 정한다. 〈개정 2008.2.29, 2010.1.18〉

第63조(시정 명령 등) 보건복지부장관 또는 시장·군수·구청장은 의료기관이 제16조제2항, 제23조제2항, 제27조의2제1항·제2항(외국인환자 유치업자를 말한다)·제3항(외국인환자 유치업자를 포함한다)·제5항, 제34조제2항, 제35조제2항, 제36조, 제37조제1항·제2항, 제38조제1항·제2항, 제41조부터 제43조까지, 제45조, 제46조, 제47조제1항, 제56조제2항부터 제4항까지, 제57조제1항, 제58조제5항, 제62조제2항을 위반한 때 또는 종합병원·상급종합병원·전문병원이 각각 제3조의3제1항·제3조의4제1항·제3조의5제2항에 따른 요건에 해당하지 아니하게 된 때에는 일정한 기간을 정하여 그 시설·장비 등의 전부 또는 일부의 사용을 제한 또는 금지하거나 위반한 사항을 시정하도록 명할 수 있다. 〈개정 2008.2.29, 2009.1.30, 2010.1.18〉

第63조(시정 명령 등) 보건복지부장관 또는 시장·군수·구청장은 의료기관이 제16조제2항, 제23조제2항, 제27조의2제1항·제2항(외국인환자 유치업자를 말한다)·제3항(외국인환자 유치업자를 포함한다) · 제5항, 제34조제2항, 제35조제2항, 제36조, 제37조제1항 · 제2항, 제38조제1항 · 제2항, 제41조부터 제43조까지, 제45조, 제46조, 제47조제1항, 제56조제2항부터 제4항까지, 제57조제1항, 제58조의4제2항, 제62조제2항을 위반한 때 또는 종합병원 · 상급종합병원 · 전문병원이 각각 제3조의3제1항 · 제3조의4제1항 · 제3조의5제2항에 따른 요건에 해당하지 아니하게 된 때에는 일정한 기간을 정하여 그 시설 · 장비 등의 전부 또는 일부의 사용을 제한 또는 금지하거나 위반한 사항을 시정하도록 명할 수 있다. 〈개정 2008.2.29, 2009.1.30, 2010.1.18, 2010.7.23〉

[시행일 : 2013.1.1] 제63조

제64조(개설 허가 취소 등) ①보건복지부장관 또는 시장 · 군수 · 구청장은 의료기관이 다음 각 호의 어느 하나에 해당하면 그 의료업을 정지시키거나 개설 허가를 취소하거나 의료기관 폐쇄를 명할 수 있다. 다만, 제8호에 해당하는 경우에는 의료기관 개설 허가를 취소하거나 의료기관 폐쇄를 명하여야 하며, 의료기관 폐쇄는 제33조제3항과 제35조제1항 본문에 따라 신고한 의료기관에만 명할 수 있다. 〈개정 2007.7.27, 2008.2.29, 2009.1.30, 2010.1.18, 2011.8.4〉

1. 개설 신고나 개설 허가를 한 날부터 3개월 이내에 정당한 사유 없이 업무를 시작하지 아니한 때
2. 의료인이나 의료기관 종사자가 무자격자에게 의료행위를 하게 하거나 의료인에게 면허 사항 외의 의료행위를 하게 한 때
3. 제61조에 따른 관계 공무원의 직무 수행을 기피 또는 방해하거나 제59조 또는 제63조에 따른 명령을 위반한 때
4. 제33조제2항제3호부터 제5호까지의 규정에 따른 의료법인 · 비영리법인, 준정부기관 · 지방의료원 또는 한국보훈복지의료공단의 설립허가가 취소되거나 해산된 때
5. 제33조제5항, 제40조 또는 제56조를 위반한 때
6. 제63조에 따른 시정명령(제27조의2제1항 · 제3항 · 제5항 위반에 따른 시정명령을 제외한다)을 이행하지 아니한 때
7. 「약사법」 제24조제2항을 위반하여 담합행위를 한 때
8. 의료기관 개설자가 거짓으로 진료비를 청구하여 금고 이상의 형을 선고받고 그 형이 확정된 때

②제1항에 따라 개설 허가를 취소당하거나 폐쇄 명령을 받은 자는 그 취소된 날이나 폐쇄 명령을 받은 날부터 6개월 이내에, 의료업 정지처분을 받은 자는 그 업무 정지기간 중에 각각 의료기관을 개설 · 운영하지 못한다. 다만, 제1항제8호에 따라 의료기관 개설 허가를 취소당하거나 폐쇄 명령을 받은 자는 취소당한 날이나 폐쇄 명령을 받은 날부터 3년 안에는 의료기관을 개설 · 운영하지 못한다.

제65조(면허 취소와 재교부) ①보건복지부장관은 의료인이 다음 각 호의 어느 하나에 해당할 경우에는 그 면허를 취소할 수 있다. 다만, 제1호의 경우에는 면허를 취소하여야 한다. 〈개정 2008.2.29, 2009.1.30, 2010.1.18〉

1. 제8조 각 호의 어느 하나에 해당하게 된 경우
2. 제66조에 따른 자격 정지 처분 기간 중에 의료행위를 하거나 3회 이상 자격 정지 처분을 받은 경우
3. 제11조제1항에 따른 면허 조건을 이행하지 아니한 경우
4. 삭제 〈2009.12.31〉
5. 면허증을 빌려준 경우

②보건복지부장관은 제1항에 따라 면허가 취소된 자라도 취소의 원인이 된 사유가 없어지거나 개전(改悛)의 정이 뚜렷하다고 인정되면 면허를 재교부할 수 있다. 다만, 제1항제3호에 따라 면허가 취소된 경우에는 취소된 날부터 1년 이내, 제1항제2호·제4호 또는 제5호에 따라 면허가 취소된 경우에는 취소된 날부터 2년 이내, 제8조제4호에 따른 사유로 면허가 취소된 경우에는 취소된 날부터 3년 이내에는 재교부하지 못한다. 〈개정 2007.7.27, 2008.2.29, 2010.1.18〉

제66조(자격정지 등) ①보건복지부장관은 의료인이 다음 각 호의 어느 하나에 해당하면 1년의 범위에서 면허자격을 정지시킬 수 있다. 이 경우 의료기술과 관련한 판단이 필요한 사항에 관하여는 관계 전문가의 의견을 들어 결정할 수 있다. 〈개정 2008.2.29, 2009.12.31, 2010.1.18, 2010.5.27, 2011.4.7, 2011.8.4〉

1. 의료인의 품위를 심하게 손상시키는 행위를 한 때
2. 의료기관 개설자가 될 수 없는 자에게 고용되어 의료행위를 한 때
3. 제17조제1항 및 제2항에 따른 진단서·검안서 또는 증명서를 거짓으로 작성하여 내주거나 제22조제1항에 따른 진료기록부등을 거짓으로 작성하거나 고의로 사실과 다르게 추가기재·수정한 때
4. 제20조를 위반한 경우
5. 제27조제1항을 위반하여 의료인이 아닌 자로 하여금 의료행위를 하게 한 때
6. 의료기사가 아닌 자에게 의료기사의 업무를 하게 하거나 의료기사에게 그 업무 범위를 벗어나게 한 때
7. 관련 서류를 위조·변조하거나 속임수 등 부정한 방법으로 진료비를 거짓 청구한 때
8. 삭제 〈2011.8.4〉
9. 제23조의2를 위반하여 경제적 이익등을 제공받은 때
10. 그 밖에 이 법 또는 이 법에 따른 명령을 위반한 때

②제1항제1호에 따른 행위의 범위는 대통령령으로 정한다.

③의료기관은 그 의료기관 개설자가 제1항제7호에 따라 자격정지 처분을 받은 경우에는 그 자격정지 기간 중 의료업을 할 수 없다. 〈개정 2010.7.23〉

④ 보건복지부장관은 의료인이 제25조에 따른 신고를 하지 아니한 때에는 신고할 때까지 면허의 효력을 정지할 수 있다. 〈신설 2011.4.28〉

⑤ 제1항제2호를 위반한 의료인이 자진하여 그 사실을 신고한 경우에는 제1항에도 불구하고 보건복지부령으로 정하는 바에 따라 그 처분을 감경하거나 면제할 수 있다. 〈신설 2012.2.1〉

제66조의2(중앙회의 자격정지 처분 요구 등) 각 중앙회의 장은 의료인이 제66조제1항제1호에 해당하는 경우에는 각 중앙회의 윤리위원회의 심의·의결을 거쳐 보건복지부장관에게 자격정지 처분을 요구할 수 있다.

[본조신설 2011.4.28]

제67조(과징금 처분) ①보건복지부장관이나 시장·군수·구청장은 의료기관이 제64조제1항 각 호의 어느 하나에 해당할 때에는 대통령령으로 정하는 바에 따라 의료업 정지 처분을 갈음하여 5천만원 이하의 과징금을 부과할 수 있다. 이 경우 과징금은 3회까지만 부과할 수 있다. 〈개정 2008.2.29, 2010.1.18〉

②제1항에 따른 과징금을 부과하는 위반 행위의 종류와 정도 등에 따른 과징금의 액수와 그 밖에 필요한 사항은 대통령령으로 정한다.

③보건복지부장관이나 시장·군수·구청장은 제1항에 따른 과징금을 기한 안에 내지 아니한 때에는 지방세 체납처분의 예에 따라 징수한다. 〈개정 2008.2.29, 2010.1.18〉

제68조(행정처분의 기준) 제63조, 제64조제1항, 제65조제1항, 제66조제1항에 따른 행정처분의 세부적인 기준은 보건복지부령으로 정한다. 〈개정 2008.2.29, 2010.1.18〉

제69조(의료지도원) ①제61조에 따른 관계 공무원의 직무를 행하게 하기 위하여 보건복지부, 시·도 및 시·군·구에 의료지도원을 둔다. 〈개정 2008.2.29, 2010.1.18〉

②의료지도원은 보건복지부장관, 시·도지사 또는 시장·군수·구청장이 그 소속 공무원 중에서 임명하되, 자격과 임명 등에 필요한 사항은 보건복지부령으로 정한다. 〈개정 2008.2.29, 2010.1.18〉

③의료지도원 및 그 밖의 공무원은 직무를 통하여 알게 된 의료기관, 의료인, 환자의 비밀을 누설하지 못한다.

제7장 삭제 〈2011.4.7〉

제70조 삭제 〈2011.4.7〉

제71조 삭제 〈2011.4.7〉

제72조 삭제 〈2011.4.7〉

제73조 삭제 〈2011.4.7〉

제74조 삭제 〈2011.4.7〉

제75조 삭제 〈2011.4.7〉

제76조 삭제 〈2011.4.7〉

제77조(전문의) ①의사·치과의사 또는 한의사로서 전문의가 되려는 자는 대통령령으로 정하는 수련을 거쳐 보건복지부장관에게 자격 인정을 받아야 한다. 〈개정 2008.2.29, 2010.1.18〉

②제1항에 따라 전문의 자격을 인정받은 자가 아니면 전문과목을 표시하지 못한다. 다만, 보건복지부장관은 의료체계를 효율적으로 운영하기 위하여 전문의 자격을 인정받은 치과의사와 한의사에 대하여 종합병원·치과병원·한방병원 중 보건복지부령으로 정하는 의료기관에 한하여 전문과목을 표시하도록 할 수 있다. 〈개정 2008.2.29, 2009.1.30, 2010.1.18〉

③전문의 자격 인정과 전문과목에 관한 사항은 대통령령으로 정한다.

[법률 제9386호(2009.1.30) 부칙 제2조의 규정에 의하여 이 조 제2항 단서의 개정규정 중 치과의사에 대한 부분은 2013년 12월 31일까지, 한의사에 대한 부분은 2009년 12월 31일까지 유효함]

제77조(전문의) ①의사·치과의사 또는 한의사로서 전문의가 되려는 자는 대통령령으로 정하는 수련을 거쳐 보건복지부장관에게 자격 인정을 받아야 한다. 〈개정 2008.2.29, 2010.1.18〉

②제1항에 따라 전문의 자격을 인정받은 자가 아니면 전문과목을 표시하지 못한다. 다만, 보건복지부장관은 의료체계를 효율적으로 운영하기 위하여 전문의 자격을 인정받은 치과의사와 한의사에 대하여 종합병원·치과병원·한방병원 중 보건복지부령으로 정하는 의료기관에 한하여 전문과목을 표시하도록 할 수 있다. 〈개정 2008.2.29, 2009.1.30, 2010.1.18〉

③ 제2항에 따라 전문과목을 표시한 치과의원은 제15조제1항에도 불구하고 표시한 전문과목에 해당하는 환자만을 진료하여야 한다. 다만, 응급환자인 경우에는 그러하지 아니하다. 〈신설 2011.4.28〉

④전문의 자격 인정과 전문과목에 관한 사항은 대통령령으로 정한다. 〈개정 2011.4.28〉

[법률 제9386호(2009.1.30) 부칙 제2조의 규정에 의하여 이 조 제2항 단서의 개정규정 중 치과의사에 대한 부분은 2013년 12월 31일까지, 한의사에 대한 부분은 2009년 12월 31일까지 유효함]

[시행일 : 2014.1.1] 제77조제3항

제78조(전문간호사) ①보건복지부장관은 간호사에게 간호사 면허 외에 전문간호사 자격을

인정할 수 있다. 〈개정 2008.2.29, 2010.1.18〉

②제1항에 따른 전문간호사의 자격 구분, 자격 기준, 자격증, 그 밖에 필요한 사항은 보건복지부령으로 정한다. 〈개정 2008.2.29, 2010.1.18〉

第79조(한지 의료인) ①이 법이 시행되기 전의 규정에 따라 면허를 받은 한지 의사(限地醫師), 한지 치과의사 및 한지 한의사는 허가받은 지역에서 의료업무에 종사하는 경우 의료인으로 본다.

②보건복지부장관은 제1항에 따른 의료인이 허가받은 지역 밖에서 의료행위를 하는 경우에는 그 면허를 취소할 수 있다. 〈개정 2008.2.29, 2010.1.18〉

③제1항에 따른 의료인의 허가지역 변경, 그 밖에 필요한 사항은 보건복지부령으로 정한다. 〈개정 2008.2.29, 2010.1.18〉

④한지 의사, 한지 치과의사, 한지 한의사로서 허가받은 지역에서 10년 이상 의료업무에 종사한 경력이 있는 자 또는 이 법 시행 당시 의료업무에 종사하고 있는 자 중 경력이 5년 이상인 자에게는 제5조에도 불구하고 보건복지부령으로 정하는 바에 따라 의사, 치과의사 또는 한의사의 면허를 줄 수 있다. 〈개정 2008.2.29, 2010.1.18〉

第80조(간호조무사) ①간호조무사가 되려는 자는 시·도지사의 자격인정을 받아야 한다.

②간호조무사는 제27조에도 불구하고 간호보조 업무에 종사할 수 있다. 이 경우에는 이 법을 적용할 때 간호사에 관한 규정을 준용하며, "면허"는 "자격"으로, "면허증"은 "자격증"으로 한다.

③간호조무사의 자격인정과 그 업무 한계 등에 필요한 사항은 보건복지부령으로 정한다. 〈개정 2008.2.29, 2010.1.18〉

第81조(의료유사업자) ①이 법이 시행되기 전의 규정에 따라 자격을 받은 접골사(接骨士), 침사(鍼士), 구사(灸士)(이하 "의료유사업자"라 한다)는 제27조에도 불구하고 각 해당 시술소에서 시술(施術)을 업(業)으로 할 수 있다.

②의료유사업자에 대하여는 이 법 중 의료인과 의료기관에 관한 규정을 준용한다. 이 경우 "의료인"은 "의료유사업자"로, "면허"는 "자격"으로, "면허증"은 "자격증"으로, "의료기관"은 "시술소"로 한다.

③의료유사업자의 시술행위, 시술업무의 한계 및 시술소의 기준 등에 관한 사항은 보건복지부령으로 정한다. 〈개정 2008.2.29, 2010.1.18〉

第82조(안마사) ①안마사는 「장애인복지법」에 따른 시각장애인 중 다음 각 호의 어느 하나에 해당하는 자로서 시·도지사에게 자격인정을 받아야 한다. 〈개정 2008.2.29, 2010.1.18〉

1. 「초·중등교육법」 제2조제5호에 따른 특수학교 중 고등학교에 준한 교육을 하는 학교에서 제4항에 따른 안마사의 업무한계에 따라 물리적 시술에 관한 교육과정을

마친 자

2. 중학교 과정 이상의 교육을 받고 보건복지부장관이 지정하는 안마수련기관에서 2년 이상의 안마수련과정을 마친 자

②제1항의 안마사는 제27조에도 불구하고 안마업무를 할 수 있다.

③안마사에 대하여는 이 법 중 제8조, 제25조, 제28조부터 제32조까지, 제33조제2항제1호·제3항·제5항·제8항 본문, 제36조, 제40조, 제59조제1항, 제61조, 제63조(제36조를 위반한 경우만을 말한다), 제64조부터 제66조까지, 제68조, 제83조, 제84조를 준용한다. 이 경우 "의료인"은 "안마사"로, "면허"는 "자격"으로, "면허증"은 "자격증"으로, "의료기관"은 "안마시술소 또는 안마원"으로, "해당 의료관계단체의 장"은 "안마사회장"으로 한다. 〈개정 2009.1.30〉

④안마사의 업무한계, 안마시술소나 안마원의 시설 기준 등에 관한 사항은 보건복지부령으로 정한다. 〈개정 2008.2.29, 2010.1.18〉

第83조(경비 보조 등) ①보건복지부장관 또는 시·도지사는 국민보건 향상을 위하여 필요하다고 인정될 때에는 의료인·의료기관·중앙회 또는 의료 관련 단체에 대하여 시설, 운영 경비, 조사·연구 비용의 전부 또는 일부를 보조할 수 있다. 〈개정 2008.2.29, 2010.1.18, 2010.7.23〉

② 보건복지부장관은 다음 각 호의 의료기관이 인증을 신청할 때 예산의 범위에서 인증에 소요되는 비용의 전부 또는 일부를 보조할 수 있다. 〈신설 2010.7.23〉

1. 제58조의4제2항에 따라 인증을 신청하여야 하는 의료기관
2. 300병상 미만인 의료기관(종합병원은 제외한다) 중 보건복지부장관이 정하는 기준에 해당하는 의료기관

[시행일 : 2013.1.1] 제83조제2항제1호

第84조(청문) 보건복지부장관, 시·도지사 또는 시장·군수·구청장은 다음 각 호의 어느 하나에 해당하는 처분을 하려면 청문을 실시하여야 한다. 〈개정 2008.2.29, 2010.1.18, 2010.7.23〉

1. 제51조에 따른 설립 허가의 취소
2. 제58조의9에 따른 의료기관 인증 또는 조건부인증의 취소
3. 제63조에 따른 시설·장비 등의 사용금지 명령
4. 제64조제1항에 따른 개설허가 취소나 의료기관 폐쇄 명령
5. 제65조제1항에 따른 면허의 취소

第85조(수수료) ①이 법에 따른 의료인의 면허나 면허증을 재교부 받으려는 자, 국가시험 등에 응시하려는 자, 진단용 방사선 발생 장치의 검사를 받으려는 자는 보건복지부령

으로 정하는 바에 따라 수수료를 내야 한다. 〈개정 2008.2.29, 2010.1.18〉

②제9조제2항에 따른 관계 전문기관은 제1항에 따라 납부받은 국가시험등의 응시수수료를 보건복지부장관의 승인을 받아 시험 관리에 필요한 경비에 직접 충당할 수 있다. 〈개정 2008.2.29, 2010.1.18〉

제86조(권한의 위임 및 위탁) ①이 법에 따른 보건복지부장관 또는 시·도지사의 권한은 그 일부를 대통령령으로 정하는 바에 따라 시·도지사, 질병관리본부장 또는 시장·군수·구청장이나 보건소장에게 위임할 수 있다. 〈개정 2008.2.29, 2010.1.18〉

②보건복지부장관은 이 법에 따른 업무의 일부를 대통령령으로 정하는 바에 따라 관계 전문기관에 위탁할 수 있다. 〈개정 2008.2.29, 2010.1.18〉

제9장 벌칙

제87조(벌칙) ①다음 각 호의 어느 하나에 해당하는 자는 5년 이하의 징역이나 2천만원 이하의 벌금에 처한다. 〈개정 2009.1.30〉

1. 면허증을 대여한 자
2. 제12조제2항, 제18조제3항, 제23조제3항, 제27조제1항, 제33조제2항·제8항(제82조제3항에서 준용하는 경우를 포함한다)을 위반한 자

②제38조제3항을 위반한 자는 3년 이하의 징역 또는 3천만원 이하의 벌금에 처한다.

제88조(벌칙) 제19조, 제21조제1항, 제22조제3항, 제27조제3항·제4항, 제27조의2제1항·제2항, 제33조제4항, 제35조제1항 단서, 제59조제3항, 제64조제2항(제82조제3항에서 준용하는 경우를 포함한다), 제69조제3항을 위반한 자 또는 제82조제1항에 따른 안마사의 자격인정을 받지 아니하고 영리를 목적으로 안마를 한 자는 3년 이하의 징역이나 1천만원 이하의 벌금에 처한다. 다만, 제19조, 제21조제1항 또는 제69조제3항을 위반한 자에 대한 공소는 고소가 있어야 한다. 〈개정 2009.1.30, 2009.12.31, 2011.4.7〉

제88조의2(벌칙) 제23조의2를 위반한 자는 2년 이하의 징역이나 3천만원 이하의 벌금에 처한다. 이 경우 취득한 경제적 이익등은 몰수하고, 몰수할 수 없을 때에는 그 가액을 추징한다.

[본조신설 2010.5.27]

[종전 제88조의2는 제88조의3으로 이동 〈2010.5.27〉]

제88조의3(벌칙) 제20조를 위반한 자는 2년 이하의 징역이나 1천만원 이하의 벌금에 처한다.

[본조신설 2009.12.31]

[제88조의2에서 이동 〈2010.5.27〉]

第89조(벌칙) 제15조제1항, 제17조제1항 · 제2항(제1항 단서 후단과 제2항 단서는 제외한다), 제56조제1항부터 제4항까지, 제57조제1항, 제58조의6제2항을 위반한 자는 1년 이하의 징역이나 500만원 이하의 벌금에 처한다. 〈개정 2010.7.23〉

第90조(벌칙) 제16조제1항 · 제2항, 제17조제3항 · 제4항, 제18조제4항, 제21조제3항 · 제5항, 제22조제1항 · 제2항, 제26조, 제27조제2항, 제33조제1항 · 제3항(제82조제3항에서 준용하는 경우를 포함한다) · 제5항(허가의 경우만을 말한다), 제35조제1항 본문, 제41조, 제42조제1항, 제48조제3항 · 제4항, 제77조제2항을 위반한 자나 제63조에 따른 명령을 위반한 자와 의료기관 개설자가 될 수 없는 자에게 고용되어 의료행위를 한 자는 300만원 이하의 벌금에 처한다. 〈개정 2007.7.27, 2009.1.30, 2011.4.7〉

第91조(양벌규정) 법인의 대표자나 법인 또는 개인의 대리인, 사용인, 그 밖의 종업원이 그 법인 또는 개인의 업무에 관하여 제87조, 제88조, 제88조의3, 제89조 또는 제90조의 위반행위를 하면 그 행위자를 벌하는 외에 그 법인 또는 개인에게도 해당 조문의 벌금형을 과(科)한다. 다만, 법인 또는 개인이 그 위반행위를 방지하기 위하여 해당 업무에 관하여 상당한 주의와 감독을 게을리하지 아니한 경우에는 그러하지 아니하다. 〈개정 2010.5.27〉

[전문개정 2009.12.31]

第92조(과태료) ①다음 각 호의 어느 하나에 해당하는 자에게는 300만원 이하의 과태료를 부과한다.

1. 제37조제1항에 따른 신고를 하지 아니하고 진단용 방사선 발생장치를 설치 · 운영한 자
2. 제37조제2항에 따른 안전관리책임자를 선임하지 아니하거나 정기검사와 측정 또는 방사선 관계 종사자에 대한 피폭관리를 실시하지 아니한 자
3. 제46조제3항을 위반하여 선택진료에 관한 정보를 제공하지 아니한 자
4. 제49조제3항을 위반하여 신고하지 아니한 자

②제61조제1항에 따른 보고를 하지 아니하거나 검사를 거부 · 방해 또는 기피한 자에게는 200만원 이하의 과태료를 부과한다.

③다음 각 호의 어느 하나에 해당하는 자에게는 100만원 이하의 과태료를 부과한다. 〈개정 2009.1.30, 2012.2.1〉

1. 삭제 〈2011.4.28〉
2. 제33조제5항(제82조제3항에서 준용하는 경우를 포함한다)에 따른 변경신고를 하지 아니한 자
3. 제40조제1항(제82조제3항에서 준용하는 경우를 포함한다)에 따른 휴업 또는 폐업

신고를 하지 아니하거나 제40조제2항을 위반하여 진료기록부등을 이관(移管)하지 아니한 자

4. 제42조제3항을 위반하여 의료기관의 명칭 또는 이와 비슷한 명칭을 사용한 자
5. 제43조제5항에 따른 진료과목 표시를 위반한 자
6. 제4조제3항에 따라 환자의 권리 등을 게시하지 아니한 자

④ 제1항부터 제3항까지의 과태료는 대통령령으로 정하는 바에 따라 보건복지부장관 또는 시장·군수·구청장이 부과·징수한다. 〈신설 2009.1.30, 2010.1.18〉

제93조 삭제 〈2009.1.30〉

부칙 〈제11252호, 2012.2.1〉

제1조(시행일) 이 법은 공포 후 6개월이 경과한 날부터 시행한다. 다만, 제5조 및 제7조의 개정규정은 공포 후 5년이 경과한 날부터 시행한다.

제2조(국가시험 응시 자격에 관한 적용례 및 경과조치) ① 제5조 및 제7조의 개정규정은 의학·치의학·한의학 또는 간호학에 해당하는 평가인증기구가 해당 과목을 전공하는 모든 대학, 전문대학 또는 전문대학원에 대하여 「고등교육법」 제11조의2제2항에 따른 인증 심사를 실시하여 해당 과목의 학교별 인증 결과가 1회 이상 공개된 이후에 해당 과목의 대학, 전문대학 또는 전문대학원에 입학하는 사람부터 적용한다.

② 제1항에 따라 의학·치의학·한의학 또는 간호학을 전공하는 학교별 인증 결과가 1회 이상 공개되기 전에 입학한 사람에 대하여는 제5조 및 제7조의 개정규정에도 불구하고 종전의 규정에 따른다.

제3조(행정처분의 감경 등에 관한 경과조치) 이 법 시행 전에 발생한 위반행위에 대하여는 제66조제5항의 개정규정에도 불구하고 종전의 규정에 따른다.

색인

ㅇ

| 저자약력 |

김 재 윤

- 건국대학교 법과대학 졸업(법학사)
- 건국대학교 대학원 졸업(법학석사)
- 독일 트리어(Trier) 대학교 법학 석사(LL.M.) 및 법학 박사(Dr. jur.)
- 인제대학교 법학과 조교수
- 現 전남대학교 법학전문대학원 부교수

주요 저서 및 논문

『Umweltstrafrecht in der Risikogesellschaft –Ein Beitrag zum Umgang mit abstrakten Gefährdungsdelikten–』 (Dissertation, Göttingen, 2004)
『의료분쟁과 법』 (율곡출판사, 2006)
『현대형법의 위기와 과제』 (전남대학교출판부, 2009)
『형법판례 –총론편–』 (전남대학교출판부, 3인 공저, 2010)
『새로운 형법총론』 (율곡출판사, 2인 공저, 2011)
「착상전 유전자진단의 가벌성에 대한 비교법적 고찰 -독일 배아보호법 제3조a를 중심으로-」 (법제연구 통권 제42호, 2012.6, 177-209면) 외 다수

법학전문대학원 판례교재

로스쿨 의료형법

Cases & Materials

인쇄 | 2013년 2월 08일
발행 | 2013년 2월 15일

저자 | 김재윤
발행 | 지병문
발행처 | 전남대학교출판부

등록 | 1981. 5. 21. 제53호
주소 | 500-757 광주광역시 북구 용봉로 77
전화 | (062) 530-0571~2, **마케팅부** 530-0573
팩스 | (062) 530-0579
홈페이지 | http://www.cnup.co.kr

값 25,000원

ISBN 978-89-97620-95-1 (93360)

이 도서의 국립중앙도서관 출판시도서목록(CIP)은 e-CIP홈페이지(http://www.nl.go.kr/ecip)와 국가자료공동목록시스템(http://www.nl.go.kr/kolisnet)에서 이용하실 수 있습니다.
(CIP제어번호 : CIP2013000591)